Holger Stepan, Stefan Verlohren (Hrsg.)
Präeklampsie

Holger Stepan, Stefan Verlohren (Hrsg.)

Präeklampsie

Diagnostik und Klinisches Management

DE GRUYTER

Herausgeber
Prof. Dr. Holger Stepan
Universitätsklinikum Leipzig
Abteilung für Geburtsmedizin
Liebigstr. 20a
04103 Leipzig
E-Mail: Holger.Stepan@medizin.uni-leipzig.de

Prof. Dr. Stefan Verlohren
Charité – Universitätsmedizin Berlin
Klinik für Geburtsmedizin – Campus Charité Mitte
Charitéplatz 1
10117 Berlin
E-Mail: stefan.verlohren@charite.de

ISBN: 978-3-11-061190-8
e-ISBN (PDF): 978-3-11-061212-7
e-ISBN (EPUB): 978-3-11-061268-4

Library of Congress Control Number: 2021947427

Bibliografische Information der Deutschen Nationalbibliothek
Die Deutsche Nationalbibliothek verzeichnet diese Publikation in der Deutschen Nationalbiblio-
graphie; detaillierte bibliografische Daten sind im Internet über http://dnb.d-nb.de abrufbar.

© 2022 Walter de Gruyter GmbH, Berlin/Boston
Einbandabbildung: Adene Sanchez / E+ / getty images
Satz/Datenkonvertierung: L42 AG, Berlin
Druck und Bindung: CPI books GmbH, Leck

www.degruyter.com

Preface

Preeclampsia/eclampsia has fascinated clinicians and researchers since ancient times. As recently as few years ago, the disease was being diagnosed with non-specific clinical criteria such as hypertension and proteinuria. However, during the last decade a great deal of scientific advances have been made with regards to the pathogenesis of the disease. In particular, imbalance in circulating angiogenic factors have been linked to onset of disease and adverse maternal and fetal outcomes. This has led to the introduction of novel biomarkers such as sFlt-1 and PlGF to measure angiogenic imbalance in plasma and serum during pregnancy. German researchers, in particular the editors of this book (Verlohren and Stepan) have led the field in elucidating the utility of circulating angiogenic factors for routine clinical use during antenatal care of pregnant women in whom preeclampsia is suspected. In addition, preventive strategies such as aspirin has been definitively shown to decrease preterm preeclampsia. Given the radical transformation in our understanding and management of preeclampsia, this textbook will be quite refreshing to readers as it highlights the breakthrough in pathogenesis, biomarkers and in new treatments for preeclampsia. This new textbook is therefore most welcome and will undoubtedly stimulate further work on preeclampsia at both at the basic and applied levels.

S. Ananth Karumanchi, MD
Medallion Chair in Vascular Biology, Cedars-Sinai Medical Center
Visiting Professor, Harvard Medical School
United States of America

https://doi.org/10.1515/9783110612127-201

Inhalt

Preface —— V
Abkürzungsverzeichnis —— XIV
Autorenverzeichnis —— XVII

1   Einleitung —— 1

2   Definition —— 3
2.1   Definition der Präeklampsie —— 3
2.1.1   Definition der Präeklampsie nach AWMF-Leitlinie 2019 —— 3
2.1.2   Definition der Präeklampsie im Vergleich internationaler Leitlinien —— 4
2.1.3   Die Definition der Präeklampsie im Wandel der Zeit —— 10
2.2   Definition Präeklampsie-assoziierter und verwandter
           Erkrankungen —— 11
2.2.1   Chronische arterielle Hypertonie —— 12
2.2.2   Schwangerschafts-Hypertonie —— 13
2.2.3   Schwangerschafts-Proteinurie —— 13
2.2.4   HELLP-Syndrom —— 14
2.2.5   Eklampsie —— 15
2.2.6   Fetale Wachstumsrestriktion (FGR) —— 16
2.3   Klassifikation der Präeklampsie —— 16
2.3.1   Milde und schwere Verlaufsformen der Präeklampsie —— 16
2.3.2   Frühe (early-onset) und späte (late-onset) Präeklampsie —— 18

3   Epidemiologie —— 23
3.1   Inzidenz der Präeklampsie, Eklampsie und verwandter
           Erkrankungen —— 23
3.1.1   Präeklampsie und Gestationshypertonie —— 23
3.1.2   Die chronische Hypertonie —— 23
3.1.3   Schwere maternale Komplikationen und fatale maternale
           Ereignisse —— 24
3.1.4   Die Eklampsie —— 25
3.1.5   Das HELLP-Syndrom —— 26
3.2   Epidemiologische Risikofaktoren der Präeklampsie —— 26
3.2.1   Ethnizität —— 26
3.2.2   Familiäre Anamnese —— 27
3.2.3   Wiederholungsrisiko —— 27
3.2.4   Primiparität und Primipaternität —— 28
3.2.5   Paternale Faktoren —— 28
3.2.6   Reproduktionsmedizinische Faktoren —— 29
3.2.7   Mütterliches Alter —— 29

3.2.8   Lebensumstände und Umgebungsfaktoren —— 29
3.2.9   Mütterliche Grunderkrankungen —— 31
3.3   Fazit —— 31

4   Ätiologie und Pathophysiologie: Plazenta —— 37
4.1   Einleitung —— 37
4.2   Neue Definition der Präeklampsie —— 37
4.2.1   Herausforderungen durch die neue Definition der Präeklampsie —— 38
4.3   Subtypen der Präeklampsie —— 39
4.3.1   Subtyp der frühen Präeklampsie —— 40
4.3.2   Subtyp der späten Präeklampsie —— 43
4.3.3   Gemeinsamkeiten der beiden Subtypen der Präeklampsie —— 43
4.4   Hypothesen zur Ätiologie und Pathophysiologie
           der Präeklampsie —— 44
4.4.1   Alte Hypothese zur Ätiologie der Präeklampsie —— 44
4.4.2   Jüngere Hypothese: Die Präeklampsie wird durch das Zusammenspiel
           zwischen plazentaren Faktoren und maternaler Empfindlichkeit
           ausgelöst —— 51
4.4.3   Neueste Hypothese: Die Präeklampsie ist ein reines Problem
           des maternalen Herzens —— 56
4.5   Conclusio —— 57

5   Ätiologie und Pathogenese: Genetik —— 61
5.1   Allgemeines —— 61
5.2   Grundlagen der Molekulargenetik —— 62
5.3   Präeklampsie als hereditäre Erkrankung —— 63
5.3.1   Identifikation eines genetischen Locus —— 64
5.3.2   Genomweite Assoziationsstudien (GWAS) —— 67
5.3.3   Einfluss eines plazentaren Mosaiks —— 69
5.4   Epigenetik der Präeklampsie —— 70
5.4.1   DNA Methylierung —— 71
5.4.2   Die Rolle der microRNAs —— 72
5.5   Genetik weiterer schwangerschaftsassoziierter Erkrankungen —— 74
5.5.1   Thrombotische Mikroangiopathien —— 74
5.5.2   Das postpartale atypische hämolytisch-urämische Syndrom —— 74
5.5.3   Die thrombotische thrombozytopene Purpura
           (Moschcowitz Syndrom) —— 77
5.6   Zusammenfassung —— 78

6   Ätiologie und Pathogenese: Angiogene Faktoren —— 83
6.1   Stellenwert der angiogenen Faktoren in der Pathophysiologie
           der Präeklampsie —— 83
6.2   Angiogene Faktoren – good cops/bad cops —— 84
6.2.1   Embryonale Angiogenese und Vaskulogenese —— 84
6.2.2   Tumorangiogenese —— 86
6.2.3   VEGF und Endothelzellhomöostase —— 86
6.3   Angiogene Faktoren im Kontext der Präeklampsie —— 87
6.3.1   sFlt-1 —— 88
6.3.2   PlGF / VEGF —— 89
6.3.3   Weitere angiogene Faktoren —— 89
6.4   Die endotheliale Dysfunktion als Folge der gestörten angiogenen
           Balance —— 90
6.5   Angiogene Dysbalance in weiteren pränatalen Krankheitsbildern —— 91
6.6   Therapiekonzepte basierend auf der angiogenen Theorie —— 92

7   Screening —— 99
7.1   Ziele des Screenings —— 99
7.2   Screening: Ansätze und Methoden —— 100
7.3   Ersttrimesterscreening —— 103
7.3.1   Evolution des Ersttrimesterscreenings auf Präeklampsie
           in seiner heutigen Form —— 103
7.3.2   Ersttrimesterscreening nach FMF – aktuelle Performance —— 104
7.3.3   Die ASPRE-Studie —— 107
7.4   Implementierung des Ersttrimesterscreenings international —— 108
7.4.1   Deutschland —— 108
7.4.2   USA —— 108
7.4.3   England —— 108
7.4.4   Vergleich der Screening-Strategien —— 109
7.5   Zweit- und Dritttrimesterscreening —— 109

8   Prävention und Prophylaxe der Präeklampsie —— 113
8.1   Einleitung —— 113
8.2   Ansätze der Präeklampsieprävention —— 113
8.2.1   Ernährung und Lifestyle —— 113
8.2.2   Medikamentöse Prophylaxe —— 114
8.2.3   Heparin —— 115
8.2.4   Aspirin —— 116
8.3   Indikation zur Primärprophylaxe und deren Durchführung —— 119

9 **Prädiktion** —— 127
9.1 Ziele der Prädiktion der Präeklampsie —— 127
9.2 Klassische klinische Symptome der Präeklampsie —— 127
9.2.1 Blutdruck und Proteinurie —— 127
9.2.2 Maternale Symptome und klassische Laborparameter —— 128
9.3 Doppleruntersuchung der Aa. uterinae —— 130
9.4 Angiogene Faktoren sFlt-1 und PlGF bei Präeklampsie —— 130
9.4.1 Diagnose der Präeklampsie —— 130
9.4.2 Prädiktion der Präeklampsie —— 131
9.4.3 Prädiktion maternaler und fetaler Komplikationen
mittels sFlt-1/PlGF-Quotient —— 133
9.4.4 Differentialdiagnose der Präeklampsie —— 136
9.5 Vorhersagemodelle präeklampsiebedingter Komplikationen
im Multimarkermodell —— 137

10 **Differentialdiagnosen** —— 145
10.1 Hypertonus —— 145
10.1.1 Chronischer Hypertonus —— 146
10.1.2 Schwangerschaftsinduzierter Hypertonus (SIH) —— 147
10.1.3 Reno-parenchymatöse Hypertonie —— 148
10.2 Thrombozytopenie —— 149
10.2.1 Pseudothrombozytopenie —— 149
10.2.2 Gestationsthrombozytopenie —— 149
10.2.3 Immunthrombozytopenie (Morbus Werlhof) —— 150
10.2.4 Thrombotisch-thrombozytopenische Purpura
(Morbus Moschcowitz) —— 151
10.2.5 (Schwangerschaftsassoziiertes) atypisches hämolytisch-urämisches
Syndrom (aHUS) —— 152
10.2.6 Andere autoimmunologische Erkrankungen —— 153
10.2.7 Medikamenteninduzierte Thrombozytopenie —— 154
10.3 Neurologische Symptome —— 156
10.3.1 Posteriores reversibles Enzephalopathie-Syndrom (PRES) —— 156
10.4 Leberwerterhöhung —— 157
10.4.1 Intrahepatische Schwangerschaftscholestase —— 157
10.4.2 Akute Schwangerschaftsfettleber (AFLP) —— 158
10.4.3 Virushepatitiden —— 159
10.5 Pseudo-präeklamptischer Phänotyp/Mirror-Syndrom —— 160

11 **Klinisches Management** —— 165
11.1 Generelles zum Management der Präeklampsie —— 165
11.2 Ambulante Betreuung —— 166
11.2.1 Blutdruckmessung —— 166

11.2.2   Proteinurie —— 167
11.2.3   Ultraschall und Doppler —— 168
11.2.4   Biomarker —— 168
11.2.5   Indikation zur Einweisung in die Klinik —— 168
11.3   Stationäres Management —— 169
11.4   Management in Abhängigkeit des Gestationsalters und Schweregrad
            der Präeklampsie —— 170
11.4.1   Vor 24 Schwangerschaftswochen —— 170
11.4.2   Ab 24 bis 34 Schwangerschaftswochen —— 171
11.4.3   Ab 34 Schwangerschaftswochen —— 173

12   Pharmakotherapie —— 175
12.1   Antihypertensive Therapie —— 175
12.1.1   Langzeitmedikation —— 175
12.1.2   Pharmakotherapie im hypertensiven Notfall —— 176
12.1.3   Postpartale Antihypertensiva —— 177
12.2   Antikonvulsive Therapie —— 177
12.3   Sonstige Pharmaka und experimentelle Ansätze —— 178
12.3.1   Furosemid —— 178
12.3.2   Sildenafil —— 179
12.3.3   Kortikosteroide —— 179
12.3.4   Rekombiniertes Antithrombin —— 180
12.3.5   Antithromboseprophylaxe —— 181

13   Fetale Überwachung —— 185
13.1   Einführung —— 185
13.2   Grundlegende Untersuchungen —— 186
13.2.1   Überprüfung des Gestationsalters —— 186
13.2.2   Fetometrie —— 187
13.2.3   Fruchtwasser —— 187
13.3   Methoden der fetalen Überwachung —— 188
13.3.1   Kardiotokographie (CTG) —— 188
13.3.2   Computergestützte Auswertung der Kardiotokographie
            (cCTG „Oxford-CTG") —— 189
13.3.3   Biophysikalisches Profil —— 191
13.3.4   Dopplersonographie —— 192
13.4   Fetale Kriterien zur Entbindung —— 196
13.4.1   cCTG —— 196
13.4.2   Ductus venosus —— 196
13.4.3   A. umbilicalis —— 197
13.4.4   A. cerebri media/zerebroplazentare ratio (CPR) —— 197
13.5   Geburtsmodus —— 197

14   **Mütterliche Überwachung** —— **203**
14.1   Allgemeines zur mütterlichen Überwachung —— 203
14.2   Ort der Überwachung —— 203
14.3   Parameter der Überwachung —— 204
14.3.1   Atmung —— 204
14.3.2   Laborwerte —— 204
14.3.3   Bilanz und Diurese —— 205
14.3.4   Klinische Zeichen —— 206
14.3.5   Nicht-invasive Blutdruckmessung —— 206
14.3.6   Invasive Blutdruckmessung —— 207
14.4   Präpartale Überwachung —— 209
14.4.1   Blutdruckmessung —— 209
14.4.2   Überwachung bei Magnesiumgabe —— 210
14.5   Intrapartale Überwachung —— 210
14.5.1   Überwachung bei vaginaler Geburt —— 210
14.5.2   Überwachung bei Sectio caesarea —— 211
14.6   Postpartale Überwachung —— 211
14.6.1   Kurzfristig —— 211
14.6.2   Mittelfristig —— 212
14.6.3   Langfristig —— 213

15   **Entbindung bei Präeklampsie** —— **215**
15.1   Prädiktion des klinischen Verlaufs —— 215
15.1.1   Das fullPIERS Modell —— 216
15.1.2   Das PREP-Modell —— 218
15.1.3   Angiogenesefaktoren in der Prädiktion
            des Entbindungsintervalls —— 219
15.2   Indikationen zur Entbindung in Abhängigkeit
            des Gestationsalters —— 220
15.2.1   Schwangerschaftsalter kleiner 34+0 Schwangerschaftswochen —— 220
15.2.2   Schwangerschaftsalter ab 34+0 Schwangerschaftswochen —— 224
15.3   Peri- und intrapartales Management —— 229
15.3.1   Entbindungsmodus —— 229
15.3.2   Anfallsprophylaxe und -therapie —— 230
15.3.3   Anästhesie —— 232
15.4   Postpartale Betreuung der Wöchnerin —— 233

16   **Psychosoziale Aspekte der Präeklampsie** —— **239**
16.1   Einleitung – Schwangerschaft – per se ein komplexes Ereignis —— 239
16.2   Diagnose Präeklampsie: Herausforderung für die Psyche —— 239
16.3   Mögliche psychische Begleit- oder Folgeerkrankungen
            bei Präeklampsie —— 242

16.3.1   Posttraumatische Belastungsstörung (PTBS) und Präeklampsie —— 243
16.3.2   Depression in der Schwangerschaft/Postpartale Depression
          und Präeklampsie —— 244
16.4   Allgemeine psychosoziale Auswirkungen von Präeklampsie
          und Frühgeburt —— 246
16.4.1   Mögliche psychosoziale Langzeitfolgen von Präeklampsie/HELLP —— 247
16.4.2   Weitere (psychosomatische) Begleiterkrankungen —— 247
16.5   Unterstützende Faktoren —— 248
16.5.1   Unterstützung durch Partner/Familie —— 249
16.5.2   Unterstützung durch medizinisches Personal —— 250
16.5.3   Ärztliche Unterstützung —— 250
16.6   Begleitende Psychosoziale Diagnostik (Screening) und Support —— 251
16.7   Psychosoziale Prävention bei Präeklampsie/HELLP –
          was ist zu tun? —— 252
16.8   Fazit und Ausblick —— 254

17   Langzeitmorbidität und Nachsorge nach Präeklampsie —— 259
17.1   Langzeitmorbidität —— 259
17.2   Maternale Langzeitmorbidität —— 259
17.2.1   Kardiovaskuläre Auswirkungen —— 259
17.2.2   Zerebrovaskuläre Auswirkungen —— 261
17.2.3   Nephrologische Auswirkungen —— 262
17.2.4   Ophthalmologische Auswirkungen —— 263
17.2.5   Psychische Auswirkungen —— 264
17.3   Kindliche Langzeitmorbidität —— 265
17.4   Nachsorge —— 265
17.4.1   Postpartales Management —— 265
17.4.2   Postpartales Blutdruckmonitoring —— 266
17.4.3   Antihypertensive Therapie —— 266
17.4.4   Aufklärung und Beratung —— 268
17.4.5   Nachsorgeuntersuchungen —— 268
17.4.6   Diagnostik zugrundeliegender Erkrankungen —— 270
17.4.7   Planung weiterer Schwangerschaften und präkonzeptionelles
          Management —— 272

Stichwortverzeichnis —— 279

Abkürzungsverzeichnis

ACA	Anticardiolipin Antikörper
ACE	Angiotensinkonversionsenzym
ACM	A. cerebri media
ACOG	American College of Obstetrics and Gynecology
ADAMTS13	A disintegrin and metalloprotease with thrombospondin-1-like domains
AEDF	absent end-diastolic flow
AFI	Amnion Fluid Index
AFLP	akute Schwangerschaftsfettleber
AHA	American Heart Association
aHUS	hämolytisch-urämisches Syndrom
AIT	Autoimmun-Thrombozytopenie
AJOG	American Journal of Obstetrics and Gynecology
ALAT	Alanin-Aminotransferase
ALT	= ALAT
ANA	Antinukleäre Antikörper
APLAS	Antiphospholipid Antikörper Syndrom
APS	Antiphospholipidsyndrom
aPTT	activated partial thromboplastin time
ARDS	adult respiratory distress syndrome
AREDF	absent reversed enddiastolic flow
ASAT	Aspartat-Aminotransferase
ASS	Acetylsalicylsäure
AST	= ASAT
AT1-AA	Angiotensin-Rezeptor-Autoantikörper
AUC	Area-under-the-Curve
AWMF	Arbeitsgemeinschaft der Wissenschaftlichen Medizinischen Fachgesellschaften in
BPP	Biophysikalisches Profil
CFH	löslicher Komplementfaktor H
CFI	löslicher Komplementfaktor I
CMV	Cytomegalievirus
CKD	chronische Nierenerkrankung
CPM	confined placental mosaicism
CPR	cerebro-plazentare ratio
CTG	Kardiotokographie
cCTG	computerized CTG
DIC	disseminated intravascular coagulation
DIG	disseminierte intravasale Gerinnung
DGGG	Deutsche Gesellschaft für Gynäkologie und Geburtshilfe
DR	Detektionsrate
EDTA	ethylenediaminetetraacetic acid
EKG	Echokardiogramm
eNOS	endotheliale Stickstoffmonoxid-Synthase
EPDS	Edinburgh Postnatal Depression Scale
EPH	Ödem (edema) Proteinurie Hypertension
ESC	European Society of Cardiology
FGR	Fetale Wachstumsrestriktion
FLAIR	fluid-attenuated inversion recovery

https://doi.org/10.1515/9783110612127-202

FMF	fetal medicine foundation
FPR	Falsch-Positiv-Rate
GFR	glomeruläre Filtrationsrate
GGT	γ-Glutamyltranspeptidase
GOT	Glutamat-Oxalacetat-Transaminase (= AST = ASAT)
GPT	Glutamat-Pyruvat-Transaminase (= ALT = ALAT)
GWAS	Genomweite Assoziationsstudien/genome-wide association studies
HDU	high dependency unit
HELLP	Hemolysis, Elevated Liver enzymes and Low Platelet count
HIF-1α	hypoxia-inducible factor 1α
HIT II	Heparininduzierte Thrombozytopenie Typ II
HLA-G	Histokompatibilitäts-Antigen der MHC-Klasse I
HMOX	Hämoxygenase
HO-1	Hämoxygenase-1
ICD	International Statistical Classification of Diseases and Related Health Problems
IES	Impact of Event-Scale
IgG	Immunglobulin G
IMC	intermediate care unit
INR	International Normalized Ratio
ITP	Immunthrombozytopenie/Idiopathische thrombozytopenische Purpura
IVF	in vitro-Fertilisierung
ISSHP	International Society for the Study of Hypertension in Pregnancy
IUFT	intrauteriner Fruchttod
IUGR	fetale Wachstumsrestriktion
IUWR	intrauterine Wachstumsretardierung
LDH	Lactatdehydrogenase
LDL	Low Density Lipoprotein
LGA	large for gestational age
LOD	logarithm of the odds
MAC	membrane attack complex
MAP	mittlerer arterieller Blutdruck
miRNA	microRNA
MIM	Mendelian Inheritance in Man
MoM	multiple of the median
MRT	Magnetresonanztomographie
NGS	next-generation sequencing
NICE	National Institute for Clinical Excellence
NNT	number needed to treat
NPV	negativer Vorhersagewert
OEGGG	Österreichische Gesellschaft für Gynäkologie und Geburtshilfe
OR	Odds Ratio
PAPP-A	pregnancy-associated plasma protein A
PCOS	polyzystisches Ovarsyndrom
PDS	Posttraumatic Diagnostic Scale
PE	Präeklampsie
PEDF	preserved end-diastolic flow
PI	Pulsatilitätsindex
PlGF	placental growth factor
PP13	placental protein 13

PPD	peri- oder postpartale Depression
PPV	Positiver Vorhersagewert
PRES	posteriores reversibles Enzephalopathie-Syndrom
pri-miRNA	primary-microRNA
PTBS	posttraumatische Belastungsstörung
PTSD	Post-Traumatic Stress Disorder
RCT	randomized controlled trial
REDF	reversed end-diastolic flow
ROC	receiver operator curve
RUPP	reduced uterine perfusion pressure
SCOG	Society of Obstetricians and Gynaecologists of Canada
SDP	single deepest pocket
sENG	lösliches Endoglin
sFlt-1	soluble FMS-like tyrosine kinase 1
SGA	small for gestational age
SGGG	Schweizerische Gesellschaft für Gynäkologie und Geburtshilfe
SIH	schwangerschaftsinduzierte Hypertonie
siRNA	small interfering RNA
SLE	systemischer Lupus erythematodes
SNPs	single nucleotide polymorphism
SOMANZ	Society of Obstetric Medicine of Australia and New Zealand
SSA	Single Strand Autoantibodies/anti-Ro
SSB	Single Strand Autoantibodies B/anti La
SSL	Scheitelsteißlänge
STV	short term variation
TIA	transitorische ischämische Attacke
TMA	thrombotische Mikroangiopathie
TPR	total peripheral resistance, totaler peripherer Gefäßwiderstand
TTP	thrombotisch-thrombozytopenische Purpura, Moschcowitz-Syndrom
TxA_2	Thromboxan A_2
VCAM	vascular cell adhesion molecule
VEGF	vascular endothelial growth factor, vaskulärer endothelialer Wachstumsfaktor
VEGF-A	vascular endothelial growth factor, vaskulärer endothelialer Wachstumsfaktor-A
VEGFR-1	vascular endothelial growth factor receptor-1, vaskulärer endothelialer Wachstumsfaktor Rezeptor-1
VEGFR-2	vascular endothelial growth factor receptor-2, vaskulärer endothelialer Wachstumsfaktor Rezeptor-2
vWF	von-Willebrand-Faktor
WES	whole exome sequencing
WGS	whole genome sequencing
ZNS	zentrales Nervensystem

Autorenverzeichnis

PD Dr. med. Marc Baumann
Universitätsklinik für Frauenheilkunde
Inselspital Bern
Friedbühlstrasse 19
3010 Bern
Schweiz
E-Mail: marc.baumann@insel.ch
Kapitel 11

PD Dr. Julia Binder
Medizinische Universität Wien
Consultant in Obstetrics and fetomaternal
Medicine
Department of Obstetrics and Gynecology
Abteilung für Geburtshilfe und fetomaternale
Medizin
Währinger Gürtel 18–20
1090 Wien
Österreich
E-Mail: julia.binder@meduniwien.ac.at
Kapitel 17

Dr. med. Anne Dathan-Stumpf
Universitätsklinikum Leipzig
Abteilung für Geburtsmedizin
Liebigstr. 20a
04103 Leipzig
E-Mail:
Anne.Dathan-Stumpf@medizin.uni-leipzig.de
Kapitel 10, 12

Dr. med. Lisa Antonia Dröge
Klinik für Geburtsmedizin
Campus Charité Mitte
Charité – Universitätsmedizin Berlin
Charitéplatz 1
10117 Berlin
E-Mail: lisa-antonia.droege@charite.de
Kapitel 9

Prof. Dr. med. Thierry Girard
Universitätsspital Basel
Anästhesiologie
Spitalstr. 21
4031 Basel
Schweiz
E-Mail: thierry.girard@usb.ch
Kapitel 14

Prof. Dr. rer. nat. Berthold Huppertz
Lehrstuhl für Zellbiologie, Histologie und
Embryologie
Gottfried Schatz Forschungszentrum
Medizinische Universität Graz
Neue Stiftingtalstr. 6/II
8010 Graz, Austria
E-Mail: berthold.huppertz@medunigraz.at
Kapitel 4

Dr. med. Christine Klapp
Klinik für Geburtsmedizin
Charité Virchow Klinikum
Universitätsmedizin Berlin
13353 Berlin
E-Mail: christine.klapp@charite.de
Kapitel 16

Prof. Dr. Olav Lapaire
Geburtshilfe und Schwangerschaftsmedizin
Universitätsspital Basel
Spitalstr. 21
4031 Basel
Schweiz
E-Mail: olav.lapaire@usb.ch
Kapitel 14

Massimiliano Lia
Universitätsklinikum Leipzig
Abteilung für Geburtsmedizin
Liebigstr. 20a
04103 Leipzig
E-Mail: Massimiliano.Lia@medizin.uni-leipzig.de
Kapitel 8, 12

Prof. Dr. med. Tom H. Lindner
Universitätsklinikum Leipzig – AöR
Klinik für Endokrinologie, Nephrologie,
Rheumatologie (III)
Liebigstraße 20
04103 Leipzig
E-Mail: tom.lindner@medizin.uni-leipzig.de
Kapitel 5

Dr. med. Johannes Münch
Universitätsklinikum Leipzig AöR
Medizinische Klinik III – Endokrinologie,
Nephrologie, Rheumatologie
Liebigstr. 20
04103 Leipzig
E-Mail: Johannes.muench@uniklinik-leipzig.de
Kapitel 5

Dr. med. Pilar Palmrich
Abteilung für Geburtshilfe und fetomaternale
Medizin
Medizinische Universität Wien
Währingergürtel 18–20
1090 Wien
Österreich
E-Mail: palmrich@meduniwien.ac.at
Kapitel 17

Prof. Dr. med. Ulrich Pecks
Universitätsklinikum Schleswig-Holstein
Campus Kiel
Klinik für Gynäkologie und Geburtshilfe
Arnold-Heller-Str. 3
24105 Kiel
E-Mail: ulrich.pecks@uksh.de
Kapitel 2, 3

Prof. Dr. med. Holger Stepan
Universitätsklinikum Leipzig
Abteilung für Geburtsmedizin
Liebigstr. 20a
04103 Leipzig
E-Mail: Holger.Stepan@medizin.uni-leipzig.de
Kapitel 1, 8, 10

PD Dr. med. Dietmar Schlembach
Vivantes – Netzwerk für Gesundheit GmbH
Klinikum Neukölln
Klinik für Geburtsmedizin
Rudower Straße 48
12351 Berlin
E-Mail: dietmar.schlembach@vivantes.de
Kapitel 13

Prof. Dr. med. Johannes Stubert
Universitätsfrauenklinik und Poliklinik
am Klinikum Südstadt Rostock
Südring 81
18059 Rostock
E-Mail: johannes.stubert@kliniksued-rostock.de
Kapitel 15

Prof. Dr. med. Daniel Surbek
Universitätsklinik für Frauenheilkunde
Inselspital Bern
Friedbühlstrasse 19
3010 Bern
Schweiz
E-Mail: daniel.surbek@insel.ch
Kapitel 11

Prof. Dr. med. Stefan Verlohren
Charité – Universitätsmedizin Berlin
Klinik für Geburtsmedizin – Campus Charité
Mitte
Charitéplatz 1
10117 Berlin
E-Mail: stefan.verlohren@charite.de
Kapitel 1, 6, 7, 9

1 Einleitung

Holger Stepan, Stefan Verlohren

Neben der Frühgeburtlichkeit zählt die Präeklampsie zu den nach wie vor ungelösten Problemen der klinischen Geburtsmedizin. Und doch sind in den letzten beiden Jahrzehnten auf dem Gebiet der hypertensiven Schwangerschaftserkrankungen/Präeklampsie immense Fortschritte erzielt worden. Diese betreffen ein besseres Verständnis der zugrundeliegenden Pathophysiologie und daraus resultierend verbesserte Möglichkeiten für Screening, Prädiktion und Prognose. In keinem Bereich der Perinatalmedizin hat sich darüber hinaus in Sachen Begrifflichkeit und Definition so viel verändert wie bei der Präeklampsie.

Die Definition und damit einhergehend die Bezeichnung der Erkrankung, die im Mittelpunkt dieses Buches steht, hat sich in der Vergangenheit immer wieder gewandelt: Toxikose – EPH-Gestose – Präeklampsie. Mit dem Kenntnisstand von heute wissen wir, dass auch der Terminus „Präeklampsie" mittlerweile veraltet ist, weil er das Wesen der Erkrankung, ihre Kausalität und Inhomogenität kaum beschreibt. Präeklampsie bedeutet „vor der Eklampsie". Wir wissen, dass nur ein kleiner Anteil der präeklamptischen Schwangeren selbst ohne medizinische Intervention eine Eklampsie entwickeln. Das allein zeigt schon die Unzulänglichkeit des Begriffes.

In der praktischen Geburtsmedizin dient der Terminus Präeklampsie als Sammel- und Überbegriff für verschiedene maternale, plazentare und fetale Pathologien unterschiedlichster Ausprägung zu unterschiedlichen peripartalen Zeitpunkten. Gleichzeitig ist der Begriff „Präeklampsie" eng mit den zwei diagnostischen Kriterien verschmolzen, die lange Zeit der einzige Bestandteil der Definition waren: Bluthochdruck und Proteinurie. Wie wir heute wissen, ist die Einfachheit der Definition nicht in der Lage, die Komplexität der Erkrankung zu erfassen. Sie ist einerseits nicht präzise genug, da „Bluthochdruck und Proteinurie" nicht in jedem Fall Krankheitswert haben und andererseits werden viele potenziell lebensbedrohliche Komplikationen damit nur ungenügend erfasst.

Die Notwendigkeit, die Komplexität der Erkrankung und damit die klinische Realität, die den praktisch tätige Geburtsmediziner Tag für Tag betrifft, besser zu erfassen, haben zu den aktuellen Änderungen der Definition geführt. Die Proteinurie ist nun nicht mehr die alleinige zusätzliche Organmanifestation, die zur Hypertonie hinzukommt. Weitere mütterliche Organbeteiligungen sind ebenso berücksichtigt wie die intrauterine Wachstumsrestriktion. Ob diese Änderungen weit genug gehen und zu einer wirklichen Verbesserung der Versorgung führen, werden wir im Buch erörtern. Denn das Ziel jeglicher Neudefinition kann ausschließlich sein, durch ein präziseres Erfassen insbesondere Präeklampsie-bedingter Komplikationen die maternale und fetale Morbidität und Mortalität zu senken. Es ist zu erwarten, dass dem folgend auch bei der Nomenklatur in nächster Zukunft Änderungen vorgenommen werden.

https://doi.org/10.1515/9783110612127-001

Die Präeklampsie galt lange als „Erkrankung der Theorien", was sich vor allem auf die vielfältigen Ansätze zur Pathophysiologie bezieht. Auch heute ist die Ätiologie noch nicht völlig erklärt, jedoch hat sich durch die Entdeckung und Untersuchung der angiogenen Faktoren ein bahnbrechender Fortschritt in Sachen Verständnis der Pathogenese, Diagnostik und Vorhersage der Präeklampsie vollzogen. Was bleibt ist, dass die Plazenta eine sehr zentrale Rolle im Präeklampsiegeschehen einnimmt. Trotzdem hat die Erkrankung viel von der einstigen Mystik verloren. Der hauptsächlich klinische Fortschritt besteht darin, dass eine Entwicklung stattgefunden hat, die eine „stumpfe" Diagnostik mit hoher Ungenauigkeit und geringem prädiktiven Wert durch eine an Biomarkern der plazentaren Funktion orientierten Diagnosestellung ersetzt hat.

Im vorliegenden Buch sollen verschiedene klinische Manifestationsformen der plazentaren Dysfunktion aus unterschiedlichen Blickwinkeln betrachtet werden. Die Autoren haben versucht, den aktuellen Wissensstand auf das Wesentliche konzentriert und vor allem auch praxisrelevant darzustellen. Dabei wird der Bogen vom unmittelbaren, zeitlich auf die Peripartalperiode begrenzten Problem aufgespannt zur lebenslangen kardiometabolischen Risikoerhöhung der betroffenen Frauen.

Unser Buch ist eine Standortbestimmung 2021 auf einem Feld, welches im Moment viel Fortschritt und Veränderung erfährt.

Im Namen aller Autoren wüschen wir Freude beim Lesen, einigen Erkenntnisgewinn und sogar Hinweise für die praktische Tätigkeit!

Holger Stepan und Stefan Verlohren

2 Definition

Ulrich Pecks

2.1 Definition der Präeklampsie

2.1.1 Definition der Präeklampsie nach AWMF-Leitlinie 2019

Als Präeklampsie wird jeder Zustand bezeichnet, bei dem es in der Schwangerschaft zusätzlich zu einem (auch vorbestehend) erhöhten Blutdruck ≥ 140/90 mmHg zu einer Erstmanifestation einer typischen Funktionsstörung eines oder mehrerer Organe kommt, welche keiner anderen Ursache zuzuschreiben ist.

Oder einfach: die Präeklampsie ist die Kombination aus Bluthochdruck und einer in der Schwangerschaft neu aufgetretenen Organmanifestation.

Eine Funktionsstörung kann dabei alle Organe betreffen. Allerdings gibt es sehr typische Manifestationsorte wie die Niere, die Leber oder die Plazenta. Der Nachweis einer solchen Funktionsstörung gelingt entweder klinisch-symptomatisch, laborchemisch oder auch bildgebend. Abb. 2.1 bietet eine Übersicht typischer bei Präeklampsie betroffener Organe.

Dabei ist die Niere besonders häufig betroffen: eine Proteinurie wird in ca. 75 % der Fälle nachgewiesen. Unter den übrigen 25 % nicht-proteinurischen Präeklampsien finden sich fetale Wachstumsrestriktionen (ca. 40 %) und hämatologische Veränderungen (in ca. 48 %), seltener Niereninsuffizienz oder Leberbeteiligung (ca. je 10 %), die schließlich die Definition der Präeklampsie erfüllen [1]. Von einer Präeklampsie kann auch dann gesprochen werden, wenn zu einer Hypertonie eine Veränderung Präeklampsie-spezifischer Marker wie dem sFlt-1/PlGF-Quotienten vorliegt [2].

https://doi.org/10.1515/9783110612127-002

ZNS
Kopfschmerzen
Seh-/Visus-Störungen
Hyperreflexie, verbreiterte Reflexzone
Kloni, Convulsionen (Eklampsie)
Apoplexie, TIA, PRIND

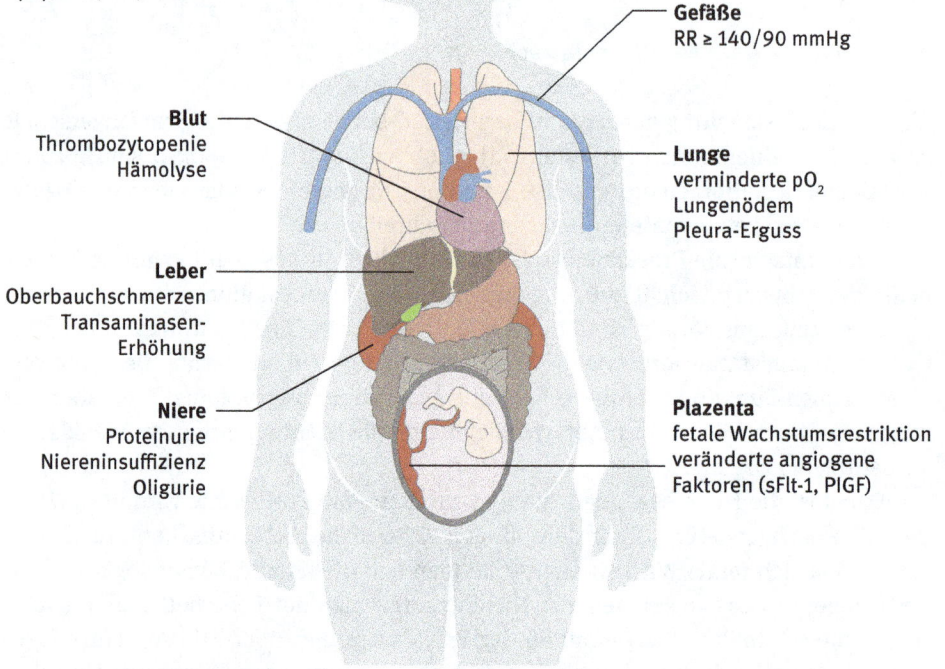

Gefäße
RR ≥ 140/90 mmHg

Blut
Thrombozytopenie
Hämolyse

Lunge
verminderte pO_2
Lungenödem
Pleura-Erguss

Leber
Oberbauchschmerzen
Transaminasen-
Erhöhung

Niere
Proteinurie
Niereninsuffizienz
Oligurie

Plazenta
fetale Wachstumsrestriktion
veränderte angiogene
Faktoren (sFlt-1, PIGF)

Abb. 2.1: Typische Organmanifestationen, die in Kombination mit einer Hypertonie ≥ 140/90 mmHg die Definition der Präeklampsie erfüllen, wenn diese in der Schwangerschaft neu nachgewiesen werden.

2.1.2 Definition der Präeklampsie im Vergleich internationaler Leitlinien

Allen aktuellen internationalen Leitlinien ist gemein, die Präeklampsie über eine Hypertonie in Kombination mit Proteinurie zu definieren sowie alternativ zur Proteinurie durch den Nachweis einer Funktionsstörung eines anderen Organsystems, welches sich nach der 20. SSW manifestiert. Unterschiede in den Definitionen finden sich im Wesentlichen in der Ausführlichkeit der Beschreibung weiterer Organbeteiligungen sowie der Einführung fester Referenzwerte als Surrogat einer funktionellen Störung eines Organsystems. Es ist einleuchtend, dass solch feste Referenzwerte lediglich als klinische Entscheidungshilfe dienen und auch Organsysteme nur beispielhaft aufgeführt werden können; die Präeklampsie kann im Prinzip jedes Organ betreffen und sich in unterschiedlichster Symptomatik äußern. Die meisten Leitlinien betrachten dabei auch die Plazenta als Organ. Lediglich die amerikanische ACOG bezieht eine fetale oder plazentare Beteiligung z. B in Form der fetalen Wachstumsrestriktion nicht in die Definition ein [3].

Am umfangreichsten hat wohl die kanadische SCOG ihre Definition der Präeklampsie gestaltet. Wie Leitlinien anderer Länder auch wird durch die SCOG die Präeklampsie aus Hypertonus in Kombination mit einer Proteinurie oder andere Organmanifestationen definiert. Darüber hinaus integriert die SCOG klinische Komplikationen, die mit einer Hypertonie einhergehend den Status der Präeklampsie determinieren und sie definiert feste Referenzwerte, nach denen ein Organschaden vorliegen muss [4].

Tab. 2.1 bietet eine Übersicht zu den Definitionskriterien der AWMF-Leitlinie im Vergleich zu den Leitlinien der internationalen Gesellschaft ISSHP [5] sowie den Leitlinien des englischen NICE [6], des amerikanischen ACOG [3], der kanadischen SCOG [4] und der australisch-neuseeländischen SOMANZ [7]. Die deutsche AWMF-Leitlinien-Gruppe hat dabei ihre Definition der Präeklampsie im Wesentlichen an bestehende internationale Leitlinien angelehnt. Mit der Integration Präeklampsie-spezifischer Bio-Marker jedoch schlägt sie einen weltweit federführenden Weg ein, um der Pathophysiologie der Erkrankung gerecht zu werden [8]. Darüber hinaus hat die Leitlinien-Gruppe keinen Sinn darin gesehen, erst bei Hypertonie nach der 20. SSW von einer Präeklampsie/Gestationshypertonie zu sprechen, da unabhängig vom zeitlichen Auftreten ein Bluthochdruck in der Schwangerschaft mit einem erhöhten Risiko für Komplikationen einhergeht. Somit entfällt in der deutschen Leitlinie auch der Begriff der Pfropf-Präeklampsie (engl. superimposed preeclampsia) [2].

Tab. 2.1: Definition der Präeklampsie als Hypertonie und Organbeteiligung. Vergleich der Kriterien verschiedener internationaler Leitlinien.

System / Organ	AWMF 2019	ISSHP 2018	NICE 2019	ACOG 2019	SOMANZ 2014	SCOG 2014
Blutdruck						
systolisch (mmHg)	≥ 140	> 140	> 140	≥ 140	≥ 140	≥ 140
diastolisch (mmHg)	≥ 90	> 90	> 90	≥ 90	≥ 90	≥ 90
Erstmanifestation	unabhängig vom Gestationsalter	≥ 20. SSW	≥ 20. SSW	≥ 20. SSW	> 20. SSW	≥ 20. SSW
Messintervall zweier Messungen zur Diagnosesicherung	k. A.	k. A. bei > 160/110 mmHg 15 min.	k. A.	4 h bei > 160/110 mmHg 15 min.	wiederholt über mehrere Stunden	15 min.
Niere						
Proteinurie	≥ 300 mg/d	≥ 300 mg/d oder mind. 1 g/L, 2 + im Urin-Teststreifen	≥ 300 mg/d oder mind. 1 g/L, 2 + im Urin-Teststreifen	≥ 300 mg/d oder mind. 1 g/L, 2 + im Urin-Teststreifen	24-Stunden-Sammelurin ist nicht empfohlen.	≥ 300 mg/d
Urin-Protein/Kreatinin Ratio	≥ 30 mg/mmol	≥ 30 mg/mmol, ≥ 0,3 mg/mg	≥ 30 mg/mmol, ≥ 0,3 mg/mg	≥ 30 mg/dL	≥ 30 mg/mmol	≥ 30 mg/mmol
Urin-Albumin/Kreatinin-Ratio	k. A.	k. A.	≥ 8 mg/mmol	k. A.	k. A.	k. A.
Serum-Kreatinin	> 90 µmol/L	≥ 90 µmol/L, ≥ 1 mg/dL	≥ 90 µmol/L, ≥ 1,02 mg/dL	> 1,1 mg/dL oder Verdoppelung	≥ 90 µmol/L	erhöht
Harnsäure	k. A.	k. A.	k. A.	k. A.	kein Kriterium	erhöht
Urinausscheidung	< 80 mL /4 h	k. A.	k. A.	k. A.	< 80 mL /4 h	k. A.
Dialyse-Indikation	k. A.	k. A.	k. A.	k. A.	k. A.	✓

Tab. 2.1: (fortgesetzt)

System / Organ	AWMF 2019	ISSHP 2018	NICE 2019	ACOG 2019	SOMANZ 2014	SCOG 2014
Hämatologie						
Leukozyten	k. A.	k. A.	k. A.	k. A.	k. A.	erhöht
Thrombozyten	< 100 G/L	< 150 G/L	< 150 G/L	< 100 G/L	< 100 G/L	erniedrigt
DIG (Koagulopathie)	k. A.	✓	✓	k. A.	✓	✓
INR	k. A.	k. A.	k. A.	k. A.	k. A.	erhöht
aPTT	k. A.	k. A.	k. A.	k. A.	k. A.	erhöht
D-Dimere	k. A.	k. A.	k. A.	k. A.	k. A.	k. A.
Hämolyse-Zeichen	✓	✓	✓	k. A.	✓	k. A.
Schistozyten	Blutausstrich	k. A.	k. A.	k. A.	Blutausstrich	k. A.
Fragmentozyten	Blutausstrich	k. A.	k. A.	k. A.	Blutausstrich	k. A.
Haptoglobin	< 0,3 g/L	k. A.	k. A.	k. A.	erniedrigt	k. A.
LDH	> 650 IU/L oder zweifach über Referenz	k. A.	k. A.	k. A.	> 600 IU/L	erhöht
Leber und Gastrointestinaltrakt						
Rechtsseitige Oberbauch-schmerzen/epigastrische Schmerzen	persistierend	✓	✓	k. A.	✓	✓
Übelkeit/Erbrechen	k. A.	k. A.	k. A.	k. A.	k. A.	✓
Leberruptur oder -Hämatom	k. A.	k. A.	k. A.	k. A.	k. A.	✓

Tab. 2.1: (fortgesetzt)

System / Organ	AWMF 2019	ISSHP 2018	NICE 2019	ACOG 2019	SOMANZ 2014	SCOG 2014
AST oder ALT	zweifach über Referenz	AST > 40 IU/L, ALT > 40 IU/L,	AST > 40 IU/L, ALT > 40 IU/L,	zweifach über Norm-wert	erhöht	erhöht
Serum Bilirubin	k. A.	k. A.	k. A.	k. A.	erhöht	erhöht
Serum Albumin	k. A.	k. A.	k. A.	k. A.	k. A.	erniedrigt
Nervensystem						
Kopfschmerzen	persistierend	✓	✓	✓	neu, persist.	✓
Veränderter mentaler Status ohne n. A.	k. A.	✓	✓	k. A.	k. A.	Glasgow coma scale < 13
Seh-/Visus-Störungen	persistierend	✓	✓	✓	persistierend	✓
Netzhautablösung	k. A.	k. A.	k. A.	k. A.	k. A.	✓
Hyperreflexie, verbreiterte Reflexzone und Kloni	✓	✓	✓	k. A.	✓	k. A.
Konvulsionen (Eklampsie)	✓	✓	✓	k. A.	✓	✓
Stroke/TIA/PRIND	bildgebender Nachweis	✓	✓	k. A.	✓	✓
PRES	k. A.	k. A.	k. A.	k. A.	✓	✓
Lunge/Herz						
Thoraxschmerz	k. A.	k. A.	k. A.	k. A.	k. A.	✓
Dyspnoe	k. A.	k. A.	k. A.	k. A.	k. A.	✓
Sauerstoffsättigung	pO2 < 97 %	k. A.	k. A.	k. A.	k. A.	pO2 < 97 %
Lungenödem	✓	k. A.	k. A.	✓	✓	✓

Tab. 2.1: (fortgesetzt)

System / Organ	AWMF 2019	ISSHP 2018	NICE 2019	ACOG 2019	SOMANZ 2014	SCOG 2014
Pleura-Erguss	✓	k. A.	k. A.	k. A.	k. A.	k. A.
Myokardinfarkt	k. A.	k. A.	k. A.	k. A.	k. A.	✓
unkontrollierbare Hypertonie	k. A.	k. A.	k. A.	k. A.	k. A.	✓
Plazenta						
Fetale Wachstumsrestriktion bzw. sonografischer Nachweis der uteroplazentaren Dysfunktion	ja, s. AWMF IUGR-Leitlinie	✓	✓	k. A.	✓	✓
Abruptio	k. A.	k. A.	k. A.	k. A.	k. A.	✓
IUFT	k. A.	✓	✓	k. A.	k. A.	✓
Plazentare/angiogene Faktoren (z. B. PlGF, sFlt-1/PlGF)	✓	k. A.	k. A.	k. A.	kein Kriterium	k. A.

DIG = disseminierte intravasale Gerinnungsstörung; INR = International Normalized Ratio; aPTT = aktivierte partielle Thromboplastinzeit; LDH = Lactatdehydrogenase; PRES = posteriores reversibles Enzephalopathie-Syndrom; TIA = transitorische ischämische Attacke; PRIND = prolongiertes ischämisches neurologisches Defizit; AST = Aspartat-Aminotransferase; ALT = Alanin-Aminotransferase.

2.1.3 Die Definition der Präeklampsie im Wandel der Zeit

Die Bemühungen um eine einheitliche und umfassende Definition der Präeklampsie in den vergangenen Jahrzehnten verdeutlichen die Komplexität des Krankheitsbildes sowie die weiterhin unzulänglich entschlüsselte Pathophysiologie. Bereits der Terminus „Präeklampsie" ist irreführend, da er impliziert, dass die Eklampsie als „Endstadium" der Erkrankung verstanden wird. Historisch betrachtet ist dies in gewisser Weise nachvollziehbar. Die seit Jahrtausenden bekannten und bereits in alt-ägyptischer Zeit beschriebenen Konvulsionen in der Schwangerschaft und unter Geburt stellten in jeder Epoche ein sichtbares und mitunter tödliches Problem dar. Der Begriff „Eklampsie" für diese Konvulsionen wurde aus dem griechischen Wort für „aufblitzen" abgeleitet und findet sich in François Boissier de Sauvages de Lacroix (1706–1767) berühmter Schrift „Nosologia methodica" (1763) wieder. In klarer Abgrenzung zur „Epilepsie" sollte so deutlich gemacht werden, dass es sich um eine eigene Entität handelt. 1843 veröffentlichte der Londoner Arzt John Charles Weaver Lever (1811–1858) den Zusammenhang zwischen einer vermehrten Eiweißausscheidung im Urin und der Eklampsie [9]. Da deutlich wurde, dass nicht alle Frauen mit einer Albuminurie eine Eklampsie erlitten, wurde gemutmaßt, dass die Albuminurie in der Schwangerschaft ein frühes Stadium der Erkrankung kennzeichnete. Der Begriff des *prä-eklamptischen Status* wurde daraufhin geprägt. Im deutschsprachigen Raum wurde zunächst vom Syndrom der Gestose mit Eklampsie gesprochen. Hierunter verstand Johann Friedrich Osiander (1787–1855) die Prodromalsymptome der Eklampsie, eine erhöhte (Blut-)Gefäßspannung, Kopfschmerzen, Sehstörungen, Übelkeit und Brechreiz und verminderter Harnfluss [10]. Spätere Bezeichnungen waren recht uneinheitlich: die Bright'sche Krankheit der Schwangeren [11], die Schwangerschaftsniere (Zangemeister 1913), die Nephritis in der Schwangerschaft und schließlich die Schwangerschaftsvergiftung, Toxikose und Gestose [10]. In den 1960er Jahren setzte sich der prägende Begriff EPH-Gestose durch, welcher die drei Kardinalsymptome kennzeichnet: E = Edema, P = Proteinurie, H = Hypertonie.

Die heute gängige Klassifikation Hypertensiver Schwangerschaftserkrankungen wurde erstmals 1972 durch das American College of Obstetrics and Gynecology (ACOG) eingeführt [12]. Die Präeklampsie wurde – definiert als Hypertonie mit Proteinurie – den Hypertensiven Schwangerschaftserkrankungen subsumiert. So erhielt sie erstmals den Status einer eigenen Krankheitsentität; man verstand die Kombination aus Hypertonie und Proteinurie als Vollbild einer Erkrankung und nicht als Vorstadium der Eklampsie. In der klinischen Anwendung stellt eine Hypertonie auch ohne Proteinurie jedoch mit anderen pathologischen Befunden, wie zum Beispiel erhöhten Transaminasen, neurologischen Symptomen, hämatologischen Auffälligkeiten oder fetaler Wachstumsrestriktion (FGR) einen potenziell lebensbedrohlichen Zustand für Mutter und Kind dar. Hierauf wies die ISSHP 2001 hin und betonte, dass eine solche klinische Definition ebenfalls Berücksichtigung finden solle [13]. Es ist klar, dass die die Definition der Präeklampsie bis dato ein symptomatisch manifestes

Krankheitsbild beschrieb. Heute, zwanzig Jahre später, schauen wir auf weitere bahnbrechende Erkenntnisse zurück, die der Pathophysiologie nicht nur weitere Puzzle-Teile hinzufügten, sondern auch Eingang in unser klinisches Management gefunden haben. Mit dem Nachweis angiogener Faktoren im mütterlichen Blut gelang es 2003 zum ersten Mal, Biomarker zu isolieren, die im Laufe einer Schwangerschaft bereits vor Manifestation der „Präeklampsie", also vor Entwicklung einer Hypertonie und Proteinurie auffällig verändert sind [14]. Man könnte somit von einem prä-präeklamptischen Status sprechen oder der „Prä-Prä-Eklampsie". Die angiogenen Marker haben sich als zuverlässige Parameter der Risikostratifizierung und Prädiktion ungünstiger Ereignisse etabliert. Sie stellen aber auch die aktuelle Definition der Präeklampsie und vor allem das so essenzielle Kriterium der Hypertonie in Frage. Denn zum einen sind hypertensive Schwangerschaftserkrankungen mit physiologischen Werten der angiogenen Marker in ihrem Verlauf deutlich milder [15]. Zum anderen weisen pathologische Messwerte der angiogenen Marker auch unabhängig von einer Hypertonie auf unerwünschte Ereignisse und ein ungünstiges perinatales Outcome hin [16–18]. Sinnvoller erscheint es daher, den Begriff der „Präeklampsie" enger zu fassen und nur solchen klinischen Zuständen vorzuhalten, bei denen wörtlich sich eine Eklampsie abzeichnet, die also tatsächlich klinisch neurologisch symptomatisch – prä-eklamptisch – sind. Da die Hypertonie und Proteinurie nicht zwingend einer Eklampsie vorausgehen muss, widerspricht im Umkehrschluss der Begriff „Präeklampsie" seiner eigenen Definition.

Der Pathophysiologie aus plazentarer Dysfunktion und veränderten angiogenen Markern gerecht werdend, werden sich in Zukunft möglicherweise die meisten schwerwiegenden Erkrankungen des hypertensiven Formenkreises unter einem „Plazentaren Syndrom" oder besser einem „angiogenen Plazenta-Syndrom" einordnen lassen [8].

2.2 Definition Präeklampsie-assoziierter und verwandter Erkrankungen

Die Präeklampsie bezeichnet eins von mehreren Krankheitsbildern, die den Hypertensiven Schwangerschaftserkrankungen subsumiert werden. Neben weiteren hypertensiven Zuständen in der Schwangerschaft werden diesem Formenkreis auch nichthypertensive Zustände zugeschrieben, wie die Gestationsproteinurie oder andere Präeklampsie-typische laborchemische oder sonografische Konstellationen, bei denen eine pathophysiologische Nähe vermutet wird oder bewiesen ist.

2.2.1 Chronische arterielle Hypertonie

Als chronisch bezeichnet man eine vorbestehende oder zumindest in der frühen Schwangerschaft diagnostizierte Hypertonie. In Deutschland wird dabei wie auch im gesamten europäischen Raum an dem Grenzwert 140/90 mmHg als Definitionsgrenze der Hypertonie festgehalten [19,20]. In den USA wurde hingegen jüngst durch das American College of Cardiology und die American Heart Association der Wert von 140/90 mmHg auf 130/80 mmHg abgesenkt. Zur Diagnose/Screening sollte die Erhebung eines Basis-Blutdrucks in jedem Fall vor der 16. SSW erfolgen, da durch den physiologischen Blutdruckabfall eine chronische Hypertonie bei erstmalig zwischen der 16. und 20. SSW gemessenem Blutdruck übersehen werden kann. Die chronische Hypertonie stellt einen Risikofaktor für ungünstige Ereignisse in der Schwangerschaft dar: Präeklampsie (15–30 %), Frühgeburt (etwa 30 %), Plazentalösung (1,8 %), IUGR (15 %), Todgeburt (0,1 % bis zur 36. SSW), Neonatale-Intensiv-Überwachung (bis zu 50 %), Perinatale Mortalität (4 %). Das Outcome ist schlechter bei chronischer Hypertonie mit erhöhter Basis-Proteinurie > 300 mg/d vor der 20. SSW [21–25].

Entsprechend der Ursache wird zwischen der essenziellen und der sekundären Hypertonie differenziert. Eine besondere Form bildet die Weißkittelhypertonie.

Unter einer *essenziellen* oder primären Hypertonie versteht man solche, bei der keine organische Ursache ausfindig gemacht werden kann. Dies betrifft 85 bis 95 % der Hypertonie-Patienten. Eine multifaktorielle Genese wird angenommen. Genetische Prädisposition (meist polygen) und verschiedene Faktoren des Lebensstils spielen eine stark begünstigende Rolle. Hierzu zählen die Konstitution, Alkohol- und Tabakkonsum, übermäßiger Kochsalzkonsum und Stress. Oft tritt die Hypertonie im Rahmen eines metabolischen Syndroms zusammen mit Adipositas, Insulinresistenz und Fettstoffwechselstörung auf. Die primäre Hypertonie wird angenommen, wenn sekundäre Hypertonien ausgeschlossen sind. Die *sekundäre* Hypertonie (5–15 % aller Hochdruck-Patienten) hat eine nachweisbare Grundkrankheit zur Ursache. Häufig sind Erkrankungen des Nierenparenchyms (Glomerulonephritis, interstitielle Nephritis, diabetische Nephropathie), des endokrinen Systems (Phäochromozytom, Conn-Syndrom, Cushing-Syndrom) sowie der Gefäße (z. B. Aortenisthmusstenose, Nierenarterienstenosen). Eine *Weißkittelhypertonie* wird bei Patienten diagnostiziert, die situationsspezifisch eine Blutdruckreaktion aufweisen, zum Beispiel beim Arzt; daher der Name. Die Prävalenz der Weißkittel-Hypertonie in der Bevölkerung liegt bei 9–16 %. Unter Hypertonie-Patienten wiesen in einer Studie in deutschen Hausarztpraxen 31 von 134 eingeschlossene Patienten (23 %) eine Weißkittelhypertonie auf [26]; unter schwangeren Hypertonie-Patientinnen in der zweiten Schwangerschaftshälfte liegt die Prävalenz einer australischen Studie zu Folge bei 4,2 %, in der ersten Schwangerschaftshälfte sogar bei 32 % [27]. Bei etwa 50 % der Frauen mit Weißkittelhypertonie blieb die Diagnose unverändert bis zum Termin. Etwa 40 % der Frauen entwickelten eine manifeste Gestationshypertonie, 8 % entwickelten eine Präeklampsie (Im Vergleich: 22 % mit essenzieller Hypertonie) [28]. In jedem Fall sollte eine ambulante Langzeitblutdruckmessung zur Klärung einzelner hypertoner Werte in der Arztpraxis oder Klinik herangezogen werden. Das Gegenteil einer Weißkittel-hypertonie bezeichnet man im Übrigen als „maskierte" Hypertonie (oder „Praxisnor-motonie"). Bei dieser Patientengruppe wird in der Klinik oder in der Praxis ein nor-maler Blutdruck gemessen, da sich der Patient in dieser Situation besonders sicher fühlt und damit entspannt ist. Eine Belastungsuntersuchung wirkt hier meist demas-kierend.

2.2.2 Schwangerschafts-Hypertonie

Die Schwangerschafts- oder Gestations-Hypertonie bezeichnet im Verlauf der Schwangerschaft neu auftretende Blutdruckwerte ≥ 140/90 mmHg bei einer zuvor normotensiven Schwangeren ohne zusätzliche Kriterien, die eine Präeklampsie defi-nieren.

Etwa 25 % der Patientinnen mit Gestations-Hypertonie entwickeln eine Prä-klampsie. Je früher die Gestations-Hypertonie auftritt und je höher der Blutdruck bei Feststellung ist, desto wahrscheinlicher ist das Auftreten einer Präeklampsie oder an-derer unerwünschter Ereignisse. Eine Gestations-Hypertonie in Terminnähe ist mit einem lediglich gering erhöhten Risiko eines ungünstigen Ereignisses assoziiert [29].

2.2.3 Schwangerschafts-Proteinurie

Die Gestations-Proteinurie wird definiert als eine neu in der Schwangerschaft auftre-tende Proteinurie ≥ 300 mg/d oder Protein/Kreatinin-Ratio ≥ 30 mg/mmol ohne wei-tere Kriterien, die den Zustand der Präeklampsie erfüllen und ohne vorbestehende renale Ursache. Die Proteinurie in der Schwangerschaft ist generell sowohl mit einem ungünstigen Outcome als auch mit typischen Risikofaktoren der Präeklampsie ver-bunden, was unterstreicht, dass die isolierte Proteinurie zum Spektrum der Prä-klampsie gerechnet werden kann [25,30,31]. In der „Avon Longitudinal Study of Pa-rents and Children (ALSPAC)", einer prospektiven Geburtenkohortenstudie mit 14.541 Frauen, die zwischen 1991 und 1992 in der Region Avon durchgeführt wurde, wurden Schwangerschaften zu 6 Zeitpunkten (< 20 SSW, 21–24 SSW, 25–28 SSW, 29–32 SSW, 33–36 SSW and > 37 SSW) visitiert. Einzelne Episoden der isolierten Schwangerschaftsproteinurie wurde bei 894 (7,7 %) Frauen im Schwangerschaftsver-lauf festgestellt; 157 (1,3 %) Frauen hatten wiederholt (mind. zu zwei Zeitpunkten) eine Proteinurie. In 176 (1,5 %) Fällen wurde eine Proteinurie von 2+, bei 38 (0,3 %) Fällen eine Proteinurie von 3+ gemessen. Der Blutdruckmittelwert war dabei in der frühen Schwangerschaft höher in der Gruppe der Frauen, die nach der 37. SSW eine Proteinurie entwickelten. Ebenso war der Blutdruck am Ende der Schwangerschaft im Mittel bei Frauen höher, bei denen nach der 37. SSW eine Proteinurie nachgewiesen werden konnte [31]. In einer japanischen multizentrischen Beobachtungsstudie mit 6.819 Frauen wurde bei 130 (1,9 %) Frauen eine isolierte Schwangerschaftsproteinurie diagnostiziert. Die Präeklampsierate in dieser Studie betrug 2,3 % (n = 158). Von den Frauen mit isolierter Schwangerschaftsproteinurie entwickelten 25 % (n = 32) im weiteren Verlauf eine Präeklampsie (RR 13,1 [95 % CI; 9,2–18,5]) [32]. Frauen, bei denen eine Gestations-Proteinurie der Entwicklung einer Hypertonie vorausgegangen ist, haben ein schlechteres maternales und neonatologisches Outcome als Frauen, bei denen die Präeklampsie mit einer Hypertonie begonnen hat [33].

2.2.4 HELLP-Syndrom

Das Akronym HELLP ergibt sich aus den drei typischen laborchemischen Veränderungen (engl.) **H**emolysis, **E**levated **L**iver enzymes und **L**ow **P**latelet count, also Hämolyse, Transaminasenerhöhung Anstieg ≥ 2-fache des Referenzbereichs und Thrombozyten < 100 G/L. Klinisch wird es zumeist durch epigastrischen Beschwerden oder Schmerzen im rechten Oberbauch auffällig. Als Weinstein Anfang der 1980er Jahre den Begriff in die Literatur und den Suggestivausspruch „HELLP needs help!" einführte, beschrieb er zwar kein neues Krankheitsbild. Es gelang ihm aber damit, Geburtshelfer, Neonatologen und andere Fachdisziplinen auf diese lebensbedrohliche Konstellation aufmerksam zu machen [34].

Das HELLP-Syndrom (Inzidenz 0,5–0,9 % aller Schwangerschaften) stellt eine besonders schwere Verlaufsform der Präeklampsie dar, die sich in 5–20 % der Präeklampsien manifestiert. Manche Autoren schreiben dem HELLP-Syndrom jedoch auch eine eigene Entität zu, da das HELLP-Syndrom in 5–20 % der Fälle ohne Hypertonie auftritt [17,35,36]. Dies spiegelt sich auch in der Bestimmung der angiogenen Marker wider. In einer Studie von Trottmann et al. 2019 wurden die höchsten Werte der sFlt-1/PlGF-Ratio bei Präeklampsien mit HELLP-Syndrom gefunden, während die niedrigsten Werte solche HELLP-Syndrome ohne Präeklampsie aufwiesen [17]. Es kann spekuliert werden, ob das HELLP-Syndrom als ein Akzelerator des angiogenen Systems bei der Präeklampsie angesehen werden kann und das isolierte HELLP-Syndrom sich über andere pathophysiologische Mechanismen etabliert. Ätiologie und Pathophysiologie sind unzureichend geklärt.

Die schwere maternale Morbidität ergibt sich aus den Komplikationen des HELLP-Syndroms: Disseminierte Intravasale Koagulopathie (21 %), Abruptio placentae (16 %), akutes Nierenversagen (8 %), Lungenödem (6 %), Leberhämatom bis zur Leberkapselruptur (1 %) und Netzhautablösung (1 %) [35]. In einer Studie mit 54 mütterlichen Todesfällen bei HELLP-Syndrom wurden als Ursachen intrazerebrale hämorrhagische Infarkte (45 %), Herzstillstand (40 %), disseminierte intravasale Gerinnungsstörung (DIG, 39 %), *adult respiratory distress syndrome* (ARDS, 28 %), Akutes Nierenversagen (28 %), Hepatische Hämorrhagie (20 %) und Hypoxisch ischämische Enzephalopathie (16 %) nachgewiesen [37].

In den USA werden zwei Klassifizierungssysteme für das HELLP-Syndrom propagiert. Die *Tennessee-Kriterien* wurden maßgeblich durch Sibai et al. bekannt und beinhalten die Thrombozytopenie ≤ 100 G/L in Kombination mit einer AST-Erhöhung ≥ 70 IU/L und einer LDH-Erhöhung ≥ 600 IU/L [38]. Die *Mississippi-Klassifikation* von Martin et al. Anfang der 1990er Jahre vorgeschlagen, diskriminiert zwischen 3 Klassen sowie dem partiellen HELLP-Syndrom (Tab. 2.2) [39].

Tab. 2.2: Mississippi-Klassifikation des HELLP-Syndroms.

HELLP-Klasse	Thrombozyten (G/L)	AST oder ALT (IU/L)	LDH (IU/L)
1	≤ 50	≥ 70	≥ 600
2	50–99	≥ 70	≥ 600
3	100–150	≥ 40	≥ 600
Partielles HELLP	2 von 3 Laborauffälligkeiten zusammen mit einer Präeklampsie		

Martin et al. arbeiteten 2013 die Fälle von HELLP-Syndrom aus den Jahren 2000 bis 2010 am Mississippi Medical Center, Jackson, USA retrospektiv auf. Sie stellten dar, dass die Klasse-1-HELLP-Syndrome mit einer hohen Komplikationsrate (Composite Major Maternal Morbidity: CMMM) von 44 % verbunden ist, während die beiden anderen Klassen sowie das partielle HELLP-Syndrom vergleichsweise mit der schweren Präeklampsie ein CMMM zwischen 13 und 24 % aufwiesen [40]. Im deutschen Sprachraum spielt die Mississippi-Klassifikation keine wesentliche Rolle.

2.2.5 Eklampsie

Die Eklampsie bezeichnet im Rahmen einer Schwangerschaft auftretende tonisch-klonische Krampfanfälle (häufig assoziiert mit Präeklampsie), die keiner anderen neurologischen Ursache (z. B. Epilepsie) zugeordnet werden können [2]. In vielen Fällen treten Prodromalsymptome bzw. Frühwarnzeichen auf: Hypertonie (75 %), Kopfschmerzen (66 %), Visusstörungen (27 %) [41]. Eine Eklampsie ist auch bei fehlender Hypertonie oder Proteinurie möglich (14–34 % der Fälle), 25 % der Frauen weisen keine klinischen Prodromalsymptome auf [41–44]. Die Diagnose einer Eklampsie wird klinisch gestellt. Bei Visusveränderungen und zentralnervösen Symptomen post partum ist die Diagnose eines posterioren reversiblen Enzephalopathie-Syndroms (PRES) (mittels bildgebender Diagnostik) hinweisend auf eine hypertensive Komplikation (auch in Abwesenheit präeklamptischer Symptome) [45,46].

2.2.6 Fetale Wachstumsrestriktion (FGR)

Eine FGR ist definiert als ein fetales Schätzgewicht < 10. Perzentile und/oder nicht perzentilengerechtes Wachstum des Feten zusammen mit typischen sonografischen Anzeichen, die gehäuft mit einer FGR einhergehen. Hierzu zählt ein pathologisch erhöhter Widerstand der Arteriae umbilicales oder der Arteriae uterinae in der Dopplersonographie oder auch ein Oligohydramnion [47]. Die FGR beschreibt einen antenatal sonografisch nachgewiesenen pathologischen Befund, dessen Ursachen maternal, fetal oder plazentar zu sehen sind [48].

Im Gegensatz dazu ist der Begriff „small for gestational age" (SGA) im engeren Sinne eine neonatale Deskription und letztlich nur ein statistisches Maß für das Geburtsgewicht (und Größe) in Bezug auf das Schwangerschaftsalter (in der Regel < 10. Perzentile). Er lässt keinen Rückschluss auf einen tatsächlich stattgehabten pathologischen Prozess im Sinne einer Wachstumsrestriktion zu. Im erweiterten Sinn hat sich der Begriff SGA als Substitut für antenatal vermutete konstitutionell kleine Kinder etabliert [48]. Allerdings haben auch SGA-Kinder eine erhöhte perinatale Morbiditäts- und Mortalitätswahrscheinlichkeit, insbesondere bei Kindern < 3. Perzentile [47]. Nach Auffassung des Autors sollte wegen der häufigen Assoziation der Präeklampsie mit einer FGR bei einer Hypertonie in Kombination mit einer SGA-Konstellation von einem pathologischen Prozess im Sinne einer Präeklampsie mit FGR ausgegangen werden, auch wenn andere antenatale sonografische Anzeichen fehlen.

2.3 Klassifikation der Präeklampsie

2.3.1 Milde und schwere Verlaufsformen der Präeklampsie

In dem Versuch, die „schwere Präeklampsie" zu definieren, führte die ISSHP 2012 auf dem internationalen Kongress der Gesellschaft in Genf eine Expertenumfrage durch. Die Definition der „schweren" Präeklampsie fiel unter den Befragten so unterschiedlich aus, dass kaum ein Konsens erzielt werden konnte. Teilweise Einigkeit bestand im Schwellenwert der Hypertonie. Einen systolischen Blutdruck ≥ 160 mmHg bzw. diastolischen Blutdruck ≥ 110 mmHg definierten 82 % bzw. 86 % der Befragten als ein Kriterium der schweren Präeklampsie. Das HELLP-Syndrom und die drohende Eklampsie wurden je zu 73 % als ein Zeichen der schweren Präeklampsie bewertet. Uneinheitlicher waren die Ergebnisse in Bezug auf die Proteinurie; 36 % der Befragten sahen in einer Proteinurie ≥ 5 g/L, weitere 36 % bei ≥ 3 g/L im Sammelurin eine schwere Präeklampsie [49]. Die ISSHP betont in ihrer Klassifikation von 2018, dass ab einer Proteinurie von mehr als 5 g/24 h schwerere ungünstige neonatale Ereignissen häufiger zu beobachten sind [5]. Sie spricht sich aber in ihren Positionsschriften seit 2014 dagegen aus, zwischen einer schweren und leichten Präeklampsie zu unterscheiden. Rationale für diese Empfehlung ist die unvorhersehbare Dynamik des

Krankheitsverlaufs. Die Klassifikation in eine „milde" Präeklampsie suggeriere einen ungerechtfertigt geringeren Überwachungsbedarf [5,49,50]. Zudem erschwert die sehr heterogene Klinik und die Variabilität der beteiligten Organsysteme ein festes Definitionsschema. Dennoch ist es sinnvoll, schwere Verläufe oder Komplikationen der Präeklampsie zu beziffern. Sie können erhebliche Konsequenzen für Mutter und Kind mit sich bringen und daher ein rasches geburtshilfliches Handeln nach sich ziehen. Tab. 2.3 fasst schwere Verläufe der Präeklampsie einer schottischen Studie zusammen.

Tab. 2.3: Schwere Verläufe oder mütterliche Komplikationen und ihre prozentuale Verteilung entsprechend einer retrospektiven Erhebung durch Bhattacharya und Campbell aus den Jahren 1985 bis 2000 unter 4188 schwangeren Frauen mit Präeklampsie. Das Schema A–J wurde leicht modifiziert [51].

Klassifikation der Komplikation	%
A) Hämatologisch: z. B. Disseminierte Intravasale Koagulopathie, Gerinnungsstörung, Purpura, Thrombozytopenie	2,60
B) Zerebral: z. B. Eklampsie, Hirnblutung, transiente ischämische Attacke, Hirnödem, schwere Kopfschmerzen, Atemstillstand	2,28
C) Ophthalmologisch: z. B. Netzhautablösung, Retinopathie, Netzhautblutung, Papillenödem, Glaskörperblutung	0,19
D) Kardiovaskulär: z. B. Ischämie, Perikarderguss, Herzstillstand, Herzinsuffizienz, Kardiomegalie, Herzrhythmusstörung, tiefe Venenthrombose	1,03
E) Pulmonal: Lungenentzündung, Lungenödem, Lungen-Kollaps, Bronchospasma, Lungenembolie	0,81
F) Hepatisch: z. B. akute Fettleber, akute Hepatitis, Leberkapselhämatom, Cholestase, Gelbsucht, Leberfunktionsstörung, Hepatomegalie	0,31
G) Renal: z. B. Nephrotisches Syndrom, Nierenversagen, tubuläre Azidose, Hydronephrose, Oligurie	0,62
H) Schwangerschaftsspezifisch: z. B. vorzeitige Plazentalösung (2,89 %), HELLP (0,31 %)	3,20
I) Iatrogen: z. B. Dihydralazin-Induzierter Rush, Steven-Johnson-Syndrom, Anaphylaktische Reaktion auf Medikamente	–
J) Verschiedenes: z. B. intraperitoneale Hämorrhagie, Splenomegalie, septischer Schock	–

Die deutschsprachige AWMF-Leitlinie verweist darauf, ab einem bestimmten Schweregrad mit systemischer Beteiligung die Entbindung zu erwägen. Zu den Indikationen zählt die therapierefraktäre schwere Hypertonie > 160/110 mmHg, eine zunehmende Niereninsuffizienz, kardiale Dekompensation, akutes Lungenödem, DIC, persistierende schwere Oberbauchschmerzen, neu aufgetretene schwere zentral-nervöse Symptome oder eine Eklampsie sowie die vorzeitige Plazentalösung und der intrauterine Fruchttod. Diese Empfehlungen decken sich auch mit denen internationaler Leitlinien, wie die ISSHP-Empfehlung sowie die NICE-Leitlinie. Sie lassen dem Kliniker aber auch einen gewissen Spielraum und Interpretationsmöglichkeit. Etwas genauer beschreibt die amerikanische ACOG-Leitlinie den schweren Zustand der Präeklampsie. Es wird jedoch auch hier nicht von einer „schweren" Präeklampsie gesprochen, wohl aber von „schweren Eigenschaften" (severe features), die ein entsprechendes intensiveres Handeln und eine großzügigere Entbindungsindikation nahelegen, da sie mit einer erhöhten Morbidität und Mortalität einhergehen [3]. Zu diesen schweren Eigenschaften nach ACOG-Definition gehören:

– Blutdruck ≥ 160/110 mmHg
– Thrombozytopenie < 100 G/L
– Leberfunktionsstörung mit Transaminasenerhöhung und Oberbauchschmerzen
– Nierenfunktionsstörung mit Serum-Kreatinin-Konzentration > 1,1 mg/dL oder eine Verdopplung der Serum-Kreatinin-Konzentration ohne vorbestehende Nierenerkrankung
– Lungenödem
– neu einsetzende Kopfschmerzen, therapieresistent und nicht durch andere Ursachen erklärbar
– Sehstörungen

2.3.2 Frühe (early-onset) und späte (late-onset) Präeklampsie

Die Einteilung zwischen einer frühen und späten Form der Präeklampsie ergab sich zunächst aus den Konsequenzen für das Neugeborene. Eine Geburt nach der 34. SSW war deutlich günstiger insbesondere in Bezug auf die fetale Lungenentwicklung und damit einhergehender Spontanatmung des Kindes. Allerdings fielen weitere Unterschiede zwischen Präeklampsien vor und nach der 34. SSW auf. Long et al. berichteten über die häufige Assoziation der frühen Präeklampsie mit der FGR (18,2 %) im Vergleich zur späten Präeklampsie (5,6 %). Auch wurde die FGR häufiger im Schwangerschaftsverlauf bereits vor Manifestation einer Präeklampsie diagnostiziert [52].

Moon und Redman betonten, dass die frühe Präeklampsie auch ein anderes Profil an prädisponierenden Risikofaktoren aufwies. Hierzu gehörten z. B. Infertilität bzw. -Therapie und Zustand nach Präeklampsie in vorangegangener Schwangerschaft [53]. Schließlich wurde durch die Doppler-Ultraschall-Untersuchungen der

Aa. uterinae deutlich, dass frühe im Gegensatz zu späten Präeklampsien gehäuft mit Perfusionsstörungen des Uterus bzw. der Plazenta assoziiert waren [54]. Bei der späten Präeklampsie finden sich hingegen mehr maternale Vorerkrankungen wie Adipositas und Diabetes mellitus. Ness und Roberts führten daher die Begriffe der maternalen gegenüber der plazentaren Präeklampsie ein, um die Heterogenität der Erkrankung zu unterstreichen [55].

Die Definition der frühen (vor 34 SSW) und späten (nach 34 SSW) Präeklampsie findet bei pathophysiologischen Betrachtungen zunehmend Beachtung und Verwendung in Leitlinien [49]. Manche Autoren empfehlen zudem die Einführung einer Intermediär-Gruppe (34–37 SSW) [56]. Obwohl die frühe Präeklampsie mit 5 bis 33 % nur einen geringen Anteil an den Präeklampsien ausmacht, trägt sie erheblich zu Präeklampsie-bedingter maternaler und perinataler Morbidität und Mortalität bei und ist daher von erheblicher klinischer Bedeutung [57,58]. Aktuelle Prädiktions- und Präventions-Strategien wie das von der Fetal Medicine Foundation entwickelte Ersttrimester-Präeklampsie-Screening und die sich hieraus ergebende prophylaktische Gabe von Acetylsalicylsäure zielen in erster Linie auf die Verhinderung beziehungsweise Postponierung der frühen Präeklampsie ab [59].

Literatur

[1] Bouter AR, Duvekot JJ. Evaluation of the clinical impact of the revised ISSHP and ACOG definitions on preeclampsia. Pregnancy Hypertens. 2020;19:206–11.

[2] Schlembach D, Stepan H, für die Leitlinienkommission. AWMF 015/018. Hypertensive Schwangerschaftserkrankungen: Diagnostik und Therapie. 2019:1–117.

[3] Committee on Practice Bulletins. ACOG Practice Bulletin No. 202: Gestational Hypertension and Preeclampsia. Obstet Gynecol. 2019;133(1):e1–25.

[4] Magee LA, Pels A, Helewa M, et al. Diagnosis, Evaluation, and Management of the Hypertensive Disorders of Pregnancy: Executive Summary. J Obstet Gynaecol Canada. 2014;36(5):416–38.

[5] Brown MA, Magee LA, Kenny LC, et al. Hypertensive disorders of pregnancy: ISSHP classification, diagnosis, and management recommendations for international practice. Vol. 72, Hypertension. Lippincott Williams and Wilkins; 2018. p. 24–43.

[6] NICE. Overview | Hypertension in pregnancy: diagnosis and management | Guidance | NICE [Internet]. 2019 [cited 2020 Aug 28]. Available from: https://www.nice.org.uk/guidance/ng133

[7] Lowe SA, Bowyer L, Lust K, et al. SOMANZ guidelines for the management of hypertensive disorders of pregnancy 2014. Aust New Zeal J Obstet Gynaecol. 2015;55(5):e1–29.

[8] Stepan H, Hund M, Andraczek T. Combining biomarkers to predict pregnancy complications and redefine preeclampsia the angiogenic-placental syndrome. Vol. 75, Hypertension. Lippincott Williams and Wilkins; 2020. p. 918–26.

[9] Lever JCW. Cases of puerperal convulsions, with remarks. Guy's Hosp Rec. 1843;2:495–517.

[10] Kutzer M. Historische Aspekte der Eklampsie: von Guillaume de Baillou bis Hermann Fehling. Der informierte Arzt Bd 14 H 15 Basel : IMP Kommunikation AG. 1993;1053–1056.

[11] Litzmann CCT. Die Bright'sche Krankheit und die Eklampsie der Schwangeren, Gebärenden und Wöchnerinnene. Dtsch Klin. 1852;225–8.

[12] American College of Obstetricians and Gynecologists. Committee on Terminology., & Hughes EC. Obstetric-gynecologic terminology: With section on neonatology and glossary of congenital anomalies. Philadelphia: F. A. Davis Co. 1972.

[13] Brown MA, Lindheimer MD, De Swiet M, Van Assche A, Moutquin JM. The classification and diagnosis of the hypertensive disorders of pregnancy: Statement from the International Society for the Study of Hypertension in Pregnancy (ISSHP). Vol. 20, Hypertension in Pregnancy. Hypertens Pregnancy; 2001.

[14] Levine RJ, Maynard SE, Qian C, et al. Circulating Angiogenic Factors and the Risk of Preeclampsia. N Engl J Med. 2004;350(7):672–83.

[15] Rana S, Schnettler WT, Powe C, et al. Clinical characterization and outcomes of preeclampsia with normal angiogenic profile. Hypertens Pregnancy. 2013;32(2):189–201.

[16] Rana S, Powe CE, Salahuddin S, et al. Angiogenic factors and the risk of adverse outcomes in women with suspected preeclampsia. Circulation. 2012;125(7):911–9.

[17] Trottmann F, Baumann M, Amylidi-Mohr S, et al. Angiogenic profiling in HELLP syndrome cases with or without hypertension and proteinuria. Eur J Obstet Gynecol Reprod Biol. 2019;243:93–6.

[18] Sharp A, Chappell LC, Dekker G, et al. Placental Growth Factor informed management of suspected pre-eclampsia or fetal growth restriction: The MAPPLE cohort study. Pregnancy Hypertens. 2018;14:228–33.

[19] Williams B, Mancia G, Spiering W, et al. 2018 ESC/ESH Guidelines for themanagement of arterial hypertension. Vol. 39, European Heart Journal. Oxford University Press; 2018. p. 3021–104.

[20] Ludt S für die L. AWMF 053/024. Hausärztliche Risikoberatung zur kardiovaskulären Prävention. 2016.

[21] Ankumah NAE, Sibai BM. Chronic Hypertension in Pregnancy: Diagnosis, Management, and Outcomes. Clin Obstet Gynecol. 2017;60(1):206–14.

[22] Bramham K, Parnell B, Nelson-Piercy C, Seed PT, Poston L, Chappell LC. Chronic hypertension and pregnancy outcomes: Systematic review and meta-analysis. BMJ. 2014;348.

[23] Moussa HN, Leon MG, Marti A, et al. Pregnancy Outcomes in Women with Preeclampsia Superimposed on Chronic Hypertension with and without Severe Features. Am J Perinatol. 2017;34 (4):403–8.

[24] Morgan JL, Nelson DB, Roberts SW, et al. Blood pressure profiles across pregnancy in women with chronic hypertension. Am J Perinatol. 2016;33(12):1128–32.

[25] Morgan JL, Nelson DB, Roberts SW, et al. Association of Baseline Proteinuria and Adverse Outcomes in Pregnant Women with Treated Chronic Hypertension. Obstet Gynecol. 2016;128 (2):270–6.

[26] Weltermann B, Kersting C, Viehmann A. Behandlung des Bluthochdrucks in Hausarztpraxen. Dtsch Arztebl Int. 2016;113(10):167–74.

[27] Brown MA, Robinson A, Jones M. The white coat effect in hypertensive pregnancy: much ado about nothing? BJOG An Int J Obstet Gynaecol. 1999;106(5):474–80.

[28] Brown MA, Mangos G, Davis G, Homer C. The natural history of white coat hypertension during pregnancy. BJOG An Int J Obstet Gynaecol. 2005;112(5):601–6.

[29] Gofton EN, Capewell V, Natale R, Gratton RJ. Obstetrical intervention rates and maternal and neonatal outcomes of women with gestational hypertension. Am J Obstet Gynecol. 2001;185 (4):798–803.

[30] Magee LA, von Dadelszen P, Singer J, et al. Can adverse maternal and perinatal outcomes be predicted when blood pressure becomes elevated? Secondary analyses from the CHIPS (Control of Hypertension In Pregnancy Study) randomized controlled trial. Acta Obstet Gynecol Scand. 2016;95(7):763–76.

[31] Macdonald-Wallis C, Lawlor DA, Heron J, et al. Relationships of risk factors for pre-eclampsia with patterns of occurrence of isolated gestational proteinuria during normal term pregnancy. PLoS One. 2011;6(7).

[32] Yamada T, Obata-Yasuoka M, Hamada H, et al. Isolated gestational proteinuria preceding the diagnosis of preeclampsia – an observational study. Acta Obstet Gynecol Scand. 2016;95 (9):1048–54.

[33] Sarno L, Maruotti GM, Saccone G, et al. Pregnancy outcome in proteinuria-onset and hypertension-onset preeclampsia. Hypertens Pregnancy. 2015;34(3):284–90.

[34] Weinstein L. Syndrome of hemolysis, elevated liver enzymes, and low platelet count: A severe consequence of hypertension in pregnancy. Am J Obstet Gynecol. 1982;142(2):159–67.

[35] Sibai BM, Ramadan MK, Usta I, et al. Maternal morbidity and mortality in 442 pregnancies with hemolysis, elevated liver enzymes, and low platelets (HELLP syndrome). Am J Obstet Gynecol. 1993;169(4):1000–6.

[36] Von Dadelszen P, Payne B, Li J, et al. Prediction of adverse maternal outcomes in pre-eclampsia: Development and validation of the fullPIERS model. Lancet. 2011;377(9761):219–27.

[37] Isler CM, Rinehart BK, Terrone DA, et al. Maternal mortality associated with HELLP (hemolysis, elevated liver enzymes, and low platelets) syndrome. In: American Journal of Obstetrics and Gynecology. Mosby Inc.; 1999. p. 924–8.

[38] Sibai BM, Taslimi MM, El-Nazer A, et al. Maternal-perinatal outcome associated with the syndrome of hemolysis, elevated liver enzymes, and low platelets in severe preeclampsia-eclampsia. Am J Obstet Gynecol. 1986;155(3):501–7.

[39] Martin JN, Blake PG, Lowry SL, et al. Pregnancy complicated by preeclampsia-eclampsia with the syndrome of hemolysis, elevated liver enzymes, and low platelet count: How rapid is postpartum recovery? Obstet Gynecol. 1990;76(5 I):737–41.

[40] Martin JN, Brewer JM, Wallace K, et al. Hellp syndrome and composite major maternal morbidity: Importance of Mississippi classification system. J Matern Neonatal Med. 2013;26(12):1201–6.

[41] Berhan Y, Berhan A. Should magnesium sulfate be administered to women with mild preeclampsia? A systematic review of published reports on eclampsia. J Obstet Gynaecol Res. 2015;41(6):831–42.

[42] Mattar F, Sibai BM. Eclampsia. VIII. Risk factors for maternal morbidity. Am J Obstet Gynecol. 2000;182(2):307–12.

[43] Knight M. Eclampsia in the United Kingdom 2005. BJOG An Int J Obstet Gynaecol. 2007;114 (9):1072–8.

[44] Douglas KA, Redman CWG. Eclampsia in the United Kingdom. BMJ. 1994;309(6966):1395.

[45] Mayama M, Uno K, Tano S, et al. Incidence of posterior reversible encephalopathy syndrome in eclamptic and patients with preeclampsia with neurologic symptoms. Am J Obstet Gynecol. 2016;215(2):239.e1-239.e5.

[46] Hinchey J, Chaves C, Appignani B, et al. A Reversible Posterior Leukoencephalopathy Syndrome. N Engl J Med. 1996;334(8):494–500.

[47] Kehl S, Dötsch J, Hecher K, et al. Intrauterine Growth Restriction. Guideline of the German Society of Gynecology and Obstetrics (S2k-Level, AWMF Registry No. 015/080, October 2016). Geburtshilfe Frauenheilkd. 2017;77(11):1157–73.

[48] Huppertz B, Pecks U, Stepan H. Plazentainsuffizienz/Plazentaassoziierte Erkrankungen. In: Die Plazenta. Springer Berlin Heidelberg; 2018. p. 247–85.

[49] Tranquilli AL, Brown MA, Zeeman GG, Dekker G, Sibai BM. The definition of severe and early-onset preeclampsia. Statements from the International Society for the Study of Hypertension in Pregnancy (ISSHP). Pregnancy Hypertens. 2013;3(1):44–7.

[50] Tranquilli AL, Dekker G, Magee L, et al. The classification, diagnosis and management of the hypertensive disorders of pregnancy: A revised statement from the ISSHP. Vol. 4, Pregnancy Hypertension. Elsevier B. V.; 2014. p. 97–104.

[51] Bhattacharya S, Campbell DM. The incidence of severe complications of preeclampsia. Hypertens Pregnancy. 2005;24(2):181–90.

[52] Long PA, Abell DA, Beischer NA. FETAL GROWTH RETARDATION AND PRE-ECLAMPSIA. BJOG An Int J Obstet Gynaecol. 1980;87(1):13–8.

[53] Moore MP, Redman CWG. Case-control study of severe pre-eclampsia of early onset. Br Med J. 1983;287(6392):580–3.

[54] Aardema MW, Saro MCS, Lander M, et al. Second trimester Doppler ultrasound screening of the uterine arteries differentiates between subsequent normal and poor outcomes of hypertensive pregnancy: Two different pathophysiological entities? Clin Sci. 2004;106(4):377–82.

[55] Ness RB, Roberts JM. Heterogeneous causes constituting the single syndrome of preeclampsia: A hypothesis and its implications. Am J Obstet Gynecol. 1996;175(5):1365–70.

[56] Akolekar R, Syngelaki A, Sarquis R, Zvanca M, Nicolaides KH. Prediction of early, intermediate and late pre-eclampsia from maternal factors, biophysical and biochemical markers at 11–13 weeks. Prenat Diagn. 2011;31(1):66–74.

[57] Huppertz B. The Critical Role of Abnormal Trophoblast Development in the Etiology of Pre-clampsia. Curr Pharm Biotechnol. 2018;19(10):771–80.

[58] Robillard P, Dekker G, Scioscia M, et al. Validation of the 34-week gestation as definition of late onset preeclampsia: Testing different cutoffs from 30 to 37 weeks on a population-based cohort of 1700 preeclamptics. Acta Obstet Gynecol Scand. 2020;99(9):1181–90.

[59] Rolnik DL, Wright D, Poon LC, et al. Aspirin versus placebo in pregnancies at high risk for preterm preeclampsia. N Engl J Med. 2017;377(7):613–22.

3 Epidemiologie

Ulrich Pecks

3.1 Inzidenz der Präeklampsie, Eklampsie und verwandter Erkrankungen

Die Inzidenzen der Präeklampsie und anderer hypertensiver Erkrankungen in der Schwangerschaft variieren regional bedingt durch krankheitsbestimmende Faktoren, durch die Zusammensetzung der Bevölkerung und demographische und geburtsspezifische Charakteristika. Darüber hinaus entscheiden die regional variierenden Definitionen und Diagnosemöglichkeiten sowie die Art und Qualität der Erfassung über epidemiologische Kenngrößen. In Deutschland kennen wir keine exakten Zahlen. Die 2017 in der Deutschen Perinatalstatistik angegebene Rate an Hypertonien (> 140/ 90 mmHg) unter den in Deutschland entbundenen Frauen von 1,33 % wird die tatsächliche Zahl sicher massiv unterschätzen [1].

3.1.1 Präeklampsie und Gestationshypertonie

International wurde die Rate an Präeklampsien in einem Systematischen Review mit einer Inzidenz von weltweit durchschnittlich 2,3 % (1,2 bis 4,2 %) angegeben; im Europäischen Raum 3,8 % [2]. Im kürzlich durchgeführten ASPRE-Trial, einer randomisierten, Plazebo-kontrollierten Doppelblindstudie zur Prävention der Präeklampsie durch Gabe von Acetylsalicylsäure, in dessen Rahmen im Vereinigten Königreich, Spanien, Italien, Belgien, Griechenland und Israel knapp 27.000 Frauen im ersten Trimester entsprechend eines Prädiktions-Algorithmus gescreent wurden, kam es bei 2,4 % zu der Entwicklung einer Präeklampsie [3]. Die Inzidenz der Gestationshypertonie betrug nach einer retrospektiven Auswertung derselben Arbeitsgruppe um Kypros Nicolaides unter ca. 67.000 Frauen, die sich einem Ersttrimesterscreening unterzogen, 3,3 % (2,8 % Präeklampsien in dieser Studie) [4]. Etwa 70 % der Präeklampsien entwickeln sich in Terminnähe. Die klinisch besonders relevante frühe Präeklampsie macht somit nur etwa 0,7 % aller Geburten aus [3].

3.1.2 Die chronische Hypertonie

Die Prävalenz der chronischen Hypertonie unter Schwangeren im europäischen Raum kann auf der Basis der Nicolaides-Arbeiten mit 1,2 % beziffert werden [4]. Ähnliche Raten wurden für die Vereinigten Staaten von Amerika beschrieben [5]. Andere schätzen die Rate der chronischen Hypertonien unter schwangeren Frauen bei 3 bis 5 % [6]. In einer deutschen Kohorte mit 7000 Probanden lag die Prävalenz der chro-

https://doi.org/10.1515/9783110612127-003

nischen Hypertonie bei Frauen im Alter von 18 bis 29 Jahren bei 1,3 %, bei Frauen zwischen 30 und 44 Jahren bei 7,3 % [7]. Die größte deutsche Kohortenstudie NAKO mit mehr als 100.000 Teilnehmenden (2014–2017) beziffert die Prävalenz der chronischen Hypertonie unter 20 bis 44-jährigen Frauen altersabhängig zwischen 5 und 17 %. Einem guten Drittel der Frauen war ihre Hypertonie nicht bekannt [8].

3.1.3 Schwere maternale Komplikationen und fatale maternale Ereignisse

Bedeutsamer als die epidemiologischen Kenngrößen zur Hypertonie an sich ist die Rate der sich hieraus ergebenden Komplikationen beziehungsweise schweren Erkrankungsverläufe. Weltweit gehen pro Jahr 70.000 maternale Todesfälle auf das Konto hypertensiver Erkrankungen. In einer umfassenden Studie der WHO unter 115 Ländern steht die Hypertonie in der Schwangerschaft nach Peripartalen Blutungskomplikationen (27 %) an Platz zwei (14 %) der mütterlichen Todesursachen, gefolgt von septischen Erkrankungen (11 %) [9]; In Europa ist sie der führende Grund [10]. In einer Studie mit 45.960 Geburten in Indien (1985–2005) wurden 62 (31 %) der 202 mütterlichen Todesfälle durch eine Hypertensive Erkrankung erklärt, 50 (24,7 %) davon starben in Folge einer Eklampsie [11].

Die Studie PIERS (Preeclampsia Integrated Estimate of Risk Study), 2011 veröffentlicht, widmete sich prospektiv der Frage, wie häufig es zu einem schweren Verlauf mit ungünstigem (maternalem) Outcome kommt. Es wurden 2023 Frauen mit manifester Präeklampsie durch Kliniken in Europa, Kanada und Australien in PIERS eingeschlossen. Demnach kann bei manifester Präeklampsie (definiert als Hypertonie und Proteinurie) in 13 % mit einem ungünstigen maternalen Outcome (definiert als schwere Organstörung mit Behandlungsbedarf) gerechnet werden, bei 5 % bereits innerhalb von 48 Stunden nach Diagnosestellung. Nach PIERS besteht dieses ungünstige Outcome vor allem in der Notwendigkeit der Gabe von Blutprodukten (4 % bezogen auf alle 2023 Frauen mit Präeklampsie), pulmonalen Funktionsstörungen wie dem Lungenödem (3 %), der Thrombozytopenie < 50 G/L (2 %) und der vorzeitigen Plazentalösung (1,7 %). Seltener fanden sich die Eklampsie (0,5 %), Leberfunktionsstörungen (0,5 %) oder ein akutes Nierenversagen (0,3 %) [12]. Todesfälle wurden im Rahmen von PIERS glücklicherweise nicht verzeichnet. Zudem wurde die Diagnose Präeklampsie in PIERS in etwa 70 % der Fälle nach der 37. SSW gestellt (späte Präeklampsie), sodass sich eine Risikoreduktion vermutlich bereits durch die großzügig gestellte Entbindungsindikation nach Diagnose ergab.

Ob die frühe Präeklampsie vor 35. SSW eine höhere Komplikationsrate aufweist, wurde in einer Sekundäranalyse dreier großer Kohorten speziell untersucht: die BCW-Kohorte (British Columbia, 218 Frauen), die PETRA-Kohorte (Niederlande, 216 Frauen) und die PREP-Kohorte (UK, 954 Frauen). Die mittlere Rate schwerer mütterlicher Ereignisse betrug 15 % (7 % innerhalb von 48 Stunden) [13]. Unter Berücksichtigung der „Frühgeburt" als Surrogat eines Behandlungs-Paradoxons jedoch steigt die Rate unerwünschter Ereignisse deutlich. In der PREP-Kohorte wurden 62 % der Schwangeren vor der 35. SSW entbunden [14].

Es bedarf keiner speziellen Erwähnung, dass diese verhältnismäßig geringe Morbiditätsrate in oben genannten Studien als Resultat einer guten medizinischen Versorgung und eines adäquaten geburtshilflichen Managements in hochentwickelten Industrieländern gewertet werden darf.

3.1.4 Die Eklampsie

Die Eklampsie, also ein in der Schwangerschaft auftretender tonisch-klonischer Krampfanfall, ist eine gefürchtete Komplikation der Präeklampsie, tritt selten aber auch ohne Vorliegen einer Hypertonie auf. Erfreulicherweise ist die Rate an Eklampsien in den vergangenen Jahrzehnten in europäischen Ländern zurückgegangen. Im Vereinigten Königreich fiel sie von 5/10.000 Entbindungen im Jahr 1992 auf 3/10.000 Entbindungen im Jahr 2005. Ein leicht geringerer Trend von 10/10.000 auf 8/10.000 Entbindungen wurde im gleichen Zeitraum in den USA beobachtet. Weltweit wurde die Rate an Eklampsie an allen Geburten in einem systematischen Review bezogen auf Daten zwischen 2002 bis 2010 mit 1,4 % beschrieben, mit regionalen Unterschieden zwischen 0,1 % in Europa und 2,9 % in Afrika [2]. Die sinkende Inzidenz der Eklampsie in den Industrieländern wird der verbesserten antepartalen Vorsorge, der frühzeitigen Entbindung bei schwer verlaufender Präeklampsie sowie der prophylaktischen antikonvulsiven Therapie mit Magnesium-Sulfat zugeschrieben. In Entwicklungsländern ist die Rate an Eklampsien und ihren Folgen deutlich höher. Bei der bereits oben benannten indischen Studie verstarb nahezu jede vierte Frau mit Eklampsie [11]. Historische Daten aus Deutschland belegen ähnliches. Im späten 19. Jahrhundert betrug die mütterliche Mortalität unter den zwischen 1876 und 1894 an der Universitätsfrauenklinik Kiel entbundenen Patientinnen mit Eklampsie knapp 35 %, die Kindliche 50 % [15]. Der besseren Prädiktion der Eklampsie durch die Charakterisierung eines Prä-eklamptischen Krankheitsstadiums aus Hypertonie und Proteinurie ist es zu verdanken, dass diese Rate gesenkt werden konnte. Zwischen 1924 und 1929 wurden an der Universitätsfrauenklinik zu Kiel 6240 Geburten betreut; 111 der Frauen (1,7 %) wurden wegen der so genannten „Schwangerschaftsniere" (Präeklampsie) behandelt, von denen 21 Frauen (15,7 %) eine Eklampsie erlitten. Hingegen wurden 44 Frauen (1,04 % aller Frauen, die zur Geburt die Klinik aufsuchten) bereits mit manifester Eklampsie in die Klinik gebracht. Beachtenswert ist dabei, dass die Mortalität unter den wegen Eklampsie Eingelieferten deutlich höher (15,9 %) war als unter jenen, die bereits vor eklamptischen Anfall stationär behandelt wurden (4,76 %) [16].

Heute wird die Case-Fatality-Rate bei Eklampsie mit 1 % beziffert. Der hämorrhagische Insult wird als häufigste Todesursache (60 %) nach Eklampsie beschrieben. Darüber hinaus muss in 10–30 % mit schweren maternalen Komplikationen gerechnet werden, wie Koma, Stroke und ARDS [17,18].

3.1.5 Das HELLP-Syndrom

Kommt es in Begleitung einer Hypertonie in der Schwangerschaft zu Hämolyse, Erhöhung der Leberwerte sowie Thrombozytopenie (HELLP-Syndrom), steigt das Risiko der mütterlichen Morbidität und Mortalität um das 10-fache [19]. Die Inzidenz des HELLP-Syndroms wird mit 0,2 bis 7,6 auf 1.000 Geburten angegeben [20–22]. Die große Varianz erklärt sich dabei wahrscheinlich durch unterschiedliche Definitionen; auch der Begriff eines partiellen HELLP-Syndroms (ohne Hämolyse) findet gelegentlich Verwendung und unterstreicht, dass dieses Krankheitsbild noch nicht abschließend und ausreichend charakterisiert ist. Eine neuere große retrospektive populationsbasierte Kohortenstudie aus Kanada (2012–2016) beziffert die Inzidenz des HELLP-Syndroms unter Einlingsschwangerschaften mit 2,5 auf 1.000 Geburten [19]. Das HELLP-Syndrom präsentiert sich dabei zumeist (70–87 %) antepartal und gehäuft zwischen der 32. und 34. SSW. Vor der 27. SSW finden sich 11 % der HELLP-Syndrome, in terminnähe 18 %. [23,24].

Unter Frauen mit Präeklampsie liegt die Inzidenz des HELLP-Syndroms je nach angeführter Studie bei bis zu 20 % [23,25]; das HELLP-Syndrom kann aber auch isoliert ohne die Zeichen der klassischen Präeklampsie (Hypertonie, Proteinurie) auftreten (HELLP-Syndrom sine preeclampsia; bis zu 20 % der erfassten HELLP-Syndrome) [26,27].

Fazit: Hypertensive Erkrankungen treten in etwa 6–8 % aller Schwangerschaften auf, tragen zu 20–25 % der perinatalen Mortalität bei und stehen in Europa an führender Stelle der mütterlichen Todesursachen. Weltweit sind sie für mindestens 70.000 mütterliche Todesfälle pro Jahr verantwortlich. Unter Ihnen spielt die Präeklampsie (Inzidenz 2–3 %) eine besondere klinische Bedeutung. Bei Diagnose ist selbst in Ländern mit hohem Gesundheitsstandard bei etwa 13 % der Präeklampsien mit einem ungünstigen maternalen Outcome zu rechnen; die Inzidenz der Eklampsie wird mit weniger als 1:1.000, die des HELLP-Syndroms mit etwa 2,5:1.000 Geburten beziffert. Etwa 30 % der Präeklampsien werden vor vollendeter 37. SSW diagnostiziert und tragen durch die Notwendigkeit zur frühzeitigen Entbindung wesentlich zur Frühgeburtenrate bei.

3.2 Epidemiologische Risikofaktoren der Präeklampsie

3.2.1 Ethnizität

Unter Einbeziehen sozioökonomischer Faktoren schätzten Abalos et al. in einer 2013 veröffentlichten Arbeit regionale Unterschiede der weltweiten Präeklampsie-Inzidenz mittels modellbasierter Methoden ab. Die so berechnete Inzidenz der Präeklampsie variierte zwischen 1,0 % in Staaten des mittleren Ostens bis 5,6 % in afrikanischen Staaten [2] und decken sich gut mit Erhebungen in multiethnischen Ländern. Studien in den USA wiesen nach, dass asiatische Frauen etwa halb, afroamerikanische Frauen nahezu doppelt so häufig von Hypertensiven Erkrankungen in der Schwangerschaft betroffen sind, als Nicht-Hispanisch weiße Frauen [28,29]. Dabei scheint auch die paternale ethnische Herkunft eine Rolle zu spielen: eine asiatische Abstammung des Partners führt zu einem niedrigeren Risiko für die Präeklampsie; ist das Paar unterschiedlicher ethnischer Herkunft erhöht es sich [30]. Neben der ethnischen Herkunft spielt der Migrationsstatus eine Rolle. Im Vergleich zu aus Asien immigrierten Frauen haben in den USA geborene asiatische Frauen ein doppelt so hohes Risiko für eine Hypertonie in der Schwangerschaft. Immigrierte Schwarzafrikanerinnen haben ein 2,6-faches Risiko; in den USA geborene Afroamerikanerinnen ein 3,5-faches Risiko für Hypertensive Erkrankungen in der Schwangerschaft im Vergleich zu asiatischen Immigrantinnen [31]. Diese Studie von Singh et al. (2018) demonstriert deutlich, wie Lebensumstände im Kontext des ethnischen Hintergrunds zu sehen sind und sich auf diese Weise auf Krankheitsprozesse auswirken.

3.2.2 Familiäre Anamnese

Familiäre Häufungen in Bezug auf die Präeklampsie sind lange bekannt. Chesley et al. fassten 1968 bereits ihre Erkenntnisse zu 187 Schwangerschaften von Frauen zusammen, die selbst von Müttern entbunden wurden, die in ihrer Schwangerschaft eine Eklampsie durchmachten. „Toxemia" wurde bei 25 % der Frauen in ihrer ersten Schwangerschaft diagnostiziert. In einer Familie ließ sich die Toxemia/Eklampsie über 4 Generationen zurückverfolgen. Die Autoren fassten zudem 27 weitere Fallberichte und Fallserien anderer zusammen, die über familiäre Cluster berichteten [32]. Auswertungen darauffolgender Studien ergaben ein 2–5-fach erhöhtes Risiko, wenn eine nahe Verwandte 1. Grades betroffen war [33]. Diese familiäre Häufung legt eine starke genetische Komponente nahe, welche in Kapitel 5 näher erläutert wird.

3.2.3 Wiederholungsrisiko

Ebenso wie die Häufung in Familien legt das Wiederholungsrisiko in nachfolgender Schwangerschaft nach Präeklampsie eine genetische Assoziation nahe. Dieses wird je nach Studie mit 7,5 % bis 65 % angegeben und ist abhängig von der Schwere der Erkrankung in der ersten Schwangerschaft [34–39]. Die Arbeitsgruppe um Werner Rath befasste sich mit dem Wiederholungsrisiko bei HELLP-Syndrom in einer Deutschen Kohorte. Demnach erlitten beinahe die Hälfte der 148 untersuchten Frauen mit HELLP-Syndrom in der Index-Schwangerschaft in einer folgenden Schwangerschaft erneut entweder ein HELLP (12,8 %), eine Präeklampsie (16,2 %) oder einer Schwangerschaftsinduzierte Hypertonie (14,2 %). Das Wiederholungsrisiko scheint dabei höher, je früher sich in der Index-Schwangerschaft das HELLP-Syndrom manifestierte [40].

3.2.4 Primiparität und Primipaternität

Es gilt als altes Lehrbuchwissen, dass die Präeklampsie vor allem eine Erkrankung der ersten Schwangerschaft ist. Bei unkomplizierter erster Schwangerschaft sinkt die Wahrscheinlichkeit für eine Präeklampsie in nachfolgender Schwangerschaft drastisch [34,41,42]. Dies gilt jedoch nicht, wenn es zwischenzeitlich zu einem Wechsel des Partners kam. Eine Analyse von 34.201 Frauen erbrachte 47 Multigravidae mit schwerer Präeklampsie; 13 (19 %) hiervon hatten einen neuen Partner [43]. In einer Kohorte von 1011 konsekutiv an der Universitätsklinik Pointe-à-Pitre, Guadeloupe, entbundener Frauen lag die Inzidenz der Präeklampsie unter Primigravidae bei 11,9 %, unter Multiparae und gleichem Kindsvater bei 4 %, unter Multiparae nach Wechsel des Kindsvaters jedoch 24 % [44]. Eine kürzlich veröffentlichte Studie aus Adelaide bestätigt auch nach zuvor unkomplizierter Schwangerschaft bei Folgeschwangerschaft mit neuem Partner ein erhöhtes Risiko mit einer Odds Ratio von 2,3 für die Entwicklung einer Präeklampsie. Auch ein längeres Intervall von mehr als 4 Jahren zwischen den Schwangerschaften ist demnach mit einem höheren Risiko (OR = 2,0) für eine Präeklampsie assoziiert [45]. Eine Ursache hierfür wird in einer immunologischen Auseinandersetzung des Endometriums mit paternalen seminalen Faktoren gesehen. Die so genannte Primipaternitäts-Hypothese nimmt an, dass ein geringer Kontakt mit dem Partnersamen vor erfolgreicher Konzeption das Risiko einer Präeklampsie erhöht. Neben der Tatsache, dass Multiparae ein reduziertes Risiko für die Präeklampsie haben, werden Belege hierzu in der Tatsache gesehen, dass Frauen, die über längere Zeit (mehr als 1 Jahr) mit dem gleichen Partner Verkehr hatten, seltener eine Präeklampsie entwickeln als Frauen mit kürzerer sexueller Partnerschaft [46]. Unterstützung fand die Primipaternitäts-Hypothese lange auch in Auswertungen von durch Samenspende entstandenen Schwangerschaften. Eine Metaanalyse hierzu (7 Studien) erbrachte eine Odds Ratio von 1,63 für die Entwicklung einer Präeklampsie bei Donor-Sperma im Vergleich zu Partner-Sperma [47]. Neuere große Arbeiten konnten diese Assoziation jedoch nicht bestätigen [48,49].

3.2.5 Paternale Faktoren

Neben einer rezeptiven Toleranzentwicklung durch die Frau gegenüber Partnersperma wurde auch die Hypothese eines väterlichen pathogenen Faktors aus epidemiologischen Untersuchungen aufgestellt: die „Dangerous-Father"-Hypothese.

Belege hierfür erbrachte die Erkenntnis, dass das individuelle Präeklampsie-Risiko einer Frau steigt, wenn der Kindsvater bereits mit einer anderen Frau ein Kind gezeugt hat, bei der die Schwangerschaft zur Entwicklung einer Präeklampsie führte [50] und wenn der Kindsvater selbst aus einer Präeklampsie-Schwangerschaft stammt [51]. Auf den Aspekt einer höheren Präeklampsie-Rate bei ethnischer Divergenz des Paares wurde oben bereits eingegangen [30].

3.2.6 Reproduktionsmedizinische Faktoren

Im Gegensatz zur Samenspende gilt die mehr als doppelt so hohe Inzidenz der Präeklampsie nach Eizellspende im Vergleich zu IVF mit autologen Eizellen als belegt [48,49,52]. Ob jedoch die Sterilitätsbehandlung per se (keine Eizellspende) einen Risikofaktor darstellt oder die Gründe, die zu der Notwendigkeit einer Behandlung führen, ist Gegenstand der Diskussion. Letztlich findet sich aber auch in der Gruppe der durch IVF behandelten Frauen im Vergleich zu spontan konzipierten eine erhöhte Rate an Präeklampsien [52]. In Arbeiten der Fetal Medicine Foundation wurde das a priori Risiko der assistierten Reproduktion für die Entwicklung einer Präeklampsie mit einer Odds Ratio von 2 berechnet [42].

3.2.7 Mütterliches Alter

Verschiedene Studien legten sowohl für ein hohes (> 35 J), als auch ein niedriges (< 20 J) mütterliches Alter ein erhöhtes Präeklampsie-Risiko nahe, mit zum Teil widersprüchlichen Daten. Ein Review mit Risikofaktoren für Präeklampsie erbrachte unter Einbeziehung von 52 Kohorten und Fallkontrollstudien ein zweifach erhöhtes Risiko bei Frauen über 40 Jahre im Vergleich zu Frauen unter 35 Jahren. Ein Risiko für jüngere Frauen, eine Präeklampsie zu entwickeln, ging hieraus nicht hervor [33]. Eine Studie aus Finnland unter Einbeziehung von nahezu 60.000 Entbindungen aus den Jahren 2006 bis 2011 hingegen erbrachte unter sehr jungen Müttern zwischen 13 bis 15 Jahren ein mehr als 3-fach erhöhtes Risiko für eine Präeklampsie im Vergleich zu 25- bis 29-Jährigen [53]. Confounder wie Primiparität und Primipaternität könnten jedoch besonders bei den jüngeren Frauen für diese Assoziation verantwortlich sein. Eine Studie aus dem Iran wies ein geringes Risiko bei jungen Frauen zwischen 15 und 19 Jahren im Vergleich zu Frauen zwischen 20 und 35 Jahren, wenn nach Parität, BMI und sozioökonomischen Faktoren adjustiert wurde [54]; bei älteren Frauen erklärt sich die häufige Entwicklung einer Präeklampsie möglicherweise auch durch (bisweilen bei Schwangerschaft noch nicht bekannte) Begleiterkrankungen wie der chronischen Hypertonie [8], sodass das mütterliche Alter bei Feststellung einer Schwangerschaft nicht unbedingt als unabhängiger Risikofaktor gesehen werden kann [42].

3.2.8 Lebensumstände und Umgebungsfaktoren

Leben in großer *Höhe* wurde mit einer erhöhten Inzidenz Hypertensiver Erkrankungen in der Schwangerschaft in Verbindung gebracht [55–57]. In einer Studie aus Colorado zum Beispiel lag die Inzidenz bei Frauen, die auf 1600 m über Meeresspiegel lebten bei 2,9 % und stieg auf 4,3 % bei 2400 m bis zu 12 % auf 3100 m [57].

Andere Umweltfaktoren sowie *Umweltverschmutzung* rücken zunehmend als Risikofaktoren in den Fokus und wurden kürzlich mitunter sehr gründlich und systematisch untersucht. Einer Studie aus Montreal, Kanada, zufolge besteht ein höheres Risiko für eine Präeklampsie, wenn die Schwangere einer stärkeren Lautstärkebelastung (Noise-Pollution) ausgesetzt ist [58]. Mandakh et al. korrelierten in einer Region in Schweden die Feinstaub- und Stickstoffmonoxid-Belastung und zeigten eine kontinuierliche Erhöhung der Prävalenz der Präeklampsie mit Zunahme der Messwerte [59]. Zu ähnlichen Ergebnissen gelangte auch eine Studie aus Barcelona, Spanien [60].

Paradoxer Weise besteht für *Rauchen* eine nachhaltige Evidenz zahlreicher Studien der Risikoverminderung einer Präeklampsie. Wikström et al. verglichen in einer schwedischen Geburtenkohorte (1999–2006; 612.712 Geburten) Zigaretten-Raucherinnen mit Schnupftabak-Nutzerinnen. Raucherinnen hatten dabei im Vergleich zu Schnupftabak und zu Nichtraucherinnen je nach Intensität oder Ausmaß des Konsums ein bis zu 50 % vermindertes Risiko für eine Präeklampsie; insbesondere in Bezug auf die Entwicklung einer späten Präeklampsie. Die Arbeitsgruppe untersuchte ebenfalls, ob Verhaltens- bzw. Konsum-Änderungen sich auf die Präeklampsie-Rate auswirken. Frauen, die vor der 30. SSW mit dem Rauchen aufhörten, hatten das gleiche Risiko für Präeklampsie, wie Nichtraucherinnen. Begannen Frauen erst nach der 30. SSW mit dem Rauchen, verminderte sich das Risiko für eine Präeklampsie um 35 % [61]. Die Mechanismen des „protektiven" Effekts des Rauchens auf die Entwicklung einer Präeklampsie sind unklar. Die schwedische Studie legt jedoch nahe, dass es nicht das Nikotin ist, sondern eher Begleitfaktoren im Zigarettenrauch, die sich entsprechend auswirken.

Sowohl der *sozioökonomische Status* als auch das *Bildungsniveau* haben Einfluss auf das Schwangerschafts-Outcome beziehungsweise die Entwicklung einer Präeklampsie. Mehrere Studien konnten diesbezüglich zumindest Tendenzen darstellen, darunter Studien aus Ländern mit hohem Lebensstandard und ausreichendem Zugang zur medizinischen Versorgung, wie Deutschland [61–65]. Sehr genau erfasste Daten hierzu stammen aus der prospektiven Generation R Studie (3547 Geburten) aus den Niederlanden. Auch nach Adjustierung für zahlreiche Confounder, wie materielle oder finanzielle Faktoren, Arbeitsbedingungen sowie bekannten anderen wichtigen geburtshilflichen und klinischen Parameter wurde für Frauen mit niedrigem Bildungsgrad eine Odds Ratio von 5 im Vergleich zu Frauen mit hohem Bildungsgrad für die Entwicklung einer Präeklampsie ermittelt [66].

Verschiedene Fallkontrollstudien legen darüber hinaus nahe, dass eine stressvolle und zeitintensive *Arbeit* das Risiko einer Präeklampsie erhöht [67,68]. Aber auch andere *Stressoren* des Alltags könnten zur Entwicklung einer Präeklampsie beitragen [69].

Als gesichert gelten nun Ergebnisse zur günstigen Auswirkung *körperlicher Aktivität* in der Freizeit auf die Entwicklung einer Präeklampsie oder Gestationshypertonie, wie ein Umbrella-Review aus 76 Systematischen Reviews und Metaanalysen aus den Jahren 2006 bis 2016 zusammenfasst [70].

3.2.9 Mütterliche Grunderkrankungen

Zu den Hauptrisikofaktoren der Präeklampsie zählen bereits vorbestehende mütterliche Erkrankungen, darunter insbesondere Adipositas, Diabetes mellitus/Gestationsdiabetes und chronische Hypertonie. Zahlreiche weitere und etwas seltenere Erkrankungen wurden mit der Präeklampsie in Zusammenhang gebracht, wie das Antiphospholipid-Antikörper-Syndrom, rheumatische und renale Erkrankungen. Tab. 3.1 gibt eine Übersicht der gängigen Risikofaktoren wieder. Auf diese vorbestehenden Grunderkrankungen wird im Kapitel Prädiktion näher eingegangen.

Tab. 3.1: Anamnestische Risikofaktoren. Quelle: AWMF-Leitlinie Registernummer 015/018 [71].

	relatives Risiko (RR)
Antiphospholipid-Syndrom	RR ~ 9
Z. n. Präeklampsie	RR ~ 7
Body Mass Index > 30	RR ~ 3–5
vorbestehender Diabetes mellitus	RR ~ 3,5
familiäre Belastung	RR ~ 3
vorbestehende Nierenerkrankung	RR ~ 3
Erstparität	RR ~ 2,5–3
Alter > 40	RR ~ 2
chronische Hypertonie – mit 1 zusätzlichem Risikofaktor – mit 2 zusätzlichen Risikofaktoren – RRdiastol > 110 mm HG (< 20 Wochen)	RR ↑ RR 1,55 RR 3 RR 3,2
Autoimmunerkrankungen	RR 7–9,7
Ethnizität (afroamerikanisch)	RR 2

3.3 Fazit

Zahlreiche unterschiedliche Risikofaktoren können zur Entwicklung einer Präeklampsie beitragen. Den bedeutendsten Einfluss nehmen dabei mütterliche Vorerkrankungen wie das Antiphospholipid-Antikörper-Syndrom, die chronische Hypertonie, Adipositas und der Diabetes mellitus/Gestationsdiabetes. Aber auch eine positive Familienanamnese oder ungünstige Partnerkonstellation sind von zentraler Bedeutung. Eine unkomplizierte Erstschwangerschaft lässt eine Präeklampsie in folgenden Schwangerschaften kaum erwarten. Daher gilt die Erstschwangerschaft auch in Bezug auf Folgeschwangerschaften als Fenster auf den zukünftigen individuellen Gesundheitszustand der Frau.

Literatur

[1] IQTIG – Institut für Qualitätssicherung und Transparenz im Gesundheitswesen. Bundesauswertung zum Erfassungsjahr 2017 Geburtshilfe. 2018.

[2] Abalos E, Cuesta C, Grosso AL, Chou D, Say L. Global and regional estimates of preeclampsia and eclampsia: A systematic review. European Journal of Obstetrics and Gynecology and Reproductive Biology. Elsevier Ireland Ltd; 2013;170:1–7.

[3] Rolnik DL, Wright D, Poon LCY, et al. ASPRE trial: performance of screening for preterm preeclampsia. Ultrasound Obstet Gynecol. 2017;50(4):492–5.

[4] Khan N, Andrade W, De Castro H, et al. Impact of new definitions of pre-eclampsia on incidence and performance of first-trimester screening. Ultrasound Obstet Gynecol. 2020;55(1):50–7.

[5] Ananth CV, Duzyj CM, Yadava S, et al. Changes in the prevalence of chronic hypertension in Pregnancy, United States, 1970 to 2010. Hypertension. 2019;74(5):1089–95.

[6] Seely EW, Ecker J. Chronic hypertension in pregnancy. Circulation. 2014;129(11):1254–61.

[7] Neuhauser HK, Adler C, Rosario AS, Diederichs C, Ellert U. Hypertension prevalence, awareness, treatment and control in Germany 1998 and 2008–11. J Hum Hypertens. 2015;29(4):247–53.

[8] Schikowski T, Wigmann C, Fuks KB, et al. Blood pressure measurement in the NAKO German National Cohort (GNC) – differences in methods, distribution of blood pressure values, and awareness of hypertension compared to other population-based studies in Germany. Bundesgesundheitsblatt – Gesundheitsforsch – Gesundheitsschutz. 2020;63(4):452–64.

[9] Say L, Chou D, Gemmill A, et al. Global causes of maternal death: A WHO systematic analysis. Lancet Glob Heal. 2014;2(6).

[10] Lo JO, Mission JF, Caughey AB. Hypertensive disease of pregnancy and maternal mortality. Curr Opin Obstet Gynecol; 2013;25:124–32.

[11] Chhabra S, Kakani A. Maternal mortality due to eclamptic and non-eclamptic hypertensive disorders: A challenge. J Obstet Gynaecol (Lahore). 2007;27(1):25–9.

[12] Von Dadelszen P, Payne B, Li J, Ansermino JM, et al. Prediction of adverse maternal outcomes in pre-eclampsia: Development and validation of the fullPIERS model. Lancet. 2011;377(9761):219–27.

[13] Ukah UV, Payne B, Hutcheon JA, et al. Assessment of the fullPIERS risk prediction model in women with early-onset preeclampsia. Hypertension. 2018;71(4):659–65.

[14] Thangaratinam S, Allotey J, Marlin N, et al. Prediction of complications in early-onset preeclampsia (PREP): Development and external multinational validation of prognostic models. BMC Med. 2017;15(1):68.

[15] Roman A. Über die Prognose der Eklampsie. [Kiel]: Fiencke; 1894.

[16] Brockmeyer G. Statistik und klinisches Bild der in der Universitäts-Frauenklinik zu Kiel in den Jahren 1924 bis 1929 beobachteten Fälle von Eklampsie und Schwangerschaftsniere. Schriften der Christian-Albrechts-Universität zu Kiel; 1930.

[17] Beck DW, Menezes AH. Intracerebral Hemorrhage in a Patient With Eclampsia. JAMA J Am Med Assoc. 1981;246(13):1442–3.

[18] Martin JN, Thigpen BD, Moore RC, et al. Stroke and severe preeclampsia and eclampsia: A paradigm shift focusing on systolic blood pressure. Obstet Gynecol. 2005;105(2):246–54.

[19] Lisonkova S, Razaz N, Sabr Y, et al. Maternal risk factors and adverse birth outcomes associated with HELLP syndrome: a population-based study. BJOG An Int J Obstet Gynaecol. 2020;127 (10):1189–98.

[20] Waterstone M. Incidence and predictors of severe obstetric morbidity: case-control study Commentary: Obstetric morbidity data and the need to evaluate thromboembolic disease. BMJ. 2001;322(7294):1089–94.

[21] Abraham KA, Connolly G, Farrell J, Walshe JJ. THE HELLP SYNDROME, A PROSPECTIVE STUDY *. Ren Fail. 2001;23(5):705–13.

[22] Fitzpatrick KE, Hinshaw K, Kurinczuk JJ, Knight M. Risk factors, management, and outcomes of hemolysis, elevated liver enzymes, and low platelets syndrome and elevated liver enzymes, low platelets syndrome. Obstet Gynecol. 2014;123(3):618–27.

[23] Sibai BM, Ramadan MK, Usta I, et al. Maternal morbidity and mortality in 442 pregnancies with hemolysis, elevated liver enzymes, and low platelets (HELLP syndrome). Am J Obstet Gynecol. 1993;169(4):1000–6.

[24] Rath W, Faridi A, Dudenhausen JW. HELLP syndrome. Journal of Perinatal Medicine. 2000;28:249–60.

[25] Williams KP, Wilson S. Ethnic variation in the incidence of HELLP syndrome in a hypertensive pregnant population. J Perinat Med. 1997;25(6):498–501.

[26] Sibai BM. The HELLP syndrome (hemolysis, elevated liver enzymes, and low platelets): Much ado about nothing? Am J Obstet Gynecol. 1990;162(2):311–6.

[27] Reubinoff BE, Schenker JG. HELLP syndrome – a syndrome of hemolysis, elevated liver enzymes and low platelet count – complicating preeclampsia-eclampsia. Int J Gynaecol Obstet; 1991;36:95–102.

[28] Ghosh G, Grewal J, Männistö T, et al. Racial/ethnic differences in pregnancy-related hypertensive disease in nulliparous women. Ethn Dis. 2014;24(3):283–9.

[29] Savitz DA, Danilack VA, Engel SM, Elston B, Lipkind HS. Descriptive epidemiology of chronic hypertension, gestational hypertension, and preeclampsia in New York State, 1995–2004. Matern Child Health J. 2014;18(4):829–38.

[30] Caughey AB, Stotland NE, Washington AE, Escobar GJ. Maternal ethnicity, paternal ethnicity, and parental ethnic discordance: Predictors of preeclampsia. Obstet Gynecol. 2005;106(1):156–61.

[31] Singh GK, Siahpush M, Liu L, Allender M. Racial/Ethnic, Nativity, and Sociodemographic Disparities in Maternal Hypertension in the United States, 2014–2015. Int J Hypertens. Int J Hypertens 2018 May 17;2018:7897189.

[32] Chesley LC, Annitto JE, Cosgrove RA. The Familial Factor in Toxemia of. Obstet Gynecol. 1968;32 (3):303–11.

[33] Duckitt K, Harrington D. Risk factors for pre-eclampsia at antenatal booking: Systematic review of controlled studies. BMJ; 2005;330:565–7.

[34] Purde MT, Baumann M, Wiedemann U, et al. Incidence of preeclampsia in pregnant Swiss women. Swiss Med Wkly. 2015;145(3132).

[35] van Rijn BB, Hoeks LB, Bots ML, Franx A, Bruinse HW. Outcomes of subsequent pregnancy after first pregnancy with early-onset preeclampsia. Am J Obstet Gynecol. 2006;195(3):723–8.

[36] Trogstad L, Skrondal A, Stoltenberg C, et al. Recurrence Risk of Preeclampsia in Twin and Singleton Pregnancies. Am J Med Genet. 2004;126 A(1):41–5.

[37] Sibai BM, Mercer B, Sarinoglu C. Severe preeclampsia in the second trimester: Recurrence risk and long-term prognosis. Am J Obstet Gynecol. 1991;165(5):1408–12.

[38] Hjartardottir S, Leifsson BG, Geirsson RT, Steinthorsdottir V. Recurrence of hypertensive disorder in second pregnancy. Am J Obstet Gynecol. 2006;194(4):916–20.

[39] CAMPBELL DM, MacGILLIVRAY I, CARR-HILL R. Pre-eclampsia in second pregnancy. BJOG An Int J Obstet Gynaecol. 1985;92(2):131–40.

[40] Leeners B, Neumaier-Wagner PM, Kuse S, et al. Recurrence risks of hypertensive diseases in pregnancy after HELLP syndrome. J Perinat Med. 2011;39(6):673–8.

[41] Hartikainen AL, Aliharmi RH, Rantakallio PT. A cohort study of epidemiological associations and outcomes of pregnancies with hypertensive disorders. Hypertens Pregnancy. 1998;17(1):31–41.

[42] Akolekar R, Syngelaki A, Sarquis R, Zvanca M, Nicolaides KH. Prediction of early, intermediate and late pre-eclampsia from maternal factors, biophysical and biochemical markers at 11–13 weeks. Prenat Diagn. 2011;31(1):66–74.

[43] Feeney JG, Scott JS. Pre-eclampsia and changed paternity. Eur J Obstet Gynecol Reprod Biol. 1980;11(1):35–8.

[44] Robillard PY, Périanin J, Janky E, et al. Association of pregnancy-induced hypertension with duration of sexual cohabitation before conception. Lancet. 1994;344(8928):973–5.

[45] Hercus A, Dekker G, Leemaqz S. Primipaternity and birth interval; independent risk factors for preeclampsia. J Matern Neonatal Med. 2020;33(2):303–6.

[46] Di Mascio D, Saccone G, Bellussi F, Vitagliano A, Berghella V. Type of paternal sperm exposure before pregnancy and the risk of preeclampsia: A systematic review. European Journal of Obstetrics and Gynecology and Reproductive Biology. 2020;251:246–53.

[47] González-Comadran M, Avila JU, Tascón AS, et al. The impact of donor insemination on the risk of preeclampsia: A systematic review and meta-analysis. European Journal of Obstetrics and Gynecology and Reproductive Biology. 2014;182:160–6.

[48] Kennedy AL, Stern CJ, Tong S, et al. The incidence of hypertensive disorders of pregnancy following sperm donation in IVF: An Australian state-wide retrospective cohort study. Hum Reprod. 2019;34(12):2541–8.

[49] Fishel Bartal M, Sibai BM, Bart Y, et al. The Impact of Sperm and Egg Donation on the Risk of Pregnancy Complications. Am J Perinatol. 2019;36(2):205–11.

[50] Lie RT, Rasmussen S, Brunborg H, et al. Fetal and maternal contributions to risk of pre-eclampsia: Population based study. Br Med J. 1998;316(7141):1343–7.

[51] Esplin MS, Fausett MB, Fraser A, et al. Paternal and maternal components of the predisposition to preeclampsia. N Engl J Med. 2001;344(12):867–72.

[52] Pecks U, Maass N, Neulen J. Oocyte donation: a risk factor for pregnancy-induced hypertension: a meta-analysis and case series. Dtsch Arztebl Int. 2012;108(3):23–31.

[53] Leppälahti S, Gissler M, Mentula M, Heikinheimo O. Is teenage pregnancy an obstetric risk in a welfare society? A population-based study in Finland, from 2006 to 2011. BMJ Open. 2013;3(8): e003225.

[54] Masoumi SZ, Kashanian M, Arab E, Sheikhansari N, Arab R. A comparison between pregnancy outcome in women in 15 to 19 and 20 to 35 years age group. Med J Islam Repub Iran. 2017;31 (1):923–6.

[55] Mahfouz AAR, El-Said MM, Alakija W, Al-Erian RAG. Altitude and socio-biological determinants of pregnancy-associated hypertension. Int J Gynecol Obstet. 1994;44(2):135–8.

[56] Bailey B, Euser AG, Bol KA, Julian CG, Moore LG. High-altitude residence alters blood-pressure course and increases hypertensive disorders of pregnancy. J Matern Neonatal Med. 2020;Mar 30;1–8.

[57] Moore LG, Hershey DW, Jahnigen D, Bowes W. The incidence of pregnancy-induced hypertension is increased among Colorado residents at high altitude. Am J Obstet Gynecol. 1982;144(4):423–9.

[58] Auger N, Duplaix M, Bilodeau-Bertrand M, Lo E, Smargiassi A. Environmental noise pollution and risk of preeclampsia. Environ Pollut. 2018;239:599–606.

[59] Mandakh Y, Rittner R, Flanagan E, et al. Maternal exposure to ambient air pollution and risk of preeclampsia: A population-based cohort study in Scania, Sweden. Int J Environ Res Public Health. 2020;17(5).

[60] Dadvand P, Figueras F, Basagaña X, et al. Ambient air pollution and preeclampsia: A spatiotemporal analysis. Environ Health Perspect. 2013;121(11–12):1365–71.

[61] Wikström AK, Stephansson O, Cnattingius S. Tobacco use during pregnancy and preeclampsia risk: Effects of cigarette smoking and snuff. Hypertension. 2010;55(5):1254–9.

[62] Sole KB, Staff AC, Laine K. The association of maternal country of birth and education with hypertensive disorders of pregnancy: A population-based study of 960 516 deliveries in Norway. Acta Obstet Gynecol Scand. 2018;97(10):1237–47.

[63] Jasovic-Siveska E, Jasovic V. Características demográficas de mujeres con pre eclampsia en macedonia. Rev Med Chil. 2011;139(6):748–54.

[64] Kim MK, Lee SM, Bae SH, et al. Socioeconomic status can affect pregnancy outcomes and complications, even with a universal healthcare system. Int J Equity Health. 2018;17(1):2.

[65] Schneider S, Freerksen N, Maul H, et al. Risk groups and maternal-neonatal complications of preeclampsia – Current results from the national German Perinatal Quality Registry. J Perinat Med. 2011;39(3):257–63.

[66] Silva LM, Coolman M, Steegers EAP, et al. Low socioeconomic status is a risk factor for preeclampsia: The Generation R Study. J Hypertens. 2008;26(6):1200–8.

[67] Landsbergis PA, Hatch MC. Psychosocial work stress and pregnancy-induced hypertension. Epidemiology. 1996;7(4):346–51.

[68] Haelterman E, Marcoux S, Croteau A, Dramaix M. Population-based study on occupational risk factors for preeclampsia and gestational hypertension. Scand J Work Environ Heal. 2007;33 (4):304–17.

[69] Morgan N, Christensen K, Skedros G, Kim S, Schliep K. Life stressors, hypertensive disorders of pregnancy, and preterm birth. J Psychosom Obstet Gynecol. 2020;Jun 22; 1–9.

[70] Dipietro L, Evenson KR, Bloodgood B, et al. Benefits of Physical Activity during Pregnancy and Postpartum: An Umbrella Review. Medicine and Science in Sports and Exercise. 2019;51:1292–302.

[71] Schlembach D, Stepan H, für die Leitlinienkommission. AWMF 015/018. Hypertensive Schwangerschaftserkrankungen: Diagnostik und Therapie. 2019:1–117.

4 Ätiologie und Pathophysiologie: Plazenta

Berthold Huppertz

4.1 Einleitung

Ähnlich wie die fetale Wachstumsrestriktion gehört die Präeklampsie zu den großen Syndromen in der Schwangerschaft, die zu fetaler und maternaler Morbidität und Mortalität führen. Weltweit leiden etwa 2–8 % aller schwangeren Frauen an Präeklampsie [1]. Hinzu kommt ein weiterer Aspekt, der inzwischen eindeutig für die Präeklampsie gezeigt werden konnte: Präeklampsie induziert bei den betroffenen Müttern und Kindern Langzeiteffekte, wie zum Beispiel ein deutlich erhöhtes Risiko für kardiovaskuläre Erkrankungen später im Leben [2].

Obwohl die Präeklampsie/Eklampsie schon vor 2400 Jahren beschrieben wurde und damit als Erkrankung schon sehr lange bekannt ist, bleibt ihre Entstehung bis heute ein Mysterium. Viele Aspekte rund um die Entstehung der Präeklampsie sind noch immer unklar. Fragen nach dem Wann der Entstehung, der auslösenden Organe und Gewebe oder den Signalwegen und Interaktionen sind bis heute weitestgehend unbeantwortet.

Damit ist und bleibt die Beschreibung der Ätiologie und Pathophysiologie der Präeklampsie eine Herausforderung, da auch heute noch nur Theorien und Hypothesen vorliegen und versuchen, die Gründe und die Entstehung der Präeklampsie zu erklären. Alle heutigen Beschreibungen der Ätiologie der Präeklampsie sind subjektive Darstellungen der Autoren, da die Entstehung dieses Syndroms weiterhin im Dunkeln liegt. In der Literatur gibt es eine Vielzahl oft widersprüchlicher Daten, die entsprechend unterschiedlich interpretiert werden. Damit wird auch dieses Kapitel geprägt sein durch die Vorstellung des Autors und seiner Interpretation der vorliegenden Daten und weniger durch die Darstellung des Wissens um die Entstehung der Präeklampsie.

4.2 Neue Definition der Präeklampsie

Auch wenn die Klassifizierung der Präeklampsie und die Definition ihrer Subtypen im vorigen Kapitel dargestellt worden sind, soll hier noch einmal kurz darauf Bezug genommen werden. Der Hintergrund ist, dass für die beiden großen Subtypen unterschiedliche Ätiologien angenommen werden.

Die klassische, inzwischen überholte Diagnose der Präeklampsie beinhaltete die Diagnose von Hypertension und Proteinurie nach der 20. SSW bei einer bisher unauffälligen Schwangeren [1]. Der Bluthochdruck wurde diagnostiziert bei einem systolischen Blutdruck von ≥ 140 mm Hg und/oder einem diastolischen Blutdruck von ≥ 90 mm Hg, die zweimal im Abstand von mindestens vier Stunden gemessen

https://doi.org/10.1515/9783110612127-004

wurden. Proteinurie wurde diagnostiziert bei einem Proteingehalt im Urin von ≥ 0,3 g Protein im 24 h Urin oder einer Protein/Kreatinin-Ratio von ≥ 3. Diese beiden Kennzeichen waren lange Zeit die typischen Kriterien für die Diagnose einer Präeklampsie.

In den Klassifizierungen der Präeklampsie von heute ist die Proteinurie und damit die Schädigung der Nieren nicht mehr zwingend notwendig. Heute kann eine Schwangere während der Schwangerschaft einen Bluthochdruck entwickeln oder ihn schon vor der Schwangerschaft vorliegen haben. Es wird von einer Präeklampsie gesprochen, wenn zu diesem Bluthochdruck noch eine der unten gelisteten Manifestationen als Funktionseinschränkungen oder pathologische Befunde hinzukommt [3]:

– Schädigung der Nieren mit Proteinurie (≥ 300 mg/d) oder einem Protein/Kreatinin Quotienten von ≥ 30 mg/mmol,
– Schädigung der Leber,
– Schädigung des respiratorischen Systems,
– Schädigung des hämatologischen Systems,
– Schädigung der Plazenta mit fetaler Wachstumsrestriktion,
– Schädigung des zentralen Nervensystems und/oder
– pathologischer Befund bei angiogenen Faktoren.

4.2.1 Herausforderungen durch die neue Definition der Präeklampsie

Diese Ausweitung der Klassifizierung einer Präeklampsie führt dazu, dass weitere Syndrome wie das HELLP-Syndrom (Hemolysis, Elevated Liver enzymes, Low Platelets) oder die fetale Wachstumsrestriktion (FGR) in die Definition einer Präeklampsie stärker miteinbezogen werden. Damit kommt es zu einer gerade für wissenschaftliche Studien sehr schwierigen Situation, da die klinische Diagnose Präeklampsie inzwischen so weit gefasst ist, dass ein Vergleich von Fällen nur mehr sehr schwer möglich ist. Auch ist der Vergleich von Daten aus der Literatur zunehmend davon gekennzeichnet, dass unterschiedliche Diagnosen für die Präeklampsie verwendet wurden, so dass auch hier ein direkter Vergleich nicht mehr möglich ist. Damit wird es noch schwieriger, die Ätiologie dieses Syndroms zu erfassen als es in der Vergangenheit ohnehin schon war.

Der klinische Fokus auf die schweren frühen Fälle vor der 34. SSW ist einer der Gründe, warum die oben beschriebene neue Klassifizierung der Präeklampsie so weit gefasst wurde und auch Syndrome wie die FGR einbezogen wurden. Da es bei der Definition dieses Syndroms natürlich in erster Linie um die Patientinnen geht, ist eine optimierte Definition entscheidend für die klinische Routine und beste Versorgung der Frauen und ihrer Kinder. Gleichzeitig sollte nicht vergessen werden, dass in über 85 % aller Präeklampsiefälle das Syndrom rein maternal ist, am Termin auftritt und das Neugeborene eine normale Entwicklung und ein normales Wachstum zeigt.

Die Präeklampsie ist schwangerschaftsspezifisch und braucht die Anwesenheit der Plazenta. Es scheint, als würden die klinischen Symptome der Präeklampsie hervorgerufen durch Faktoren, die sowohl von der Plazenta als auch vom maternalen Gefäßsystem freigesetzt werden. Hinzu kommt dann die Anfälligkeit der Mutter auf diese Faktoren. Die Kombination aus Faktoren und Empfänglichkeit entscheidet letztendlich darüber, ob die Schwangere eine Präeklampsie entwickelt oder nicht. Falls sie eine Präeklampsie entwickelt, wird diese Kombination auch darüber entscheiden, wie schwer die Symptome sein werden, ab wann sie auftreten werden und ob der Fetus mit involviert ist. Das bedeutet für die Wissenschaft, dass alle beteiligten Individuen und Organe (Mutter mit kardiovaskulärem System, Nieren, Leber, etc. und Kind mit Plazenta) berücksichtigt werden müssen, wenn es um die Beurteilung des Ursprungs und der Ätiologie der Präeklampsie geht.

Natürlich ist die Definition der Präeklampsie vor allem klinisch getrieben und wichtig für die Behandlung der Patientinnen, so dass an dieser Stelle noch einmal klargestellt wird, wie wichtig die fortschreitende Entwicklung dieser Definition für die Behandlung der erkrankten Schwangeren ist. Gleichzeitig muss die Wissenschaft versuchen, diese Veränderungen in ihre Ansätze und Interpretationen einfließen zu lassen.

4.3 Subtypen der Präeklampsie

Auch wenn die Ätiologie der Präeklampsie weiterhin ungeklärt ist, so ist doch versucht worden, dieses Syndrom in spezifische Subtypen zu unterteilen. Eine der klinisch relevantesten Definitionen von Subtypen bezieht sich auf das Auftreten von klinischen Symptomen und damit auf die Zeit der Entbindung. Das erste Auftreten von Symptomen ist schwer zu ermitteln, da dafür immer eine ärztliche Untersuchung notwendig ist. Je nachdem, wann die Schwangere das erste Mal zu einer solchen Untersuchung kommt, kann der Zeitpunkt des ersten Erfassens daher sehr unterschiedlich sein. Auch wenn der Zeitpunkt des Auftretens bei zwei Schwangeren gleich wäre, so hängt doch der Zeitpunkt der Erfassung vom Zeitpunkt der Untersuchung ab.

Daher ist das Gestationsalter bei der Geburt als stellvertretender Wert definiert worden, um die frühen Präeklampsien (early onset Präeklampsie mit Geburt < 34 + 0 Schwangerschaftswochen) von den späten Präeklampsien (late onset Präeklampsie mit Geburt ≥ 34 + 0 Schwangerschaftswochen) abzugrenzen. In einigen Fällen wird die late onset Präeklampsie definiert mit Geburt ab der 37. SSW, um die wirklich termingeborenen Kinder von allen Frühgeburten zu unterscheiden. In diesen Fällen wird dann noch die intermediäre oder vorzeitige Präeklampsie definiert (intermediate oder preterm Präeklampsie mit Geburt zwischen der 35. und 37. SSW).

Die Einteilung der Präeklampsiefälle in frühe und späte Fälle ist nicht nur wegen des deutlich unterschiedlichen Schwangerschaftsalters bei der Geburt berechtigt. Es gibt weitere deutlich unterschiedliche Charakteristika, die eine solche Unterscheidung sinnvoll erscheinen lassen. Die frühen Präeklampsiefälle sind nicht nur viel seltener als die späten Fälle (Verhältnis 1:20 bis 1:6,7, also 5–15 % aller Präeklampsiefälle gehören zum frühen Subtyp). Die frühen Fälle sind im Gegensatz zu den späten Fällen auch oft von weiteren Syndromen überlagert (s. Kap. 4.3.1).

4.3.1 Subtyp der frühen Präeklampsie

Der Subtyp der frühen Präeklampsien macht etwa 5 bis 15 % aller Präeklampsiefälle aus. Das bedeutet, dass bei einer Präeklampsierate von 2 % aller Schwangeren 0,1 bis 0,3 % der Schwangeren eine frühe Präeklampsie erleiden. Ein Großteil der frühen Präeklampsien kann mit folgenden Charakteristika beschrieben werden:

Die typischen, oben genannten Merkmale einer Präeklampsie (klassischerweise Bluthochdruck und Proteinurie), plus:

– Eingeschränkte Invasion des extravillösen Trophoblasten: Ausgehend vom interstitiellen Trophoblasten, der in Dezidua und Myometrium invadiert, kommt es zur Invasion aller luminalen Strukturen der Uteruswand im Bereich des Plazentabettes [4]. Es gibt widersprüchliche Daten für den interstitiellen Trophoblasten, die teilweise eine Reduktion dieser Zellen oder keine Veränderungen aufzeigen [5,6]. Die eingeschränkte Invasion bei den frühen Fällen scheint vor allem den endoarteriellen Trophoblasten zu treffen, der in die Wände der uterinen Spiralarterien invadiert und diese transformiert [6]. Ob auch die anderen Populationen des extravillösen Trophoblasten betroffen sind [7], muss erst noch gezeigt werden. Daten bei Präeklampsie für den endoglandulären Trophoblasten, der in die uterinen Drüsen invadiert, oder den endovenösen Trophoblasten, der in die uterinen Venen invadiert, liegen bisher nicht vor [7].

– Reduzierte Transformation der uterinen Spiralarterien: Die reduzierte Invasion des endoarteriellen Trophoblasten führt dazu, dass die Spiralarterien zwar an den intervillösen Raum der Plazenta angeschlossen werden. Allerdings fehlt der endgültige Umbau dieser Gefäße. Dies führt dazu, dass vor allem zwei Phänomene bei diesem Subtyp auftreten: (1) Normalerweise kommt es durch die Invasion des endoarteriellen Trophoblasten zur Dedifferenzierung der glatten Muskelzellen in den Arterienwänden und damit zur Entkopplung von der maternalen Flussregulation. Dies ist bei diesem Subtyp nicht der Fall und führt zu Schwankungen der Blutversorgung der Plazenta. (2) Normalerweise kommt es zur trichterförmigen Weitstellung des letzten Bereiches der Arterien zur Plazenta hin. Auch dies ist bei diesem Subtyp nicht immer der Fall, so dass in vielen Fällen die Öffnungen der Arterien hin zum intervillösen Raum der Plazenta eng bleiben [8].

–   Veränderung des maternalen Blutflusses in die Plazenta: Die fehlende Weitstellung des letzten Stückes der Spiralarterien, die mit der Plazenta verbunden sind, führt zu Veränderungen der plazentaren Perfusion mit maternalem Blut. Mit dem engeren Durchmesser der Öffnung der Arterien hin zum intervillösen Raum kommt es zu deutlich höheren Flussgeschwindigkeiten des maternalen Blutes in die Plazenta hinein [8,9]. Burton et al. [8] sprechen von einer 10- bis 20-fachen Erhöhung der Flussgeschwindigkeiten in solchen Fällen. Diese Veränderungen in den teilweise transformierten Spiralarterien wirken sich auch auf den Blutfluss in den uterinen Arterien aus, die entsprechende Veränderungen aufweisen. Dazu gehören Veränderungen im Doppler Ultraschall mit Abweichungen im Pulsatilitätsindex, im Widerstandsindex und bei den Notches [10].

–   Schädigung der plazentaren Zotten: Der pulsatile Blutfluss in die Plazenta in Verbindung mit der erhöhten Strömungsgeschwindigkeit des Blutes wirkt sich negativ auf die Zottenstruktur der Plazenta aus. Den villösen Trophoblasten als Epithel dieser Zotten trifft es als erstes. Hier können sich deutliche Veränderungen der Mikrostruktur zeigen. Schädigungen des villösen Trophoblasten führen zu einer vermehrten Auflagerung mit Fibrin (Fibrin-Typ Fibrinoid; [11]). Hinzu kommt, dass die gesamte Zottenbaumstruktur Veränderungen aufweist. Durch den erhöhten Druck sind diese Plazenten schon zu Beginn des zweiten Trimenons in utero dicker als Plazenten, bei denen die Schwangerschaft keine Auffälligkeiten zeigt [12]. Es wird diskutiert, dass dieses „in die Höhe ziehen" der villösen Strukturen dazu führen könnte, dass die Haftzotten, die die Plazenta an der Uteruswand fixieren, abreißen könnten [8]. Dies würde dann nicht nur zur Destabilisierung der Plazenta führen, sondern auch dazu, dass der Pool an extravillösen Trophoblasten verringert wird, da die Haftzotten die Quellen für die invadierenden Trophoblasten sind.

–   Veränderung der feto-plazentaren Zirkulation: Es wird angenommen, dass durch den erhöhten Druck im intervillösen Raum der Plazenta auch die fetale Zirkulation beeinträchtigt wird, da es zu einem erhöhten peripheren Widerstand in den plazentaren Gefäßen kommen kann. Dies könnte in Extremfällen zu den bekannten Veränderungen im Fluss der Nabelschnurarterien führen: (1) pathologischer aber noch vorhandener end-diastolischer Fluss in den Nabelschnurarterien (preserved end-diastolic flow, PEDF), (2) nicht mehr vorhandener end-diastolischer Fluss in den Nabelschnurarterien (absent end-diastolic flow, AEDF) oder (3) zurückfließender end-diastolischer Fluss in den Nabelschnurarterien (reversed end-diastolic flow, REDF). Dies kann in weiterer Folge eine Veränderung der Perfusion von anderen essentiellen Organen des Feten zur Folge haben [13].

–   Fetale Wachstumsrestriktion (FGR): Alle oben beschriebenen Effekte auf die uterinen Gefäße, die Plazenta und letztendlich die feto-plazentare Zirkulation können Auswirkungen auf das Wachstum des Feten haben und zu fetaler Wachstumsrestriktion (FGR) führen.

Auffällige Ähnlichkeiten mit früher fetaler Wachstumsrestriktion

Die typischen Besonderheiten einer frühen fetalen Wachstumsrestriktion sind:

–   ein Kind mit Wachstumsrestriktion (FGR), nicht nur ein Kind, das zu klein für sein Gestationsalter ist (SGA),
–   eine mangelhafte Invasion von endoarteriellen Trophoblasten in die Spiralarterien,
–   eine mangelhafte Transformation der Spiralarterien mit Auswirkungen auf den Fluss in den uterinen Arterien und auf den Fluss in die Plazenta hinein,
–   Veränderungen der Zottenarchitektur der Plazenta,
–   Veränderungen des Blutflusses durch die Nabelschnurarterien (PEDF über AEDF bis hin zu REDF).

Damit sind die oben beschriebenen „typischen" Charakteristika für die frühen Präeklampsiefälle nicht spezifisch für diesen Subtyp der Präeklampsie. Alle oben aufgeführten Eigenschaften der frühen Präeklampsiefälle treffen genauso auf die frühen Fälle von fetaler Wachstumsrestriktion (FGR) zu. Der Unterschied ist hier, dass es bei reiner früher FGR nur zu fetalen Symptomen kommt, während bei früher Präeklampsie noch maternale Symptome hinzukommen [14].

Beim Vergleich der beiden Subtypen der Präeklampsie zeigt sich, dass sich diese nicht in den maternalen Symptomen unterscheiden. Auch wenn die frühen Präeklampsien gerne als die schweren Fälle und die späten Präeklampsien als die leichten Fälle bezeichnet werden, so gibt es in beiden Subtypen schwere Präeklampsiefälle mit einem systolischen Blutdruck von ≥ 160 mm Hg und/oder einem diastolischen Blutdruck von ≥ 110 mm Hg. Natürlich ist bei den frühen Präeklampsiefällen häufiger auch das Kind betroffen.

Eine mögliche Schlussfolgerung aus den bisher angegebenen Daten ist, dass sich die frühen und späten Präeklampsien nicht in ihrer maternalen Symptomatik unterscheiden und möglicherweise beide auch – was die maternalen Symptome betrifft – dieselbe Ätiologie aufweisen. Möglicherweise kommt es bei den frühen Präeklampsien zu einer Überlagerung mit einem fetalen Syndrom, der fetalen Wachstumsrestriktion. Damit sind diese Fälle dadurch gekennzeichnet, dass beide, Mutter und Kind, betroffen sind und eine klinische Entscheidung deutlich vor dem normalen Geburtstermin getroffen werden muss. Bei den späten Präeklampsiefällen findet eine solche Überlagerung nur selten statt. Außerdem kann hier jederzeit eine Geburt eingeleitet werden, da das Syndrom ja in Terminnähe auftritt.

An dieser Stelle wird deutlich, dass die neue Definition der Präeklampsie für die Entschlüsselung der Ätiologie dieses Syndroms nicht hilfreich ist. Wenn zwei Syndrome sich überlagern wie bei früher Präeklampsie und früher FGR, dann kann eine neue Definition der Präeklampsie, die bereits die Symptome der FGR in sich trägt, keine weiterführende Aussage über die Entstehung einer Präeklampsie bewirken.

4.3.2 Subtyp der späten Präeklampsie

Die intermediären Fälle und die Präeklampsiefälle, die am Termin auftreten, machen zwischen 85 % und 95 % aller Präeklampsien aus. Diese späten Fälle zeigen die „typischen" Charakteristika der frühen Präeklampsien nicht.

Im Gegenteil, sie sind überwiegend wie folgt charakterisiert.

Die typischen, oben genannten Merkmale einer Präeklampsie (klassischerweise Bluthochdruck und Proteinurie), plus:

– Die Invasion des extravillösen Trophoblasten zeigt keine signifikanten Unterschiede zu gesunden Schwangeren.
– Die Transformation der Spiralarterien ist in den meisten der späten Präeklampsiefällen regelgerecht.
– Damit ist auch der Blutfluss in den uterinen Arterien normal oder nur sehr leicht verändert. Somit gibt es auch keine signifikanten Veränderungen im Doppler Ultraschall dieser Gefäße.
– Der Fluss des maternalen Blutes in die Plazenta ist normal, und es kommt nicht zu einer Schädigung der Zottenstrukturen durch einen veränderten Blutfluss von maternalem Blut durch die Plazenta.
– Der Blutfluss in den Nabelschnurarterien ist unverändert.
– Das Kind ist normal groß und schwer, des Öfteren sogar ein Kind im LGA-Bereich (large for gestational age, LGA).

Das Fehlen der Merkmale einer FGR macht deutlich, dass es sich bei den späten Präeklampsien meist um rein maternale Syndrome handelt, während die Kinder nicht betroffen sind.

4.3.3 Gemeinsamkeiten der beiden Subtypen der Präeklampsie

Hier ist es noch einmal wichtig klarzustellen, dass sowohl der frühe als auch der späte Subtyp der Präeklampsie die maternalen Symptome aufweist und dadurch eindeutig als Präeklampsie definiert werden kann. Die Klassifizierung nach dem Gestationsalter bei der Geburt kann mit einer grundsätzlich unterschiedlichen Empfindlichkeit der Schwangeren in beiden Gruppen zu tun haben. Je empfindlicher die Frau ist, desto eher wird sie Symptome zeigen. Diese Klassifizierung könnte aber auch ein Maß für den Schweregrad der plazentaren Schädigung sein – oder ein Maß für eine Kombination von plazentarem Schaden und maternaler Suszeptibilität.

Bei beiden Subtypen der Präeklampsie zeigt sich, dass Frauen, bei denen die Plazenta eine gesteigerte Oberfläche oder Masse hat, wie bei Mehrlingsschwangerschaften, Diabetes mellitus der Schwangeren, chronischer maternaler Anämie oder einer Schwangerschaft im Hochland, ein erhöhtes Risiko für die Ausprägung einer Präeklampsie vorliegt.

4.4 Hypothesen zur Ätiologie und Pathophysiologie der Präeklampsie

Wie einleitend schon erwähnt, ist die Ätiologie der Präeklampsie weiterhin ungeklärt. Alle in der Literatur zu findenden Ansätze basieren auf Hypothesen der Autoren. Bis heute ist der Nachweis, wie eine Präeklampsie entsteht, nicht geliefert worden.

In der Literatur gibt es eine Vielzahl von Hypothesen, wobei viele jeder Grundlage entbehren. Hier werden die drei Hypothesen vorgestellt, die aktuell wohl am weitesten verbreitet sind:

– Die alte und inzwischen mehrfach widerlegte Hypothese, dass eine reduzierte Invasion des extravillösen Trophoblasten zur Präeklampsie führt.
– Die jüngere Hypothese, dass der villöse Trophoblast der Plazenta schon sehr früh in der Schwangerschaft geschädigt ist und schließlich die maternalen Symptome der Präeklampsie auslöst.
– Die neueste Hypothese, dass die Präeklampsie ein rein maternales Problem darstellt, das durch eine Schädigung des Herzens hervorgerufen wird und den Stresstest Schwangerschaft nicht übersteht.

4.4.1 Alte Hypothese zur Ätiologie der Präeklampsie

Die Hypothese, die sich wohl am längsten gehalten hat, basiert auf der Behauptung, dass eine mangelhafte Invasion des extravillösen Trophoblasten der zentrale Auslöser für die Symptomatik der Präeklampsie ist [15]. Interessanterweise wird diese Hypothese weiterhin publiziert und unterstützt, obwohl sie schon seit über einem Jahrzehnt widerlegt ist [14] und inzwischen viele publizierte Daten dagegensprechen (s. u.). Dass diese Vermutung in der Literatur weiterhin als die wichtigste Annahme dargestellt wird, zeigt, wie wichtig es ist, falsifizierte Hypothesen als solche anzunehmen und neue Hypothesen zu entwickeln. Das Beharren auf widerlegten Hypothesen schadet der Wissenschaft nur.

Um klarzustellen, wieso diese Hypothese nicht länger unterstützt werden kann, hier eine Darstellung dieser Hypothese mit nachfolgender Erklärung der Schwächen (Abb. 4.1). Wichtig in diesem Zusammenhang ist, dass die nachfolgend aufgeführten Ereignisse rein hypothetisch sind und bis heute der Ätiologie der Präeklampsie nicht zugeordnet werden konnten.

	alte Hypothese			
	extravillöser Trophoblast	**plazentarer Blutfluss**	**villöser Trophoblast**	**Was spricht dagegen?**
erstes Trimenon	Invasion reduziert Spiralarterien schlechter invadiert	kein Fluss mit maternalem Blut durch die Plazenta	keine Veränderung	veränderte Abgabe von PP13 vom villösen Trophoblasten ab 7. SSW > 80 % aller PE mit normaler Invasion
zweites Trimenon	Invasion reduziert Spiralarterien schlechter invadiert	reduzierter Fluss mit maternalem Blut → plazentare Hypoxie	veränderte Abgabe von plazentaren PIGF und sFlt-1 → maternaler Gefäßschaden	reduzierter Fluss nie gezeigt nur plazentare Hyperoxie gezeigt
drittes Trimenon	Invasion reduziert Spiralarterien schlechter invadiert	reduzierter Fluss mit maternalem Blut → plazentare Hypoxie	veränderte Abgabe von plazentaren PIGF und sFlt-1 → maternaler Gefäßschaden	PIGF und sFLT-1 werden von Mutter in sehr viel größeren Mengen abgegeben

Abb. 4.1: Schematische Darstellung der Schäden und Ereignisse, die in der alten Hypothese zur Ätiologie der Präeklampsie beschrieben werden. Die Darstellung ist aufgeteilt in die drei Zeitfenster der Schwangerschaft, erstes, zweites und dritten Trimenon. Außerdem sind die verschiedenen beteiligten Strukturen und Bereiche benannt. Auf der rechten Seite findet sich eine Spalte, in der Ereignisse benannt sind, die deutlich machen, warum diese alte Hypothese nicht mehr gültig sein kann.

Erstes Trimenon

Es wird angekommen,

– dass der extravillöse Trophoblast einen Defekt erleidet, entweder durch eine veränderte Interaktion mit maternalen (Immun-)Zellen des Uterus [9] oder durch einen endogenen Defekt des Trophoblasten.

– dass es zu einer mangelhaften Invasion des extravillösen Trophoblasten kommt, die sich vor allem darin zeigt, dass der endoarterielle Trophoblast die Spiralarterien schlechter invadiert. Es soll nicht zur Weitstellung der plazentaren Enden der Arterien kommen und auch die Muskulatur soll teilweise erhalten bleiben, so dass es zu Kontraktionen in den schlecht invadierten Gefäßen kommen könnte.

Zweites Trimenon

Es wird angekommen,

- dass die Invasion der uterinen Arterien weiterhin reduziert ist. Dies führt dazu, dass zum einen weniger Arterien invadiert werden und zum anderen, dass die invadierten Gefäße in geringerem Maße transformiert werden.
- dass der Einstrom maternalen Blutes in den intervillösen Raum der Plazenta reduziert ist.
- dass dieser reduzierte Einstrom maternalen Blutes zu einer plazentaren Hypoxie führt. Diese Ansicht wurde bis vor kurzem noch vertreten (z. B. [16]). Möglicherweise hat die Kritik an der Hypothese dazu geführt, dass dieser Punkt nun nicht mehr aufscheint. Inzwischen wird davon gesprochen, dass die reduzierte Menge an maternalem Blut zu einem Stress innerhalb der Plazenta führt [9].
- dass der teilweise Erhalt der Gefäßmuskulatur dazu führt, dass weiterhin Kontraktionen stattfinden, so dass der Einstrom maternalen Blutes in die Plazenta unregelmäßig wird [8]. Auch dieser Effekt wurde bis vor kurzen noch beschrieben als Hypoxie-Reoxygenierung (z. B. [16]). Und auch hier ist die Sauerstoffversorgung nun aus der Hypothese entfernt worden. Geblieben ist, dass der veränderte Blutstrom in die Plazenta zum Stress innerhalb der Plazenta führt, auch wenn immer noch von Ischämie-Reperfusions-Effekten gesprochen wird [9].
- dass der plazentare Stress dazu führt, dass der villöse Synzytiotrophoblast vermehrt Material und Faktoren ins maternale Blut abgibt.
- dass bei den frühen Fällen der Präeklampsie schon einige Wochen vor Auftreten der maternalen Symptome Veränderungen der (anti-)angiogenen Faktoren im Blut der Mutter nachweisbar sind. Hier sind vor allem PlGF und sFlt-1 zu nennen [16].

Drittes Trimenon

Es wird angenommen,

- dass die veränderte Freisetzung der (anti-)angiogenen Faktoren PlGF und sFlt-1 von der Plazenta ins maternale Blut fortgesetzt wird.
- dass diese (anti-)angiogenen Faktoren aus der Plazenta das maternale Endothel bis hin zum gesamten Gefäßsystem schädigen.
- dass die Schädigung des maternalen Gefäßsystems letztendlich die maternalen Symptome hervorruft.

Ausgehend von Daten aus den 1960ern war das lange Zeit die schlüssigste Hypothese, die daher entsprechend oft zitiert wurde und von prominenter Seite viel Unterstützung erhielt. Allerdings zeigte sich Anfang der 2000er Jahre, dass diese Hypothese sehr große Lücken und Fehlinterpretationen aufweist, so dass sie auf unterschiedlichen Ebenen widerlegt wurde. Interessant ist es daher, dass diese Hypothese bis heute – wiederum von prominenter Seite – weiter aufrechterhalten wird (z. B. [9]), obwohl heute inzwischen mehr als offensichtlich ist, dass sich mit dieser Hypothese in keinster Weise die Ätiologie der Präeklampsie erklären lässt [17].

Zur Klarstellung der Fehlinterpretationen werden im Folgenden zwei Ereignisse detaillierter betrachtet, die für diese Hypothese entscheidend sind.

Widerlegung der alten Hypothese: Ist die Mangelinvasion des extravillösen Trophoblasten die Ursache für die Entstehung der Präeklampsie?

Da noch immer der Hauptteil der wissenschaftlichen Literatur in diesem Feld von der alten Hypothese geprägt ist, findet sich weiterhin in vielen Publikationen als ursächliches Ereignis für den Start der Ätiologie der Präeklampsie die Mangelinvasion des extravillösen Trophoblasten. Es kann allerdings nicht als generelle Ursache für die Entstehung einer Präeklampsie herangezogen werden. Die Mangelinvasion und damit verbunden die veränderte Durchblutung der Plazenta mit maternalem Blut findet sich in zwei Syndromen, der frühen FGR und der frühen Präeklampsie (mit FGR). Das bedeutet für die Ätiologie der Präeklampsie als Gesamtes, dass hier ein Ereignis als ursächlich beschrieben wird, das nur in etwa 5–15 % aller Präeklampsiefälle zu finden ist. Hier muss die Frage erlaubt sein, wie diese alte Hypothese die Ursache für die 85–95 % der anderen Präeklampsiefälle begründet. Bisher bleibt sie hier eine Antwort schuldig.

Eine Erklärung, warum diese alte Hypothese eine solch geringe Trefferquote beim ersten Ereignis der Entstehung einer Präeklampsie aufweist, kann leicht gefunden werden. Da die frühe Präeklampsie als Syndrom von Mutter und Kind bei beiden schwere Komplikationen hervorrufen kann und in vielen Fällen zu Frühgeburten führt, wird diesem Subtyp der Präeklampsie schon lange besondere klinische und auch wissenschaftliche Beachtung geschenkt. Da sie klinisch sehr viel relevanter ist als eine Präeklampsie am Termin, taucht sie auch in der wissenschaftlichen Literatur häufiger auf – und diente als Grundlage für die alte Hypothese zur Ätiologie der gesamten Präeklampsie.

Was lange Zeit nicht beachtet wurde und bis heute nicht beachtet wird, ist der Umstand, dass die frühen Präeklampsien sehr häufig mit einem zweiten Syndrom vergesellschaftet sind, der FGR. Da dies lange Zeit nicht erkannt wurde, wurden alle Symptome, die bei der frühen Präeklampsie gefunden wurden, maternale und fetale, der Präeklampsie zugesprochen – und so ist es heute noch. Dabei wird völlig übersehen, dass alle fetalen Symptome der frühen Präeklampsie auch bei reinen FGR-Fällen auftreten, bei denen die Mutter vollkommen gesund ist und nur das Kind Symptome zeigt. Somit muss hier hinterfragt werden, ob die Mangelinvasion des Trophoblasten mit allen damit zusammenhängenden nachfolgenden Ereignissen nicht die Ursache für eine Wachstumsrestriktion des Kindes ist, die in keinem direkten Zusammenhang mit der Entstehung einer Präeklampsie steht.

Der fehlende Zusammenhang zwischen mangelhafter Trophoblastinvasion und Entstehung einer Präeklampsie wurde deutlich, als Studien in größerem Maße veröffentlicht wurden, die mithilfe des Doppler-Ultraschalls die Veränderungen des Flusses in den uterinen Arterien darstellten. Die reduzierte Transformation der Spiralarterien durch die Mangelinvasion führt zu typischen Veränderungen des Flusses in den uterinen Arterien. Vor etwa 15 Jahren wurde versucht, zu Beginn des zweiten Trimenons, also mit Start des Flusses maternalen Blutes in die Plazenta, diese Veränderungen als prognostische Marker zu etablieren. Bei diesen Studien stellte sich heraus, dass mit Doppler Ultraschallmessungen in der 11.–14. SSW eine frühe FGR zu 100 % vorhergesagt werden konnte, während nur 33 % der frühen Präeklampsien und nur 21 % aller Präeklampsien erkannt werden konnten [18]. Ähnliche Daten lieferte eine weitere Studie, die wiederum in der 11.–14. SSW mittels Doppler-Ultraschall die Entstehung einer Präeklampsie vorhersagen wollte [19]. Diese Autoren nutzten den Pulsatilitätsindex in den uterinen Arterien als Mittel zur Vorhersage und konnten damit 40 % aller Präeklampsiefälle vorhersagen bei einer Falschpositivrate von 10 % [19].

Beide Studien zeigen, dass Veränderungen des Flusses in den uterinen Arterien nicht als Vorhersagemessung für eine Präeklampsie verwendet werden können. Wenn die Annahme richtig ist, dass eine fehlerhafte Trophoblastinvasion Flussveränderungen in diesen Gefäßen zur Folge hat, dann kann eine trophoblastäre Mangelinvasion nicht kausal zu einer Präeklampsie führen. Gleichzeitig zeigen solche Studien, dass Mangelinvasion und Flussveränderungen eine andere Schwangerschaftspathologie vorhersagen können, die fetale Wachstumsrestriktion.

Damit sind wir wieder bei den charakteristischen Eigenschaften einer frühen Präeklampsie, die bei der mangelhaften Trophoblastinvasion und deren Folgen identisch sind mit denen einer frühen FGR. Wenn diese Eigenschaften spezifisch für eine FGR sind und bei einer frühen Präeklampsie beide Syndrome gemeinsam auftreten können und sich dabei ihre Eigenschaften überlagern, dann kann das dazu geführt haben, dass die frühe Präeklampsie – da sie klinisch wichtiger und auffälliger ist als eine reine FGR – fälschlicherweise mit den Eigenschaften einer reinen FGR beschrieben worden ist. Und so wird es auch heute noch in der Literatur dargestellt, obwohl vieles dagegenspricht.

Es ist nicht ganz unwichtig, in diesem Zusammenhang zu erwähnen, dass es Veränderungen des villösen Trophoblasten gibt, Wochen bevor es zum Einstrom maternalen Blutes in die Plazenta kommt. Ein mangelhafter Umbau der Spiralarterien und damit Veränderungen des Einstroms maternalen Blutes in die Plazenta können ja erst mit Einsetzen des Blutflusses durch die Plazenta einen Effekt haben, also erst ab den zweiten Trimenon (ab der 12.–14. SSW). Allerdings konnte gezeigt werden, dass Faktoren von den Zotten der Plazenta schon ab der 7. SSW signifikant verändert freigesetzt werden [20], wenn die Frauen später eine Präeklampsie entwickelten (Abb. 4.1). Auch dies ist mit der alten Hypothese nicht in Einklang zu bringen.

Widerlegung der alten Hypothese: Führt die mangelhafte Transformation der Spiralarterien zu einer plazentaren Hypoxie und nachfolgend zur Präeklampsie?

Die Blockierung der invadierten Spiralarterien durch den endoarteriellen Trophoblasten [17,21] im ersten Trimenon der Schwangerschaft führt dazu, dass die Sauerstoffkonzentration in der Plazenta in diesem Zeitfenster bei sehr niedrigen Werten von unter 20 mm Hg bleibt [22]. Da nur Plasma durch die blockierten Arterien in die Plazenta sickern kann, wird diese nur mit dem im Plasma physikalisch gelösten Sauerstoff versorgt. Wichtig ist hier klarzustellen, dass es sich um normoxische Werte für dieses Organ und dieses Zeitfenster handelt und keinesfalls eine Hypoxie darstellt, also eine Unterversorgung des Organs mit Sauerstoff.

Diese geringe Sauerstoffkonzentration findet sich nur „hinter" der Blockade der Spiralarterien, also im intervillösen Raum und im Bereich des Embryos. Gleichzeitig wird das Plazentabett wie auch die gesamte Wand des Uterus, die nicht invadiert wird (die Decidua parietalis), weiterhin normal oxygeniert. Dieses Gewebe erhält also 90 mmHg Sauerstoff über den arteriellen Schenkel, während noch etwa 40 mm Hg über den venösen Schenkel abtransportiert werden [22]. Diese normale Oxygenierung des Uterusgewebes ist wichtig, da in der Literatur immer wieder behauptet wird, dass die Trophoblastinvasion bei der Präeklampsie unter hypoxischen Bedingungen stattfindet. Das ist natürlich nicht der Fall, da der Uterus über die gesamte Schwangerschaft hinweg von der Mutter normal mit Sauerstoff versorgt wird und damit die extravillösen Trophoblasten nicht in einen hypoxischen Bereich invadieren [23]. Hier ist einmal mehr das Wissen um die morphologischen und funktionellen Gegebenheiten entscheidend für das Verständnis der Vorgänge im feto-maternalen Grenzbereich.

Mit dem Auflösen der Blockaden in den Spiralarterien zu Beginn des zweiten Trimenons kommt es nun zum Einstrom maternalen Blutes in die Plazenta und damit zu einer deutlichen Erhöhung der Sauerstoffkonzentration in diesem Organ auf etwa 60 mm Hg [22,24]. Das Wachstum des Feten und damit verbunden das Wachstum der Plazenta bedingen eine über die Schwangerschaft hinweg steigende Menge an Blut, die von der Mutter in die Plazenta eingebracht wird. Sind es in der 20. SSW noch etwa 450 ml Blut pro Minute, die durch die Plazenta fließen, so erhöht sich dieses Volumen bis zur 38. SSW auf fast 1000 ml pro Minute [25].

Welchen Einfluss hat nun die fehlerhafte Transformation der Spiralarterien auf diesen Blutfluss?

Die alte Hypothese besagt, dass durch die ausbleibende Weitstellung der Spiralarterien an den Enden, die direkt Kontakt mit dem intervillösen Raum haben, der Blutfluss in die Plazenta verringert wird und damit die Sauerstoffkonzentration in der Plazenta sinkt. Diese „plazentare Hypoxie" findet sich in unzähligen Publikationen zur Ätiologie der Präeklampsie.

Obwohl diese Reduktion in Blutfluss und Sauerstoffgehalt seit etwa 60 Jahren propagiert wird, liegen dazu bisher keine Daten vor. Im Gegenteil finden sich ausschließlich Studien, die in solchen Fällen einen erhöhten Sauerstoffgehalt in der Plazenta gemessen haben oder die berechnet haben, dass das Blut schneller durch die Plazenta fließt. Es ist also wichtig festzuhalten, dass es keine in vivo Daten gibt, die die „plazentare Hypoxie" unterstützen können.

In der zweiten Hälfte der Schwangerschaft, also in dem Zeitfenster, in dem der fehlende Umbau der Spiralarterien effektiv wird, bleibt die Flussgeschwindigkeit des Blutes in den uterinen Arterien relativ konstant (Werte zwischen 33 cm/s und 50 cm/s; [26]). Weiter Richtung Plazenta hat die trichterförmige Weitstellung der Arterienenden an der Mündung in den intervillösen Raum der Plazenta einen entscheidenden Effekt: Das in die Plazenta einströmende Blut wird durch die Weitstellung am Ende der Gefäße deutlich in seinem Fluss verlangsamt, auf etwa 10 cm/s [8]. Damit kann sich das Blut gut in den feinen Zwischenräumen der Zottenbäume verteilen, zerstört nicht die fragilen Strukturen der Plazenta und erhält die synzytiale Oberfläche der Zotten.

Fehlt diese trichterförmige Weitstellung der Arterien, so bleibt das Ende der Gefäße eng und verhält sich wie die Spritzdüse bei einem Wasserschlauch: Das Blut kommt mit erhöhter Geschwindigkeit aus den Gefäßenden heraus und schließt förmlich in die Plazenta. Diese „arterial jets" können im 3D Farb-Doppler-Ultraschall in der Plazenta dargestellt werden [25,27] und erreichen theoretisch berechnete Geschwindigkeiten von bis zu 1 bis 2 m/s [8]. Damit ist die Flussgeschwindigkeit maternalen Blutes in die Plazenta in Fällen mit trophoblastärer Mangelinvasion um das 10- bis 20-fache schneller als in einer Plazenta mit normaler Invasion.

Die Konsequenzen können für die Plazenta dramatisch sein:
– Beschädigung des Zottenbaumes im Einstromgebiet des Blutes: Es entstehen Lücken und zottenfreie Bereiche in der Plazenta.
– Schädigung des Synzytiotrophoblasten: Es kommt vermehrt zur Auflagerung von Fibrin-Typ Fibrinoid an der Zottenaußenseite.
– Abreißen von Haftzotten von der Basalplatte: Die Quelle für die Invasion des extravillösen Trophoblasten wird reduziert.
– Der erhöhte Druck im intervillösen Raum führt zur Kompression der plazentaren Gefäße: Der erhöhte periphere Widerstand kann zu Problemen im Fluss zwischen Kind und Plazenta führen (PEDF, AEDF, REDF).
– Der schnelle Blutfluss verringert das Zeitfenster für die Aufnahme von Sauerstoff und Nährstoffen für den Feten: Der Fetus läuft in eine Mangelernährung und einen Sauerstoffmangel, während in der Plazenta – relativ zum Normalfall – die Sauerstoffkonzentration sogar ansteigt, da von der Mutter gleichviel Sauerstoff eingebracht wird, vom Feten aber weniger abgezogen wird.

Damit ist klar, dass die fehlerhafte Invasion in die Spiralarterien nicht zu einer plazentaren Mangelperfusion und auch nicht zu einer plazentaren Hypoxie führt. Unterstützt werden diese mehr theoretischen Überlegungen von Daten, die direkt an Schwangeren erhoben wurden. In einer Studie wurde der pO_2 der uterinen Venen bestimmt, direkt bevor das Kind per Kaiserschnitt entbunden wurde [28]. Hier zeigte sich, dass die frühen Fälle einer FGR oder einer frühen Präeklampsie mit FGR im Durchschnitt einen 1,3-fach erhöhten Sauerstoffgehalt aufwiesen im Vergleich zum Kontrollkollektiv mit vergleichbar frühem Gestationsalter [28]. In zwei weiteren Studien diente die Messung des oxygenierten Hämoglobins als Surrogat für den Sauerstoffgehalt in der Plazenta. Auch in diesen Studien zeigte sich, dass der Gewebsoxygenierungsindex bei den Kontrollen mit 71 % signifikant niedriger war als in Fällen mit früher FGR (78 %) oder früher Präeklampsie mit FGR (80 %) [29,30].

Damit widersprechen sowohl die theoretischen Berechnungen als auch die in vivo Messungen des Sauerstoffgehalts der alten Hypothese, dass es durch eine Mangelinvasion zu einer Minderdurchblutung der Plazenta und in Folge zu einer plazentaren Hypoxie kommt. Trotzdem finden sich bis heute jedes Jahr Hunderte von Publikationen, die dies als Grundlage für die Studien nehmen. Hier sollte mit größerer Sorgfalt die aktuelle Datenlage betrachtet werden. Dabei darf nicht vergessen werden, dass es eine Mangelinvasion fast ausschließlich in den frühen Präeklampsiefällen gibt und damit nur bei 5 bis 15 % aller Präeklampsiefälle. Für alle anderen Präeklampsien kann die Mangelinvasion nicht als Ursache herangezogen werden. Somit versagt die alte Hypothese automatisch bei über 85 % aller Präeklampsiefälle.

4.4.2 Jüngere Hypothese: Die Präeklampsie wird durch das Zusammenspiel zwischen plazentaren Faktoren und maternaler Empfindlichkeit ausgelöst

Diese Hypothese geht davon aus, dass bei der Entstehung der Präeklampsie die Gegenwart der Plazenta maßgeblich ist. Gleichzeitig ist hier die Interaktion zwischen den Faktoren, die von der Plazenta abgegeben werden, und der Reaktion der Schwangeren auf diese Faktoren von entscheidender Bedeutung. Letztendlich entscheidet die Reaktion der Schwangeren auf diese Faktoren, ob sie die klinischen Symptome einer Präeklampsie ausprägt [14].

Diese Hypothese beinhaltet folgende Annahmen:
- Die Ätiologie der Präeklampsie geht auf eine Dysregulation des villösen Trophoblasten zurück, während der extravillöse Trophoblast nicht geschädigt zu sein scheint.
- Die wenigen Fälle von Präeklampsien, bei denen eine Mangelinvasion des extravillösen Trophoblasten zusätzlich vorliegt, sind fast immer mit einer Wachstumsrestriktion des Feten verbunden. Auch zeigen reine fetale Wachstumsrestriktionen (FGR) ohne maternale Symptome eine vergleichbare Mangelinvasion wie bei Präeklampsie mit FGR. Daraus könnte geschlossen werden, dass die trophoblastäre Mangelinvasion ursächlich mit einer FGR zusammenhängt, nicht aber mit einer Präeklampsie. Bei Präeklampsien mit FGR zeigt sich dann die Mangelinvasion als Ursache der FGR, nicht als Ursache der Präeklampsie. Bei diesen Fällen überlagern also sowohl die Entstehungsursachen als auch die Symptome beider Syndrome [14,31].

–   Veränderungen des villösen Trophoblasten finden sich bei Schwangerschaften, die später eine Präeklampsie ausprägen (früh und spät), schon in der Mitte des ersten Trimenons, um die 7. SSW [20]. Auch dies ist ein bedeutender Hinweis darauf, dass die Mangelinvasion nicht ursächlich für eine Präeklampsie verantwortlich sein kann. Die Mangelinvasion kann den Fluss maternalen Blutes in die Plazenta erst zu Beginn des zweiten Trimenons verändern und damit nicht zu Veränderungen des villösen Trophoblasten in der 7. SSW führen.

Wie bei allen vorliegenden Hypothesen kann auch mit dieser Hypothese nicht auf die direkte Ursache für die Dysregulation des Trophoblasten geschlossen werden. Es wird hier spekuliert, dass ein Plazenta-generierter Schaden des villösen Trophoblasten zu dieser Dysregulation führt. Ob dieser sogar schon vor der Schwangerschaft auf Oozyten- oder Spermien-Ebene möglich sein kann oder erst bei der Entwicklung des Trophoblasten entsteht, muss noch gezeigt werden.

Mit der Dysfunktion des villösen Trophoblasten im Zusammenspiel mit der Reaktion der Schwangeren können verschiedene Szenarien betrachtet werden, die die unterschiedlich starke Ausprägung der Symptome, den Zeitpunkt des Auftretens der Symptome und auch die Effekte nur auf die Mutter oder auch auf das Kind erklären können.

4.4.2.1 Szenario 1: Dysregulation des villösen Trophoblasten bei einer gesunden Schwangeren

Die Faktoren, die der villöse Trophoblast während der Schwangerschaft freisetzt, werden vor allem vom Synzytiotrophoblasten abgegeben (Abb. 4.2). Hierbei handelt es sich entweder um kontrollierte Abgabe extrazellulärer Vesikel (vor allem Mikrovesikel und Exosomen) oder um die Abgabe von größeren Synzytialknoten im Rahmen der apoptotischen Freisetzung gealterten Materials [14,32,33]. Kommt es nun zu einer Dysregulation des villösen Trophoblasten, so wird zusätzlich zu den oben genannten Komponenten subzelluläres Material abgegeben, das wohl aufgrund von Nekrosen und Aponekrosen freigesetzt wird [14,32,33].

Dieses subzelluläre Material erreicht das gesamte maternale Gefäßsystem [34,35], da es durch seine geringe Größe nicht im ersten Kapillarsystem hinter der Plazenta, also der Lunge, aufgehalten wird. Da es kein kontrolliert abgegebenes Material ist, wird es durch seine nekrotischen Eigenschaften das Endothel aktivieren und letztendlich zu einer systemischen Schädigung des maternalen Gefäßsystems führen [36]. Das Ausmaß der trophoblastären Dysregulation bestimmt die Qualität und die Qualität des freigesetzten Materials aus der Plazenta, während die maternale Suszeptibilität den Startpunkt der Symptome und das Ausmaß der Symptome bestimmt – oder ob die Schwangere überhaupt Symptome aufweisen wird.

Da die Quantität des vom Synzytiotrophoblasten abgegebenen Materials mitentscheidend für die Entwicklung eines systemischen maternalen Gefäßschadens und

jüngere Hypothese Szenarium 1

	villöser Trophoblast	maternales System	extravillöser Trophoblast	Was spricht dafür?
erstes Trimenon	veränderte Abgabe von Faktoren bereits vor Start des Flusses maternalen Blutes durch die Plazenta	gesunde Schwangere	Invasion normal reduzierte Invasion nur bei FGR	veränderte Abgabe von PP13 vom villösen Trophoblasten ab 7. SSW > 80 % aller PE mit normaler Invasion
zweites Trimenon	Abgabe von nekrotischem und apo-nekrotischem Material	maternales System widersteht dem Ansturm plazentaren Materials	Invasion normal reduzierte Invasion nur bei FGR	erhöhte Mengen an freier fetaler DNA/RNA im maternalen Blut
drittes Trimenon	weiter gesteigerte Abgabe von subzellulären Fragmenten	zunehmende Schädigung des materna-len Systems → eher späte Präeklampsien	Invasion normal reduzierte Invasion nur bei FGR	erhöhte Mengen an plazentaren und endothelialen Partikeln im maternalen Blut

Abb. 4.2: Schematische Darstellung der Schäden und Ereignisse, die in der jüngeren Hypothese zur Ätiologie der Präeklampsie beschrieben werden. Hier ist das erste Szenarium dargestellt, bei dem ein dysregulierter villöser Trophoblast auf eine gesunde Schwangere trifft. Die Darstellung ist aufgeteilt in die drei Zeitfenster der Schwangerschaft, erstes, zweites und dritten Trimenon. Außerdem sind die verschiedenen beteiligten Strukturen und Bereiche benannt. Auf der rechten Seite findet sich eine Spalte, in der Ereignisse benannt sind, die deutlich machen, warum dieses Szenarium möglich sein könnte.

damit für die Ausprägung einer Präeklampsie ist, spielt auch das Ausmaß von plazentarer Masse und Oberfläche eine wichtige Rolle. Damit kann erklärt werden, warum bei großen Plazenten (Diabetes), bei Plazenten mit vergrößerter Oberfläche (maternale Anämie, Hochlandschwangerschaft) oder bei Mehrlingsschwangerschaften das Risiko, eine Präeklampsie auszuprägen, deutlich erhöht ist.

Ebenso wichtig wie das Ausmaß der plazentaren Schädigung ist die Empfindlichkeit der Schwangeren. Je länger das maternale Abwehrsystem dem plazentaren Material widerstehen kann, desto später kommt es zur Ausprägung der klinischen Symptome einer Präeklampsie, im Idealfall gar nicht. Kann die Schwangere lange dem nekrotischen plazentaren Material widerstehen, wird es erst spät zu einer Präeklampsie kommen (Subtyp der späten Präeklampsie). In diesen Fällen wird eine Schädigung des maternalen Endothels auch erst spät eintreten, so dass prädiktive Marker, die Schädigungen des maternalen Endothels anzeigen, auch erst sehr spät Änderungen zeigen. Allerdings ist auch bei diesen späten Präeklampsiefällen die Dysregulation des villösen Trophoblasten schon im ersten Trimenon nachweisbar [20].

Kommt es in diesem Szenarium zu einem weiteren Defekt des Trophoblasten und ist auch der extravillöse Trophoblast betroffen, dann kann sich unabhängig von der Ausprägung einer Präeklampsie eine Wachstumsrestriktion des Kindes entwickeln. Durch die Mangelinvasion des extravillösen Trophoblasten wird, wie in Kap. 4.3.1 dargestellt, der Einstrom maternalen Blutes in die Plazenta verändert, und es kommt zu weiteren Schädigungen des Synzytiotrophoblasten. Ist dieser bereits vorgeschädigt, können beide Defekte des Trophoblasten (im villösen und im extravillösen Trophoblasten) die Abgabe aponekrotischen Materials aus dem Synzytiotrophoblasten steigern und damit das Risiko für die Ausprägung einer Präeklampsie erhöhen.

Szenario 2: Normale Entwicklung des villösen Trophoblasten bei einer prädisponierten Schwangeren

Diesmal wird vom Synzytiotrophoblasten nur das Material in die maternale Zirkulation abgegeben, das normalerweise abgegeben wird, also extrazelluläre Vesikel und Synzytialknoten (Abb. 4.3). Da jedoch die Schwangere subklinische Vorschädigungen z. B. ihres kardiovaskulären Systems hat, führt bereits das normalerweise von der Plazenta abgegebene Material dazu, dass die Schwangere den „Stresstest" Schwangerschaft nicht ohne Komplikationen übersteht.

Die bereits vorliegende subklinische Schädigung des kardiovaskulären Systems der Schwangeren kann, wie in Kap. 4.4.3 beschrieben wird, rein auf Veränderungen des Herzens zurückgeführt werden. Sie kann allerdings auch durch Abweichungen des Abwehrsystems der Schwangeren zustande kommen, oder es können bei ihr Änderungen des Endothels zugrunde liegen. Hinzu kommen Abweichungen in Signaltransduktionskaskaden, die den Blutdruck und die Nierenfunktion regulieren. Hierzu zählen auch klinisch bereits auffällige Schädigungen wie chronischer Bluthochdruck oder das Anti-Phospholipid-Syndrom.

All diese Vorschädigungen führen dazu, dass die Schwangere nicht adäquat mit dem normal vom Synzytiotrophoblasten abgegebenen Material umgehen kann und letztendlich die klinischen Symptome einer Präeklampsie entwickelt. In diesen Fällen kann in der Plazenta keine Veränderung nachgewiesen werden, da die Vorschädigung rein auf der maternalen Seite zu finden ist. Damit ist dieses Szenarium der jüngsten Hypothese (Kap. 4.4.3) sehr ähnlich, die ebenfalls ein rein maternales Problem als Ursache für eine Präeklampsie annimmt. Allerdings ist in dem hier beschriebenen Szenarium immer noch die Interaktion zwischen plazentaren Faktoren und maternalem System ausschlaggebend, während in der jüngsten Hypothese die Plazenta und ihre Faktoren keine Rolle mehr spielen [37].

jüngere Hypothese Szenarium 2

	villöser Trophoblast	maternales System	extravillöser Trophoblast	Was spricht dafür?
erstes Trimenon	normale Abgabe von Faktoren	subklinische Schäden bereits vorliegend	Invasion normal reduzierte Invasion nur bei FGR	Veränderungen bei Schwangeren schon nachweisbar > 80 % aller PE mit normaler Invasion
zweites Trimenon	normale Abgabe von apoptotischem Material	maternales System widersteht noch dem Ansturm plazentaren Materials	Invasion normal reduzierte Invasion nur bei FGR	alle plazentaren Marker ohne Änderungen maternale Marker schlagen an
drittes Trimenon	weiterhin normale Abgabe von apoptotischem Material	zunehmende Schädigung bis maternales System kollabiert, → frühe und späte Präeklampsien	Invasion normal reduzierte Invasion nur bei FGR	plazentare Masse und Oberfläche entscheiden über Ausgang

Abb. 4.3: Schematische Darstellung der Schäden und Ereignisse, die in der jüngeren Hypothese zur Ätiologie der Präeklampsie beschrieben werden. Hier ist das zweite Szenarium dargestellt, bei dem ein gesunder villöser Trophoblast auf eine Schwangere trifft, die bereits subklinische Vorschädigungen aufweist. Die Darstellung ist aufgeteilt in die drei Zeitfenster der Schwangerschaft, erstes, zweites und dritten Trimenon. Außerdem sind die verschiedenen beteiligten Strukturen und Bereiche benannt. Auf der rechten Seite findet sich eine Spalte, in der Ereignisse benannt sind, die deutlich machen, warum dieses Szenarium möglich sein könnte.

Szenario 3: Dysregulation des villösen Trophoblasten bei einer prädisponierten Schwangeren

In diesem Szenarium trifft die Abgabe aponekrotischen Materials aus dem dysregulierten Synzytiotrophoblasten auf eine bereits vorgeschädigte Schwangere (Abb. 4.4). Damit finden sich in dieser Gruppe die schwersten und wohl auch frühesten Fälle der Präeklampsie.

Die vermehrte Abgabe apoptotischen Materials und die zusätzliche Abgabe (apo-)nekrotischen Materials vom Synzytiotrophoblasten trifft in diesem Szenarium auf ein Abwehr- und Gefäßsystem der Schwangeren, das bereits Vorschäden aufweist. Es wird also eher zu Schäden der Nieren, der Leber oder des generellen Gefäßsystems

jüngere Hypothese Szenarium 3

	villöser Trophoblast	maternales System	extravillöser Trophoblast	Was spricht dafür?
erstes Trimenon	veränderte Abgabe von Faktoren bereits vor Start des Flusses maternalen Blutes durch die Plazenta	subklinische Schäden bereits vorliegend	Invasion normal reduzierte Invasion nur bei FGR	veränderte Abgabe von PP13 vom villösen Trophoblasten ab 7. SSW > 80 % aller PE mit normaler Invasion
zweites Trimenon	Abgabe von nekrotischem und apo-nekrotischem Material	Schädigung des Systems, vorgeschädig-tes System beginnt zu kollabieren	Invasion normal reduzierte Invasion nur bei FGR	erhöhte Mengen an freier fetaler DNA/RNA im maternalen Blut
drittes Trimenon	weiter gesteigerte Abgabe von subzellulären Fragmenten	zunehmende Schädigung, maternales System kollabiert, → eher frühe Präeklampsien	Invasion normal reduzierte Invasion nur bei FGR	erhöhte Mengen an plazentaren und endothelialen Partikeln im maternalen Blut

Abb. 4.4: Schematische Darstellung der Schäden und Ereignisse, die in der jüngeren Hypothese zur Ätiologie der Präeklampsie beschrieben werden. Hier ist das dritte Szenarium dargestellt, bei dem ein dysregulierter villöser Trophoblast auf eine Schwangere trifft, die bereits subklinische Vorschädigungen aufweist. Die Darstellung ist aufgeteilt in die drei Zeitfenster der Schwangerschaft, erstes, zweites und dritten Trimenon. Außerdem sind die verschiedenen beteiligten Strukturen und Bereiche benannt. Auf der rechten Seite findet sich eine Spalte, in der Ereignisse benannt sind, die deutlich machen, warum dieses Szenarium möglich sein könnte.

kommen, so dass auch die klinischen Symptome früher und wahrscheinlich stärker ausfallen werden.

4.4.3 Neueste Hypothese: Die Präeklampsie ist ein reines Problem des maternalen Herzens

Eine sehr aktuelle Hypothese zur Ätiologie der Präeklampsie fokussiert rein auf die Mutter und braucht für die Entstehung dieses Syndroms die Plazenta nicht [37]. Ausgehend von kardialen Vorerkrankungen der Mutter besteht das kardiovaskuläre System der Mutter den Stresstest Schwangerschaft nicht, was im Extremfall zu einer

Präeklampsie führen kann [38]. Frauen, die bereits subklinische Defekte in ihrem kardiovaskulären System aufweisen, kommen mit den Anforderungen an das kardiovaskuläre System während der Schwangerschaft nicht zurecht und können so Symptome einer Präeklampsie ausprägen. Damit sind alle plazentaren Fehlfunktionen sekundär und starten nach der eigentlichen Ursache. Diese Hypothese könnte erklären, warum es Frauen gibt, die eine Präeklampsie entwickeln, ohne dass in der Plazenta Anzeichen einer Fehlfunktion nachweisbar sind [14,17]. Weitere Studien müssen zeigen, ob die Präeklampsie ein rein maternales Problem ist oder ob die Plazenta eine Rolle dabei spielt [17,37].

4.5 Conclusio

Wir sind bei der Präeklampsie auch heute – selbst nach Jahrzehnten intensiver Forschung – noch weit davon entfernt, eine schlüssige Erklärung für ihre Entstehung zu haben. Es gibt inzwischen neue Definitionen, die für den klinischen Alltag sinnvoll sind. Allerdings führt das Ausweiten der Definition durch die Aufnahme weiterer Symptome dazu, dass Studien nicht mehr vergleichbar sind und Daten nur mehr schwer einem Symptom zugeordnet werden können. Damit wird die Entschlüsselung der Ätiologie der Präeklampsie weiter erschwert.

Ähnlich sieht es bei den aktuellen Hypothesen aus. Das Festhalten an der alten, längst nicht mehr aktuellen und schon lange falsifizierten Hypothese hat dazu geführt, dass neue und bessere Hypothesen nicht angenommen werden und somit neue Wege bei der Erforschung der Entstehung dieses Syndroms nicht gegangen werden. Hier muss ein Umdenken stattfinden, um den Wissenschaftlern die Möglichkeit zu geben, frei die Daten publizieren zu können, die am ehesten die Ätiologie erklären können – und nicht am besten zu einer Hypothese passen.

Letztendlich machen all die Hypothesen und neuen Definitionen deutlich, dass wir bis heute nicht wissen, warum eine Frau die klinischen Symptome einer Präeklampsie aufweist, während die nächste Frau völlig gesund bleibt. Hier ist es notwendig, neue Erklärungsansätze mit entsprechenden Daten zu generieren, um so Schritt für Schritt das Mysterium Präeklampsie zu entschlüsseln.

Literatur

[1] Townsend R, O'Brien P, Khalil A. Current best practice in the management of hypertensive disorders in pregnancy. Integr Blood Press Control. 2016;9:79–94.

[2] Bellamy L, Casas JP, Hingorani AD, Williams DJ. Pre-eclampsia and risk of cardiovascular disease and cancer in later life: a systematic review and meta-analysis. Br Med J. 2007;335:974–7.

[3] Leitlinien der DGGG, ÖGGG und SGGG „Hypertensive Schwangerschaftserkrankungen: Diagnostik und Therapie", Registernummer 015 – 018, Stand: 01.05.2019 , gültig bis 30.04.2022; https://www.awmf.org/leitlinien/detail/ll/015-018.html.

[4] Moser G, Windsperger K, Pollheimer J, de Sousa Lopes SC, Huppertz B. Human trophoblast invasion: new and unexpected routes and functions. Histochem Cell Biol. 2018;150:361–70.

[5]   Kadyrov M, Schmitz C, Black S, Kaufmann P, Huppertz B. Pre-eclampsia and maternal anaemia display reduced apoptosis and opposite invasive phenotypes of extravillous trophoblast. Placenta. 2003;24:540–8.

[6]   Lyall F, Robson SC, Bulmer JN. Spiral artery remodeling and trophoblast invasion in preeclampsia and fetal growth restriction: relationship to clinical outcome. Hypertension. 2013;62:1046–54.

[7]   Huppertz B. Traditional and new routes of trophoblast invasion and their implications for pregnancy diseases. Int J Mol Sci. 2019;21(1):pii:E289.

[8]   Burton GJ, Woods AW, Jauniaux E, Kingdom JC. Rheological and physiological consequences of conversion of the maternal spiral arteries for uteroplacental blood flow during human pregnancy. Placenta. 2009;30:473–82.

[9]   Burton GJ, Redman CW, Roberts JM, Moffett A. Pre-eclampsia: pathophysiology and clinical implications. Br Med J. 2019;366:l2381.

[10]   Cnossen JS, Morris RK, ter Riet G, et al. Use of uterine artery Doppler ultrasonography to predict pre-eclampsia and intrauterine growth restriction: a systematic review and bivariable meta-analysis. CMAJ. 2008;178:701–11.

[11]   Kaufmann P, Huppertz B, Frank HG. The fibrinoids of the human placenta: origin, composition and functional relevance. Ann Anat. 1996;178:485–501.

[12]   Vachon-Marceau C, Demers S, Markey S, et al. First-trimester placental thickness and the risk of preeclampsia or SGA. Placenta. 2017;57:123–8.

[13]   Dicke JM, Huettner P, Yan S, Odibo A, Kraus FT. Umbilical artery Doppler indices in small for gestational age fetuses: correlation with adverse outcomes and placental abnormalities. J Ultrasound Med. 2009;28:1603–10.

[14]   Huppertz B. Placental origins of preeclampsia: challenging the current hypothesis. Hypertension. 2008;51:970–5.

[15]   Redman CW. Current topic: pre-eclampsia and the placenta. Placenta. 1991;12:301–8.

[16]   Redman CW, Sargent IL, Staff AC. IFPA Senior Award Lecture: making sense of pre-eclampsia – two placental causes of preeclampsia? Placenta. 2014;35:20-5.

[17]   Huppertz B. The critical role of abnormal trophoblast development in the etiology of preeclampsia. Curr Pharm Biotechnol. 2018;19:771–80.

[18]   Pilalis A, Souka AP, Antsaklis P, et al. Screening for pre-eclampsia and small for gestational age fetuses at the 11–14 weeks scan by uterine artery Dopplers. Acta Obstet Gynecol Scand. 2007;86:530–4.

[19]   Nicolaides KH, Bindra R, Turan OM, et al. A novel approach to first-trimester screening for early pre-eclampsia combining serum PP-13 and Doppler ultrasound. Ultrasound Obstet Gynecol. 2006;27:13–7.

[20]   Huppertz B, Sammar M, Chefetz I, et al. Longitudinal determination of serum placental protein 13 during development of preeclampsia. Fetal Diagn Ther. 2008;24:230–6.

[21]   Weiss G, Sundl M, Glasner A, Huppertz B, Moser G. The trophoblast plug during early pregnancy: a deeper insight. Histochem Cell Biol. 2016;146:749–56.

[22]   Jauniaux E, Watson AL, Hempstock J, et al. Onset of maternal arterial blood flow and placental oxidative stress; a possible factor in human early pregnancy failure. Am J Pathol. 2000;157:2111–22.

[23]   Huppertz B, Gauster M, Orendi K, König J, Moser G. Oxygen as modulator of trophoblast invasion. J Anat. 2009;215:14–20.

[24]   Rodesch F, Simon P, Donner C, Jauniaux E. Oxygen measurements in endometrial and trophoblastic tissues during early pregnancy. Obstet Gynecol. 1992;80:283–5.

[25] Konje JC, Kaufmann P, Bell SC, Taylor DJ. A longitudinal study of quantitative uterine blood flow with the use of color power angiography in appropriate for gestational age pregnancies. Am J Obstet Gynecol. 2001;185:608–13.

[26] Bahlmann F, Fittschen M, Reinhard I, Wellek S, Steiner E. Reference values for blood flow velocity in the uterine artery in normal pregnancies from 18 weeks to 42 weeks of gestation calculated by automatic Doppler waveform analysis. Ultraschall Med. 2012;33:258–64.

[27] Inubashiri E, Watanabe Y, Akutagawa N, et al. Visualization of the spiral artery jet in fetal growth-restricted pregnancy by utilizing spatiotemporal image correlation with high-definition flow. J Med Ultrason. 2015;42:601–3.

[28] Sibley CP, Pardi G, Cetin I, et al. Pathogenesis of intrauterine growth restriction (IUGR)-conclusions derived from a European Union Biomed 2 Concerted Action project 'Importance of Oxygen Supply in Intrauterine Growth Restricted Pregnancies' – a workshop report. Placenta. 2002;23 (A):75-9.

[29] Kawamura T, Kakogawa J, Takeuchi Y, et al. Measurement of placental oxygenation by transabdominal near-infrared spectroscopy. Am J Perinatol. 2007;24:161–6.

[30] Kakogawa J, Sumimoto K, Kawamura T, Minoura S, Kanayama N. Noninvasive monitoring of placental oxygenation by near-infrared spectroscopy. Am J Perinatol. 2010;27:463–8.

[31] Verlohren S, Melchiorre K, Khalil A, Thilaganathan B. Uterine artery Doppler, birth weight and timing of onset of pre-eclampsia: providing insights into the dual etiology of late-onset pre-eclampsia. Ultrasound Obstet Gynecol. 2014;44:293–8.

[32] Huppertz B, Kadyrov M, Kingdom JC. Apoptosis and its role in the trophoblast. Am J Obstet Gynecol. 2006;195:29–39.

[33] Huppertz B. IFPA Award in Placentology Lecture: Biology of the placental syncytiotrophoblast–myths and facts. Placenta. 2010;31:75-81.

[34] Johansen M, Redman CW, Wilkins T, Sargent IL. Trophoblast deportation in human pregnancy–its relevance for pre-eclampsia. Placenta. 1999;20:531–9.

[35] Redman CW, Sargent IL. Placental debris, oxidative stress and pre-eclampsia. Placenta. 2000;21:597–602.

[36] Goswami D, Tannetta DS, Magee LA, et al. Excess syncytiotrophoblast microparticle shedding is a feature of early-onset pre-eclampsia, but not normotensive intrauterine growth restriction. Placenta. 2006;27:56–61.

[37] Perry H, Khalil A, Thilaganathan B. Preeclampsia and the cardiovascular system: An update. Trends Cardiovasc Med. 2018;28:505–13.

[38] Thilaganathan B. Pre-eclampsia and the cardiovascular-placental axis. Ultrasound Obstet Gynecol. 2018;51:714–7.

5 Ätiologie und Pathogenese: Genetik

Johannes Münch, Tom H. Lindner

5.1 Allgemeines

Die Präeklampsie zählt als Erkrankung, die gleich zwei Individuen simultan schwer betrifft – die Mutter und das ungeborene Kind. Das Verständnis um die Pathogenese der Präeklampsie ist noch unvollständig. Eine bisher gängige Hypothese nimmt eine gestörte Plazentation mit uteroplazentarer Ischämie in der Frühphase der Schwangerschaft an, welche konsekutiv in einer systemischen Inflammation resultiert [1]. Mit der Identifikation von sFLT-1 (soluble FMS-like tyrosine kinase 1), einem anti-angiogenen Faktor, wurde das Verständnis um die Pathognomie der Präeklampsie bereichert und ein potenzieller therapeutischer Angriffspunkt identifiziert. Unklarheit besteht noch darüber, welche Umstände zur vermehrten Bildung von sFlt-1, welcher letztlich eine lösliche Form des VEGF (vascular endothelial growth factor)-Rezeptors darstellt, führen. sFLT-1 bindet neben VEGF auch PlGF (placental growth factor) und inhibiert dadurch das plazentare Gefäßwachstum [2,3].

Die Tatsache, dass die Präeklampsie familiär gehäuft auftreten kann, lässt – ähnlich wie bei anderen familiär gehäuften Erkrankungen – zwei Annahmen zu: das Vorhandensein eines gemeinsamen Umweltfaktors oder einer erblich bedingten Erkrankung. Dieses Kapitel widmet sich im Folgenden molekulargenetischer Veränderungen, welche nach heutigem Wissensstand im Verdacht stehen im Krankheitsbild der Präeklampsie eine wesentliche Rolle zu spielen. Hierbei sollte jedoch stets hinterfragt werden, ob ein etwaiger genetischer Faktor direkt an der Entstehung der Präeklampsie beteiligt ist, oder möglicherweise eine andere Erkrankung hervorruft, welche sekundär die Entstehung einer Präeklampsie begünstigt (Bsp.: eine angeborene Nierenerkrankung der Mutter, welche eine chronische Niereninsuffizienz hervorruft, die ihrerseits das Risiko für die Entstehung einer Präeklampsie erhöht). Zudem muss bedacht werden, dass die Definition des Begriffs „Präeklampsie" historisch nicht immer einheitlich war, sodass davon ausgegangen werden muss, dass in der Vergangenheit unterschiedliche Pathologien und Manifestationen eines Hypertonus in der Schwangerschaft und/oder einer plazentaren Dysfunktion unter dem Terminus „Präeklampsie" subsumiert und untersucht wurden.

Die Rationale der molekulargenetischen Forschung und Diagnostik beruht auf drei Punkten. Erstens kann die Identifikationen assoziierter Gene dabei helfen neue Biomarker bzw. Testsysteme zu etablieren, durch welche Hochrisikofrauen identifiziert werden und nach Möglichkeit das klinische Outcome durch vorbeugende Behandlung und engere Überwachung verbessert wird. Zweitens liefert das Verständnis um die Funktionsweise solcher Gene bzw. deren Genprodukte Einblicke in die noch unvollständig verstandene Pathogenese der Präeklampsie. Drittens könnten neuartige Behandlungen aus einem verbesserten Verständnis der Präeklampsie resultieren,

https://doi.org/10.1515/9783110612127-005

wodurch das Erkrankungsrisiko verringert und die Auswirkungen auf zukünftige Generationen minimiert wird [4].

Im Vorfeld sollte bereits angemerkt werden, dass es sich bei der Präeklampsie um ein multifaktorielles Geschehen handelt, das nicht durch „klassische" rezessive oder dominante Vererbungsmuster zu erklären ist. Vielmehr ist ein erhöhtes Risiko im Sinne einer genetischen Prädisposition anzunehmen, das durch Umweltfaktoren entsprechend moduliert wird. Dieses ist nicht nur durch einzelne Gene bedingt, sondern die Kombination und Anzahl unterschiedlicher genetischer Varianten [5].

5.2 Grundlagen der Molekulargenetik

Die Molekulargenetik erlangt in der Medizin eine immer größer werdende Bedeutung. Von der Gründung des Human Genome Projects 1990 bis zur Verkündigung der vollständigen Sequenzierung des menschlichen Genoms vergingen gerade einmal 11 Jahre. „Sequenziert" bedeutet hierbei, dass die Basenabfolge der ca. 20.000 codierenden, humanen Gene bekannt wurde. Gleichzeitig bleibt die Funktion vieler Gene bzw. ihrer Genprodukte unklar und wird erst durch weiteres wissenschaftliches Aufarbeiten näher beleuchtet und verständlich gemacht.

Heutzutage ist die Molekulargenetik neben der medizinischen Forschung auch etablierter Bestandteil medizinischer Diagnostik. Dies liegt nicht zuletzt an der zunehmenden weltweiten Verfügbarkeit, sondern auch an der Kostenübernahme durch Krankenkassen, wie dies etwa in Deutschland kasusbezogen der Fall ist. Mittels sogenanntem *next-generation sequencing* (NGS) können heute große Mengen DNA zeit- und kosteneffizient sequenziert und analysiert werden. Anhand krankheitsspezifischer „Panels" werden mehrere Gene, die mit einem klinischen Phänotyp assoziiert sind, gleichzeitig untersucht.

Auch die komplette Sequenzierung der codierenden DNA, das sog. *whole-exome sequencing* (WES; mitunter auch nur als exome-sequencing bezeichnet), ist mit zunehmend geringerem zeitlichem und finanziellem Aufwand möglich. Diese Methode findet mitunter Anwendung, wenn eine krankheitsspezifische Panel-Sequenzierung keine hinreichenden Ergebnisse liefert und/oder nach bisher noch nicht identifizierten, potenziell krankheitsassoziierten Genen gesucht wird.

Die Sequenzierung des kompletten Genoms (*whole genome sequencing*, WGS) beinhaltet neben dem Exom auch die als „nicht-codierend" bezeichneten DNA-Sequenzen, die sogenannten Introns. Über die genauen Funktionen dieses numerisch größten Anteils unseres Genoms ist noch vergleichsweise wenig bekannt. Es ist jedoch anzunehmen, dass sich auch hier individuelle Variationen für bestimmte Krankheitsbilder vorhanden sein können (ein in diesem Zusammenhang häufig genanntes Beispiel ist das Hutchinson-Gilford-Progerie Syndrom, welches bei Betroffenen zu einem verfrühten Alterungsprozess führt. In dem assoziierten Gen *LMNA* (MIM *150330) wird durch eine Punktmutation im Intronbereich eine neue Splice-Stelle generiert, die dazu führt, dass ein verkürztes und fehlerhaftes Genprodukt, das Progerin, entsteht, welches die Erkrankung hervorruft [6]).

Die klassische Sanger-Sequenzierung hat keinesfalls in der Diagnostik an Bedeutung verloren, sondern wird nach wie vor genutzt. Etwa um zu klären, ob Verwandte einer genetisch betroffenen Indexperson möglicherweise auch Träger der entsprechenden Genvariante sind, oder auch um Mutationen eines Gens, die mit NGS identifiziert wurde, zu verifizieren.

Grundsätzlich muss bei der Bewertung von Genvarianten beurteilt werden, ob es sich hierbei um eine *„missense"* oder *„nonsense"* Variante handelt, also ob lediglich ein Austausch einer Aminosäure (*missense*), oder die Generierung eines Stopp-Codons (*nonsense*) Folge ist. Anders als bei den *nonsene*-Mutationen, die in der Regel immer einen pathogenen Charakter haben, gilt dies für *missense*-Mutationen nicht generell, da die Proteinfunktion durch den Austausch einer Aminosäure nicht automatisch fehlerhaft und damit krankheitsrelevant sein muss. Für die Bewertung dieser Varianten hat sich ein anerkanntes System nach den Kriterien des *American College of Medical Genetics and Genomics* etabliert [7]. Hinweisend auf einen pathogenen Charakter einer genetischen Variante ist beispielsweise der Nachweis einer Spontan- bzw. Neumutation eines Erkrankten, dessen gesunde Eltern diese Genvariante nicht tragen. Falls diese Mutation jedoch gehäuft in der Allgemeinbevölkerung zu detektieren ist, ist deren pathogener Charakter eher als unwahrscheinlich zu erachten.

5.3 Präeklampsie als hereditäre Erkrankung

Der Verdacht, dass der Präeklampsie genetische Faktoren zugrunde liegen könnten, leitet sich bereits aus den 1940–1960er Jahren ab. Der Internist John O'Neal Humphris verglich von 1949 bis 1954 am Johns Hopkins Hospital (Baltimore, USA) 100 Frauen, die eine Präeklampsie entwickelten mit 200 Frauen, bei denen die Schwangerschaft unkompliziert verlief. Er beobachtete, dass bei 28 % der präeklamptischen Frauen eine positive Familienanamnese bezüglich hypertensiver Schwangerschaftserkrankungen vorlag, verglichen mit 13 % in der Kontrollgruppe [8]. In den folgenden Jahrzehnten belegten weitere Beobachtungsstudien die familiäre Häufung der Präeklampsie/Eklampsie und stärkten damit die Spekulation über eine mögliche hereditäre Genese. In der Annahme einer monogenen Erkrankung wurde gemäß den Mendel'schen Regeln hierbei am ehesten ein rezessiver Erbgang angenommen [9].

Durch die Analyse numerisch größerer Kohorten konnte generell gezeigt werden, dass Kinder, sowohl Mädchen als auch Jungen, die einer präeklamptischen Schwangerschaft entstammen, eine höhere Wahrscheinlichkeit haben, selbst Kinder zu zeugen, deren Schwangerschaft durch eine Präeklampsie verkompliziert wird [10,11].

Wie groß hierbei der Einfluss einer genetischen Prädisposition im Vergleich zu Umweltfaktoren tatsächlich ist, war Gegenstand einer großen schwedischen Registerstudie aus dem Jahr 2004. In dieser Analyse wurden Vollgeschwister verglichen, deren Mutter während der jeweiligen Schwangerschaft an einer Präeklampsie erkrankte. Im Verlauf wurde untersucht, ob diese Geschwister dann im Erwachsenenalter ebenfalls eines oder mehrere Kinder zeugten, und ob dies jeweils mit dem gleichen Partner war oder mitunter der Partner wechselte. Von den Geschwistern wurde angenommen, dass sie einerseits ähnliches Erbgut teilen (die Wahrscheinlichkeit beträgt für jedes Allel in der Regel 50 %), andererseits während der Kindheit auch ähnlichen Umweltfaktoren ausgesetzt waren. Durch statistische Berechnungen konnte ermittelt werden, dass über 50 % der Prädisposition eine Präeklampsie zu entwickeln auf genetische Faktoren zurückzuführen ist, wobei die Auswirkung maternaler genetischer Varianten hier mit 35 % am bedeutendsten erscheint. In 20 % der Fälle können fetale genetische Varianten (wobei jeweils die Hälfte der Allele von der Mutter beziehungsweise vom Vater stammen) und bei 13 % ein Paareffekt („couple effect") verantwortlich sein. Dieser Paareffekt ist zwar nicht eindeutig definiert, hierbei sind jedoch neben gemeinsamen Umweltfaktoren während der Partnerschaft wie Ernährungsgewohnheiten, Nikotinkonsum etc. auch genetische Interaktionen zu verstehen. Lediglich 1 % waren in diesem Modell bzw. dieser Studie auf Umweltfaktoren während der Kindheit zurückzuführen [12]. Diese Ergebnisse konnten in weiterer Registerstudie aus Norwegen reproduziert werden: Töchter präeklamptischer Mütter hatten ein doppelt so hohes Risiko selbst eine Präeklampsie zu erleiden. Ebenso kam es bei deren weiblichen Geschwistern, die selbst einer normalen Schwangerschaft entstanden, doppelt so häufig zu einer Präeklampsie in der nachfolgenden Generation. Bei Söhnen präeklamptischer Mütter war das Risiko zwar geringer, dennoch im Vergleich zur Normalbevölkerung erhöht. Zudem wurde beobachtet, dass familiär gehäufte Präeklampsien häufiger einen schweren Verlauf hatten [13]. Die Ergebnisse solcher Studien legen die genetische Prädisposition der Präeklampsie daher sehr nahe [12,14].

5.3.1 Identifikation eines genetischen Locus

Aufgrund des Fortschritts auf dem Feld der Molekulargenetik wurden bereits Ende des 20. Jahrhunderts breite genetische Analysen initiiert, um Genvarianten zu detektieren, welche die Entstehung einer Präeklampsie begründen können. Hierzu wurden unter anderem sogenannte genomweite Linkeage-Analysen durchgeführt. Anhand dieser Methodik können in betroffenen Familien Chromosomenabschnitte identifiziert werden, deren Vererbung an die nachfolgende Generation mit einer entsprechenden Erkrankung einhergehen. Diese statistische Berechnung liefert den sogenannten LOD-Score (logarithm of the odds), der aussagt wie hoch die Wahrscheinlichkeit ist, dass ein bestimmter Chromosomenabschnitt ein mit der Erkrankung assoziiertes Gen tragen könnte. Diese Linkeage-Analysen wurden bei betroffenen Familien in unterschiedlichen Ländern durchgeführt (Australien, Niederlande, Neuseeland) und hiermit identifizierte Chromosomenabschnitte als krankheitsassoziiert postuliert [5,15].

Beispielsweise untersuchten Harrison et al. 1997 mittels Linkeage-Analyse 15 australische Familien mit Präeklampsie/Eklampsie. Hierbei erfolgte die molekulargenetische Untersuchung aus DNA-Proben der Mütter (n = 77). Für eine Kandidatenregion auf dem langen Arm von Chromosom 4 wurde in diesem Rahmen ein entsprechend hoher LOD-Score (2,9) ermittelt. Guo et al. identifizierten ebenfalls mittels vergleichbarer Methodik einen Locus auf dem langen Arm von Chromosom 7 (7q36) mit einem maximalen LOD-Score von 2,14 [17].

STOX1

Den Untersuchungen von Harrison und Guo war die Annahme gemein, dass eine maternale genetische Variante für die Präeklampsie verantwortlich sein müsste. Formal würden jedoch eine paternale oder fetale Variante (bspw. eine Neumutation) ebenso in Betracht kommen. Daher untersuchten Lachmeijer et al Halbgeschwister derselben Mutter, bei welchen eine Präeklampsie bzw. ein HELLP-Syndrom während der Schwangerschaft auftrat.

In der DNA dieser Mütter wurde ein Locus auf dem langen Arm von Chromosom 10 identifiziert, der mit der Prädisposition zu einer Präeklampsie assoziiert ist (10q22). In diesem Bereich ließen sich bei Betroffenen *missense*-Varianten in dem Gen *STOX1* (MIM *609397) identifizieren [18]. *STOX1* codiert für das DNA-bindende Protein „Storkhead box 1" (STOX1), welches im Zytoplasma oder dem Nucleus lokalisiert ist, und dessen Isoformen regulatorisch während des Zellzyklus, insbesondere der Mitose, wirken [19]. Bei einer großen Anzahl Betroffener der Lachmeijer-Kohorte, konnte eine *STOX1* splice-site Mutation nachgewiesen werden, die zum Austausch der Aminosäure Tyrosin zu Histidin an Aminosäureposition 153 führt (p.Tyr153His) und maternal vererbt wird. Die Expression des fehlerhaften STOX1 ließ sich ebenfalls in Zellen des extravillösen Trophoblasten nachweisen, so dass anzunehmen ist, dass eine gestörte plazentare STOX1-Funktion entscheidenden Anteil an der Entstehung einer Präeklampsie hat [18]. Die Pathogenität dieser *STOX1*-Variante (p.Tyr153His) verbleibt jedoch diskussionsbedürftig, da eine weitere Studie diese Mutation ebenso in der maternalen DNA gesunder Schwangerschaften nachweisen konnte [20]. Ebenso konnte die Vermutung, dass lediglich die maternal vererbte Variante von *STOX1* für die Krankheitsentstehung verantwortlich sei und das paternale Allel inaktiv verbleibt, nicht bestätigt werden, da sich in Trophoblastenzellen präeklamptischer Plazenten keine entsprechenden Methylierungsmuster darstellen ließen, die auf ein sog. Imprinting hinweisen [20].

Andererseits konnte *in vitro* und *ex vivo* nachgewiesen werden, dass diese *STOX1* Variante direkt zur Hochregulation der Expression des Zelladhäsionsproteins α-T-catenin (*CTNNA3*, MIM *607667) führt, wodurch im ersten Trimester die Invasion des Trophoblasten gehemmt wird [21].

ACVR2A

ACVR2A (MIM *102581) codiert für einen bestimmten Rezeptor für Wachstumsfaktoren (Aktivinrezeptor Typ 2 A), der zahlreiche zelluläre Funktionen wie Proliferation, Differenzierung und Apoptose vermittelt [22]. Eine bestimmte genetische Promotorvariante dieses Rezeptors (rs1424954) führt zu einer reduzierten ACVR2A-mRNA-Expression [23]. *ACVR2A*-Polymorphismen sind in unterschiedlichen Kohorten weltweit mit Präeklampsie assoziiert [24–28]. Zudem wurde nachgewiesen, dass im Chorion bzw. der Decidua präeklamptischer Schwangerschaften eine verminderte ACVR2A-Expression nachweisbar ist [29]. Ebenso führt eine Suppression von ACVR2A zu einer abnormalen Adhäsion, Proliferation, Migration und Invasion des Trophoblasten [30]. Diese Daten stützen durchaus die Annahme, das *ACR2A* bzw. dessen Varianten bei der Pathogenese der Präeklampsie eine wichtige Rolle spielen könnte.

Weitere genetische Loci

Tab. 5.1: Kandidatengene mit Assoziation zur Entstehung einer Präeklampsie.

	Gen (MIM)	Genprodukt	Referenz
Blutdruck, Endothel-funktion	ACE (*106180)	Angiotensin converting enzyme	Rahimi et al [31]
	AGT (*106150)	Angiotensinogen	Ward et al [32]; Arngrímsson et al. [33]
	AGTR1 (*106165)	Angiotensin II Rezeptor	Rahimi et al. [31]
	NOS3 (*163729)	Endotheliale Stickstoff-monoxid Synthase	Dai et al. [34]; Zeng et al. [35]
	QRFPR (*3063315)	Pyroglutamylierter RFamid-Peptidrezeptor	Melton et al. [36]
Immunsystem	TNF (*191160)	Tumornekrose Faktor	Zubor et al. [37]; Harmon et al. [38]
Blutgerinnung	FV (*612309)	Faktor V	Dizon-Townson et al. [39]
	MTHFR (*607093)	Methylentetrahydrofolat-Reduktase	Salimi et al. [40]
Lipidstoffwechsel	APOE (*107741)	Apolipoprotein E	Procopciuc et al. [41]; Mao et al. [42]
	LPL (*6097088)	Lipoprotein L	Procopciuc et al. [43]

Genvarianten, deren Produkte in unterschiedlichen Stoffwechselvorgängen und Körperfunktionen eine wesentliche Rolle spielen, wurden bisher mit der Entstehung der Präeklampsie assoziiert. Die hier aufgelisteten Gene sind das Ergebnis von sowohl Kohorten- als auch funktioneller Analysen. MIM: Mendelian Inheritance in Man.

STOX1 und *ACVR2A* stehen hierbei nur beispielhaft für diverse Gene, deren Varianten eine Assoziation mit der Präeklampsie vermuten lassen. Häufig hängt die Suche nach genetischen Varianten auch nach dem gegenwärtigen Verständnis der Erkrankung ab. Somit wurde insbesondere Kandidatengenen mit Bezug zu Endotheldysfunktion und Hypertonie, Immunantwort, Lipidstoffwechsel, oder Thrombophilie gesucht und unterschiedliche Polymorphismen und Varianten assoziiert [4] (Tab. 5.1). Einschränkend muss beachtet werden, dass die Reproduktion solcher Ergebnisse in unterschiedlichen Populationen und Kohorten mitunter erfolglos war, so dass die Studienergebnisse stets vorsichtig zu diskutieren sind [4].

5.3.2 Genomweite Assoziationsstudien (GWAS)

Wie bereits angedeutet, ist der Fortschritt auf dem Feld der Molekulargenetik innerhalb kurzer Zeit beachtlich. Dies führt dazu, dass mittlerweile genomweite Assoziationsstudien (genome wide association studies, GWAS) bei unterschiedlichen Erkrankungen durchgeführt werden, um genetische Varianten zu finden, die mit der Entstehung eines Krankheitsbildes assoziiert sind. Der Unterschied von GWAS zur bereits besprochenen Linkeage-Analyse liegt darin, dass GWAS nach genetischen Unterschieden in größeren Populationen suchen, wohingegen Linkeage-Analysen in der Regel in Familien Anwendung finden, bei welchen ein bestimmtes Merkmal in mehreren Generationen auftritt.

Das Prinzip der GWAS ist, dass „häufigen" Erkrankungen, wie beispielsweise der Präeklampsie, die weltweit 3–5 % aller Schwangerschaften betrifft, auch häufige genetische Varianten zugrunde liegen müssen. Mit dieser Methode werden demnach große Kohorten untersucht, welchen eine bestimmte Erkrankung beziehungsweise ein Merkmal gemein ist und mit Populationen verglichen, bei welchen diese nicht auftritt. Dabei wird nicht primär nach Varianten in den codierenden Gen-Sequenzen gesucht, sondern vorher definierte Einzelnukleotid-Polymorphismen (single nucleotide polymorphisms, SNPs) genutzt, die mitunter auch in der nicht-codierenden Sequenz lokalisiert sind. Bei diesen SNPs handelt es sich um Variationen eines einzelnen Basenpaars, welche vererbt werden. Das Ergebnis der GWAS liefert lediglich die Assoziation eines Merkmals mit einem etwaigen SNP und darf nicht fälschlicherweise als Kausalität interpretiert werden.

McGinnis et al. setzten dies um, indem sie für Kinder präeklamptischer Mütter eine GWAS durchführten und hierbei den SNP rs4769613 identifizierten, welcher mit der Erkrankung assoziiert wird [44]. Dieser ist im Bereich des Gens *FLT1* (MIM *165070) lokalisiert, welches für die FMS-related Tyrosin Kinase 1 (syn. VEGF-Rezeptor 1) codiert. (Abb. 5.1) In Subgruppen-Analysen war diese Assoziation für late-onset Präeklampsien, sowie Neugeborene mit einer intrauterinen Wachstumsretardierung (< 10. Perzentile) am stärksten. Dass in diesem Fall der identifizierte Polymorphismus außerhalb der codierenden Sequenz liegt, schließt eine Kausalität keineswegs

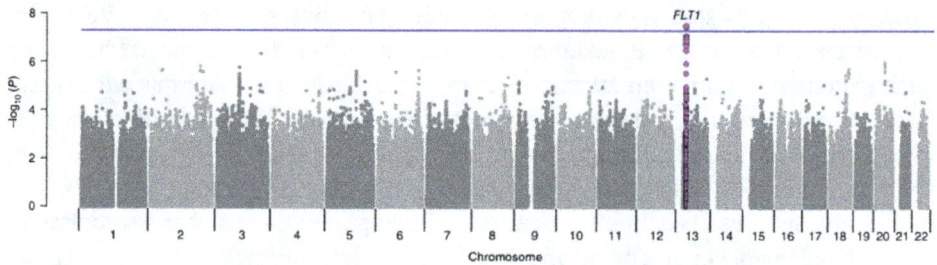

Abb. 5.1: Manhattan Plot einer in 2017 publizierten Arbeit von McGinnis et al., bei welcher in einer genomweite Assoziationsstudie das Genom von 2658 Probanden untersucht wurde, die einer prä-eklamptischen Schwangerschaft entstammen (Kontrollgruppe n = 308.292). Auf Chromosom 13 konnte hiermit ein SNP (rs4769613) identifiziert werden, der in dieser Analyse eine signifikante Assoziation zur Präeklampsie aufweist (P = 5 × 10^{-8}). X-Achse: Position der Variante im Genom; Y-Achse: negativer Logarithmus des P-Wertes. Die blaue Linie markiert hier die genomweite Signi-fikanz. (Quelle: McGinnis et al. [44]).

aus, da sich dieser in einer sogenannten Enhancer-Region von *FLT1* befindet und so-mit eine Beeinflussung der Expression möglich ist.

Mittlerweile gibt es zahlreiche Linkeage- und GWAS-Analysen zur Präeklampsie, die unterschiedliche, meist maternale genetische Loci identifizieren konnten (Abb. 5.2). Jedoch gestaltet sich die wirkliche Suche nach einem Kandidatengen wei-terhin schwierig. Dies lieg daran, dass die Reproduktion der Ergebnisse in unter-schiedlichen Populationen nicht gelang. Zum anderen, dass das Verständnis um die molekulargenetische Pathogenese der Präeklampsie unvollständig ist. Die Annahme einer monogenen Erkrankung ist unwahrscheinlich. Vielmehr muss von einem kom-plexen Erkrankungsmechanismus ausgegangen werden, dem Varianten und Muta-tionen in zahlreichen Genen zugrunde liegen [8]. Die Ergebnisse McGinnis et al. um den *FLT1*-SNP sowie die auch funktionell untersuchten *STOX1* und *ACVR2*-Varianten sind vielversprechend. Inwiefern die Identifikation dieser Gene Einfluss auf prognos-tische Scores, diagnostische und möglicherweise irgendwann therapeutische Optio-nen hat, muss in den kommenden Jahren untersucht werden.

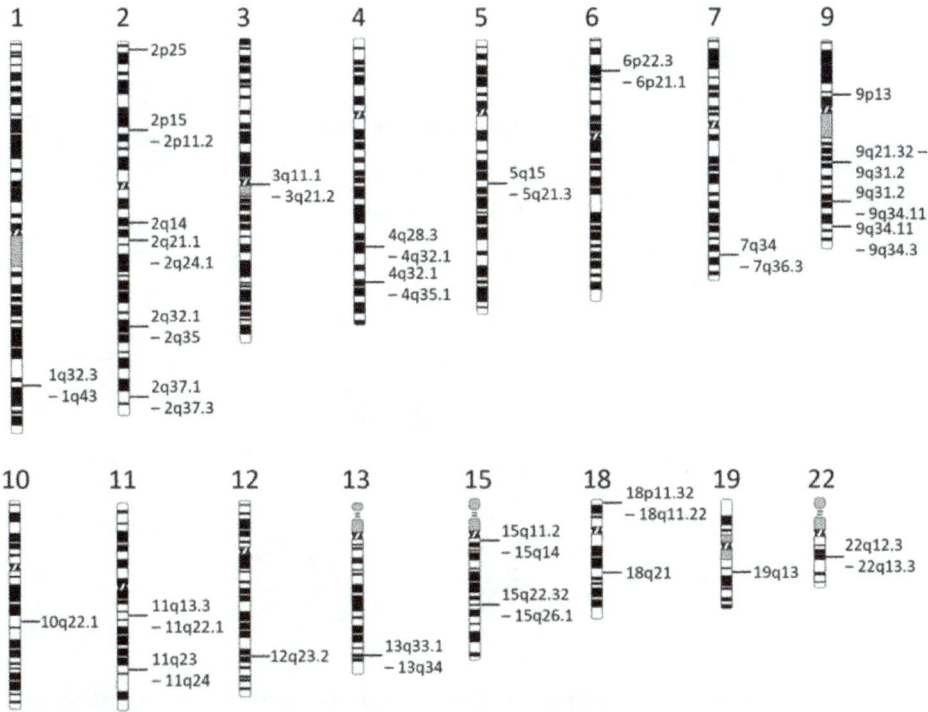

Abb. 5.2: Darstellung chromosomalen Lokalisation der Polymorphismen/Varianten, die bisher in genomweiten Untersuchungen mit einer erhöhten Anfälligkeit für die Entstehung einer Präeklampsie beschrieben wurden (sog. genetische Suszeptibilität). Bis auf 18q21 weisen alle hier dargestellten Loci auf die maternale Suszeptibilität hin. 18q21 bezieht sich die fetale Suszeptibilität. (Quelle: Yong et al. [4]).

5.3.3 Einfluss eines plazentaren Mosaiks (confined placental mosaicism, CPM)

Abgesehen von den Trisomien 13, 18 und 21 resultieren solche autosomalen numerischen Chromosomenaberrationen in der Regel in einem Abort. Angenommen im Rahmen einer Chorionzottenbiopsie wird eine Trisomie, beispielsweise eine Trisomie 7, diagnostiziert, so hat dies nicht zwangsläufig zu bedeuten, dass die Chromosomenaberration auch in den fetalen Zellen vorliegt. Im Rahmen eines Mosaiks ist es theoretisch möglich, dass die Trisomie auf die Zellen des Trophoblasten begrenzt ist. Dieser als „confined placental mosaicism" (CPM) bezeichnete Mechanismus wurde erstmals 1983 von Kalousek und Dill beschrieben [45] (Abb. 5.3). Ein CPM für das Chromosom 13 scheint in Untersuchungen mit einem erhöhten Risiko für eine intrauterine Wachstumsrestriktion assoziiert zu sein. Für die Entstehung einer Präeklampsie konnten diese Studien mit nur kleinen Fallzahlen diesen Nachweis bisher nicht erbringen [46]. Der Vermutung, dass durch eine Trisomie 13 möglicherweise auch ei-

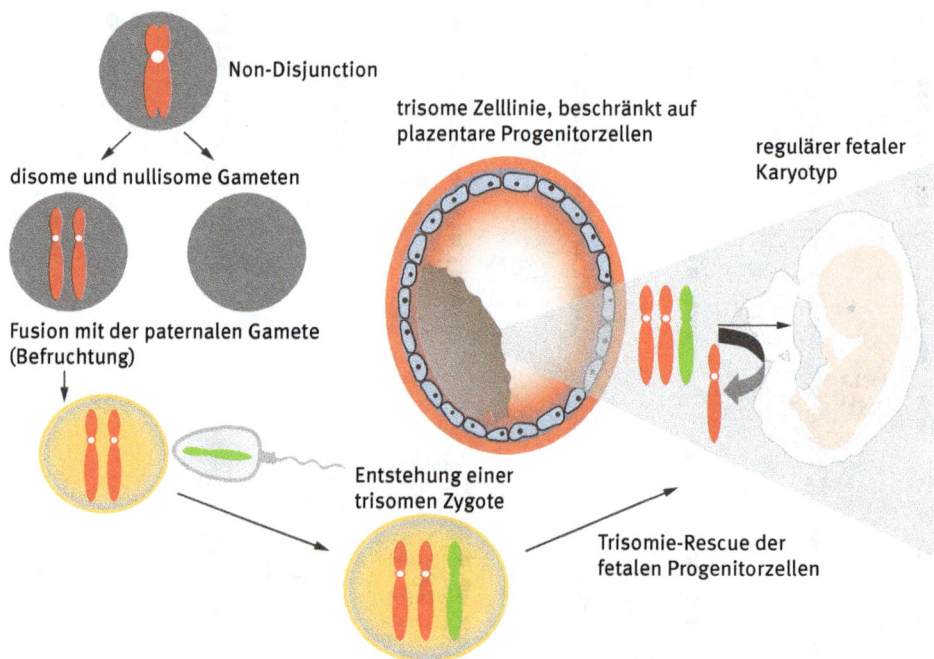

Abb. 5.3: Entstehung eines plazentaren Mosaiks: kommt es in der Meiose nicht zu einer korrekten Aufteilung der Chromosomen so entsteht ein diploider Gamet. Durch die Verschmelzung mit einem normalen Gameten (hier schematisch als Spermium dargestellt) entsteht ein trisomer Chromosomensatz. In den anschließenden postzygotischen Teilungen kann es zu einem sog. Trisomie-„Rescue" kommen: die fetale Vorläuferzelle gibt ein Chromosom an die Vorläuferzelle der Plazenta ab, so dass ein regulärer, diploider Chromosomensatz im Fetus vorhanden ist, gleichzeitig eine Trisomie der Plazenta. (Quelle: Jebbink et al. [15]).

ne vermehrte Expression des auf dem Chromosom 13 lokalisierten *FLT1* stattfindet, liegt die Tatsache zugrunde, dass bei solchen Schwangerschaften signifikant höhere sFLT-1 Konzentrationen in plazentarem Gewebe messbar sind [47].

5.4 Epigenetik der Präeklampsie

Der Fachbereich der Epigenetik befasst sich mit der Frage, in welcher Form die Aktivität eines Gens beeinflusst wird. Hierbei spielen chemische Veränderungen des Chromatins, die DNA-Methylierung und der Einfluss nicht-codierender RNA (ncRNA) eine entscheidende Rolle. Die codierende Sequenz an sich ist hierbei nicht betroffen, jedoch die Ausprägung des Phänotyps durch die epigenetischen Modifikationen.

5.4.1 DNA Methylierung

Mehrere genomweite Untersuchungen konnten unterschiedliche Methylierungsmuster in plazentarem Gewebe, maternalem und fetalem Blut nachweisen. Generell finden sich im Vergleich zu gesunden Schwangerschaften andersartige Methylierungsmuster, die unterschiedlichste Signalkaskaden betreffen [48,49] (Abb. 5.4). Auch während der frühen (early onset) und späten (late onset) Präeklampsie lassen sich unterschiedliche DNA-Methylierungen nachweisen. Dies lässt die Vermutung zu, dass es sich hierbei ätiologisch unterschiedliche Erkrankungen handelt.

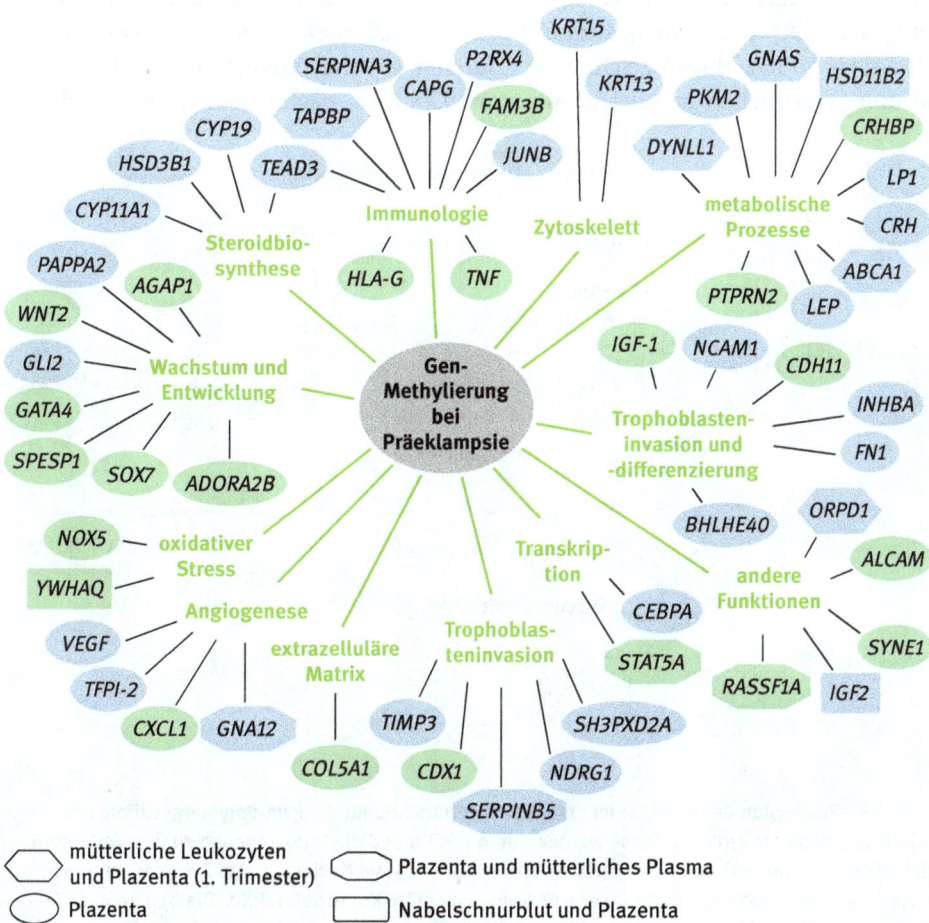

Abb. 5.4: Darstellung bisher nachgewiesener und relevanter Änderungen der Methylierungsmuster spezifischer Gene während der Präeklampsie in Abhängigkeit des zugehörigen Gewebes. Die Annotation der zugehörigen Signalkaskaden sind in den grünen Boxen dargestellt. Hypermethylierte Gene sind grün dargestellt, hypomethylierte Gene sind blau dargestellt. (Quelle: modifiziert nach Apicella et al. [49]).

5.4.2 Die Rolle der microRNAs

Manche RNA-Moleküle sind nicht für die Proteintranslation verantwortlich und werden daher als nicht-codierende RNA bezeichnet. Abhängig von ihrer Länge werden sie als lang (> 200 Nucleotide), kurz (< 200 Nucleotide) oder als microRNA (miRNA; ~22 Nucleotide) bezeichnet. Initial erfolgt die Transkription einer primary-miRNA (pri-miRNA) aus den verantwortlichen Genen, die dann noch intranuklear zur precursor-miRNA (pre-miRNA) prozessiert wird. Zytoplasmatisch wird dann die pre-miRNA durch die Endoribonuclease DICER sowie durch die katalytischen Argonautenproteine zur eigentlichen miRNA (Einzelstrang) verkürzt. Diese Proteine bilden zusammen den RNA-induced-silencing-complex (RISC), welcher durch Bindung und Aufspaltung von mRNA für ein posttranskriptionelles „Gen-Silencing" verantwortlich ist [50,51] (Abb. 5.5). MiRNA zeichnet sich durch eine hohe Stabilität aus, und lässt sich in unterschiedlichen Kompartimenten und Geweben nachweisen, in denen sie die

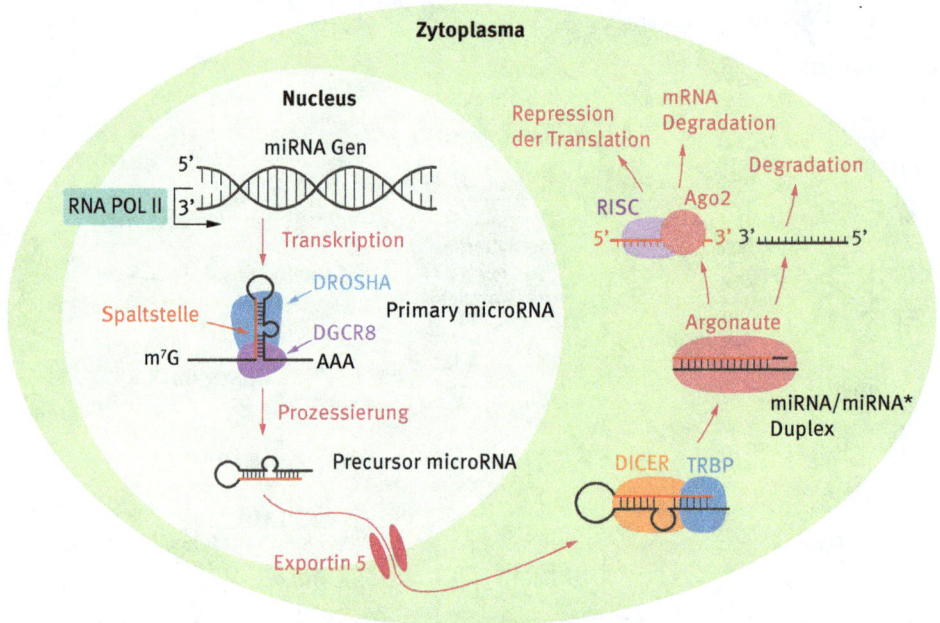

Abb. 5.5: Prozession der miRNAs: Im ersten Schritt transkribiert die RNA-Polymerase II die primären mi-RNAs (primary microRNA). Diese werden durch DGCR8 und die RNase Drosha zu den Vorläufern der miRNA (pre-miRNA) prozessiert und anschließend aus dem Nucleus in das Zytoplasma transloziert. Hier generiert das Enzym Dicer eine komplementäre Kopie der miRNA. Die beiden miRNA-Stränge (miRNA/miRNA*-Duplex) werden nachfolgend getrennt. Der miRNA-Strang wird dann an Argonautenproteine (bspw. Ago2) des RNA-induced silencing complex (RISC) übergeben. Der entstehende Komplex ist dann in der Lage die Translation der Ziel mRNA zu beeinflussen bzw. durch die Endonucleaseaktivität von Ago2 auch Ziel-mRNA abzubauen. Abkürzungen: DGCR8, DiGeorge syndrome critical regnio gene 8; m^7G, 7-Methylguanosin (Quelle: Hemmatzadeh et al., J Cell Physiol 2019:1–14).

Translation von Proteinen diverser Stoffwechselvorgänge beeinflussen und bei Entwicklungsvorgängen eine wesentliche Rolle spielen kann [52].

Mittlerweile konnte gezeigt werden, dass Zellen des Synzytiotrophoblasten Vesikel mit miRNA, sogenannte Exosomen, in das mütterliche Blut abgeben und hiermit eine Modulation des maternalen Immunsystem bewirken und eine Immuntoleranz erzeugen können [53].

Bisher wurden mehrere miRNAs identifiziert, welche einen Einfluss im Rahmen der Präeklampsie zu haben scheinen.

Zu Beginn der Schwangerschaft regt der Sauerstoffmangel im Gewebe die Trophoblastenzellen zur Proliferation an, einhergehend mit einer gesteigerten Expression von hypoxia-inducible factor 1α (HIF-1α). Mit zunehmender Gefäßinvasion endet dieser Zustand am Ende des 1. Trimesters bis Beginn des 2. Trimesters [1]. Bei persistierender Gewebshypoxie bleibt die plazentare HIF-1α Expression erhöht – im Übrigen auch ein Großteil der bekannten hypoxie-assoziierten miRNAs. MiRNA-210 konnte bei *early-* und *late-onset* Präeklampsien sowohl in plazentarem Gewebe als auch maternalen Blut gefunden und bei schweren Verläufen eine signifikant erhöhte Expression nachgewiesen werden [54]. In-vitro konnte sogar gezeigt werden, dass die Transfektion von isolierten Trophoblastenzellen mit miRNA-210 zu einer deutlich reduzierten Zellmigration und Invasion führt, der durch die Inkubation mit eine spezifisch bindenden und inhibierenden anti-miRNA-210 wieder reversibel war [55]. Welche molekularen Mechanismen durch miRNA-210 ausgelöst werden ist nicht vollständig geklärt werden, jedoch wird unter anderem eine Suppression der Expression des Kaliumkanal-Modulators KCMF1 (*KCMF1*, MIM *614719) diskutiert [56]. Ebenso von STAT6 (*STAT6*, MIM *601512), welches mit einer reduzierten Interleukin-4 Expression einhergeht aber auch von Signalkaskaden, welche für das embryonale Wachstum bedeutend sind, wie etwa Ephrin-3A (*EFNA3*, MIM *601381), das für die Entstehung des vaskulären Systems eine wichtige Rolle spielt [57].

Weiteren miRNAs wird eine wichtige Rolle im Rahmen der Präeklampsie nachgesagt, wie etwas miRNA-223, deren Expression für eine Immunmodulation im plazentaren Gewebe verantwortlich zu sein scheint. Hierbei könnte eine Rolle spielen, dass durch die Exposition gegenüber Samenflüssigkeit die maternale miRNA-223 Expression gesteigert wird und möglicherweise eine Immuntoleranz gegenüber paternaler Antigene geschaffen wird [58].

Eine gestörte Angiogenese gehört zu einem der Charakteristika der Präeklampsie. Die Rolle der miRNA-126/126* wird in diesem Zusammenhang häufig diskutiert, die eine gesteigerte Wirkung proangiogener Faktoren wie VEGF vermittelt und eine hierdurch verbesserte Gefäßbildung *in-vivo* nachgewiesen werden konnte [59,60].

Auf Chromosom 19 findet sich ein Abschnitt, welcher mehrere für miRNA codierende Gene trägt und als Cluster C19MC bezeichnet wird. MiRNAs dieses Clusters lassen sich vermehrt im Trophoblasten sowie in Exosomen im maternalen Blut nachweisen. Vor allem eine gesteigerte Expression der zum C19CM gehörigen miRNAs-517a/b/c ist mit erhöhten sFLT1-Konzentrationen assoziiert. In einem weiteren Cluster, der als C14MC bezeichnet wird, konnten miR-346 und miR-582–39 identifiziert werden, die die VEGF-Produktion im Trophoblasten signifikant reduzieren [61].

Solche spezifischen miRNA-Muster stellen während der Schwangerschaft eine Reaktion auf unterschiedliche äußere und innere Einflussfaktoren dar und eine Alteration dieser Expressionsprofile kann den Verlauf der Schwangerschaft entscheidend beeinflussen [62]. Dieser Bereich der Epigenetik stellt einen vielversprechenden Schwerpunkt für die Erforschung sowie die Entwicklung neuer therapeutischer Optionen der Präeklampsie dar.

5.5 Genetik weiterer schwangerschaftsassoziierter Erkrankungen

5.5.1 Thrombotische Mikroangiopathien

Anders als bei der Präeklampsie selbst, konnte bei dem postpartalen atypischen hämolytisch-urämischen Syndroms (aHUS) bereits gezeigt werden, dass hereditäre Faktoren wesentlichen Anteil an der Krankheitsentstehung haben. Dieses Krankheitsbild lässt sich in den Formenkreis der thrombotischen Mikroangiopathien (TMA) einordnen, zu denen etwa auch die thrombotische thrombozytopene Purpura gehört (TTP; Moschcowitz-Syndrom).

Hierbei kommt es zu einer Endothelschädigung, meist im Kapillarstromgebiet, die zu einer Thrombozytenaktivierung führt. Die thrombotische Verlegung der Kapillaren bedingt ihrerseits eine mechanische Hämolyse („Coombs-Test negativ") mit dem entsprechenden laborchemischen Zeichen einer hämolytischen Anämie (Anämie, Thrombozytopenie, Fragmentozyten, erniedrigtes Haptoglobin, erhöhte Lactatdehydrogenase, erhöhtes Bilirubin). Durch die Minderperfusion des betroffenen Gewebes kommt es zur Ischämie und einem resultierenden Organschaden. Zwar finden sich häufig renale und zentralnervöse Manifestationen, prinzipiell können jedoch alle Organsysteme von der TMA betroffen sein.

Die klinische Abgrenzung und Differentialdiagnose zwischen aHUS, TTP und letztlich auch dem HELLP-Syndrom (hemolysis, elevated liver enzymes, low platelets) stellt aufgrund der mitunter ähnlichen Präsentation eine Herausforderung dar.

5.5.2 Das postpartale atypische hämolytisch-urämische Syndrom

In der Pathogenese des aHUS spielt das Komplementsystem eine wesentliche Rolle. Dieser angeborene Teil unseres Immunsystems wird durch unterschiedliche Wege aktiviert: den „klassischen Weg", den „Lectin-Weg" und den „alternativen Weg". Die gemeinsame Endstrecke dieser unterschiedlichen Aktivierungspfade ist die Formation des sog. terminalen Angriffskomplexes (oder auch „membrane attack complex"), der einen Zusammenschluss unterschiedlicher Komplementfaktoren (C5b, C6, C7,

C8) darstellt und in der Lage ist, Zellmembranen zu durchdringen und beispielsweise bei pathogenen Erregern wie bekapselten Bakterien, eine Zelllyse zu induzieren. Neben aktivierenden Komplementfaktoren ist auch die Wirkung inhibitorischer Komplementfaktoren notwendig, um eine unkontrollierte Aktivierung des Komplementsystems zu verhindern und ein Gleichgewicht zu wahren (Abb. 5.6).

Im Rahmen eines aHUS geht mitunter die Wirkung der inhibitorischen Faktoren verloren. Da der alternative Komplementweg eine autoaktivierende Funktion durch das C3-Spaltprodukt C3b hat, kann es in dieser Situation zu einer unkontrollierten Aktivierung der Komplementkaskade mit exzessiver Formation des terminalen Angriffskomplexes kommen, welcher eine Endothelschädigung hervorruft. (Abb. 5.7). Diese führt ihrerseits zu einer Aktivierung der Gerinnungskaskade mit Verbrauch von Thrombozyten, der resultierenden hämolytischen Anämie sowie einer Organschädigung [63,64].

Etwa 10 % aller aHUS-Fälle entstehen postpartal, so dass die Schwangerschaft bzw. Entbindung als relevanter Risikofaktor angesehen werden muss [65]. In französischen Studien konnte nachgewiesen werden, dass bei über 50 % der Patientinnen mit postpartalem aHUS eine genetische Prädisposition im Sinne einer pathogenen Variante in einem der komplement-kodierenden bzw. komplement-assoziierten Gene vorhan-

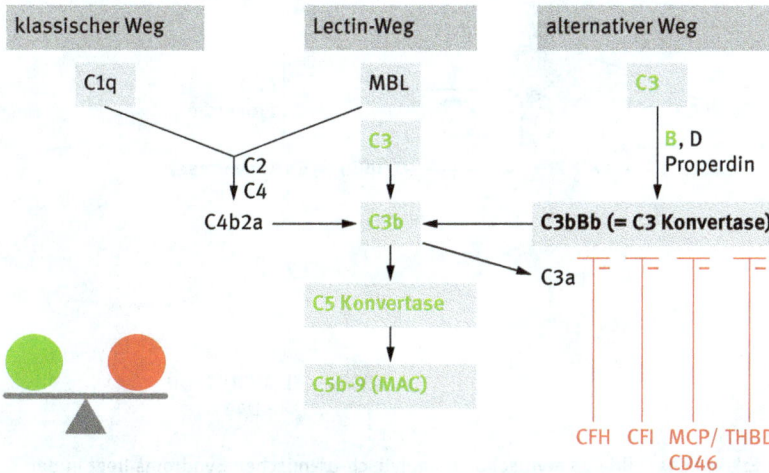

Abb. 5.6: Es gibt unterschiedliche Wege, über welche das Komplementsystem aktiviert werden kann: den klassischen Weg, den Lektin-Weg und den Alternativen Weg. Die gemeinsame Endstrecke ist die Formation des terminalen Angriffskomplexes (MAC, membrane attack complex), der sich aus unterschiedlichen Komplementfaktoren zusammensetzt. Neben aktivierenden Komplementfaktoren gibt es physiologischerweise auch Inhibitoren der Komplementkaskade wie die löslichen Komplementfaktoren H (CFH) und I (CFI) und die membranständigen Inhibitoren „membrane cofactor protein" (MCP; auch als CD46 bezeichnet) und Thrombomodulin (THBD). Durch das Zusammenspiel der einzelnen Faktoren wird somit eine Überaktivität des Komplementsystems vermieden. MBL, Mannose-bindendes Lektin. (Quelle: modif. nach Münch et al. [71]).

den war. Am häufigsten zeigten sich hierbei Mutationen in den codierenden Genen der löslichen Komplementfaktoren H (*CFH*, MIM *134370) und I (*CFI*, MIM *217030; Tab. 5.2; Abb. 5.7) [65]. Die Schwangerschaft selbst stellt eine Phase der Aktivierung des mütterlichen Komplementsystems dar. Gleichzeitig werden durch die Plazenta komplementinhibitorische Faktoren in die mütterliche Zirkulation abgegeben, so dass hier ein entsprechender Antagonismus anzunehmen ist. Mit der Geburt der Plazenta geht diese komplementinhibitorische Funktion verloren, so dass postpartal ein erhöhtes Risiko besteht. Peripartale Entzündungen, Blutungen, Infektionen sowie der Übergang fetaler Zellen in das maternale Blut können die Komplementaktivität noch erhöhen, so dass eine kritische Schwelle erreicht bzw. überschritten werden kann und eine ungebremste Aktivierung der Komplementkaskade eintritt [65–67].

Die Präeklampsie scheint bei der thrombotischen Mikroangiopathien, insbesondere beim postpartalen aHUS einen additiven Risikofaktor darzustellen [64]. Der genaue Mechanismus ist noch nicht aufgedeckt, jedoch erscheint der renale Verlust von Komplementinhibitoren im Rahmen der Proteinurie als Ursache möglich. Zudem vermag eine durch sFLT-1 vermittelte Reduktion der parakrinen VEGF-Wirkung zwi-

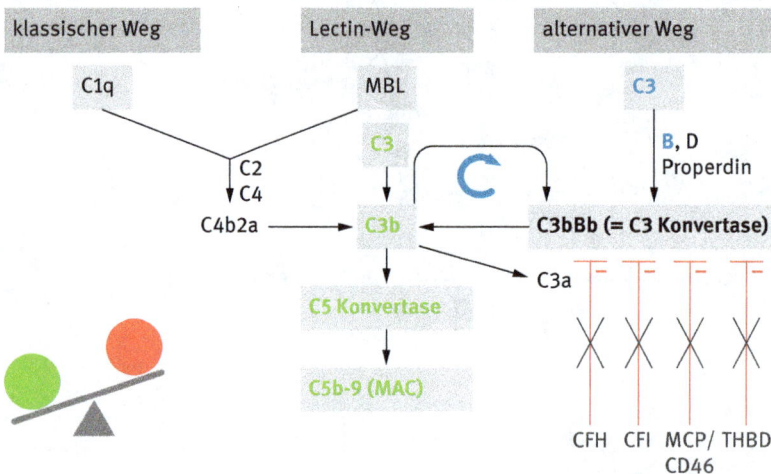

Abb. 5.7: Bei dem Erkrankungsbild des atypischen hämolytisch-urämischen Syndroms liegt in der Regel eine Überaktivität der Komplementkaskade vor, welcher häufig eine insuffiziente Wirkung der Inhibitoren zugrunde liegt. Hierzu gehören u. a. pathogene Varianten der kodierenden Gene der Komplementfaktoren bzw. der komplementsystem-assoziierten Proteine. Ebenso können Auto-Antikörper gegen die einzelnen Komplementinhibitoren entstehen. Additiv hat der Alternative Komplementweg auch noch die Möglichkeit einer Auto-Aktivierung durch C3-Spaltprodukte, so dass es unter gleichzeitig fehlender Inhibition zu einer massiven, unkontrollierten Aktivierung der Komplementkaskade mit Formation des terminalen Angriffskomplexes (MAC; membrane attack complex) kommt. Additiv wirkt das C5-Spaltprodukt C5a (hier nicht dargestellt) chemotaktisch und kann die Inflammation noch verstärken. MBL, Mannose-bindendes Lektin. (Quelle: modif. nach Münch et al. [71]).

schen Podozyten und Endothelzellen die endotheliale Integrität zu beeinträchtigen und Zellschädigung zu begünstigen [68].

Tab. 5.2: Postpartales atypisches hämolytisch-urämisches Syndrom: Häufigkeit pathogener Varianten in Genen, die für Komplementfaktoren bzw. komplementsystem-assoziierte Proteine kodieren (nach Bruel et al. [65]).

Betroffenes Gen (MIM)	N (%)
CFH (*134370)	26 (31)
CFI (*217030)	8 (9)
MCP (*12092)	3 (3)
C3 (*120700)	3 (3)
CFB (*13870)	0 (0)
THBD (*188040)	1 (1)
Kombinierte Varianten:	8 (9)
Insgesamt:	49 (56)
Kein Nachweis einer Variante:	38 (44)

5.5.3 Die thrombotische thrombozytopene Purpura (Moschcowitz Syndrom)

Das nach dem Erstbeschreiber einer thrombotischen Mikroangiopathie benannte Syndrom ähnelt in seiner klinischen Präsentation dem aHUS bzw. auch dem HELLP-Syndrom, beruht jedoch auch einer anderen Pathophysiologie. Durch Endothelzellen werden fortlaufend von-Willebrand Multimere produziert, welche durch die Metalloprotease ADAMTS13 gespalten werden, so dass die Akkumulation großer Multimere vermieden wird und letztlich ein Gleichgewicht zwischen Synthese und Abbau besteht. Im Rahmen der TTP kommt es zu einem Mangel an ADAMTS13, so dass es zu einem Überwiegen langer von-Willebrand Multimere kommt, die zur einer spontanen Thrombozytenaktivierung führen. Diese resultiert in thrombotischen Gefäßverschlüssen, einer mechanischen hämolytischen Anämie sowie, je nach betroffenem Organsystem, zu dem entsprechenden Endorganschaden.

Häufig finden sich Autoantikörper gegen ADAMTS13, die schlussendlich zu einer verminderten Aktivität der Protease führen. Der hereditäre ADAMTS13-Mangel aufgrund pathogener, meist bi-allelisch rezessiver Varianten in dem codierenden Gen (*ADAMTS13*; MIM *604134) kann ebenso zur klinischen Ausprägung der TTP führen, welche als Upshaw-Schulman-Syndrom bezeichnet wird. In dieser Konstellation stellt die Schwangerschaft einen besonderen Trigger dar und führt in diesem Rahmen nicht selten zur Erstmanifesation [69]. Das rechtzeitige Erkennen des Krankheitsbildes an sich ist unabdingbar, um eine optimales maternales und fetales Outcome zu ermöglichen. Die molekulargenetische Diagnostik ist bei diesem Krankheitsbild im Zusammenhang mit der Schwangerschaft von besonderer Bedeutung, da bei einem hereditären ADAMTS13-Mangel regelmäßige Plasmatransfusionen eine therapeutische bzw. präventive Maßnahme darstellen können [70].

5.6 Zusammenfassung

Molekulargenetische Untersuchungen haben für das Verständnis um die Präeklampsie einen wesentlichen Beitrag geleistet. Die Annahme eines hereditären, prädisponierenden Faktors reicht bis in die Mitte des 20. Jahrhunderts zurück und wurde seither mit immer moderneren Methoden beleuchtet. Dies förderte das Verständnis, dass es sich bei der Präeklampsie trotz familiärer Häufungen nicht um eine monogene Erkrankung, sondern um ein höchst komplexes, multifaktoriell bedingtes Krankheitsbild handelt. Die Untersuchung großer Kohorten mittels GWAS sowie RNA-/microRNA-Sequenzierung wird dabei helfen, weitere pathophysiologische Abläufe aufzudecken und potenzielle therapeutische Angriffspunkte zu identifizieren.

Im Rahmen schwangerschaftsassoziierter thrombotischer Mikroangiopathien konnten bereits monogene Varianten nachgewiesen werden, die eine Prädisposition – bspw. beim postpartalen aHUS – darstellen. Hier dienen die Ergebnisse molekulargenetischer Untersuchungen mittlerweile zur Differentialdiagnostik, für die Abschätzung von Rekurrenzrisiken sowie auch für Therapieentscheidungen.

Literatur

[1]   Chaiworapongsa T, Chaemsaithong P, Yeo L, Romero R. Pre-eclampsia part 1: current understanding of its pathophysiology. Nat Rev Nephrol. 2014;10:466–80; doi:10.1038/nrneph.2014.102.

[2]   Levine RJ, Maynard SE, Qian C, [et al. Circulating angiogenic factors and the risk of preeclampsia. N Engl J Med. 2004;350:672–83; doi:10.1056/NEJMoa031884.

[3]   Maynard SE, Min J-Y, Merchan J, et al. Excess placental soluble fms-like tyrosine kinase 1 (sFlt1) may contribute to endothelial dysfunction, hypertension, and proteinuria in preeclampsia. J Clin Invest. 2003;111:649–58; doi:10.1172/JCI17189.

[4]   Yong HEJ, Murthi P, Brennecke SP, Moses EK. Genetic Approaches in Preeclampsia. Methods Mol Biol. 2018;1710:53–72; doi:10.1007/978-1-4939-7498-6_5.

[5]   Lachmeijer AM, Arngrímsson R, Bastiaans EJ, et al. A genome-wide scan for preeclampsia in the Netherlands. Eur J Hum Genet. 2001;9:758–64; doi:10.1038/sj.ejhg.5200706.

[6]   Gordon LB, Brown WT, Collins FS. Hutchinson-Gilford Progeria Syndrome, 2003. Available from: URL: https://www.ncbi.nlm.nih.gov/books/NBK1121/.

[7]   Richards S, Aziz N, Bale S, et al. Standards and guidelines for the interpretation of sequence variants: a joint consensus recommendation of the American College of Medical Genetics and Genomics and the Association for Molecular Pathology. Genet Med. 2015;17:405–24; doi:10.1038/gim.2015.30.

[8]   Humphries JO. Occurence of Hypertensive Toxemia in Mother-Daughter Pairs. Obstetrical & Gynecological Survey. 1961:173–4.

[9]   Arngrimsson R, Björnsson S, Geirsson RT, et al. Genetic and familial predisposition to eclampsia and pre-eclampsia in a defined population. Br J Obstet Gynaecol. 1990;97:762–9; doi:10.1111/j.1471-0528.1990.tb02569.x.

[10] Esplin MS, Fausett MB, Fraser A, et al. Paternal and maternal components of the predisposition to preeclampsia. N Engl J Med. 2001;344:867–72; doi:10.1056/NEJM200103223441201.

[11] Lie RT, Rasmussen S, Brunborg H, et al. Fetal and maternal contributions to risk of pre-eclampsia: population based study. BMJ. 1998;316:1343–7; doi:10.1136/bmj.316.7141.1343.

[12] Cnattingius S, Reilly M, Pawitan Y, Lichtenstein P. Maternal and fetal genetic factors account for most of familial aggregation of preeclampsia: a population-based Swedish cohort study. Am J Med Genet A. 2004;130 A:365–71; doi:10.1002/ajmg.a.30257.

[13] Skjaerven R, Vatten LJ, Wilcox AJ, et al. Recurrence of pre-eclampsia across generations: exploring fetal and maternal genetic components in a population based cohort. BMJ. 2005;331:877; doi:10.1136/bmj.38555.462685.8F.

[14] Sutherland A, Cooper DW, Howie PW, Liston WA, MacGillivray I. The indicence of severe pre-eclampsia amongst mothers and mothers-in-law of pre-eclamptics and controls. Br J Obstet Gynaecol. 1981;88:785–91; doi:10.1111/j.1471-0528.1981.tb01304.x.

[15] Jebbink J, Wolters A, Fernando F, et al. Molecular genetics of preeclampsia and HELLP syndrome – a review. Biochim Biophys Acta. 2012;1822:1960–9; doi:10.1016/j.bbadis.2012.08.004.

[16] Harrison GA, Humphrey KE, Jones N, et al. A genomewide linkage study of preeclampsia/eclampsia reveals evidence for a candidate region on 4q. Am J Hum Genet. 1997;60:1158–67.

[17] Guo G, Lade JA, Wilton AN, et al. Genetic susceptibility to pre-eclampsia and chromosome 7q36. Hum Genet. 1999;105:641–7; doi:10.1007/s004399900172.

[18] van Dijk M, Mulders J, Poutsma A, et al. Maternal segregation of the Dutch preeclampsia locus at 10q22 with a new member of the winged helix gene family. Nat Genet. 2005;37:514–9; doi:10.1038/ng1541.

[19] van Abel D, Abdul-Hamid O, van Dijk M, Oudejans CBM. Transcription factor STOX1A promotes mitotic entry by binding to the CCNB1 promotor. PLoS ONE. 2012;7:e29769; doi:10.1371/journal.pone.0029769.

[20] Iglesias-Platas I, Monk D, Jebbink J, et al. STOX1 is not imprinted and is not likely to be involved in preeclampsia. Nat Genet. 2007;39:279–80; author reply 280–1; doi:10.1038/ng0307-279.

[21] van Dijk M, van Bezu J, van Abel D, et al. The STOX1 genotype associated with pre-eclampsia leads to a reduction of trophoblast invasion by alpha-T-catenin upregulation. Hum Mol Genet. 2010;19:2658–67; doi:10.1093/hmg/ddq152.

[22] Harrison CA, Gray PC, Vale WW, Robertson DM. Antagonists of activin signaling: mechanisms and potential biological applications. Trends Endocrinol Metab. 2005;16:73–8; doi:10.1016/j.tem.2005.01.003.

[23] Thulluru HK, Michel OJ, Oudejans CBM, van Dijk M. ACVR2A promoter polymorphism rs1424954 in the Activin-A signaling pathway in trophoblasts. Placenta. 2015;36:345–9; doi:10.1016/j.placenta.2015.01.010.

[24] Fitzpatrick E, Johnson MP, Dyer TD, et al. Genetic association of the activin A receptor gene (ACVR2A) and pre-eclampsia. Mol Hum Reprod. 2009;15:195–204; doi:10.1093/molehr/gap001.

[25] Lokki AI, Klemetti MM, Heino S, et al. Association of the rs1424954 polymorphism of the ACVR2A gene with the risk of pre-eclampsia is not replicated in a Finnish study population. BMC Res Notes. 2011;4:545; doi:10.1186/1756-0500-4-545.

[26] Ferreira LC, Gomes CEM, Araújo ACP, et al. Association between ACVR2A and early-onset preeclampsia: replication study in a Northeastern Brazilian population. Placenta. 2015;36:186–90; doi:10.1016/j.placenta.2014.11.007.

[27] Yanan F, Rui L, Xiaoying L, et al. Association between ACVR2A gene polymorphisms and risk of hypertensive disorders of pregnancy in the northern Chinese population. Placenta. 2020;90:1–8; doi:10.1016/j.placenta.2019.11.004.

[28] Roten LT, Johnson MP, Forsmo S, et al. Association between the candidate susceptibility gene ACVR2A on chromosome 2q22 and pre-eclampsia in a large Norwegian population-based study (the HUNT study). Eur J Hum Genet. 2009;17:250–7; doi:10.1038/ejhg.2008.158.

[29] Manuelpillai U, Schneider-Kolsky M, Dole A, Wallace EM. Activin A and activin receptors in gestational tissue from preeclamptic pregnancies. J Endocrinol. 2001;171:57–64; doi:10.1677/joe.0.1710057.

[30] Yong HEJ, Murthi P, Kalionis B, Keogh RJ, Brennecke SP. Decidual ACVR2A regulates extravillous trophoblast functions of adhesion, proliferation, migration and invasion in vitro. Pregnancy Hypertens. 2018;12:189–93; doi:10.1016/j.preghy.2017.11.002.

[31] Rahimi Z, Rahimi Z, Aghaei A, Vaisi-Raygani A. AT2R –1332 G:A polymorphism and its interaction with AT1R 1166 A:C, ACE I/D and MMP-9 –1562 C:T polymorphisms: risk factors for susceptibility to preeclampsia. Gene. 2014;538:176–81; doi:10.1016/j.gene.2013.12.013.

[32] Ward K, Hata A, Jeunemaitre X, et al. A molecular variant of angiotensinogen associated with preeclampsia. Nat Genet. 1993;4:59–61; doi:10.1038/ng0593-59.

[33] Arngrímsson R, Purandare S, Connor M, et al. Angiotensinogen: a candidate gene involved in preeclampsia? Nat Genet. 1993;4:114–5; doi:10.1038/ng0693-114.

[34] Dai B, Liu T, Zhang B, Zhang X, Wang Z. The polymorphism for endothelial nitric oxide synthase gene, the level of nitric oxide and the risk for pre-eclampsia: a meta-analysis. Gene. 2013;519:187–93; doi:10.1016/j.gene.2013.01.004.

[35] Zeng F, Zhu S, Wong MC-S, et al. Associations between nitric oxide synthase 3 gene polymorphisms and preeclampsia risk: a meta-analysis. Sci Rep. 2016;6:23407; doi:10.1038/srep23407.

[36] Melton PE, Johnson MP, Gokhale-Agashe D, et al. Whole-exome sequencing in multiplex preeclampsia families identifies novel candidate susceptibility genes. J Hypertens. 2019;37:997–1011; doi:10.1097/HJH.0000000000002023.

[37] Zubor P, Dokus K, Zigo I, et al. TNF α G308A gene polymorphism has an impact on renal function, microvascular permeability, organ involvement and severity of preeclampsia. Gynecol Obstet Invest. 2014;78:150–61; doi:10.1159/000364865.

[38] Harmon QE, Engel SM, Wu MC, et al. Polymorphisms in inflammatory genes are associated with term small for gestational age and preeclampsia. Am J Reprod Immunol. 2014;71:472–84; doi:10.1111/aji.12241.

[39] Dizon-Townson DS, Nelson LM, Easton K, Ward K. The factor V Leiden mutation may predispose women to severe preeclampsia. Am J Obstet Gynecol. 1996;175:902–5; doi:10.1016/s0002-9378(96)80022-6.

[40] Salimi S, Saravani M, Yaghmaei M, et al. The early-onset preeclampsia is associated with MTHFR and FVL polymorphisms. Arch Gynecol Obstet. 2015;291:1303–12; doi:10.1007/s00404-014-3561-5.

[41] Procopciuc LM, Caracostea G, Zaharie G, Stamatian F. Newborn APOE genotype influences maternal lipid profile and the severity of high-risk pregnancy – preeclampsia: Interaction with maternal genotypes as a modulating risk factor in preeclampsia. Hypertens Pregnancy. 2015;34:271–83; doi:10.3109/10641955.2015.1009541.

[42] Mao L, Zhou Q, Zhou S, Wilbur RR, Li X. Roles of apolipoprotein E (ApoE) and inducible nitric oxide synthase (iNOS) in inflammation and apoptosis in preeclampsia pathogenesis and progression. PLoS ONE. 2013;8:e58168; doi:10.1371/journal.pone.0058168.

[43] Procopciuc LM, Zaharie G, Caracostea G, Stamatian F. Newborn LpL (Ser447Stop, Asn291Ser) genotypes and the interaction with maternal genotypes influence the risk for different types of preeclampsia: modulating effect on lipid profile and pregnancy outcome. Gynecol Endocrinol. 2014;30:221–5; doi:10.3109/09513590.2013.871512.

[44] McGinnis R, Steinthorsdottir V, Williams NO, et al. Variants in the fetal genome near FLT1 are associated with risk of preeclampsia. Nat Genet. 2017;49:1255–60; doi:10.1038/ng.3895.

[45] Kalousek DK, Dill FJ. Chromosomal mosaicism confined to the placenta in human conceptions. Science. 1983;221:665–7; doi:10.1126/science.6867735.

[46] Robinson WP, Peñaherrera MS, Jiang R, et al. Assessing the role of placental trisomy in preeclampsia and intrauterine growth restriction. Prenat Diagn. 2010;30:1–8; doi:10.1002/pd.2409.

[47] Silasi M, Rana S, Powe C, et al. Placental expression of angiogenic factors in Trisomy 13. Am J Obstet Gynecol. 2011;204:546.e1-4; doi:10.1016/j.ajog.2011.02.027.

[48] Kamrani A, Alipourfard I, Ahmadi-Khiavi H, et al. The role of epigenetic changes in preeclampsia. Biofactors. 2019;45:712–24; doi:10.1002/biof.1542.

[49] Apicella C, Ruano CSM, Méhats C, Miralles F, Vaiman D. The Role of Epigenetics in Placental Development and the Etiology of Preeclampsia. Int J Mol Sci. 2019;20; doi:10.3390/ijms20112837.

[50] Ha M, Kim VN. Regulation of microRNA biogenesis. Nat Rev Mol Cell Biol. 2014;15:509–24; doi:10.1038/nrm3838.

[51] He L, Hannon GJ. MicroRNAs: small RNAs with a big role in gene regulation. Nat Rev Genet. 2004;5:522–31; doi:10.1038/nrg1379.

[52] Sheikh AM, Small HY, Currie G, Delles C. Systematic Review of Micro-RNA Expression in Pre-Eclampsia Identifies a Number of Common Pathways Associated with the Disease. PLoS ONE. 2016;11:e0160808; doi:10.1371/journal.pone.0160808.

[53] Miura K, Miura S, Yamasaki K, et al. Identification of pregnancy-associated microRNAs in maternal plasma. Clin Chem. 2010;56:1767–71; doi:10.1373/clinchem.2010.147660.

[54] Sabapatha A, Gercel-Taylor C, Taylor DD. Specific isolation of placenta-derived exosomes from the circulation of pregnant women and their immunoregulatory consequences. Am J Reprod Immunol. 2006;56:345–55; doi:10.1111/j.1600-0897.2006.00435.x.

[55] Zhang Y, Fei M, Xue G, et al. Elevated levels of hypoxia-inducible microRNA-210 in pre-eclampsia: new insights into molecular mechanisms for the disease. J Cell Mol Med. 2012;16:249–59; doi:10.1111/j.1582-4934.2011.01291.x.

[56] Luo R, Shao X, Xu P, et al. MicroRNA-210 contributes to preeclampsia by downregulating potassium channel modulatory factor 1. Hypertension. 2014;64:839–45; doi:10.1161/HYPERTENSIONAHA.114.03530.

[57] Xiao F, Qiu H, Zhou L, et al. WSS25 inhibits Dicer, downregulating microRNA-210, which targets Ephrin-A3, to suppress human microvascular endothelial cell (HMEC-1) tube formation. Glycobiology. 2013;23:524–35; doi:10.1093/glycob/cwt004.

[58] Redman CWG, Sargent IL. Immunology of pre-eclampsia. Am J Reprod Immunol. 2010;63:534–43; doi:10.1111/j.1600-0897.2010.00831.x.

[59] Wang S, Aurora AB, Johnson BA, et al. The endothelial-specific microRNA miR-126 governs vascular integrity and angiogenesis. Dev Cell. 2008;15:261–71; doi:10.1016/j.devcel.2008.07.002.

[60] Fish JE, Santoro MM, Morton SU, et al. miR-126 regulates angiogenic signaling and vascular integrity. Dev Cell. 2008;15:272–84; doi:10.1016/j.devcel.2008.07.008.

[61] Su M-T, Tsai P-Y, Tsai H-L, Chen Y-C, Kuo P-L. miR-346 and miR-582-3p-regulated EG-VEGF expression and trophoblast invasion via matrix metalloproteinases 2 and 9. Biofactors. 2017;43:210–9; doi:10.1002/biof.1325.

[62] Cai M, Kolluru GK, Ahmed A. Small Molecule, Big Prospects: MicroRNA in Pregnancy and Its Complications. J Pregnancy. 2017;2017:6972732; doi:10.1155/2017/6972732.

[63] Brocklebank V, Wood KM, Kavanagh D. Thrombotic Microangiopathy and the Kidney. Clin J Am Soc Nephrol. 2018;13:300–17; e-pub ahead of print 17 October 2017; doi:10.2215/CJN.00620117.

[64] Gaggl M, Aigner C, Csuka D, et al. Maternal and Fetal Outcomes of Pregnancies in Women with Atypical Hemolytic Uremic Syndrome. J Am Soc Nephrol. 2018;29:1020–9; e-pub ahead of print 27 December 2017; doi:10.1681/ASN.2016090995.

[65] Bruel A, Kavanagh D, Noris M, et al. Hemolytic Uremic Syndrome in Pregnancy and Postpartum. Clin J Am Soc Nephrol. 2017;12:1237–47; e-pub ahead of print 8 June 2017; doi:10.2215/CJN.00280117.

[66] Fakhouri F, Roumenina L, Provot F, et al. Pregnancy-associated hemolytic uremic syndrome revisited in the era of complement gene mutations. J Am Soc Nephrol. 2010;21:859–67; e-pub ahead of print 4 March 2010; doi:10.1681/ASN.2009070706.

[67] Riedl M, Fakhouri F, Le Quintrec M, et al. Spectrum of complement-mediated thrombotic microangiopathies: pathogenetic insights identifying novel treatment approaches. Semin Thromb Hemost. 2014;40:444–64; e-pub ahead of print 9 June 2014; doi:10.1055/s-0034-1376153.

[68] Moghaddas Sani H, Zununi Vahed S, Ardalan M. Preeclampsia: A close look at renal dysfunction. Biomed Pharmacother. 2019;109:408–16; e-pub ahead of print 3 November 2018; doi:10.1016/j.biopha.2018.10.082.

[69] Joly BS, Boisseau P, Roose E, et al. ADAMTS13 Gene Mutations Influence ADAMTS13 Conformation and Disease Age-Onset in the French Cohort of Upshaw-Schulman Syndrome. Thromb Haemost. 2018;118:1902–17; e-pub ahead of print 12 October 2018; doi:10.1055/s-0038-1673686.

[70] Ferrari B, Peyvandi F. How I treat thrombotic thrombocytopenic purpura in pregnancy. Blood. 2020;136:2125–32; doi:10.1182/blood.2019000962.

[71] Münch J, Bachmann A, Grohmann M, et al. Effective immunosuppressive management with belatacept and eculizumab in post-transplant aHUS due to a homozygous deletion of CFHR1/CFHR3 and the presence of CFH antibodies. Clin Kidney J. 2017;10:742–6; e-pub ahead of print 10 July 2017; doi:10.1093/ckj/sfx053.

6 Ätiologie und Pathogenese: Angiogene Faktoren

Stefan Verlohren

6.1 Stellenwert der angiogenen Faktoren in der Pathophysiologie der Präeklampsie

Wie im Kap. 4 dargelegt, war die Präeklampsie lange Zeit die Erkrankung der Theorien [1]. Dieses mittlerweile geflügelte Wort bezog sich darauf, dass die Forschung zur Präeklampsie eine Spielwiese der Theorien zu sein schien. Auch heute noch ist die Pathophysiologie nicht endgültig geklärt und wird es wahrscheinlich aufgrund des syndromalen Charakters der Erkrankung nie sein. Jedoch wurde in den letzten 20 Jahren durch die Entdeckung der Bedeutung der angiogenen Faktoren für die Ätiologie ein Durchbruch erreicht, der zu einer Harmonisierung eines Teils der Kakophonie der Theorien geführt hat.

Gemäß dem aktuellen Verständnis der Ätiologie der Präeklampsie muss man zwischen der Ursache der initialen, plazentaren Läsion und der Progression zum feto-maternalen Syndrom unterscheiden. Die angiogenen Faktoren, die im Zentrum dieses Kapitels stehen, sind nicht die Ursache der initialen Läsion, worüber weitestgehend Einigkeit herrscht. Hier stehen immunologische, genetische, kardiovaskuläre sowie möglicherweise weitere Ursachen im Vordergrund. Die Bedeutung der angiogenen Faktoren ist die des *connecting link*, dem Bindeglied zwischen dem *first hit* und der Progression zum maternalen Syndrom.

Die Folge der plazentaren Dysfunktion ist entweder ein primär „fetaler Phänotyp", also eine intrauterine Wachstumsrestriktion (IUGR) oder ein primär „maternaler Phänotyp" mit Bluthochdruck und Organkomplikationen. Insbesondere im Fall eines frühen Erkrankungsbeginns sind Mischformen, also eine IUGR plus Präeklampsie, das weitaus häufigste klinische Bild. Lange Zeit war das Bindeglied zwischen der lokalen, plazentaren Läsion, die sich im ersten und frühen zweiten Trimenon entwickelt, und dem mütterlichen Syndrom, das generalisierte Defekte beinhaltet, nicht bekannt. Es konnte eine Vielzahl von Faktoren identifiziert werden, die das Bindeglied zwischen dem zunächst lokal in der Plazenta ablaufenden Prozess und dem generalisierten maternalen Syndrom herstellen: anti-angiogene Faktoren wie die lösliche fms-like Tyrosinkinase 1 (sFlt-1) und lösliches Endoglin (sEng) sowie angiogene Faktoren wie der vaskuläre endotheliale Wachstumsfaktor (VEGF) und sein in der Schwangerschaft von der Plazenta gebildetes Strukturanalogon, der plazentare Wachstumsfaktor (PlGF) (s. Abb. 6.1) Wie wir in den Kapiteln zu Screening, Prädiktion und Diagnostik sehen werden, konnten einige bereits Eingang in die klinische Routine finden. Um das Verständnis des Systems der angiogenen Faktoren zu vertiefen, soll nun auf die einzelnen Faktoren sowie das Konzept der Angiogenese aus pathophysiologischer Hinsicht eingegangen werden.

https://doi.org/10.1515/9783110612127-006

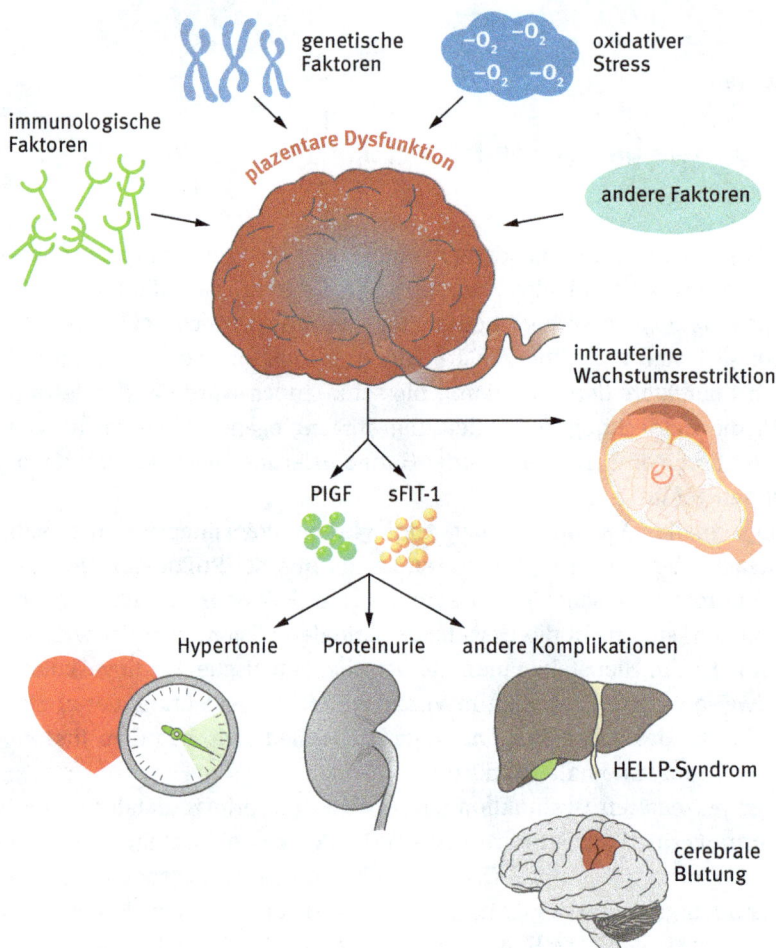

Abb. 6.1: Stellenwert der angiogenen Faktoren in der pathophysiologischen Kaskade (Erläuterungen im Text).

6.2 Angiogene Faktoren – good cops/bad cops

6.2.1 Embryonale Angiogenese und Vaskulogenese

Als Vaskulogenese bezeichnet man die Formierung eines ersten Gefäßplexus aus mesodermalen Vorläuferzellen, den Angioblasten. Diese sind endotheliale Gefäßzellen, die noch kein Lumen gebildet haben. Nach Bildung des primären kapillären Plexus erfolgt dann die Ausdifferenzierung zu Blutgefäßen und in der Folge dem gesamten Gefäßsystem. Im Embryo werden Vaskulo- und Angiogenese durch die Familie der angiogenen und anti-angiogenen Faktoren gesteuert [2]. Der vaskuläre endotheliale

Wachstumsfaktor (VEGF) ist ein Hypoxie-reguliertes Zytokin, dass die Vaskulo- und Angiogenese im Zusammenspiel mit seinen Rezeptoren dirigiert [3]. Die VEGF-Familie, der viele strukturell ähnlich Mitglieder mit aber teils unterschiedlichen Funktionen angehören, ist ebenso in die Neurogenese sowie die kardiale Morphogenese involviert [4,5]. VEGF, insbesondere der wichtigste Subtyp VEGF-A, wirkt lokal, parakrin und Schwellenwerteffekte sind für die Differenzierung des Gefäßnetzwerks entscheidend. Genetische Studien in Mäusen haben ergeben, dass die VEGF-Spiegel lokal in extrem engen Grenzen reguliert werden, um die normale Entwicklung des Gefäßsystems zu ermöglichen. So konnte bei knock-out-Mäusen, denen ein VEGF-Allel fehlt, eine aberrante Gefäßarchitektur nachgewiesen werden [6,7].

Neben dem Liganden VEGF stehen zwei Rezeptoren hierbei im Vordergrund. Zum einen der VEGF-Rezeptor 1, VEGFR-1, der auch das Synonym fms-like Tyrosinkinase, kurz: Flt-1 trägt. Und zum anderen der VEGFR-2, der auch als fetal liver kinase-1 (Flk-1) oder kinase insert domain-containing receptor (KDR) bezeichnet wird. Der VEGFR-2 ist vor allem für die Vaskulogenese entscheidend [8], VEGFR-1 ist zentraler Effektor für die Angiogenese [9] (s. Abb. 6.2).

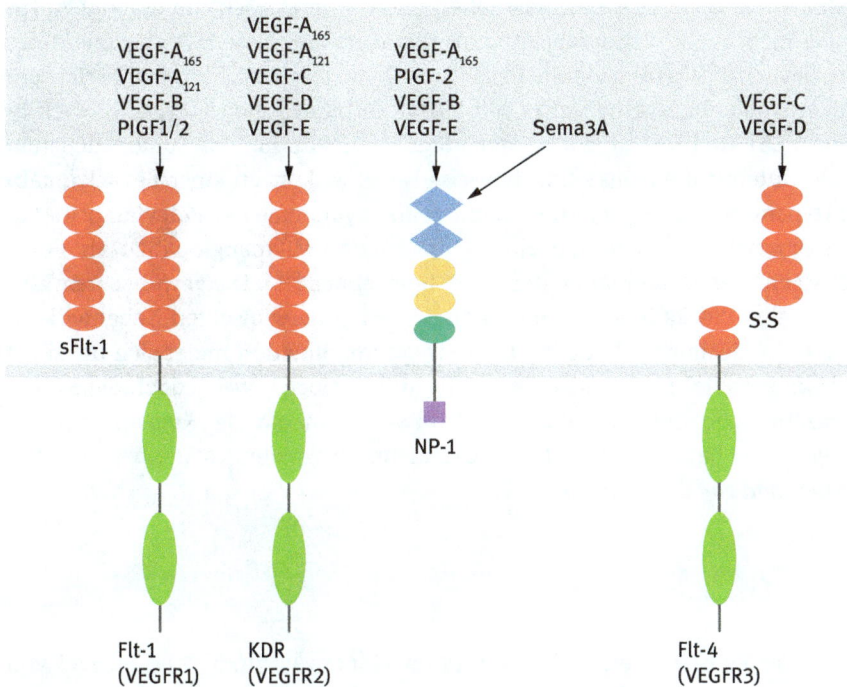

Abb. 6.2: Die Familie der angiogenen Faktoren sowie deren Rezeptoren. VEGF = vaskulärer endothelialer Wachstumsfaktor A–D; Sema3A = Semaphorin3A; PlGF = plazentarer Wachstumsfaktor; Flt-1 = fms-like Tyrosinkinase 1 = VEGFR-1 = Rezeptor 1 des vaskulären, endothelialen Wachstumsfaktors; KDR = Kinase insert domain-containing Rezeptor = Rezeptor 2 des vaskulären, endothelialen Wachstumsfaktors.

Hypoxie ist ein zentraler Stimulus für die Expression pro-angiogener Proteine wie VEGF oder VEGFR-1 [10,11]. Der Transkriptionsfaktor Hypoxia-inducible factor 1 (HIF1 alpha) reguliert die Gen-Expression von VEGF und Flt-1 [12]. Diese Grundlagen sind wichtig für das Verständnis der Bedeutung der angiogenen Faktoren für Präeklampsie und plazentare Dysfunktion.

6.2.2 Tumorangiogenese

Die Bedeutung des Konzepts der Angiogenese für die Krebsentstehung wurde erstmals durch Judah Folkman beschrieben. Er stellte in den 1970er Jahren die Hypothese auf, dass Tumorzellen Blutgefäße benötigen, um wachsen zu können. Die Tumoren „locken" die Blutgefäße mit einem Botenstoff an, nämlich den angiogenen und vaskuläre Neogenese induzierenden Faktor VEGF, wie sich in der Folge seiner Forschungen herausstellte. Als Konsequenz würde eine Blockade der angiogenen Stimuli die Tumoren am Wachsen hindern und sie sozusagen „aushungern", so seine initiale Theorie [13]. Was als revolutionäre Idee begann, hat zu einer neuen Klasse von Krebsmedikamenten geführt, die inzwischen aus der modernen multimodalen Tumortherapie nicht mehr wegzudenken sind. Das erste zugelassene Medikament der Klasse ist Bevacizumab (Avastin®). Bevacizumab ist ein monoklonaler Antikörper gegen VEGF, somit ein „synthetisches sFlt-1" [14]. Er bindet und senkt die Bioverfügbarkeit von VEGF und somit die angiogene Signalaktivität, um das Tumorwachstum zu hemmen. Interessanterweise sind typische Nebenwirkungen einer Bevacizumab-Therapie Hypertonie und Proteinurie, definierende Symptome der Präeklampsie [15]. Pathophysiologisch geht man von einer glomerulären Mikroangiopathie als Folge der medikamentösen Erniedrigung der VEGF-Spiegel aus [16]. Die gewünschten Wirkungen sind eine Blockade angiogener Signale – die unerwünschten Nebenwirkungen sind eine „Präeklampsie". Genau die umgekehrte Situation findet sich bei sFlt-1 in der Schwangerschaft: sFlt-1 wirkt ebenfalls anti-angiogen, was jedoch die Krankheit verursacht. Man könnte die Wirkung von Bevacizumab in der Krebstherapie als die eines *good cop* bezeichnen, während das identisch wirkende sFlt-1 bei der Präeklampsie den *bad cop* darstellt.

6.2.3 VEGF und Endothelzellhomöostase

Während in der Embryonalentwicklung und im Tumorwachstum hohe Spiegel von VEGF Angiogenese vermitteln, sind niedrige Spiegel von VEGF beim gesunden Erwachsenen für die Endothelzellhomöostase notwendig. Ansteigende Spiegel von sFlt-1 bei einer Präeklampsie können die wirksamen Konzentrationen von VEGF und PlGF reduzieren und hierbei eine kritische Grenze für die Aufrechterhaltung einer normalen vaskulären/endothelialen Funktion unterschreiten [17–19].

Insbesondere die Funktion der glomerulären Kapillaren in der Niere steht unter strenger Kontrolle von VEGF. Durch zellspezifische *gene-targeting*-Versuche konnten Eremina et al. zeigen, dass der Podozyten-spezifische *knock-out* eines VEGF-A-Allels zu einer Schwellung der glomerulären Endothelzellen, dem Kollaps der Kapillarschlingen sowie subsequenter Proteinurie führt. Dies ist genau die Befundkonstellation, die bei einer Präeklampsie anzutreffen ist [20].

6.3 Angiogene Faktoren im Kontext der Präeklampsie

Die Arbeitsgruppe um Ananth Karumanchi von der Harvard Medical School in Boston konnte im Jahre 2003 erstmals zeigen, dass bei Patientinnen mit Präeklampsie erhöhte zirkulierende Serumspiegel des löslichen VEGF-Rezeptors 1, sFlt-1 zu finden sind [21]. Die plazentare Expression von sFlt-1 ist erhöht und die Veränderung der Serumkonzentration ist bereits vor Ausbruch der Symptome messbar. Im Gegensatz dazu sind die zirkulierenden Serumspiegel des plazentaren Wachstumsfaktors PlGF, einem in der Schwangerschaft von der Plazenta gebildeten Strukturanalogon des vaskulären endothelialen Wachstumsfaktors VEGF, erniedrigt (s. Abb. 6.3). Die semi-kausale Bedeutung des Konzepts der verschobenen angiogenen Balance für die Pathophysiologie der Präeklampsie wurde im tierexperimentellen Teil der Arbeit von Maynard et al. verdeutlicht. Trächtige Ratten, denen ein sFlt-1-exprimierendes Adenovirus injiziert wurde, entwickelten eine Hypertonie, Proteinurie sowie eine glome-

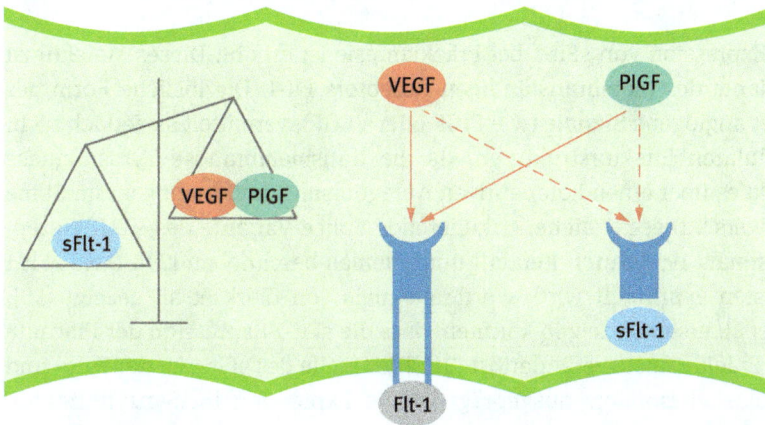

Abb. 6.3: Das Konzept der gestörten angiogenen Balance bei PE. VEGF und PlGF binden an den membranständigen Flt-1 Rezeptor. Bei Präeklampsie wird vermehrt die alternative, lösliche splice-Variante des Flt-1-Rezeptors, soluble (= löslich) sFlt-1 produziert. Diesem fehlt die Transmembran-Tyrosinkinase. Er wirkt somit wie ein Abfangjäger und bindet die angiogenen Signale, ohne sie nach intrazellulär weiter zu leiten. Es resultiert eine angiogene Dysbalance, schematisch im linken Teil des Bildes dargestellt.

ruläre Endotheliose – eine Präeklampsie-definierende Läsion in der Niere – im Vergleich zu Kontrollratten, die einen leeren adenoviralen Vektor appliziert bekommen hatten [21]. Folgende Studien konnten zeigen, dass die Applikation von PlGF Symptome abmildert [22]. Diese Arbeiten ergaben, dass ein Überwiegen anti-angiogener Stimuli, beispielsweise durch sFlt-1-Überexpression zu einem präeklamptischen Phänotyp führt, der durch Stärken der angiogenen Signale revidiert werden kann.

Im Vordergrund stand nun die Frage, warum die dysfunktionale Plazenta diese veränderte Ratio der angiogenen Faktoren aussendet. Wie wir gesehen haben, ist Hypoxie ein wichtiger Trigger für die Freisetzung angiogener Signale. Tiermodelle konnten in der Folge bestätigen, dass die sFlt-1-Expression sowohl in *in vitro* als auch *in vivo* Modellen für plazentare Hypoxie erhöht war [23]. Das Mausmodell der reduzierten plazentaren Perfusion, das RUPP-Modell (*reduced uterine perfusion pressure*) ist ein klassisches Tiermodell, das für viele grundlegende Fragestellungen der Präeklampsieforschung herangezogen wurde. Die Reduktion der uterinen Perfusion in den Ratten führte zu einer erhöhten Expression von sFlt-1 gegenüber der Kontrollgruppe [24,25]. Es konnte weiterhin gezeigt werden, dass plazentare Hypoxie/Ischämie einer der Gründe für die Hochregulierung der sFlt-1-Expression ist. Die Proteinexpression der Hypoxie induzierten Faktoren HIF-1 alpha und HIF-2 alpha konnten als erhöht in der präeklamptischen Plazenta nachgewiesen werden [26–28]. Im Folgenden werden die spezifischen Eigenschaften der einzelnen angiogenen Faktoren besprochen.

6.3.1 sFlt-1

Die plazentare Expression von sFlt-1 bei Präeklampsie ist erhöht. Dieses Molekül ist eine Splice-Variante des membranständigen Rezeptors Flt-1. Die lösliche Form des Rezeptors bindet angiogene Signale (wie PlGF oder VEGF), vermittelt sie jedoch nicht an die intrazellulären Effektorstrukturen, da die transmembranöse Tyrosinkinase fehlt. Somit wirkt es über einen kompetitiven Antagonismus anti-angiogen, im Sinne eines „Abfangjägers". Diese lösliche, zirkulierende Splice-Variante des VEGF-Rezeptors 1 wurde erstmals 1993 durch Kendall und Thomas beschrieben [29]. Dass sFlt-1 vom Trophoblasten exprimiert wird, wurde erstmals von Clark et al. gezeigt [30], während Koga et al. erstmals zeigen konnten, dass die sFlt-1 Expression der Placenta von Frauen mit Präeklampsie verändert ist [31]. Die Quelle des sFlt-1 ist der Zyto- und Synzytiotrophoblast, besonders ausgeprägt ist die Expression im Synzytiotrophoblasten [23]. Das Protein sFlt-1 ist jedoch an die extrazelluläre Matrix gebunden, seine Freisetzung und Loslösung aus der Matrix wird zumindest teilweise über Heparin/Heparinase reguliert [19]. Unterschiedliche Splice-Varianten von sFlt-1 sind in die anti-angiogenen Effekte bei Präeklampsie involviert [18].

6.3.2 PlGF / VEGF

Im Jahr 1998 zeigten Torry et al. erstmals, dass Patientinnen mit Präeklampsie reduzierte Serumspiegel von PlGF aufweisen [32]. Seitdem ist das Konzept mannigfaltig bestätigt worden.

Eine mögliche Rolle des Strukturanalogons VEGF für die Pathophysiologie der Präeklampsie wurde ein Jahr zuvor 1997 unabhängig von zwei Forschergruppen, Kuperminc et al. [33] und Lyall et al. [34] nachgewiesen. Kuperminc et al. zeigten eine erhöhte Serumkonzentration von VEGF im Plasma präeklamptischer Frauen. Cooper et al. wiederum zeigten eine erniedrigte Expression von VEGF in den Plazenten präeklamptischer Frauen [35]. Reuvekamp et al. demonstrierten erniedrigte VEGF-Serumkonzentrationen bei Frauen mit Präeklampsie [36]. Diese widersprüchlichen Erklärungen sind durch die primär parakrine und lokal, organspezifisch in engen Grenzen regulierte Wirkung von VEGF zu erklären. Somit konnte sich VEGF nie als diagnostischer und prädiktiver Marker bzw. Test durchsetzen. Diese Funktion konnte PlGF übernehmen, das stabiler ist und sich einfach und sicher, mittlerweile durch automatisierte Tests, im zirkulierenden Blut nachweisen lässt [37].

6.3.3 Weitere angiogene Faktoren

Weitere plazentare Faktoren, wie das lösliche Endoglin (sEndoglin) haben möglicherweise synergistische Effekte und zusätzliche pathogenetische Bedeutung für das maternale und fetale Syndrom bei Präeklampsie. Das sEng, welches ebenfalls in der Plazenta präeklamptischer Frauen verstärkt exprimiert wird und in erhöhten Konzentrationen im Plasma nachweisbar ist, korreliert mit der Schwere der Erkrankung und übt additive Effekte im Zusammenspiel mit sFlt-1 aus [38]. Das Peptid verhindert die Signaltransduktion am TGF-beta1-Rezeptor, was in einer herabgesetzten Aktivierung von eNOS und einer geringeren Vasodilatation resultiert. Im Tiermodell konnte gezeigt werden, dass eine sEndoglin-Administration eine verstärkte Kapillarpermeabilität in der Niere sowie in anderen Organen verursacht [39].

Weitere Signaltransduktionswege interagieren mit dem angiogenen/anti-angiogenen System, so der Hämoxygenase- sowie der HMG-CoA-Reduktase-Signaltransduktionsweg. Beide haben aufgrund ihrer Interdependenz einen gemeinsamen therapeutischen Angriffspunkt: die Statine (s. auch Kap. 11, Therapie). Die Hämoxygenase (HMOX) ist das limitierende Enzym der Degradation vom Häm in gleiche Teile Biliverdin, freies Eisen und Kohlenstoffmonoxid (CO). In-vitro-Studien konnten zunächst zeigen, dass die induzierbare Form von HMOX, die Hämoxygenase-1 (HO-1), die Freisetzung von sFlt-1 und sEng inhibiert. In der Plazenta von präeklamptischen Frauen ist diese reduziert. Dies wies auf eine protektive Rolle von HO-1 in der Schwangerschaft sowie aufgrund ihrer Induzierbarkeit durch Statine ein potenzielles Ziel für therapeutische Interventionen hin [40].

6.4 Die endotheliale Dysfunktion als Folge der gestörten angiogenen Balance

Lange Zeit galt die Präeklampsie als Erkrankung des Endothels [41]. Es war unklar, welches das „schädigende Agens" war, ob oxidativer Stress, *placental debris* oder beispielsweise der Angiotensin-Rezeptor-Autoantikörper (AT1-AA), der viele der heterogenen Befunde integrierend erklären konnte [42,43].

Ein Hauptkennzeichen der Präeklampsie ist eine generalisierte Vasokonstriktion und ein erhöhter systemischer Widerstand (Total peripheral resistance, TPR). Die Balance von Vasokonstriktoren wie Thromboxan A_2 (TxA$_2$) und Vasodilatoren wie Prostazyklin (PGI$_2$), ist zugunsten einem Überwiegen der vasokonstringierenden Komponenten verschoben [44]. VEGF hat über eine Verstärkung der endothelialen NO- und PGI$_2$-Expression darüber hinaus eine vasorelaxierende und damit blutdrucksenkende Wirkung [45]. Somit kann insbesondere die Erniedrigung der VEGF-Spiegel direkt zu erhöhtem Blutdruck beitragen.

Lange Jahre wurde plazentarer „Abfall" (engl.: *placental debris*), Abschilferungen des Synzytiotrophoblasten, als Ursache für den endothelialen Schaden, bzw. „oxidativen Stress" bei Präeklampsie verantwortlich gemacht [46]. Es konnte gezeigt werden, dass plazentarer Abrieb tatsächlich eine aktive Rolle spielt. Die „synzytialen Knoten", die vom Trophoblasten abgesondert werden, sind mit sFlt-1 angereichert. Der plazentare „Abfall" zirkuliert also nicht nur passiv in der mütterlichen Blutbahn, sondern ist transkriptionell aktiv. Es wird geschätzt, dass ca. 25 % des messbaren sFlt-1 im dritten Trimenon an synzytiale Knoten gebunden ist [47]. Neuere Konzepte integrieren das Konzept des „aktiven" *placental debris* in bestehende Konzepte und postulieren synzytiotrophblastären Stress als Mit-Ursache der Präeklampsie [48].

Dem Konzept von sFlt-1 als „Abfangjäger" oder dem anti-angiogenen *bad cop,* der die angiogenen *good guys* wegfängt und somit endotheliale Dysfunktion durch Störung der Endothelzellhomöostase auslöst (s. Abb. 6.4), lässt sich experimentell schwer nachweisen. Zum einen sind die zirkulierenden VEGF-Konzentrationen in der normalen Schwangerschaft bzw. beim Erwachsenen allgemein sehr niedrig und kaum zu messen. PlGF ist das bestimmende angiogene Molekül in der Schwangerschaft. Experimentelle Bestätigung, dass ein „Abfangen" und resultierende Inaktivierung von PlGF durch sFlt-1 eine endotheliale Dysfunktion induziert, wird in der Literatur kontrovers diskutiert und ist weniger eindeutig als die Daten hinsichtlich VEGF.

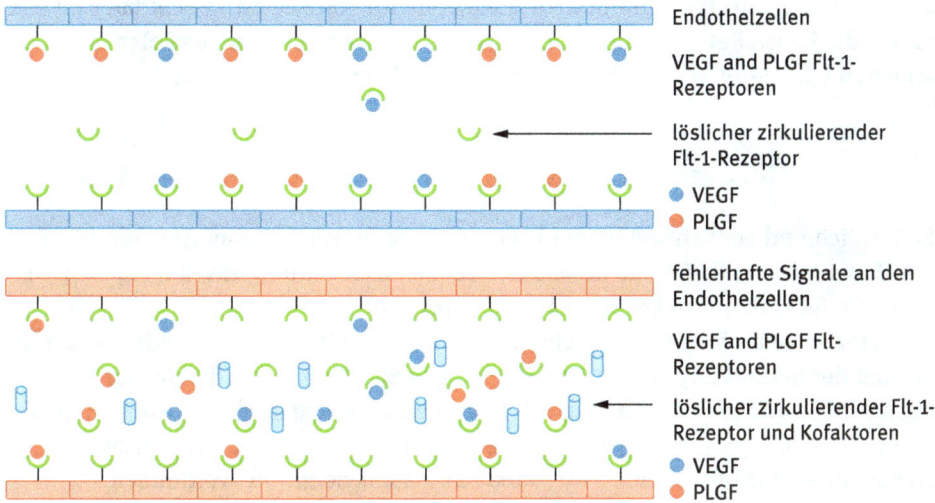

Endothelzellen

VEGF and PLGF Flt-1-
Rezeptoren

löslicher zirkulierender
Flt-1-Rezeptor

● VEGF
● PLGF

fehlerhafte Signale an den
Endothelzellen

VEGF and PLGF Flt-
Rezeptoren

löslicher zirkulierender Flt-1-
Rezeptor und Kofaktoren

● VEGF
● PLGF

Abb. 6.4: Gestörte angiogene Balance bei PE. Im physiologischen Zustand (Bild oben) zeigte sich eine Balance zwischen den zirkulierenden angiogenen Signalen VEGF und PlGF, die an die membranständigen Flt-1 Rezeptoren binden. Wenig zirkulierende sFlt-1 Moleküle binden ebenfalls VEGF und PlGF, jedoch in geringem Umfang, so dass die meisten Moleküle an die membranständigen und nicht die zirkulierenden Rezeptoren binden.

Im pathologischen Fall, wie beispielsweise bei Präeklampsie (Bild unten), bringt eine Mehrproduktion von sFlt-1 sowie Ko-Faktoren, wie dem löslichen Endoglin, die angiogene Balance aus dem Gleichgewicht. Es wird vermehrt VEGF und PlGF durch den löslichen Rezeptor „abgefangen" und kann so nicht an den memranständigen Rezeptor binden. Es resultiert ein anti-angiogener Status und in der Folge eine Endothelzellschädigung.

6.5 Angiogene Dysbalance in weiteren pränatalen Krankheitsbildern

Klinisch ist eine geänderte sFlt-1/PlGF-Expression nicht limitiert auf den Phänotyp Präeklampsie. Das Mirror-Syndrom, das bei Vorliegen eines Hydrops fetalis zu einem mütterlichen Präeklampsie-ähnlichen klinischen Erscheinungsbild führt, ist mit einer Erhöhung des sFlt-1/PlGF-Quotienten verbunden. Nach Therapie des Hydrops kommt es zu rückläufigen Befunden der angiogenen Faktoren [49].

Die hydatiforme Mole ist eine seltene Folge einer anomalen Plazentaentwicklung. Eine ihrer klinischen Kennzeichen ist die hohe Rate der Entwicklung maternaler Hypertonie und selten auch einer frühen Präeklampsie. Auch hier zeigt sich eine Erhöhung von sFlt-1 und eine Erniedrigung von PlGF [50].

Trisomie 13 ist eine nicht mit dem Leben vereinbare Chromosomenstörung, die intrauterin durch eine Vielzahl fetaler Malformationen auffällt. In seltenen Fällen kann sie bei der Mutter zu schwerer Präeklampsie führen. Auch lässt sich eine deutliche Erhöhung von sFlt-1 und Erniedrigung von PlGF messen [51]. Somit hat sich hier erneut die Kausalität von mütterlichem „Präeklampsie"-Syndrom als Folge einer veränderten Expression der plazentaren Faktoren sFlt-1 und PlGF gezeigt.

6.6 Therapiekonzepte basierend auf der angiogenen Theorie

Schließlich und endlich stellen die Therapiekonzepte, die auf dem Angiogenese-System fußen, den endgültigen Beweis der zentralen Bedeutung der angiogenen Faktoren für die Pathophysiologie der Präeklampsie dar.

Der Kausalität folgend, dass eine Erhöhung von sFlt-1 der entscheidende Schrittmacher der Erkrankung ist, der zu mütterlichem Syndrom und ultimativ zur Notwendigkeit einer früheren Entbindung führt, wurden Konzepte evaluiert, wie sich der erhöhte sFlt-1-Spiegel erniedrigen lässt. Letztendlich gibt es dazu zwei Ansätze: sFlt-1 zu entfernen, oder aber durch PlGF-Gabe zu antagonisieren, zu "verdünnen".

Ersteres Konzept wurde durch Thadhani et al. erprobt. Per extrakorporaler Apherese wurde Patientinnen mit früher Präeklampsie sFlt-1 aus der Zirkulation entfernt. Das Apherese-Verfahren war bereits davor beispielsweise bei Frauen mit familiärer Hypercholesterinämie in der Schwangerschaft angewendet und hatte sich in dem Kontext als machbar und sicher erwiesen. Dextransulfatsäulen mit negativer Ladung entfernen sFlt-1 unspezifisch aber effizient aus der Blutbahn. Es traten keine unerwünschten Nebenwirkungen auf und die Schwangerschaft der Patientinnen konnte in einer ersten Pilotstudie verlängert werden. In einer Folgeuntersuchung konnten diese Ergebnisse reproduziert werden [52,53]. Aktuell wird eine prospektiv-randomisierte Studie geplant.

Eine Medikamentenklasse, deren Wirkmechanismus ebenfalls in das angiogene Faktoren-System eingreift, sind die Statine. Diese werden aktuell in verschiedenen klinischen Studien als Prophylaxe sowie Therapie der Präeklampsie getestet. Nachdem erste Untersuchungen die initial in das Medikament gelegten Hoffnungen nicht erfüllen konnten, stehen finale Ergebnisse weiterer Studien aus [54–56]. In präklinischen Vorarbeiten konnte die Arbeitsgruppe von Stephen Tong nachweisen, dass Pravastatin über die Inhibition der HMG-CoA-Reduktase die Expression von sFlt-1 und sEng herunter reguliert. Diesen Daten zufolge wirkt Pravastatin somit über einen „anti-sFlt-1"-Effekt [57,58].

Ein ähnlicher pathophysiologischer Mechanismus konnte für Metformin gezeigt werden, dass ebenfalls aktuell in klinischen Studien als mögliches therapeutisches Agens untersucht wird [59–61]. Brownfoot et al. belegten, dass Metformin die Expression von sFlt-1 und sEng in humanen Plazentagewebskulturen senkt [62]. Die *in vitro* Versuche zeigten weiterhin eine Reduktion der endothelialen Dysfunktion sowie Induktion von Vasodilatation und Angiogenese durch Metformin [63]. Auch hier ist der *sFlt-1-pathway* die zentrale Stellschraube der therapeutischen Wirkung des Agens. Nun müssen klinische Studien die Wirksamkeit auf relevante Endpunkte bestätigen.

Eine andere Herangehensweise an die Senkung des sFlt-1-Spiegels konnte in experimentellen Arbeiten mittels *small interfering (si)* siRNA etabliert werden. Die Reduktion der plazentaren sFlt-1-Expression durch siRNA-Inhibition milderte Präeklampsie-Symptome wie Blutdruckerhöhung und Proteinurie in einem Primatenmodell der Präeklampsie. Dies sind zunächst präklinische Daten. In jedem Fall ist auch diese Herangehensweise ein *proof of concept,* dass über den Angriffspunkt sFlt-1 und der Verringerung seiner Bioverfügbarkeit (semi-)kausal therapiert werden kann [64].

Die Antagonisierung der exzessiven sFlt-1-Erhöhung über eine Gabe PlGF unter der Vorstellung, damit die angiogene Balance wiederherzustellen, ist ein weiterer Ansatzpunkt experimenteller Therapieansätze. Im Affenmodell für Präeklampsie (Uterine Ligatur) konnte durch Gabe von rekombinantem PlGF die angiogene Balance wiederhergestellt werden. Die durch die uterine Ligatur induzierten Präeklampsie Symptome konnten dadurch abgemildert wurden [65,66].

Welcher Ansatz am Ende zu einer wirksamen, sicheren und zugelassenen Therapie der Erkrankung führt, werden zukünftige Forschungen zeigen. Ob es jemals ein tatsächlich kausales Medikament gegen Präeklampsie gibt, ist mehr als fraglich, zu syndromal ist der Charakter der Erkrankung. Die angiogene Achse eröffnet jedoch die Möglichkeit zu sekundärer Prävention: sie kann vor Komplikationen und *adverse events* schützen. Denn die meisten der oben genannten Studien haben zu einer Verlängerung der Schwangerschaft geführt. Somit ist hier Hoffnung insbesondere für die frühe Präeklampsie in Sicht. Die extreme Frühgeburtlichkeit ist eine der gefürchtetsten Komplikationen der Erkrankung. Wenn es möglich ist, eine, zwei oder sogar vierwöchige Verlängerung durch eines der oben genannten Verfahren zu erreichen, dann ist ein Meilenstein erreicht. Der angiogene Status bietet hierfür den erfolgversprechendsten Ansatzpunkt.

Literatur

[1] Jeffcoate TN. Pre-eclampsia and eclampsia: the disease of theories. Proc. R. Soc. Med. 1966;59:397–404.

[2] Risau W. Mechanisms of angiogenesis. Nature. 1997;386:671–674. doi:10.1038/386671a0.

[3] Ferrara N, Davis-Smyth T. The biology of vascular endothelial growth factor. Endocr Rev. 1997;18:4–25.

[4] Giordano FJ, Gerber HP, Williams SP, et al. A cardiac myocyte vascular endothelial growth factor paracrine pathway is required to maintain cardiac function. Proc Natl Acad Sci USA. 2001;98:5780–5785. doi:10.1073/pnas.091415198.

[5] Storkebaum E, Lambrechts D, Dewerchin M, et al. Treatment of motoneuron degeneration by intracerebroventricular delivery of VEGF in a rat model of ALS. Nat Neurosci. 2005;8:85–92. doi:10.1038/nn1360.

[6] Carmeliet P, Ferreira V, Breier G, et al. Abnormal blood vessel development and lethality in embryos lacking a single VEGF allele. Nature. 1996;380:435–439. doi:10.1038/380435a0.

[7] Ferrara N, Carver-Moore K, Chen H, et al. Heterozygous embryonic lethality induced by targeted inactivation of the VEGF gene. Nature. 1996;380:439–442. doi:10.1038/380439a0.

[8] Shalaby F, Rossant J, Yamaguchi TP, et al. Failure of blood-island formation and vasculogenesis in Flk-1-deficient mice. Nature. 1995;376:62–66. doi:10.1038/376062a0.

[9]   Fong GH, Rossant J, Gertsenstein M, Breitman ML. Role of the Flt-1 receptor tyrosine kinase in regulating the assembly of vascular endothelium. Nature. 1995;376:66–70. doi:10.1038/376066a0.

[10] Shweiki D, Itin A, Soffer D, Keshet E. Vascular endothelial growth factor induced by hypoxia may mediate hypoxia-initiated angiogenesis. Nature. 1992;359:843–845. doi:10.1038/359843a0.

[11] Gerber HP, Condorelli F, Park J, Ferrara N. Differential transcriptional regulation of the two vascular endothelial growth factor receptor genes. Flt-1, but not Flk-1/KDR, is up-regulated by hypoxia. J Biol Chem. 1997;272:23659–23667. doi:10.1074/jbc.272.38.23659.

[12] Forsythe JA, Jiang BH, Iyer NV, et al. Activation of vascular endothelial growth factor gene transcription by hypoxia-inducible factor 1. Mol Cell Biol. 1996;16:4604–4613. doi:10.1128/mcb.16.9.4604.

[13] Folkman J. Tumor angiogenesis: therapeutic implications. N Engl J Med. 1971;285:1182–1186. doi:10.1056/NEJM197111182852108.

[14] Shibuya M. Vascular Endothelial Growth Factor (VEGF) and Its Receptor (VEGFR) Signaling in Angiogenesis: A Crucial Target for Anti- and Pro-Angiogenic Therapies. Genes Cancer. 2011;2:1097–1105. doi:10.1177/1947601911423031.

[15] Li M, Kroetz DL. Bevacizumab-induced hypertension: Clinical presentation and molecular understanding. Pharmacol Ther. 2018;182:152–160. doi:10.1016/j.pharmthera.2017.08.012.

[16] Eremina V, Jefferson JA, Kowalewska J, et al. VEGF inhibition and renal thrombotic microangiopathy. N Engl J Med. 2008;358:1129–1136. doi:10.1056/NEJMoa0707330.

[17] Verlohren S, Stepan H, Dechend R. Angiogenic growth factors in the diagnosis and prediction of pre-eclampsia. Clin Sci. 2012;122:43–52. doi:10.1042/CS20110097.

[18] Sela S, Itin A, Natanson-Yaron S, et al, A novel human-specific soluble vascular endothelial growth factor receptor 1: cell-type-specific splicing and implications to vascular endothelial growth factor homeostasis and preeclampsia. Circ Res. 2008;102:1566–1574. doi:10.1161/CIRCRESAHA.108.171504.

[19] Sela S, Natanson-Yaron S, Zcharia E, et al. Local retention versus systemic release of soluble VEGF receptor-1 are mediated by heparin-binding and regulated by heparanase. Circ Res. 2011;108:1063–1070. doi:10.1161/CIRCRESAHA.110.239665.

[20] Eremina V, Sood M, Haigh J, et al. Glomerular-specific alterations of VEGF-A expression lead to distinct congenital and acquired renal diseases. J Clin Invest. 2003;111:707–716. doi:10.1172/JCI17423.

[21] Maynard SE, Min J-Y, Merchan J, et al. Excess placental soluble fms-like tyrosine kinase 1 (sFlt1) may contribute to endothelial dysfunction, hypertension, and proteinuria in preeclampsia. J Clin Invest. 2003;111:649–658. doi:10.1172/JCI17189.

[22] Li Z, Zhang Y, Ying J, et al. Recombinant vascular endothelial growth factor 121 attenuates hypertension and improves kidney damage in a rat model of preeclampsia. Hypertension. 2007;50:686–692. doi:10.1161/HYPERTENSIONAHA.107.092098.

[23] Nevo O, Soleymanlou N, Wu Y, et al. Increased expression of sFlt-1 in in vivo and in vitro models of human placental hypoxia is mediated by HIF-1. Am J Physiol Regul Integr Comp Physiol. 2006;291:R1085–93. doi:10.1152/ajpregu.00794.2005.

[24] Granger J, Lamarca B, Cockrell K, et al. Reduced uterine perfusion pressure (RUPP) model for studying cardiovascular-renal dysfunction in response to placental ischemia. Methods Mol Med. 2006;122:383–392.

[25] Gilbert JS, Babcock SA, Granger JP. Hypertension Produced by Reduced Uterine Perfusion in Pregnant Rats Is Associated With Increased Soluble Fms-Like Tyrosine Kinase-1 Expression. Hypertension. 2007;50:1142–1147. doi:10.1161/HYPERTENSIONAHA.107.096594.

[26] Rajakumar A, Whitelock KA, Weissfeld LA, et al. Selective overexpression of the hypoxia-inducible transcription factor, HIF-2alpha, in placentas from women with preeclampsia. Biol Reprod. 2001;64:499–506. doi:10.1093/biolreprod/64.2.499.

[27] Rajakumar A, Doty K, Daftary A, Harger G, Conrad KP. Impaired oxygen-dependent reduction of HIF-1alpha and −2alpha proteins in pre-eclamptic placentae. Placenta. 2003;24:199–208.

[28] Caniggia I, Mostachfi H, Winter J, et al. Hypoxia-inducible factor-1 mediates the biological effects of oxygen on human trophoblast differentiation through TGFbeta(3). J Clin Invest. 2000;105:577–587. doi:10.1172/JCI8316.

[29] Kendall RL, Thomas KA. Inhibition of vascular endothelial cell growth factor activity by an endogenously encoded soluble receptor. Proc Natl Acad Sci USA. 1993;90:10705–10709. doi:10.1073/pnas.90.22.10705.

[30] Clark DE, Smith SK, He Y, et al. A vascular endothelial growth factor antagonist is produced by the human placenta and released into the maternal circulation. Biol Reprod. 1998;59:1540–1548.

[31] Koga K, Osuga Y, Yoshino O, et al. Elevated serum soluble vascular endothelial growth factor receptor 1 (sVEGFR-1) levels in women with preeclampsia. Journal of Clinical Endocrinology & Metabolism. 2003;88:2348–2351. doi:10.1210/jc.2002-021942.

[32] Torry DS, Wang HS, Wang TH, Caudle MR, Torry RJ. Preeclampsia is associated with reduced serum levels of placenta growth factor. Am J Obstet Gynecol. 1998;179:1539–1544.

[33] Kupferminc MJ, Daniel Y, Englender T, et al. Vascular endothelial growth factor is increased in patients with preeclampsia. Am J Reprod Immunol. 1997;38:302–306.

[34] Lyall F, Young A, Boswell F, Kingdom JC, Greer IA. Placental expression of vascular endothelial growth factor in placentae from pregnancies complicated by pre-eclampsia and intrauterine growth restriction does not support placental hypoxia at delivery. Placenta. 1997;18:269–276.

[35] Cooper JC, Sharkey AM, Charnock-Jones DS, Palmer CR, Smith SK. VEGF mRNA levels in placentae from pregnancies complicated by pre-eclampsia. Br J Obstet Gynaecol. 1996;103:1191–1196. doi:10.1111/j.1471-0528.1996.tb09627.x.

[36] Reuvekamp A, Velsing-Aarts FV, Poulina IE, Capello JJ, Duits AJ. Selective deficit of angiogenic growth factors characterises pregnancies complicated by pre-eclampsia. Br J Obstet Gynaecol. 1999;106:1019–1022. doi:10.1111/j.1471-0528.1999.tb08107.x.

[37] Verlohren S, Galindo A, Schlembach D, et al. An automated method for the determination of the sFlt-1/PlGF ratio in the assessment of preeclampsia. Am J Obstet Gynecol. 2010;202:161.e1–161. e11. doi:10.1016/j.ajog.2009.09.016.

[38] Levine RJ, Lam C, Qian C, et al. Soluble endoglin and other circulating antiangiogenic factors in preeclampsia. N Engl J Med. 2006;355:992–1005. doi:10.1056/NEJMoa055352.

[39] Venkatesha S, Toporsian M, Lam C, et al. Soluble endoglin contributes to the pathogenesis of preeclampsia. Nat Med. 2006;12:642–649. doi:10.1038/nm1429.

[40] Cudmore M, Ahmad S, Al-Ani B, et al. Negative regulation of soluble Flt-1 and soluble endoglin release by heme oxygenase-1. Circulation. 2007;115:1789–1797. doi:10.1161/CIRCULATIONAHA.106.660134.

[41] Roberts JM, Taylor RN, Musci TJ, et al. Preeclampsia: an endothelial cell disorder. Am J Obstet Gynecol. 1989;161:1200–1204.

[42] Dechend R, Homuth V, Wallukat G, et al. AT(1) receptor agonistic antibodies from preeclamptic patients cause vascular cells to express tissue factor. Circulation. 2000;101:2382–2387.

[43] Dechend R, Viedt C, Müller DN, et al. AT1 receptor agonistic antibodies from preeclamptic patients stimulate NADPH oxidase. Circulation. 2003;107:1632–1639. doi:10.1161/01. CIR.0000058200.90059.B1.

[44] Chavarria M, Lara-Gonzalez L, Gonzalez-Gleason A, et al. Prostacyclin/thromboxane early changes in pregnancies that are complicated by preeclampsia. Am J Obstet Gynecol. 2003;188:986–992.

[45] Papapetropoulos A, Garcia-Cardena G, Madri J, Sessa W. Nitric oxide production contributes to the angiogenic properties of vascular endothelial growth factor in human endothelial cells. J Clin Invest. 1997;100:3131–3139.

[46] Zhang J, Chen Z, Smith GN, Croy BA. Natural killer cell-triggered vascular transformation: maternal care before birth? Cell. Mol. Immunol. 2011;8:1–11. doi:10.1038/cmi.2010.38.

[47] Rajakumar A, Cerdeira AS, Rana S, et al. Transcriptionally Active Syncytial Aggregates in the Maternal Circulation May Contribute to Circulating Soluble Fms-Like Tyrosine Kinase 1. Preeclampsia. 2012;59:256–264. doi:10.1161/HYPERTENSIONAHA.111.182170.

[48] Redman CWG, Tannetta DS, Dragovic RA, et al. Review: Does size matter? Placental debris and the pathophysiology of pre-eclampsia. Placenta. 2012;33:S48–54. doi:10.1016/j.placenta.2011.12.006.

[49] Llurba E, Marsal G, Sanchez O, et al. Angiogenic and antiangiogenic factors before and after resolution of maternal mirror syndrome. Ultrasound Obstet Gynecol. 2012;40:367–369. doi:10.1002/uog.10136.

[50] Koga K, Osuga Y, Tajima T, et al. Elevated serum soluble fms-like tyrosine kinase 1 (sFlt1) level in women with hydatidiform mole. Fertil Steril. 2010;94:305–308. doi:10.1016/j.fertnstert.2009.02.015.

[51] Dotters-Katz SK, Hardisty E, Campbell E, Vora N. Trisomy 13-confined placental mosaicism: is there an increased risk of gestational hypertensive disorders? Prenat Diagn. 2017;37:938–939. doi:10.1002/pd.5105.

[52] Thadhani R, Kisner T, Hagmann H, et al. Pilot study of extracorporeal removal of soluble fms-like tyrosine kinase 1 in preeclampsia. Circulation. 2011;124:940–950. doi:10.1161/CIRCULATIONAHA.111.034793.

[53] Thadhani R, Hagmann H, Schaarschmidt W, et al. Removal of Soluble Fms-Like Tyrosine Kinase-1 by Dextran Sulfate Apheresis in Preeclampsia. J Am Soc Nephrol. 2016;27:903–913. doi:10.1681/ASN.2015020157.

[54] Ahmed A, Williams DJ, Cheed V, et al. Pravastatin for early-onset pre-eclampsia: a randomised, blinded, placebo-controlled trial. Bjog. 2020;127:478–488. doi:10.1111/1471-0528.16013.

[55] Smith DD, Costantine MM. The role of statins in the prevention of preeclampsia. Am J Obstet Gynecol. 2020;Aug 17;S0002-9378(20)30868-1. doi:10.1016/j.ajog.2020.08.040.

[56] Costantine MM, Cleary K, Eunice Kennedy Shriver National Institute of Child Health and Human Development Obstetric–Fetal Pharmacology Research Units Network. Pravastatin for the prevention of preeclampsia in high-risk pregnant women. Obstet Gynecol. 2013;121:349–353. doi:10.1097/AOG.0b013e31827d8ad5.

[57] Brownfoot FC, Tong S, Hannan NJ, et al. Effects of Pravastatin on Human Placenta, Endothelium, and Women With Severe Preeclampsia. Hypertension. 2015;66:687–97– discussion 445. doi:10.1161/HYPERTENSIONAHA.115.05445.

[58] Brownfoot FC, Tong S, Hannan NJ, et al. Effects of simvastatin, rosuvastatin and pravastatin on soluble fms-like tyrosine kinase 1 (sFlt-1) and soluble endoglin (sENG) secretion from human umbilical vein endothelial cells, primary trophoblast cells and placenta. BMC Pregnancy Childbirth. 2016;16:117–8. doi:10.1186/s12884-016-0902-3.

[59] Tong S, Kaitu'u-Lino TJ, Hastie R, et al. Pravastatin, proton-pump inhibitors, metformin, micronutrients, and biologics: new horizons for the prevention or treatment of preeclampsia. Am J Obstet Gynecol. 2020;Sep 16;S0002-9378(20)31071-1. doi:10.1016/j.ajog.2020.09.014.

[60] Cluver C, Walker SP, Mol BW, et al. A double blind, randomised, placebo-controlled trial to eva-
      luate the efficacy of metformin to treat preterm pre-eclampsia (PI2 Trial): study protocol. BMJ
      Open. 2019;Apr 24;9(4):e025809. doi:10.1136/bmjopen-2018-025809.

[61] Feig D. Meta-analysis suggests that metformin may reduce pre-eclampsia compared with insulin
      use during pregnancy. BMJ Evid Based Med. 2019;24:72–73. doi:10.1136/bmjebm-2018-110975.

[62] Brownfoot FC, Hastie R, Hannan NJ, et al. Combining metformin and sulfasalazine additively re-
      duces the secretion of antiangiogenic factors from the placenta: Implications for the treatment
      of preeclampsia. Placenta. 2020;95:78–83. doi:10.1016/j.placenta.2020.04.010.

[63] Brownfoot FC, Hastie R, Hannan NJ, et al. Metformin as a prevention and treatment for pree-
      clampsia: effects on soluble fms-like tyrosine kinase 1 and soluble endoglin secretion and en-
      dothelial dysfunction. Am J Obstet Gynecol. 2016;214:356.e1–356.e15. doi:10.1016/j.
      ajog.2015.12.019.

[64] Turanov AA, Lo A, Hassler MR, et al. RNAi modulation of placental sFLT1 for the treatment of
      preeclampsia. Nat Biotechnol. 2018;36:1164–1173. doi:10.1038/nbt.4297.

[65] Makris A, Thornton C, Thompson J, et al. Uteroplacental ischemia results in proteinuric hyper-
      tension and elevated sFLT-1. Kidney Int. 2007;71:977–984. doi:10.1038/sj.ki.5002175.

[66] Makris A, Yeung K, Farrell P, et al. OS061. Placental growth factor reduces blood pressure and
      proteinuria in experimental preeclampsia. Pregnancy Hypertens. 2012;2:210. doi:10.1016/j.
      preghy.2012.04.062.

7 Screening

Stefan Verlohren

7.1 Ziele des Screenings

Screening ist der systematische Versuch eines Gesundheitssystems, diejenigen in der Masse der scheinbar gesunden zu identifizieren, die ein Risiko für eine bestimmte Erkrankung haben. Die, die durch das Screening als *at risk* identifiziert werden, haben die Möglichkeit entweder eine weiterführende diagnostische Prozedur zu erhalten oder eine präventive Maßnahme zu ergreifen. Letztendlich soll hierdurch eine Prävention der Erkrankung für den Einzelnen und über die Reduktion des Auftretens der Erkrankung ein Nutzen für die Gesamtbevölkerung erreicht werden [1].

Nun eignet sich nicht jede Erkrankung für ein Screening. Um ein Screening-Programm durchzuführen, sollten eine Reihe von Faktoren zutreffen, die erstmals 1968 durch Wilson und Jungner für die WHO formuliert wurden.

> **Grundprinzipien des Screenings, adaptiert nach Wilson/Jungner [2]:**
> 1. Die Erkrankung, auf die gescreent wird, muss häufig sein und ein relevantes Gesundheitsproblem darstellen.
> 2. Es sollte eine erkennbare latente oder frühe asymptomatische Phase der Erkrankung geben.
> 3. Der natürliche Verlauf der Erkrankung, inklusive die Entwicklung von latenter zu tatsächlicher Erkrankung, sollten hinreichend erforscht sein.
> 4. Es sollte eine anerkannte Intervention bzw. Therapie für die Erkrankung geben.
> 5. Es sollte einen geeigneten Test für die Erkrankung geben, dieser sollte eine hohe Genauigkeit aufweisen.
> 6. Der Test sollte von der Bevölkerung akzeptiert werden.
> 7. Es sollte klar sein, wer als Patient angesehen wird.
> 8. Es müssen Einrichtung vorhanden sein, die Screening und Therapie durchführen.
> 9. Aufwand und Nutzen – für beteiligte Personen und von ökonomischer Seite – müssen in einem sinnvollen Verhältnis zueinander stehen.
> 10. Das Screening muss ein kontinuierlicher Prozess und darf nicht ein „ein für allemal" Projekt sein.

Das Vorgehen beim Screening ist häufig zweistufig: Einem möglichst sensitiven, aber nicht unbedingt spezifischen Test folgt eine Einstufung von Personen, die im Test keine Auffälligkeit (Screen-Negative) zeigen und Personen, die Auffälligkeiten aufweisen (Screen-Positive). Die Screen-Positiven werden anschließend einer weiterführenden Abklärung zugeführt, bei der eine Diagnose gestellt wird oder die Krankheit ausgeschlossen werden kann. Oder aber es folgt, wie im Fall des Vorgehens bei Präeklampsie, die Einleitung der Prophylaxe.

https://doi.org/10.1515/9783110612127-007

> Entscheidend zur Beurteilung der Validität des Screenings sind die Testgütekriterien:
> – Sensitivität oder Detektionsrate (DR – wie viele der tatsächlichen Fälle findet das Verfahren?)
> – Spezifität (wie viele der Gesunden werden richtig als gesund klassifiziert) oder Falsch-Positiv-Rate, FPR (wie ist der Anteil der falsch als Positiv klassifizierten? – Die FPR entspricht 100 minus Spezifität in %).
>
> Entscheidend für die Interpretation des Ergebnisses aus Sicht des Arztes und der Patientin sind die Vorhersagewerte, die von der Prävalenz der Erkrankung im gescreenten Kollektiv abhängen:
> – Positiver Vorhersagewert, PPV (wie viele der Screen-Positiven sind tatsächlich erkrankt).
> – Negativer Vorhersagewert, NPV (wie viele der Screen-Negativen sind tatsächlich gesund) [3].

Treffen diese Voraussetzungen und Grundprinzipien nun auf das Screening auf Präeklampsie zu? Diese Frage wird international sehr unterschiedlich beantwortet und ist ständiger Neubewertung unterworfen. Im Folgenden soll der aktuelle Stand beim Präeklampsie-Screening näher beleuchtet werden.

7.2 Screening: Ansätze und Methoden

Grundsätzlich werden beim Screening auf Präeklampsie zwei Herangehensweisen unterschieden: Das Screening im ersten Trimenon und das Screening im 2. und 3. Trimenon. Beide haben verschiedene Komponenten und auch unterschiedliche Konsequenzen. Denn nur das Ersttrimesterscreening auf Präeklampsie erlaubt den Beginn der einzig sinnvollen Prophylaxe der Präeklampsie, der Gabe von niedrig dosiertem Aspirin.

Die AWMF-Leitlinie Hypertensive Schwangerschaftserkrankungen der deutschen, österreichischen und schweizerischen Fachgesellschaften positioniert sich klar für die Durchführung einer Früherkennung im Sinne des Screenings (s. Tab. 7.1.) Es wird festgestellt, dass ein aussagekräftiger, alleiniger Test zur sicheren Früherkennung der Präeklampsie bislang nicht zur Verfügung steht. Die in der Routine zur Verfügung stehenden Werkzeuge des Screenings sind – unabhängig vom Zeitpunkt des Screenings – anamnestische Angaben (Mutterpass) und Risikofaktoren, mittlerer arterieller Blutdruck, biochemische Marker und Dopplersonographie.

Tab. 7.1: Generelle Empfehlung zum Screening nach DGGG-Leitlinie (nach [4]).

Konsensbasiertes Statement 2. S7	
Expertenkonsens	Konsensusstärke ++

Die Prädiktion einer Präeklampsie bietet unter mehreren Aspekten Vorteile: Die Früherkennung (vor Manifestation der Erkrankung) erlaubt neben einer intensiveren Überwachung die gezielte Initiierung prophylaktischer Maßnahmen bei Frauen mit einem erhöhten Risiko. (Rodriguez, Tuuli et al. 2016, Rolnik, Wright et al. 2017, Rolnik, Wright et al. 2017).

Der Mutterpass ist nach Mutterschaftsrichtlinien zentrales Dokument der Schwangerenvorsorge in Deutschland. Hier sind bereits einige wesentliche Elemente eines Screenings auf Präeklampsie enthalten. Zum einen wird zu Anfang der Schwangerschaft der Katalog A „Anamnese und allgemeine Befunde/Erste Vorsorgeuntersuchung" auf S. 5 des Mutterpasses ausgefüllt. Hier werden 26 Punkte mit die Schwangerschaft betreffenden Risiken abgefragt. Einige der dort abgefragten Befunde bzw. Erkrankungen sind gleichzeitig Risikofaktoren für die Präeklampsie. Im Katalog B auf Mutterpass Seite 6 werden dann besondere Befunde im Schwangerschaftsverlauf erhoben, die ebenfalls Risikofaktoren für Präeklampsie darstellen können, wie zum Beispiel das Vorliegen von Hypertonie oder Plazentainsuffizienz. Zum Stellenwert der epidemiologischen Risikofaktoren für Präeklampsie vgl. Kap. 2, Epidemiologie. Schließlich bildet das Gravidogramm auf den Seiten 7 und 8 des Mutterpasses gewissermaßen das Rückgrat des Screenings. Hier wird bei jedem Besuch der Schwangeren bei ihrem behandelnden Frauenarzt eine Messung des Blutdrucks und Untersuchung auf Proteinurie durchgeführt. Dieses Screening zieht sich unabhängig vom Gestationsalter durch den gesamten Schwangerschaftsverlauf (s. Abb. 7.1).

Auf die Genauigkeit dieses Screenings, das im Wesentlichen auf den Risikofaktoren und im späteren Schwangerschaftsverlauf dann auf Messung von Bluthochdruck und Proteinurin basiert, wird im Vergleich mit den anderen Screening-Methoden weiter unten eingegangen werden. Im Folgenden wird auf die spezifische Situation des Ersttrimesterscreenings eingegangen.

Alter _____ Jahre   Gewicht vor SS-Beginn _____ kg   Größe _____ cm

Gravida _____   Para _____

A. Anamnese und allgemeine Befunde/Erste Vorsorge-Untersuchung

		ja		nein
1. Familiäre Belastung (z.B. Diabetes, Hypertonie, Fehlbildungen, genetische Krankheiten, psychische Krankheiten _____)		☐	1.	☐
2. Frühere eigene schwere Erkrankungen (z.B. Herz, Lunge, Leber, Nieren, ZNS, Psyche) ggf. welche _____		☐	2.	☐
3. Blutungs-/Thromboseneigung		☐	3.	☐
4. Allergie, z.B. gegen Medikamente _____		☐	4.	☐
5. Frühere Bluttransfusionen		☐	5.	☐
6. Besondere psychische Belastung (z.B. familiäre oder berufliche)		☐	6.	☐
7. Besondere soziale Belastung (Integrationsprobleme, wirtsch. Probleme)		☐	7.	☐
8. Rhesus-Inkompatibilität (bei vorangegangenen Schwangerschaften)		☐	8.	☐
9. Diabetes mellitus		☐	9.	☐
10. Adipositas		☐	10.	☐
11. Kleinwuchs		☐	11.	☐
12. Skelettanomalien		☐	12.	☐
13. Schwangere unter 18 Jahren		☐	13.	☐
14. Schwangere über 35 Jahren		☐	14.	☐
15. Vielgebärende (mehr als 4 Kinder)		☐	15.	☐
16. Zustand nach Sterilitätsbehandlung		☐	16.	☐
17. Zustand nach Frühgeburt (vor Ende der 37. SSW)		☐	17.	☐
18. Zustand nach Mangelgeburt		☐	18.	☐
19. Zustand nach 2 oder mehr Fehlgeburten/Abbrüchen		☐	19.	☐
20. Totes/geschädigtes Kind in der Anamnese		☐	20.	☐
21. Komplikationen bei vorausgegangenen Entbindungen ggf. welche _____		☐	21.	☐
22. Komplikationen post partum ggf. welche _____		☐	22.	☐
23. Zustand nach Sectio		☐	23.	☐
24. Zustand nach anderen Uterusoperationen ggf. welche _____		☐	24.	☐
25. Rasche Schwangerschaftsfolge (weniger als 1 Jahr)		☐	25.	☐
26. Andere Besonderheiten ggf. welche _____		☐	26.	☐

> Nach ärztlicher Bewertung des Kataloges A liegt bei der Erstuntersuchung ein Schwangerschaftsrisiko vor ☐

Besonderheiten _____

B. Besondere Befunde im Schwangerschaftsverlauf

27. Behandlungsbedürftige Allgemeinerkrankungen, ggf. welche _____

28. Dauermedikation
29. Abusus
30. Besondere psychische Belastung
31. Besondere soziale Belastung
32. Blutungen vor der 28. SSW
33. Blutungen nach der 28. SSW
34. Placenta praevia
35. Mehrlingsschwangerschaft
36. Hydramnion
37. Oligohydramnie
38. Terminunklarheit
39. Placenta-Insuffizienz
40. Isthmozervikale Insuffizienz
41. Vorzeitige Wehentätigkeit
42. Anämie

43. Harnwegsinfektion
44. Indirekter Coombstest positiv
45. Risiko aus anderen serologischen Befunden
46. Hypertonie (Blutdruck über 140/90)
47. Pathologische Eiweißausscheidung
48. Mittelgradige – schwere Ödeme
49. Hypotonie
50. Gestationsdiabetes
 · Vortest durchgeführt: ja/nein   auffällig: ja/nein
 · Diagnosetest durchgeführt: ja/nein   auffällig: ja/nein
51. Einstellungsanomalie
52. Andere Besonderheiten
 ggf. welche _____

Terminbestimmung

Zyklus _____ / _____   Letzte Periode _____

Konzeptionstermin (soweit sicher): _____

Schwangerschaft festgestellt am: _____ in der _____ SSW

Berechneter Entbindungstermin: _____

Entbindungstermin (ggf. nach Verlauf korrigiert): _____

Kommentar _____

Gravidogramm

Zweiter Ak-Suchtest (24.-27. SSW) am: _____   Untersuchung auf Hepatitis B (32.-40. SSW) am: _____

Anti-D-Prophylaxe (28.-30. SSW) am: _____   In der Entbindungsklinik vorgestellt am: _____

	Datum	Schwangerschaftswoche	SSW ggf. korr.	Fundusstand	Kindslage	Herztöne	Kindsbewegung Ödeme Varizen	Gewicht	RR syst./ diast.	Hb (Ery)	Eiweiß Zucker (Nein) (Bild) Sediment ggf.Bakteriolog. Bef.	Vaginale Unter- suchung	Röntr.Nr. nach Kontr. B	Sonstiges/Therapie/Maßnahmen
1.														
2.														
3.														
4.														
5.														
6.														
7.														
8.														
9.														
10.														
11.														
12.														
13.														
14.														

Abb. 7.1: Mutterpass – Elemente des Präeklampsie-Screenings.

7.3 Ersttrimesterscreening

7.3.1 Evolution des Ersttrimesterscreenings auf Präeklampsie in seiner heutigen Form

Historisch gesehen bestand die Früherkennung der Präeklampsie, wie oben beschrieben, aus der Erhebung einer korrekten Anamnese mit Abfragen entsprechender Risikokonstellationen sowie der Messung von Blutdruck und Proteinurie. Als jedoch die Pathophysiologie der Erkrankung durch das Wissen um die Bedeutung der unvollständigen Trophoblasteninvasion erweitert wurde, ergaben sich dadurch neue Möglichkeiten der Früherkennung [5]. Eine weitere Voraussetzung war die weitergehende technische Entwicklung: Im Jahr 1983 etablierte Stewart Campbell die Methode der nicht-invasiven Messung des uterinen Flusswiderstands Mittels gepulster Dopplersonographie [6]. Seine Arbeitsgruppe konnte im Verlauf zeigen, dass Frauen mit Präeklampsie erhöhte Widerstände sowie eine postsystolische Inzisur, den *„notch"* im 2. und 3. Trimester aufwiesen. Weiterhin konnten sie zeigen, dass diese Widerstände bereits vor Eintreten der Symptomatik erhöht waren [7,8]. Der nächste logische Schritt, eine noch frühere Vorhersage, und zwar im 1. Trimester in 11.–14. SSW wurde kurze Zeit später vollzogen. Harrington und Campbell publizierten 1997 die Wertigkeit der transvaginalen Widerstandsmessung der Aa. uterinae für die Vorhersage zu Präeklampsie und Wachstumsrestriktion [9]. In der Folge wurden diese Ergebnisse von vielen Arbeitsgruppen bestätigt wund erweitert [10].

Weiterhin wurde evaluiert, ob möglicherweise der Blutdruck bereits vor einer Erhöhung im späteren Schwangerschaftsverlauf Informationen über das spätere Eintreten einer Präeklampsie liefern kann. Bereits im Jahr 1988 berichtete eine chinesische Arbeitsgruppe, dass der mittlere systolische und diastolische Blutdruck bei Frauen, die im späteren Schwangerschaftsverlauf eine Präeklampsie entwickeln, bereits in 10–14 Schwangerschaftswochen signifikant höher liegt als bei Frauen, die keine entwickeln [11]. Im Verlauf wurden diese Untersuchungen von anderen Arbeitsgruppen bestätigt [12]. Es sollte jedoch bis Ende der 2000er Jahre dauern, bis weitergehende Forschungen bestätigen konnten, dass der mittlere arterielle Blutdruck schwangerer Frauen im ersten Trimester wichtige Informationen für eine spätere Präeklampsie und somit Relevanz für ein Screening haben kann [13].

Weiterhin wurden Biomarker im Hinblick auf ihre Eignung als Früherkennungsmarker für Präeklampsie untersucht. Im Jahr 2001 untersuchte die Arbeitsgruppe von Kypros Nicolaides die mögliche Bedeutung des plazentaren Wachstumsfaktors (PlGF) für eine Früherkennung der Präeklampsie. In dieser ersten Veröffentlichung zu dem Thema konnte jedoch keine Steigerung der frühen Vorhersage der Präeklampsie gezeigt werden [14].

Eine Vielzahl weiterer Biomarker wurden im Laufe der Zeit untersucht, neben PP-13, Adam-12, Inhibin-A, Activin-A, beta-HCG erlangte insbesondere PAPP-A Bedeutung für die Früherkennung der Präeklampsie [15–18].

Merke: Somit haben sich folgende Faktoren als nützliche Bestandteile einer Ersttrimesterscreenings auf Präeklampsie herauskristallisiert:
– Anamnese bzw. Risikofaktoren
– Messung des mittleren arteriellen Blutdrucks
– Messung des Widerstandes beider Aa. uterinae
– Serum-Biomarker, insbesondere PlGF und PAPP-A

Die Arbeitsgruppe von Nicolaides konnte erstmals im Jahre 2009 einen Algorithmus präsentieren, der diese Parameter integriert und – in Analogie zum Vorgehen beim Ersttrimesterscreening auf Aneuploidien – eine individualisierte Risikoberechnung erlaubt. Poon et al. zeigten in einer Studie an 7797 Einlingsschwangerschaften, dass die Kombination aus Anamnese mit der Messung des Blutdrucks, der Messung des gemittelten Wiederstandes beider Uterinagefäße und der Messung von PAPP-A und PlGF eine genaue Vorhersage einer frühen Präeklampsie bereits in 11–14 Schwangerschaftswochen erlaubt. Der auf logistischer Regression basierende Algorithmus erbrachte eine Vorhersage einer frühen Präeklampsie vor 34 SSW mit einer Sensitivität von 93,1 % und einer Präeklampsie nach 34 SSW mit einer Sensitivität von 35,7 %, bei einer Falsch-Positiv-Rate von 5 %. Der positive prädiktive Wert betrug 21,2 %. Diese Daten noch nicht optimal im Sinne der Validitätskriterien eines Screenings, jedoch bereits deutlich besser als das traditionelle, nur auf der Anamneseerhebung basierende Verfahren.

7.3.2 Ersttrimesterscreening nach FMF – aktuelle Performance

Im Laufe der Zeit haben sich die Algorithmen immer weiter verfeinert. Insbesondere eine geänderte statistische Herangehensweise an den FMF Screening-Algorithmus erlaubten eine verbesserte Vorhersage der Präeklampsie. Das so genannte *competing risks model* konnte die initial berechneten Detektions- und Falsch-Positiv-Raten nochmals steigern. Bei diesem Modell wurden die Prinzipien der Bayesschen Statistik zugrunde gelegt. Basierend auf der Beobachtung, dass die Multiplen des Medians der einzelnen Marker mit dem Erkrankungsbeginn linear korreliert sind, ergab sich eine Verschiebung des Risikos auf der Zeitachse. Das heißt, je diskrepanter ein individueller Messwert zum Median einer gesunden Kontrollgruppe in der jeweiligen Schwangerschaftswoche ist, desto früher erfolgt die Entbindung mit Präeklampsie (s. Abb. 7.2 a und b).

Das Modell behandelt das Gestationsalter bei Entbindung aufgrund von Präeklampsie als kontinuierliche und nicht als eine kategoriale (ja/nein) Variable. Nach dem Modell geht man davon aus, dass, wenn eine Schwangerschaft unendlich andauern würde, alle Frauen letztendlich eine Präeklampsie entwickeln würden. Es besteht nun ein „Wettlauf" zwischen dem natürlichen Ende der Schwangerschaft und

(a)

(b)

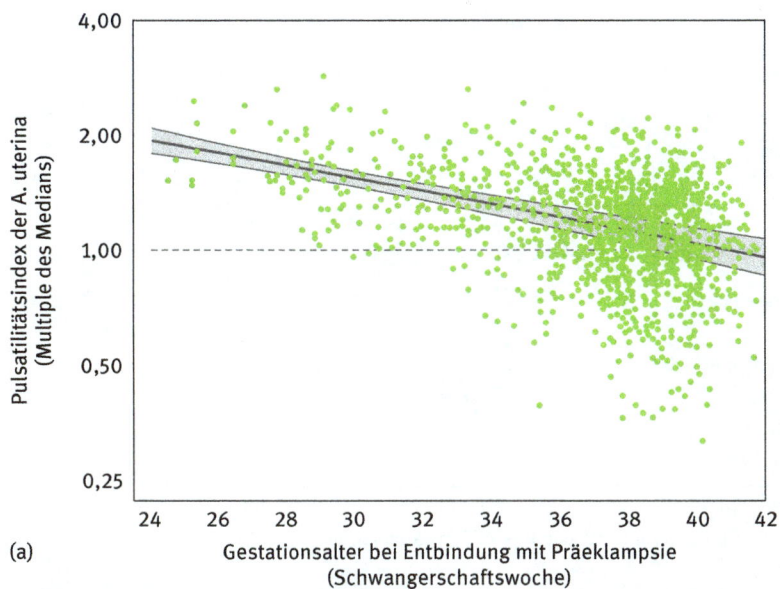

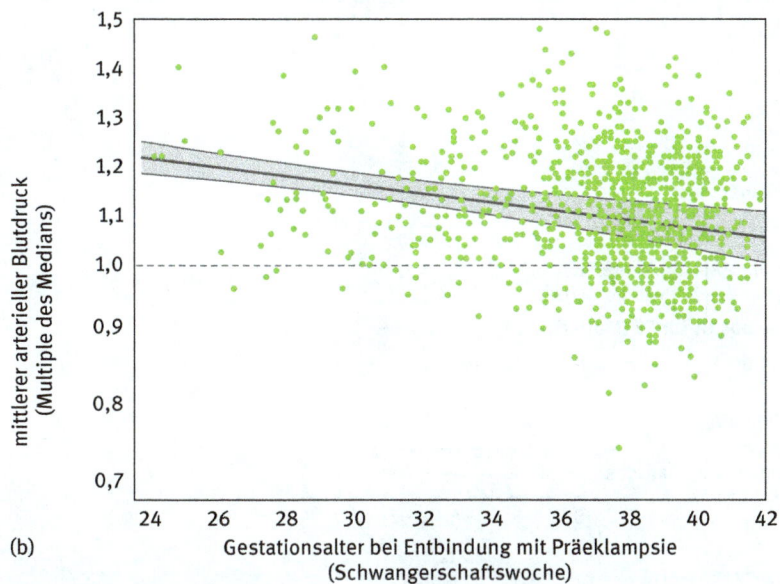

Abb. 7.2: Verteilung der Messwerte für den MoM des Widerstands der A. uterinae sowie des MAP in Relation zum Schwangerschaftsalter bei Entbindung (nach Wright et al. 2012).

dem Einsetzen einer Präeklampsie. Da in realiter die Schwangerschaft spätestens in 42 SSW beendet ist, haben die meisten Frauen keine „Gelegenheit" eine Präeklampsie zu entwickeln, sondern eben nur die bekannten 2–5 %. Wendet man nun die Ver-

geringes Risiko

0,01

| 24 | 28 | 32 | 36 | 40 | 44 | 48 | 52 | 56 | 60 | 64 | 68 | 72 | 76 | 80 |

Gestationsalter bei Entbindung mit Präeklampsie (Schwangerschaftswoche)

hohes Risiko

0,6

| 24 | 28 | 32 | 36 | 40 | 44 | 48 | 52 | 56 | 60 | 64 | 68 | 72 | 76 | 80 |

Gestationsalter bei Entbindung mit Präeklampsie (Schwangerschaftswoche)

Alter: alle 10 Jahre, > 30 Jahre
Gewicht: alle 10 kg
Größe: alle 10 cm
Ethnie
 kaukasisch
 afrokaribisch
 südasiatisch
Schwangerschaftsanamnese
 Nullipara
 Z.n. PER
 Mehrgebärende ohne stattgehabte PE
 in einer vorangehenden Schwangerschaft
Familienanamnese positiv für PE (Mutter)
spontane Empfängnis
mit IVF
chronischer Bluthochdruck
Diabetes mellitus Typ 1
systemischer Lupus erythematodes

Zeiteffekt (Wochen)

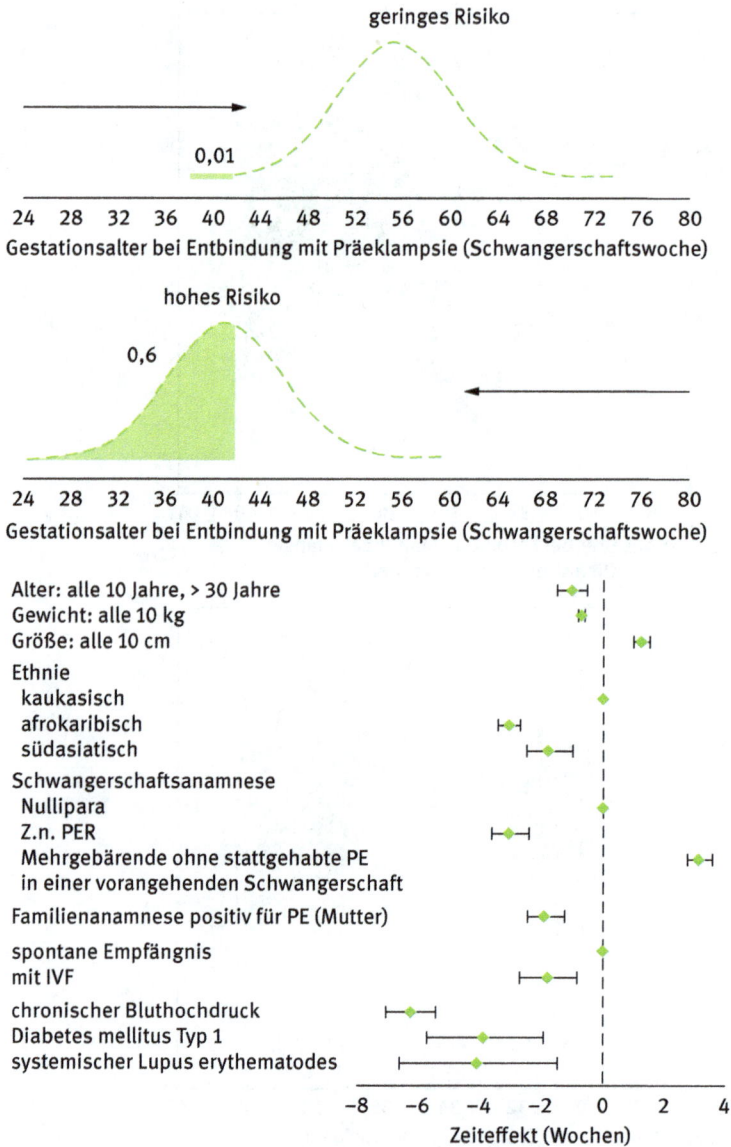

Abb. 7.3: Einfluss des Risikoprofils auf das Gestationsalter nach *competing risks model* (nach Wright et al. 2012).

teilung der Risikofaktoren auf das Gestationsalter an, bedeutet ein hohes Risiko eine Verschiebung der Entbindung aufgrund von Präeklampsie nach links mit der Implikation eines höheren Risikos für Präeklampsie (s. Abb. 7.3) [19].

Mittels dieses statistischen Kniffs konnte die Detektionsrate der Präeklampsie vor 34 SSW auf 90 % und das der späten auf 57 % bei einer fixierten FPR von 10 % gesteigert werden.

Aktuell wird ein Modell verwendet, dass an einer Kohorte von 35.948 Einlingsschwangerschaften entwickelt wurde. Hier erreicht die Kombination von Anamnese, Uterina-Doppler, MAP und PlGF eine Detektion von 90 % der Präeklampsien < 34 SSW, 75 % der Präeklampsien < 37 SSW und 41 % der Präeklampsie > 37 SSW, bei einer FPR von 10 % [20,21].

Aus diesen Zahlen wird deutlich, dass die Risikoberechnung umso genauer ist, je früher die Präeklampsie eintritt. Für die Risikoevaluation aller Präeklampsien unabhängig vom Gestationsalter oder später Präeklampsien zeigt der Algorithmus schlechtere Erkennungsraten.

7.3.3 Die ASPRE-Studie

Das Modell wurde in der Folge an einer unabhängigen Kohorte prospektiv validiert, nämlich in der im Folgenden vorgestellten ASPRE-Studie. ASPRE steht für *Combined Multimarker Screening and Randomized Patient Treatment with Aspirin for Evidence-Based Preeclampsia Prevention* [22]. Die ASPRE-Studie, publiziert 2017 im *New England Journal of Medicine*, war eine prospektiv-randomisierte, doppelt verblindete, Placebo-kontrollierte Interventionsstudie, durchgeführt an 13 Europäischen Studienzentren. Insgesamt 26.941 Frauen erhielten ein Ersttrimesterscreening auf Präeklampsie nach oben genanntem Algorithmus. Der Anteil der Screen-Positiven betrug 2971 (11 %), von denen letztendlich 1776 an der Studie teilnahmen und zu entweder Aspirin 150 mg/d oder Placebo-randomisiert wurden. Der primäre Endpunkt der Studie war die Notwendigkeit einer Entbindung aufgrund von Präeklampsie vor 37+0 SSW. Weitere sekundäre Endpunkte, wie das Auftreten von Präeklampsie vor 34 SSW oder auch das Auftreten von Komplikationen wie einer vorzeitigen Plazentalösung oder intrauteriner Wachstumsrestriktion wurden ebenfalls untersucht. Eine Präeklampsie trat bei 13 von 798 (1,6 %) Frauen auf, die 150 mg/d Aspirin einnahmen, gegenüber 35 von 822 (4,3 %) in der Placebo-Gruppe. Dieser signifikante Effekt (p = 0,004) entsprach einer Odds Ratio (OR) von 0,38 (95 % Konfidenzintervall [KI] 0,20 – 0,74) und somit einer Risikoreduktion durch Aspirin um 62 %. Das Risiko für eine Präeklampsie vor 34 SSW konnte um 82 % reduziert werden, dieser Effekt war jedoch statistisch nicht signifikant (OR 0,18, 95 % KI 0,03–1,03). Weitere sekundäre Endpunkt waren aufgrund der Gruppengröße nicht signifikant. Weiterhin war die Anzahl von Komplikationen, insbesondere eine vorzeitige Plazentalösung, in beiden Gruppen nicht unterschiedlich.

Es wurde weiterhin gezeigt, dass der schützende Effekt vor allem bei Frauen mit einer hohen Compliance beobachtet wurde. Wie nachträgliche Auswertungen zeigten, würde die Reduktion des Präeklampsierisikos ~75 % betragen, wenn ≥ 90 % der

Tabletten durch die Patientin eingenommen werden würden. Wenn < 90 % Tabletten eingenommen würden, betrüge die Risikoreduktion ~40 % [23].

In weiteren Auswertungen der ASPRE-Kohorte konnte gezeigt werden, dass nicht alle Patientinnen gleich von der Aspirin-Einnahme profitieren. Insbesondere in der Gruppe der Patientinnen mit einer vorbestehenden Bluthochdruckerkrankung konnte keine Reduktion des Auftretens einer Präeklampsie erzielt werden. Hier entwickelten 10,2 % in der Aspirin-Gruppe und 8,2 % in der Placebo-Gruppe eine Präeklampsie [24]. Zum weiteren Effekt der Aspirin-Einnahme, siehe Kap. 12, Prophylaxe.

7.4 Implementierung des Ersttrimesterscreenings international

7.4.1 Deutschland

Die DGGG-Leitlinie zu Diagnostik und Therapie hypertensiven Schwangerschaftserkrankungen befürwortet ein Ersttrimesterscreening auf Präeklampsie. Es wird herausgehoben, dass das Screening Vorteile bietet, insbesondere da dann frühzeitig mit der evidenzbasierten Intervention, der Gabe von niedrig dosiertem ASS begonnen werden kann [4].

7.4.2 USA

Trotz der oben genannten Evidenz wird als Screening weiterhin ausschließlich die Anamneseerhebung sowie die Blutdruckmessung im Schwangerschaftsverlauf empfohlen. Ein Screening mit Biomarkern oder Uterina-Doppler wird explizit nicht empfohlen. Bei erhöhtem Risiko wird niedrig dosiertes Aspirin (81 mg/d) nach 12 SSW empfohlen [25]. Eine Begründung der ACOG gegen das Screening z. B. FMF ist der geringe positive prädiktive Wert, der eine große Gruppe von Frauen dann einer Medikation aussetzen würde, die sie nicht benötigt [26].

7.4.3 England

Trotz der Arbeiten der FMF, die überwiegend in England durchgeführt worden sind, wird ein über die Anamnese-Erhebung hinausgehendes Screening nicht empfohlen. Das National Institute for Clinical Excellence (NICE) empfiehlt, dass nur beim Vorliegen von Hochrisikofaktoren, wie Präeklampsie in einer vorhergehenden Schwangerschaft, chronische Nierenerkrankung, Autoimmunerkrankung wie Systemischer Lupus erythematodes oder Antiphospholipid-Syndrom, Diabetes mellitus Typ 1 oder Typ 2 oder chronischer Hypertonus 75–150 mg ASS täglich von 12 SSW bis Geburt gegeben werden. Wenn mehr als ein moderater Risikofaktor wie erste Schwangerschaft, Alter Mutter > 40 Jahre, Schwangerschaftsintervall > 10 Jahre, BMI > 35 kg/m² oder mehr zu Beginn der Schwangerschaft, positive Familienanamnese für Präeklampsie oder Mehrlingsschwangerschaft vorliegt, sollte ebenfalls prophylaktisch Aspirin eingenommen werden. Die *NICE*-Methode hat eine Screen-Positivrate von 10,3 % (somit vergleichbar zur Screen-Positivrate des FMF-Algorithmus), die Detektionsrate ist jedoch nur 30,4 % für eine frühe und 40,8 % für jede und frühe Präeklampsie.

Ein systematisches Screening wiederum, wie es beim Down-Syndrom in England erfolgt, wird für Präeklampsie derzeit nicht empfohlen. Als Begründung wird angeführt, dass es keinen geeigneten Test mit hoher Genauigkeit sowie keine Prävention gäbe und mehr Forschung zu den zugrundeliegenden Ursachen gefordert ist [27].

7.4.4 Vergleich der Screening-Strategien

Es wurden wiederholt direkte Vergleiche der Screening-Strategien von ACOG, NICE und FMF durchgeführt, insbesondere in der so genannten SPREE-Studie, *Screening-Programme for Preeclampsia*. Die Studie verglich die Detektionsraten verschiedener Kombinationen aus Biomarkern, Doppler und Blutdruck mit denen von NICE und ACOOG. Der sogenannte „Mini-combined" Test, der „nur" aus Anamnese, Blutdruck und dem im Ersttrimesterscreening auf Aneuploidien genutzte PAPP-A besteht, hat eine Detektionsrate von 42,8 %, welches bereits der Genauigkeit des NICE-screenings um 11,2 % überlegen war. Andere Kombinationen, wie die Kombination MAP und PAPP-A erzielten eine DR von 53,5 %, die von MAP und PIGF 67,3 %. Wenn nun noch der Uterina-Doppler hinzugenommen wurde, war die Detektionsrate 78,6 % [21,28].

Ähnliche Zahlen ließen sich für den Vergleich der von FMF und ACOG erzielen. O'Gorman konnte zeigen, dass der FMF-Algorithmus 100 % der Präeklampsien < 32 SSW bei einer 10 %tigen FPR detektiert. Der ACOG-Algorithmus detektiert 94 % der Präeklampsien < 32 SSW allerdings auf Kosten einer FPR von 64,2 % [29,30].

Diese Untersuchungen belegen klar die Überlegenheit des differenzierten Ersttrimesterscreening auf Präeklampsie gegenüber den nur auf der Erhebung von Risikofaktoren basierenden Screening-Methoden.

7.5 Zweit- und Dritttrimesterscreening

Das Konzept der integrierten Screenings nach FMF für alle Frauen, auch unabhängig von einer Risikokonstellation, wurde nun explorativ auch für spätere Gestationsalter übertragen. Hier ist die Konsequenz eine andere, denn eine Intervention – so wie ASS im ersten Trimester – fehlt. Da jedoch, wie oben gezeigt, die Detektionsraten für die späte Präeklampsie mittels Ersttrimesterscreening niedrig sind, ist ein Screening – also die Untersuchung jeder Schwangeren unabhängig von einem vorbestehenden Risikoprofil – möglicherweise vorteilhaft.

Soll im zweiten Trimester zum Zeitpunkt des Fehlbildungsultraschalls gescreent werden, kommen als Parameter neben der mütterlichen Anamnese, der PI der Aa. uterinae, MAP und PlGF zum Einsatz. Der resultierende Algorithmus kann 99 %, 85 % und 46 % der Fälle von Präeklampsie < 32, < 37 und ≥ 37 SSW vorhersagen, bei einer FPR von 10 %. Würde man nur Anamnese-basiert vorgehen, wären die entsprechenden Werte 52 %, 47 % und 37 % [31]. In einer Folgestudie an 16.254 Schwangeren konnten diese Werte auf 100 % (< 32 SSW), und 90 % (< 36 SSW) gesteigert werden [32].

Soll im 3. Trimester, in 35–37 SSW, gescreent werden, kommen nach dem Vorgehen der FMF neben der Anamnese, MAP, PlGF und sFlt-1 zum Einsatz. Dadurch wurden 70 % der Fälle von Präeklampsie um den Geburtstermin detektiert, gegenüber 28 % bei einem nur Risikofaktor-basiertem Vorgehen [33,34].

Ob jedoch ein generelles Multi-Marker-Screening einer Kosten-Nutzen-Rechnung aus gesundheitsökonomischer Sicht standhält, muss in der Zukunft gezeigt werden. Denn da – im Gegensatz zum Ersttrimesterscreening – die Intervention fehlt, ist ein Bestehen der Überprüfung der Wilson und Jungner-Kriterien fraglich.

Literatur

[1] Cuckle H. Principles of screening. The Obstetrician & Gynaecologist. 2004;6(1):1–5. doi:10.1576/toag.6.1.21.26976.

[2] Wilson JM, Jungner JG. PRINCIPLES AND PRACTICE OF SCREENING FOR DISEASE. Bol Oficina Sanit Panam. 1968;34:281–393.

[3] Spix C, Blettner M. Screening: part 19 of a series on evaluation of scientific publications. Dtsch Arztebl Int. 2012;109:385–390. doi:10.3238/arztebl.2012.0385.y

[4] Schlembach D, Stepan H, Verlohren S. Hypertensive Schwangerschaftserkrankungen: Diagnostik und Therapie. 2019; www.Awmf.orgleitliniendetailll-.Html.

[5] Robertson WB, Brosens I, Dixon HG. The pathological response of the vessels of the placental bed to hypertensive pregnancy. J Pathol Bacteriol. 1967;93:581–592. doi:10.1002/path.1700930219.

[6] Campbell S, Diaz-Recasens J, Griffin DR, et al. New doppler technique for assessing uteroplacental blood flow. Lancet. 1983;1:675–677.

[7] Harrington K, Cooper D, Lees C, Hecher K, Campbell S. Doppler ultrasound of the uterine arteries: the importance of bilateral notching in the prediction of pre-eclampsia, placental abruption or delivery of a small-for-gestational-age baby. Ultrasound Obstet Gynecol. 1996;7:182–188.

[8] Harrington K, Thompson MO, Carpenter RG, Nguyen M, Campbell S. Doppler fetal circulation in pregnancies complicated by pre-eclampsia or delivery of a small for gestational age baby: 2. Longitudinal analysis. Br J Obstet Gynaecol. 1999;106:453–466.

[9] Harrington K, Goldfrad C, Carpenter RG, Campbell S. Transvaginal uterine and umbilical artery Doppler examination of 12–16 weeks and the subsequent development of pre-eclampsia and intrauterine growth retardation. Ultrasound Obstet Gynecol. 1997;9:94–100. doi:10.1046/j.1469-0705.1997.09020094.x.

[10] Gómez O, Figueras F, Fernández S, et al. Reference ranges for uterine artery mean pulsatility index at 11–41 weeks of gestation. Ultrasound Obstet Gynecol. 2008;32:128–132. doi:10.1002/uog.5315.

[11] Lao TT, Chin RR. Blood pressure during first and second trimesters as predictor of preeclampsia. Am J Obstet Gynecol. 1988;159:1017–1018. doi:10.1016/S0002-9378(88)80193-5.

[12] Hermida RC, Ayala DE, Mojón A, et al. Blood pressure excess for the early identification of gestational hypertension and preeclampsia. Hypertension. 1998;31:83–89. doi:10.1161/01.hyp.31.1.83.

[13] Poon LCY, Kametas NA, Pandeva I, Valencia C, Nicolaides KH. Mean arterial pressure at 11(+ 0) to 13(+ 6) weeks in the prediction of preeclampsia. Hypertension. 2008;51:1027–1033. doi:10.1161/HYPERTENSIONAHA.107.104646.

[14] Ong CY, Liao AW, Cacho AM, Spencer K, Nicolaides KH. First-trimester maternal serum levels of placenta growth factor as predictor of preeclampsia and fetal growth restriction. Obstet Gynecol. 2001;98:608–611. doi:10.1016/s0029-7844(01)01528-9.

[15] Spencer K, Cowans NJ, Nicolaides KH. Maternal serum inhibin-A and activin-A levels in the first trimester of pregnancies developing pre-eclampsia. Ultrasound Obstet Gynecol. 2008;32:622–626. doi:10.1002/uog.6212.

[16] Makrydimas G, Sotiriadis A, Spencer K, Cowans NJ, Nicolaides KH. ADAM12-s in coelomic fluid and maternal serum in early pregnancy. Prenat Diagn. 2006;26:1197–1200. doi:10.1002/pd.1581.

[17] Nicolaides KH, Bindra R, Turan OM, et al. A novel approach to first-trimester screening for early pre-eclampsia combining serum PP-13 and Doppler ultrasound. Ultrasound Obstet Gynecol. 2006;27:13–17. doi:10.1002/uog.2686.

[18] Spencer K, Cowans NJ, Chefetz I, Tal J, Meiri M. First-trimester maternal serum PP-13, PAPP-A and second-trimester uterine artery Doppler pulsatility index as markers of pre-eclampsia. Ultrasound Obstet Gynecol. 2007;29:128–134. doi:10.1002/uog.3876.

[19] Akolekar R, Syngelaki A, Poon L, Wright D, Nicolaides KH. Competing Risks Model in Early Screening for Preeclampsia by Biophysical and Biochemical Markers. Fetal Diagn Ther. 2013;33:8–15. doi:10.1159/000341264.

[20] O'Gorman N, Wright D, Syngelaki A, et al. Competing risks model in screening for preeclampsia by maternal factors and biomarkers at 11–13 weeks gestation. Am J Obstet Gynecol. 2016;214:103.e1–103.e12. doi:10.1016/j.ajog.2015.08.034.

[21] Tan MY, Wright D, Syngelaki A, et al. Comparison of diagnostic accuracy of early screening for pre-eclampsia by NICE guidelines and a method combining maternal factors and biomarkers: results of SPREE. Ultrasound Obstet Gynecol. 2018;51:743–750. doi:10.1002/uog.19039.

[22] Rolnik DL, Wright D, Poon LC, et al. Aspirin versus Placebo in Pregnancies at High Risk for Preterm Preeclampsia1. N Engl J Med. 2017;377:NEJMoa1704559–622. doi:10.1056/NEJMoa1704559.

[23] Wright D, Poon LC, Rolnik DL, et al. Aspirin for Evidence-Based Preeclampsia Prevention trial: influence of compliance on beneficial effect of aspirin in prevention of preterm preeclampsia. Am J Obstet Gynecol. 2017;217:685.e1–685.e5. doi:10.1016/j.ajog.2017.08.110.

[24] Poon LC, Wright D, Rolnik DL, et al. Aspirin for Evidence-Based Preeclampsia Prevention trial: effect of aspirin in prevention of preterm preeclampsia in subgroups of women according to their characteristics and medical and obstetrical history. Am J Obstet Gynecol. 2017;217:585.e1–585.e5. doi:10.1016/j.ajog.2017.07.038.

[25] US Preventetive Services Task Force (UPSTAF), (n. d.)

[26] Gestational Hypertension and Preeclampsia: ACOG Practice Bulletin, Number 222. Obstet Gynecol. 2020;135:e237–e260. doi:10.1097/AOG.0000000000003891.

[27] The UK NSC recommendation on Pre-eclampsia screening in pregnancy, (n. d.).

[28] Poon LC, Wright D, Thornton S, et al. Mini-combined test compared with NICE guidelines for early risk-assessment for pre-eclampsia: the SPREE diagnostic accuracy study, 2020. doi:10.3310/eme07080.

[29] Poon LC, Rolnik DL, Tan MY, et al. ASPRE trial: incidence of preterm pre-eclampsia in patients fulfilling ACOG and NICE criteria according to risk by FMF algorithm. Ultrasound Obstet Gynecol. 2018;51:738–742. doi:10.1002/uog.19019.

[30] O'Gorman N, Wright D, Poon LC, et al. Multicenter screening for pre-eclampsia by maternal factors and biomarkers at 11–13 weeks' gestation: comparison with NICE guidelines and ACOG recommendations. Ultrasound Obstet Gynecol. 2017;49:756–760. doi:10.1002/uog.17455.

[31] Gallo DM, Wright D, Casanova C, et al. Competing risks model in screening for preeclampsia by maternal factors and biomarkers at 19–24 weeks' gestation. Am J Obstet Gynecol. 2016;214:619.e1–619.e17. doi:10.1016/j.ajog.2015.11.016.

[32] Litwinska M, Wright D, Efeturk T, Ceccacci I, Nicolaides KH. Proposed clinical management of pregnancies after combined screening for pre-eclampsia at 19–24 weeks' gestation. Ultrasound Obstet Gynecol. 2017;50:367–372. doi:10.1002/uog.17418.

[33] Panaitescu A, Ciobanu A, Syngelaki A, et al. Screening for pre-eclampsia at 35–37 weeks' gestation. Ultrasound Obstet Gynecol. 2018;52:501–506. doi:10.1002/uog.19111.

[34] Ciobanu A, Wright A, Panaitescu A, et al. Prediction of imminent preeclampsia at 35–37 weeks & gestation. Am J Obstet Gynecol. 2019;220:584.e1-584.e11. doi:10.1016/j.ajog.2019.01.235.

8 Prävention und Prophylaxe der Präeklampsie

Massimiliano Lia, Holger Stepan

8.1 Einleitung

Die Entbindung stellt weiterhin die einzige definitive Therapie der Präeklampsie dar. Jedoch erkauft man sich die Heilung der Schwangeren unter Umständen durch eine relevante iatrogene Frühgeburtlichkeit samt deren Komplikationen. Hiermit führt die Therapie der Präeklampsie in Form der vorzeitigen Entbindung zu einem Dilemma. Es ist somit wenig verwunderlich, dass die Prophylaxe dieser Pathologie von besonderem Interesse in der Geburtshilfe ist und zu der Erforschung vielfältiger Maßnahmen führte, mit denen die Entwicklung der Präeklampsie verhindert, gemildert oder verzögert werden sollte.

8.2 Ansätze der Präeklampsieprävention

8.2.1 Ernährung und Lifestyle

Eine der ersten präventiven und therapeutischen Versuche in Bezug auf Präeklampsie stellte die diätetische Salzrestriktion dar, welche am Anfang des zwanzigsten Jahrhunderts erstmals empfohlen wurde [1]. Diese Empfehlung hielt sich mehrere Jahrzehnte, bis diese in den 50iger Jahren in Frage gestellt wurde [2] und schließlich eine Metaanalyse den Nutzen einer Salzreduktion zur Prävention der Präeklampsie klar verneinte [3].

Ebenfalls ohne bisher nachgewiesene protektive Wirkung blieben Knoblauch [4], Fischöl [5] oder Vitamine mit antioxidativer Wirkung. Nachdem eine zunächst vielversprechende Studie aus dem Jahr 1999 zeigte, dass durch die Gabe von 1000 mg Vitamin C und 400 I. E. im Risikokollektiv die Präeklampsiehäufigkeit senkt [6], konnten diese Ergebnisse in zwei großen Studien nicht bestätigt werden [7,8]. Es fanden sich jedoch Hinweise darauf, dass bei Schwangeren mit kalziumarmer Ernährung eine zusätzliche Kalziumergänzung das Risiko für eine Präeklampsie erniedrigen kann. Es wird allerdings in dieser Metaanalyse ausdrücklich auf die Möglichkeit einer Publikationsbias hingewiesen [9] und die größte RCT innerhalb dieser Metaanalyse konnte allein keinen Vorteil einer diätetischen Kalziumergänzung nachweisen [10].

Die Auswirkung von körperlicher Betätigung auf die Entwicklung einer Präeklampsie ist hingegen unklar. Ein mehrere Metaanalysen zusammenfassendes Umbrella-Review fand begrenzte Hinweise darauf, dass körperliche Betätigung in der Freizeit vor der Entwicklung einer Präeklampsie schützt [11]. Im Gegensatz hierzu stehen jedoch Ergebnisse einer retrospektiven Studie zu normotensiven Schwangeren,

https://doi.org/10.1515/9783110612127-008

denen aufgrund von vorzeitigen Kontraktionen, Zervixinsuffizienz oder vorzeitigen Blasensprung Bettruhe verordnet wurde. Hier zeigte sich ein signifikant reduziertes Risiko für die Entwicklung einer Präeklampsie mit einer Odds ratio von 0,32 [12]. Dieses Ergebnis wurde von einer Cochrane-Metaanalyse anhand von zwei RCT bestätigt [13]. Die Autorinnen dieser Metaanalyse zweifeln den Effekt der Bettruhe jedoch an und weisen auf mehrere Schwächen der beiden analysierten Studien hin. Insbesondere seien hier die niedrige Fallzahl (insgesamt 106), die Selektion der Patientinnen anhand des umstrittenen „Roll-over Test" und eine erstaunlich hohe Inzidenz der Präeklampsie/SIH in den Kontrollgruppen dieser beiden Studien (78 % [14] und 81 % [15]).

8.2.2 Medikamentöse Prophylaxe

Ähnlich der diätetische Salzrestriktion wurde in den 60iger Jahren den Diuretika, insbesondere Thiaziden, einen prophylaktischen Effekt auf die Präeklampsie zugeschrieben [16–18]. Es folgten in den weiteren Jahrzehnten mehrere Studien, welche in einer Cochrane-Metaanalyse zusammengefasst wurden und insgesamt keine ausreichende Evidenz dafür liefern konnten, dass Diuretika die Präeklampsie vorbeugen können [19].

Anhand von Ergebnissen aus in-vitro Studien wurde vermutet, dass Progesteron einen protektiven Effekt haben kann. Dies stützt sich auf die Beobachtung, dass die Expression von HLA-G – welchem eine relevante Rolle für die materno-fetalen Immuntoleranz zugeschrieben wird [20] – bei der Präeklampsie erniedrigt ist [21] und das Progesteron wiederum die Konzentration dieses Proteins in menschlichen Trophoblastzellen erhöht [22]. In klinischen Studien konnte ein solcher protektiver Effekt von Progesteron allerdings nie nachgewiesen werden [23].

Die Gruppe der Statine ist eine weitere Medikamentengruppe, der positive Effekte auf den Verlauf der Präeklampsie zugeschrieben wurde. Diese Hypothese fußt auf den Ergebnissen von mehreren in-vitro-Studien. Hier wurde gezeigt, dass Statine über die Induktion der Hämoxygenase die Freisetzung von angiogenen Faktoren wie sFlt-1 und sEng unterdrücken und sich somit günstig auf eine Präeklampsie auswirken [24,25]. Costantine et al. publizierten eine Pilot-RCT mit Pravastatin (10 mg/Tag) zur Ermittlung der Sicherheit dieses Medikamentes bei Schwangeren mit hohem Risiko für eine Präeklampsie. Es zeigten sich Hinweise, dass Pravastatin im Vergleich zum Placebo günstige Auswirkungen auf die Entwicklung einer Präeklampsie und auf die Konzentrationen von sFlt-1 hat. Allerdings wurde bei insgesamt kleiner Teilnehmerzahl (20 Probanden) keine statistische Signifikanz erreicht [26]. Die StAmP-Studie untersuchte placebokontrolliert hingegen den Effekt von Pravastatin (40 mg/Tag) bei bereits manifester early-onset-Präeklampsie. Hier konnte jedoch keine signifikante Senkung des sFlt-1 oder ein relevanter Vorteil für das Schwangerschafts-Outcome beobachtet werden [27].

Jüngst diskutiert wird der Wirkstoff Metformin aus der Gruppe der Biguanide. Eine erste in-vitro und ex-vivo Studie von Brownfoot et al. beobachtete eine Senkung von sFlt-1 und sEng aus menschlichen Plazenta- und Endothelzellen [28]. Dieselbe Forschungsgruppe konnte einen additiven Effekt auf diese beiden angiogenen Faktoren nachweisen, wenn man Metformin mit Sulfasalazin kombiniert [29]. Eine Metaanalyse von Alqudah et al. untersuchte hierzu das Auftreten Präeklampsie bei Patientinnen, welche aus verschiedenen Gründen (Gestationsdiabetes, Diabetes mellitus Typ 2, PCOS) Metformin während der Schwangerschaft einnahmen. Hier zeigte sich einerseits, Metformin verglichen mit einem Placebo keine signifikante Risikoreduktion bot. Andererseits konnte im Vergleich mit Insulin eine signifikante Risikoreduktion beobachtet werden. Die Autoren betonten jedoch, dass es unklar sei, ob diese Risikoreduktion eine direkte Folge des Metformins ist oder indirekt aufgrund einer insulinbedingten Gewichtszunahme in der Kontrollgruppe zustande kommt [30]. Eine weitere Metaanalyse von Kalafat et al. aus dem gleichen Jahr konnte hingegen nur einen positiven Effekt des Metformin auf die Entwicklung einer SIH, jedoch nicht einer Präeklampsie, zeigen [31]. Die neuste randomisierte Studie zu Metformin in der Schwangerschaft wurde von Nascimento et al. publiziert. Hier wurden übergewichtige (BMI > 30 kg/m^2) Schwangere ohne Diabetes zusätzlich zu den üblichen lebensstilmodifizierenden Maßnahmen mit Metformin behandelt. Es zeigte sich dabei in der Metformin-Gruppe eine signifikant niedrigere Anzahl der Präeklampsien [32].

8.2.3 Heparin

Niedermolekulares Heparin ist sicher, gut verträglich und wird standardmäßig zur Prophylaxe und Therapie der Thromboembolien in der Schwangerschaft verwendet [33]. Die bei der Präeklampsie beobachteten vaskulären Läsionen – unter anderem durch Infarkte – der Plazenta [34] legten die Theorie nah, dass niedermolekulares Heparin einen prophylaktischen Nutzen haben könnte.

Die TIPPS-Studie untersuchte bei Schwangeren mit gesicherter Thrombophilie im Rahmen einer randomisierten Studie wie sich Dalteparin auf das Risiko für u. a. Thromboembolien, Aborte oder die Entwicklung einer Präeklampsie auswirkte. Die Teilnehmerinnen dieser Studie wurden anhand deren Risikoprofil für Thromboembolien und Präeklampsie eingeschlossen. Hierbei ist jedoch zu beachten, dass die Kriterien, welche ein hohes Risiko definierten (Vorhandensein eines Antiphospholipid-Syndroms, Zustand nach einer Präeklampsie oder unerklärter fetaler Wachstumsrestriktion), eine Studienpopulation mit einer relativ niedrigen Präeklampsieinzidenz zusammenstellten (3,5 % in der Kontrollgruppe). In dieser multizentrischen Studie zeigte sich kein signifikanter Effekt von Dalteparin auf die Entwicklung einer Präeklampsie [35].

Ähnliche Ergebnisse fanden sich in der multizentrischen HAPPY-Studie, welche den prophylaktischen Effekt von Nadroparin auf die Inzidenz der Präeklampsie und andere Schwangerschaftskomplikationen untersuchte. Eingeschlossen wurden Patientinnen, welche in der vorherigen Schwangerschaft eine plazentar bedingte Komplikation (u. a. Präeklampsie, HELLP-Syndrom oder fetale Wachstumsrestriktion) hatten. Das Vorhandensein einer Thrombophilie war keine Voraussetzung für die Teilnahme an der Studie, wurde jedoch bei ungefähr 70 % der Patientinnen beobachtet. Das Wiederauftreten einer Präeklampsie wurde in der Kontrollgruppe in 4,6 % der Fälle beobachtet und das Nadroparin hatte hierauf keinen messbaren Einfluss [36].

Eine weitere nennenswerte multizentrische RCT ist die FRUIT-Studie. Hier wurden Patientinnen mit bekannter Thrombophilie und einer plazentar bedingten Komplikation (Präeklampsie oder SGA-Feten vor der 34. SSW) in einer vorherigen Schwangerschaft eingeschlossen. Untersucht wurde der Einsatz von Dalteparin zusätzlich zu einer Prophylaxe mit Aspirin, während die Kontrollgruppe nur Aspirin bekam. Durch die strikteren Auswahlkriterien wurde eine insgesamt höhere Inzidenz der Präeklampsie (21 % in der Kontrollgruppe) in der Studienpopulation beobachtet. Auch zeigte sich in der Dalteparin-Gruppe eine signifikante Reduktion der early-onset-Präeklampsie bei insgesamt unveränderter Zahl aller Präeklampsie-Fälle verglichen zur Kontrollgruppe [37]. Die ETHIG-II-Studie untersuchte ebenfalls den Wirkstoff Dalteparin (5000 I. E.) zur Prophylaxe des habituellen Abortes. Diese RCT konnte jedoch in der Interventionsgruppe keine Senkung der Präeklampsie und anderer Manifestationsformen der plazentaren Dysfunktion (z. B. IUGR) nachweisen. Allerdings ist hierbei hervorzuheben, dass das Heparin in der ETHIG-II-Studie in der 24. SSW abgesetzt wurde, was deutlich früher war verglichen mit den anderen Studien, die diese Wirkstoffgruppe untersuchten [38].

Die Patientinnendaten aus insgesamt acht randomisierten Studien wurden in einer Metaanalyse von Rodger et al. zusammenfassend analysiert. Hier zeigte sich bei multizentrischen Studien keine signifikante Risikoreduktion bezüglich des Vorkommens einer Präeklampsie und einer SGA, wohingegen bei den unizentrischen Studien ein solcher Effekt beobachtet werden konnte. Die Inzidenz für das HELLP-Syndrom und der vorzeitigen Plazentalösung hingegen war in beiden Studiengruppen signifikant niedriger, wobei diese Risikoreduktion ebenfalls maßgeblich durch die unizentrischen Studien beigesteuert wurde [39]. Das Phänomen, bei dem unizentrische Studien stärkere Effekte berichten als multizentrische, ist in der Epidemiologie bekannt [40] und führte in der Metaanalyse von Rodger et al. zur Schlussfolgerung, dass niedermolekulares Heparin keinen Nutzen bei der Prophylaxe der Präeklampsie hat [39].

8.2.4 Aspirin

In den 70er Jahren wurden in den ersten Studien beobachtet, dass während der Schwangerschaft eingenommenes Aspirin das Risiko für die Entwicklung einer Präeklampsie senkt. Eine von diesen ersten Untersuchungen wurde von Crandon und Isherwood publiziert, welche in einer retrospektiven Analyse eine Senkung der Präeklampsie-Inzidenz von 16 % auf 4 % beobachteten, wenn Patientinnen angaben, im Laufe der Schwangerschaft gelegentlich Aspirin eingenommen zu haben [41]. Trotz der Tatsache, dass diese Studie unüblichen Diagnosekriterien für die Präeklampsie verwendeten (lediglich ein Anstieg des diastolischen Blutdruckes von 20 mmHg nach der 24. SSW), folgten viele weitere Studien, welche Aspirin endgültig als Prophylaxe gegen die Präeklampsie etablieren sollten. Es folgten in den 80iger Jahren die ersten randomisierten Studien, welche sowohl bei Erst- als auch Mehrgebärenden eine signifikante Risikoreduktion für die Entwicklung einer Präeklampsie durch Aspirin zeigten [42,43]. Auf diese ersten optimistischen Ergebnisse folgten ernüchternde Ergebnisse aus randomisierten Studien in den 90iger Jahren, welche den Effekt von Aspirin anzweifelten [44–47].

Parallel zu den zahlreichen klinischen Studien – deren Ergebnisse kontrovers diskutiert wurden –folgten mehrere in-vitro Untersuchungen, die den beobachteten Effekt von Aspirin pathophysiologisch zu erklären und dessen Nutzen zu untermauern versuchten. Aspirin verminderte in einem in-vitro Plazentaperfusionsmodell den Gefäßtonus von plazentaren Gefäßen und führt zu einer Verbesserung der Perfusionsverhältnisse [48]. Bei einer weiteren Untersuchung zeigte Aspirin eine Reduktion der sFlt-1-Expression – der eine besondere Rolle in der Entwicklung der Präeklampsie zugeschrieben wird (siehe Kap. 4) – in Zytotrophoblasten [49]. Ebenfalls konnte in einer finnischen Kohortenstudie gezeigt werden, dass die Serumkonzentrationen von PlGF – welche ebenfalls mit der Entwicklung einer Präeklampsie korrelieren (siehe Kap. 4) – durch die Einnahme von Aspirin während der Schwangerschaft erhöht werden können [50].

In den 2000er Jahre versuchten zwei Metaanalysen die heterogenen Ergebnisse der bis dahin durchgeführten Studien zu ordnen. Dies war deshalb von Bedeutung, da diese Untersuchungen keine einheitlichen Studienprotokolle – besonders in Bezug auf die verabreichte Aspirin-Dosis und deren Anwendungszeitrahmen – verwendeten. Die Cochrane-Metaanalyse aus dem Jahr 2000 von Knight et al. zeigte eine signifikante Verminderung des Präeklampsierisikos von 15 % und beobachtete, dass dieser Effekt bei einer Aspirindosis über 75 mg pro Tag ausgeprägter war [51]. Eine Erklärung hierfür bot eine Studie, welche die Thrombozytenfunktion von Schwangeren nach verschiedenen Aspirindosierungen untersuchte. Hier zeigte sich, dass in 28 % der Fälle eine Aspirindosis von 81 mg keine adäquate Thrombozytenhemmung erreichen konnte [52]. Zusätzlich konnten Rey et al. zeigen, dass sich diese „Aspirinresistenz" durch eine Dosiserhöhung überwinden ließ und somit der gewünschte Effekt auf die Entwicklung der Präeklampsie erreicht werden konnte [53]. Eine weitere Metaanalyse aus dem Jahr 2007 basierend auf individuellen Teilnehmerdaten (26 Studien mit insgesamt 30.822 Fällen) zeigte ebenfalls einen positiven Effekt des Aspirins auf die Frühgeburtlichkeit unter der 34. SSW [54]. Eine im gleichen Jahr publizierte Cochrane-Metaanalyse, welche aggregierte Daten analysierte (59 Studien mit insgesamt 37.560 Fällen), beobachtete zusätzlich eine signifikante Senkung der perinatalen Mortalität durch prophylaktisches Aspirin [55]. Schließlich konnte die 2017 publizierte Metaanalyse von Rohberge et al. die signifikante Senkung des Risikos für eine (schwere) Präeklampsie sowie der fetalen Wachstumsrestriktion durch Aspirin nachweisen. Besonders aus dieser Studie hervorzuheben ist die Beobachtung, dass Aspirin einen besseren Schutz bietet, wenn die Einnahme vor der 16. SSW begonnen wird und dass hierbei auch ein dosisabhängiger Effekt zu beobachten ist [56]. In einer im gleichen Jahr erschienenen Metaanalyse von Meher et al., welche individualisierte Teilnehmerdaten analysierte, zeigte Aspirin interessanterweise auch dann einen konsistenten Effekt, wenn die Einnahme nach der 16. SSW begonnen wurde [57].

Auf diese Ergebnisse fußend wurde das Studienprotokoll der ASPRE-Studie erstellt. Schwangere im ersten Trimenon wurden hierzu mittels eines Algorithmus, welcher maternale Faktoren, mittlerer arterieller Druck, Pulsatilitätsindex der Arteriae uterinae und Serumkonzentrationen von PAPP-A oder PlGF berücksichtigt, gescreent. Schwangere mit einem hohen Risiko für das Entwickeln einer Präeklampsie (größer als 1:100) wurden mit 150 mg Aspirin oder einem Placebopräparat beginnend vor der 14. SSW behandelt. In der Placebogruppe erkrankten 4,3 % der Schwangeren vor der 37. SSW an eine Präeklampsie. Dies war deutlich geringer als die erwartete Inzidenz anhand des Screenings (7,6 %). Trotzdem zeigte sich eine signifikante Risikoreduktion auf 1,6 % für die Entwicklung einer Präeklampsie vor der 37. SSW (Abb. 8.1.). Bei der Entwicklung der Präeklampsie vor der 34. SSW war die Risikoreduktion – von 1,8 % auf 0,4 % – noch ausgeprägter und weiterhin signifikant. Bei dem Vorkommen von SGA-Feten vor der 34. SSW zeigte sich ebenfalls eine Senkung durch die Einnahme von Aspirin, welche jedoch keine statistische Signifikanz erreichte. Zu Bedenken ist hierbei, dass die Power der Studie nicht auf die Analyse solcher sekundären Outcomes (SGA, SIH etc.) ausgerichtet war [58]. Eine separate Analyse der ASPRE-Neugeborenen zeigte in der Aspirin-Gruppe eine Senkung der Aufenthaltsdauer auf der neonatologischen Intensivstation um 70 %. Dies wird vor allem auf die Senkung der Frühgeburtlichkeit vor der 32. SSW zurückgeführt [59].

Die aktuellste Cochrane-Metaanalyse aus dem Jahr 2019 lässt nun keine Zweifel an den Nutzen von Aspirin bei Risikoschwangerschaften übrig. Hier zeigte sich, dass Aspirin signifikant das Risiko für die Entwicklung einer Präeklampsie um 18 % verringert. Ebenso war die Anzahl der vorzeitigen Entbindungen (9 %), der neonatalen Todesfälle (14 %), der SGA-Feten (16 %) und der Neugeborenen mit einem Geburtsgewicht < 2500 g (8 %) oder Beatmungsbedarf (20 %) verringert. Es zeigte sich ebenfalls, dass eine höhere Aspirindosis (> 75 mg) und ein früherer Beginn (vor der 20. SSW) einen größeren Effekt auf das Risiko für eine Präeklampsie hatten. Hingegen konnte die Inzidenz schwerer mütterlicher Komplikationen (Eklampsie, HELLP-Syndrom, Leberversagen, Nierenversagen, Lungenödem) nicht verringert werden. Auf der Seite der möglichen Komplikationen berichten die Autoren, dass durch das Aspirin möglicherweise das Vorkommen postpartaler Blutungen > 500 ml

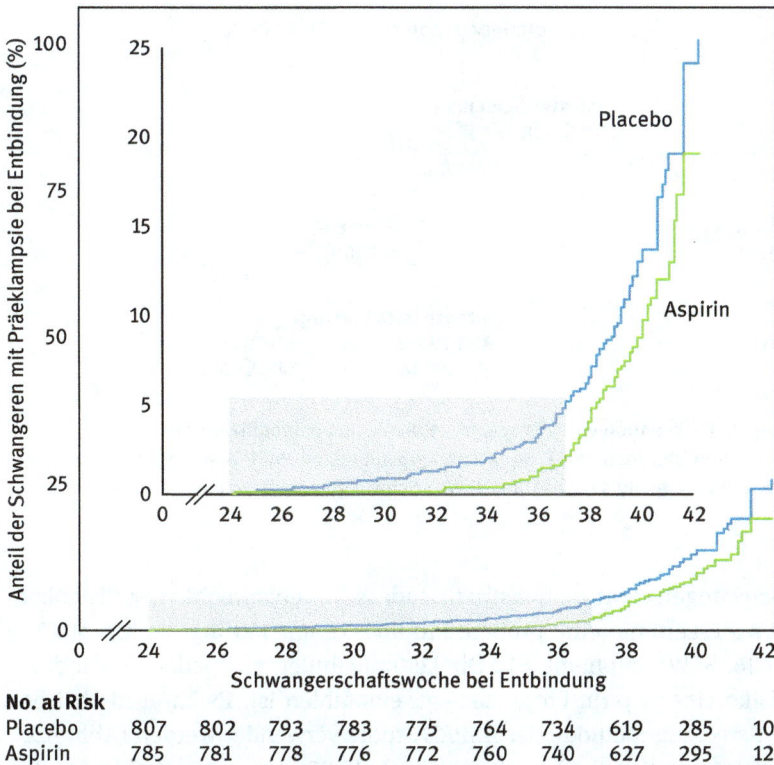

Abb. 8.1: Kaplan-Meier-Kurve für das Auftreten einer Präeklampsie vor der 37. SSW unter Aspirin oder Placebo; modifiziert nach [58].

und vorzeitiger Plazentalösungen leicht erhöht wird. Diese beiden Risikoerhöhungen erreichten jedoch keine statistische Signifikanz. Bemerkenswerterweise hatte Aspirin als Sekundärprophylaxe, also bei Patientinnen mit bereits manifester Schwangerschaftshypertonie, ebenfalls einen positiven Effekt auf die Entwicklung einer Präeklampsie [60].

8.3 Indikation zur Primärprophylaxe und deren Durchführung

Die Cochrane-Metaanalyse von 2019 analysierte unter anderem den positiven Effekt des Aspirins abhängig von dem maternalen Risiko für die Entwicklung einer Präeklampsie (low-, moderate- und high-risk-Gruppe). Hier zeigte sich, dass sich kein signifikanter Unterschied zwischen den verschiedenen Risikogruppen nachweisen ließ, was den Bedarf für weiter Forschung zur besseren Vorhersage der Präeklampsie unterstreicht [60]. Nichtdestotrotz wurde hier auch die hohe Sicherheit des Aspirins

Anamesefaktoren	MAP		uteriner Doppler	PlGF, PAPP-A

First-Trimester-Screening
(11^{+0}–13^{+6} SSW)
Algorithmus

Low risk	High risk
< 1:100	≥ 1:100

reguläre Vorsorge

intensivierte Vorsorge
ASS 100–150 mg täglich
ab 11^{+0}–14^{+6} SSW bis 34^{+6} SSW

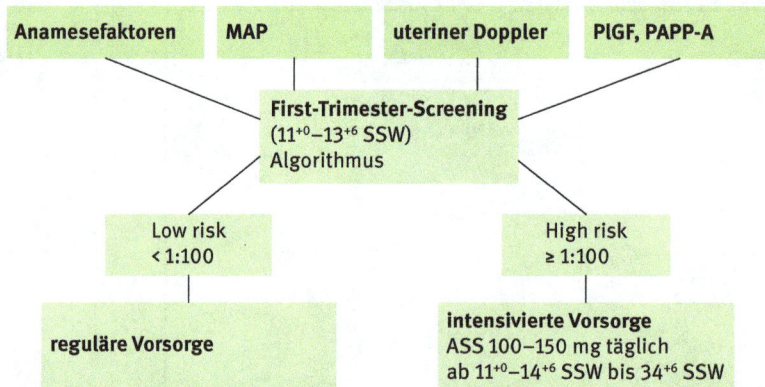

Abb. 8.2: Screening und Prävention einer Early-onset-Präeklampsie; modifiziert nach [63]. MAP = mittlerer arterieller Blutdruck; PlGF = placental growth factor; PAPP-A = pregnancy-associated plasma protein A; ASS = Acetylsalicylsäure; SSW = Schwangerschaftswoche.

während der Schwangerschaft demonstriert, sodass bei entsprechender Risikokonstellation die AWMF-Leitlinie eine primäre Prophylaxe mit 150 mg Aspirin pro Tag (Beginn vor der 16. SSW) empfiehlt [61]. Die Leitlinie äußert sich jedoch nicht dazu, ab welchem Risiko eine Aspirin-Prophylaxe zu empfehlen ist. Es kann hierbei beispielsweise die Screening-Methode der ASPRE-Studie verwendet werden (Abb. 8.2.), welche bei einem ermittelten Risiko von größer als 1:100 insgesamt 76,6 % der Präeklampsien vor der 37. SSW erkannte und eine falsch positive Rate von 9,2 % hatte [62]. Auf der anderen Seite sollte bedacht werden, dass anhand der Zahlen der ASPRE-Studie sich eine *Number Needed to Treat* von 37 und eine *Number Needed to Screen* von 337 ermitteln lässt, wenn das in dieser Studie verwendete Behandlungs- und Screening-Protokoll verwendet wird [58] (siehe Kap. 7).

Eine weitere AWMF-Leitlinie adressiert das Präeklampsie-Risiko, welches durch die maternale Adipositas bedingt ist und empfiehlt bei einem BMI von > 35 kg/m² die Gabe von 150 mg Aspirin täglich (abends) ab der 11. SSW [64]. Hingegen kann die präkonzeptionelle Gabe von Aspirin bei einer In-Vitro Fertilisation anhand der bisherigen Datenlage zur primären Prophylaxe der Präeklampsie nicht empfohlen werden [65].

Wird die Indikation zur Prophylaxe mit Aspirin gestellt, so sollte die Einnahme abends erfolgen, da die Wirkung des Aspirins abhängig von der Tageszeit ist, in der es eingenommen wird [66–68]. In der 36. SSW muss die Einnahme dann beendet werden, um mögliche intrapartale Blutungskomplikationen der Mutter und des Neugeborenen zu vermeiden [69]. Die werdenden Mütter sollten darüber aufgeklärt werden, dass die Einhaltung der verordneten Einnahmen wichtig ist, da der schützende Effekt des Aspirins bereits dann abzunehmend scheint, wenn 10 % der Tabletten nicht eingenommen werden [70]. Ebenso sollte über die zwar seltenen, jedoch möglichen Blutungskomplikationen aufgeklärt werden. Diese treten vor allem intra- und postpartal auf mit einer beobachteten Erhöhung des absoluten Risikos von 2 % [71].

Aufgrund der profunden Datenlage zum Aspirin kann aber auf keinen Fall die Empfehlung abgeleitet werden, dass alle Schwangeren Aspirin bekommen sollten. Selbst bei geringen Kosten und sehr geringem Nebenwirkungsprofil bedarf eine pharmakologische Intervention einer Indikation. Zudem würde eine generelle Empfehlung zur Aspirineinnahme durch das unterschiedliche Compliance-Verhalten der Schwangeren nicht zum gewünschten Ergebnis führen.

Literatur

[1]   De Snoo K. The prevention of eclampsia. Am J Obstet Gynecol. 1937;34:911–39.

[2]   Robinson M. Salt in pregnancy. Lancet. 1958;1:178–81. doi:10.1016/s0140-6736(58)90665-2.

[3]   Duley L, Henderson-Smart D, Meher S. Altered dietary salt for preventing pre-eclampsia, and its complications. Cochrane Database Syst Rev. 2005:CD005548. doi:10.1002/14651858. CD005548.

[4]   Meher S, Duley L. Garlic for preventing pre-eclampsia and its complications. Cochrane Database Syst Rev 2006. doi:10.1002/14651858.CD006065.

[5]   Makrides M, Duley L, Olsen SF. Marine oil, and other prostaglandin precursor, supplementation for pregnancy uncomplicated by pre-eclampsia or intrauterine growth restriction. Cochrane Database Syst Rev. 2006:CD003402. doi:10.1002/14651858.CD003402.pub2.

[6]   Chappell LC, Seed PT, Briley AL, et al. Effect of antioxidants on the occurrence of pre-eclampsia in women at increased risk: a randomised trial. Lancet. 1999;354:810–6. doi:10.1016/S0140-6736(99)80010-5.

[7]   Poston L, Briley AL, Seed PT, Kelly FJ, Shennan AH. Vitamin C and vitamin E in pregnant women at risk for pre-eclampsia (VIP trial): randomised placebo-controlled trial. Lancet. 2006;367:1145–54. doi:10.1016/S0140-6736(06)68433-X.

[8]   Rumbold AR, Crowther CA, Haslam RR, Dekker GA, Robinson JS. Vitamins C and E and the risks of preeclampsia and perinatal complications. N Engl J Med. 2006;354:1796–806. doi:10.1056/ NEJMoa054186.

[9]   Hofmeyr GJ, Lawrie TA, Atallah ÁN, Torloni MR. Calcium supplementation during pregnancy for preventing hypertensive disorders and related problems. Cochrane Database Syst Rev. 2018;10: CD001059. doi:10.1002/14651858.CD001059.pub5.

[10] Levine RJ, Hauth JC, Curet LB, et al. Trial of calcium to prevent preeclampsia. N Engl J Med. 1997;337:69–76. doi:10.1056/NEJM199707103370201.

[11] Dipietro L, Evenson KR, Bloodgood B, et al. Benefits of Physical Activity during Pregnancy and Postpartum: An Umbrella Review. Med Sci Sports Exerc. 2019;51:1292–302. doi:10.1249/ MSS.0000000000001941.

[12] Abenhaim HA, Bujold E, Benjamin A, Kinch RA. Evaluating the role of bedrest on the prevention of hypertensive diseases of pregnancy and growth restriction. Hypertens Pregnancy. 2008;27:197–205. doi:10.1080/10641950701826273.

[13] Meher S, Duley L. Rest during pregnancy for preventing pre-eclampsia and its complications in women with normal blood pressure. Cochrane Database Syst Rev. 2006:CD005939. doi:10.1002/14651858.CD005939.

[14] Herrera JA. Nutritional factors and rest reduce pregnancy-induced hypertension and pre-eclampsia in positive roll-over test primigravidas. Int J Gynaecol Obstet. 1993;41:31–5. doi:10.1016/ 0020-7292(93)90151-l.

[15] Spinapolice RX, Feld S, Harrigan JT. Effective prevention of gestational hypertension in nulliparous women at high risk as identified by the rollover test. Am J Obstet Gynecol. 1983;146:166–8. doi:10.1016/0002-9378(83)91047-5.

[16] Flowers CE, Grizzle JE, Easterling WE, Bonner OB. Chlorothiazide as a prophylaxis against toxemia of pregnancy. A double-blind study. Am J Obstet Gynecol. 1962;84:919–29. doi:10.1016/0002-9378(62)90069-8.

[17] Finnerty FA, Bepko FJ. Lowering the perinatal mortality and the prematurity rate; the value of prophylactic thiazides in juveniles. JAMA. 1966;195:429–32.

[18] Fallis NE, Plauche WC, Mosey LM, Langford HG. Thiazide versus placebo in prophylaxis of toxemia of pregnancy in primigravid patients. Am J Obstet Gynecol. 1964;88:502–4. doi:10.1016/0002-9378(64)90508-3.

[19] Churchill D, Beevers GDG, Meher S, Rhodes C. Diuretics for preventing pre-eclampsia. Cochrane Database Syst Rev. 2007:CD004451. doi:10.1002/14651858.CD004451.pub2.

[20] Rouas-Freiss N, Khalil-Daher I, Riteau B, et al. The immunotolerance role of HLA-G. Semin Cancer Biol. 1999;9:3–12. doi:10.1006/scbi.1998.0103.

[21] Yie S-m, Li L-h, Li Y-m, Librach C. HLA-G protein concentrations in maternal serum and placental tissue are decreased in preeclampsia. Am J Obstet Gynecol. 2004;191:525–9. doi:10.1016/j.ajog.2004.01.033.

[22] Yie S-m, Li L-h, Li G-m, Xiao R, Librach CL. Progesterone enhances HLA-G gene expression in JEG-3 choriocarcinoma cells and human cytotrophoblasts in vitro. Hum Reprod. 2006;21:46–51. doi:10.1093/humrep/dei305.

[23] Meher S, Duley L. Progesterone for preventing pre-eclampsia and its complications. Cochrane Database Syst Rev. 2006:CD006175. doi:10.1002/14651858.CD006175.

[24] Ramma W, Ahmed A. Therapeutic potential of statins and the induction of heme oxygenase-1 in preeclampsia. J Reprod Immunol. 2014;101–102:153–60. doi:10.1016/j.jri.2013.12.120.

[25] Cudmore M, Ahmad S, Al-Ani B, et al. Negative regulation of soluble Flt-1 and soluble endoglin release by heme oxygenase-1. Circulation. 2007;115:1789–97. doi:10.1161/CIRCULATIONAHA.106.660134.

[26] Costantine MM, Cleary K, Hebert MF, et al. Safety and pharmacokinetics of pravastatin used for the prevention of preeclampsia in high-risk pregnant women: a pilot randomized controlled trial. Am J Obstet Gynecol. 2016;214:720.e1-720.e17. doi:10.1016/j.ajog.2015.12.038.

[27] Ahmed A, Williams DJ, Cheed V, et al. Pravastatin for early-onset pre-eclampsia: a randomised, blinded, placebo-controlled trial. BJOG. 2020;127:478–88. doi:10.1111/1471-0528.16013.

[28] Brownfoot FC, Hastie R, Hannan NJ, et al. Metformin as a prevention and treatment for preeclampsia: effects on soluble fms-like tyrosine kinase 1 and soluble endoglin secretion and endothelial dysfunction. Am J Obstet Gynecol. 2016;214:356.e1-356.e15. doi:10.1016/j.ajog.2015.12.019.

[29] Brownfoot FC, Hastie R, Hannan NJ, et al. Combining metformin and sulfasalazine additively reduces the secretion of antiangiogenic factors from the placenta: Implications for the treatment of preeclampsia. Placenta. 2020;95:78–83. doi:10.1016/j.placenta.2020.04.010.

[30] Alqudah A, McKinley MC, McNally R, et al. Risk of pre-eclampsia in women taking metformin: a systematic review and meta-analysis. Diabet Med. 2018;35:160–72. doi:10.1111/dme.13523.

[31] Kalafat E, Sukur YE, Abdi A, Thilaganathan B, Khalil A. Metformin for prevention of hypertensive disorders of pregnancy in women with gestational diabetes or obesity: systematic review and meta-analysis of randomized trials. Ultrasound Obstet Gynecol. 2018;52:706–14. doi:10.1002/uog.19084.

[32] Nascimento IBd, Sales WB, Dienstmann G, et al. Metformin for prevention of cesarean delivery and large-for-gestational-age newborns in non-diabetic obese pregnant women: a randomized clinical trial. Arch Endocrinol Metab. 2020;64:290–7. doi:10.20945/2359-3997000000251.

[33] Greer IA, Nelson-Piercy C. Low-molecular-weight heparins for thromboprophylaxis and treatment of venous thromboembolism in pregnancy: a systematic review of safety and efficacy. Blood. 2005;106:401–7. doi:10.1182/blood-2005-02-0626.

[34] Nelson DB, Ziadie MS, McIntire DD, Rogers BB, Leveno KJ. Placental pathology suggesting that preeclampsia is more than one disease. Am J Obstet Gynecol. 2014;210:66.e1-7. doi:10.1016/j.ajog.2013.09.010.

[35] Rodger MA, Hague WM, Kingdom J, et al. Antepartum dalteparin versus no antepartum dalteparin for the prevention of pregnancy complications in pregnant women with thrombophilia (TIPPS): a multinational open-label randomised trial. Lancet. 2014;384:1673–83. doi:10.1016/S0140-6736(14)60793-5.

[36] Martinelli I, Ruggenenti P, Cetin I, et al. Heparin in pregnant women with previous placenta-mediated pregnancy complications: a prospective, randomized, multicenter, controlled clinical trial. Blood. 2012;119:3269–75. doi:10.1182/blood-2011-11-391383.

[37] Vries JIP de, van Pampus MG, Hague WM, Bezemer PD, Joosten JH. Low-molecular-weight heparin added to aspirin in the prevention of recurrent early-onset pre-eclampsia in women with inheritable thrombophilia: the FRUIT-RCT. J Thromb Haemost. 2012;10:64–72. doi:10.1111/j.1538-7836.2011.04553.x.

[38] Schleussner E, Kamin G, Seliger G, et al. Low-molecular-weight heparin for women with unexplained recurrent pregnancy loss: a multicenter trial with a minimization randomization scheme. Ann Intern Med. 2015;162:601–9. doi:10.7326/M14-2062.

[39] Rodger MA, Gris J-C, Vries JIP de, et al. Low-molecular-weight heparin and recurrent placenta-mediated pregnancy complications: a meta-analysis of individual patient data from randomised controlled trials. Lancet. 2016;388:2629–41. doi:10.1016/S0140-6736(16)31139-4.

[40] Dechartres A, Boutron I, Trinquart L, Charles P, Ravaud P. Single-center trials show larger treatment effects than multicenter trials: evidence from a meta-epidemiologic study. Ann Intern Med. 2011;155:39–51. doi:10.7326/0003-4819-155-1-201107050-00006.

[41] Crandon AJ, Isherwood DM. Effect of aspirin on incidence of pre-eclampsia. Lancet. 1979;1:1356. doi:10.1016/s0140-6736(79)91996-2.

[42] Beaufils M, Uzan S, Donsimoni R, Colau JC. Prevention of pre-eclampsia by early antiplatelet therapy. Lancet. 1985;1:840–2. doi:10.1016/s0140-6736(85)92207-x.

[43] Wallenburg HC, Dekker GA, Makovitz JW, Rotmans P. Low-dose aspirin prevents pregnancy-induced hypertension and pre-eclampsia in angiotensin-sensitive primigravidae. Lancet. 1986;1:1–3. doi:10.1016/s0140-6736(86)91891-x.

[44] Sibai BM, Caritis SN, Thom E, et al. Prevention of preeclampsia with low-dose aspirin in healthy, nulliparous pregnant women. The National Institute of Child Health and Human Development Network of Maternal-Fetal Medicine Units. N Engl J Med. 1993;329:1213–8. doi:10.1056/NEJM199310213291701.

[45] Golding J. A randomised trial of low dose aspirin for primiparae in pregnancy. The Jamaica Low Dose Aspirin Study Group. Br J Obstet Gynaecol. 1998;105:293–9. doi:10.1111/j.1471-0528.1998.tb10089.x.

[46] Rotchell YE, Cruickshank JK, Gay MP, et al. Barbados Low Dose Aspirin Study in Pregnancy (BLASP): a randomised trial for the prevention of pre-eclampsia and its complications. Br J Obstet Gynaecol. 1998;105:286–92. doi:10.1111/j.1471-0528.1998.tb10088.x.

[47] Caritis S, Sibai B, Hauth J, et al. Low-dose aspirin to prevent preeclampsia in women at high risk. National Institute of Child Health and Human Development Network of Maternal-Fetal Medicine Units. N Engl J Med. 1998;338:701–5. doi:10.1056/NEJM199803123381101.

[48] Kovo M, Rubinchik-Stern M, Miremberg H, et al. The effect of aspirin on placental vessels reactivity using the ex-vivo placental perfusion model. Thromb Res. 2018;170:84–6. doi:10.1016/j.thromres.2018.08.010.

[49] Li C, Raikwar NS, Santillan MK, Santillan DA, Thomas CP. Aspirin inhibits expression of sFLT1 from human cytotrophoblasts induced by hypoxia, via cyclo-oxygenase 1. Placenta. 2015;36:446–53. doi:10.1016/j.placenta.2015.01.004.

[50] Murtoniemi K, Vahlberg T, Hämäläinen E, et al. The effect of low-dose aspirin on serum placental growth factor levels in a high-risk PREDO cohort. Pregnancy Hypertens. 2018;13:51–7. doi:10.1016/j.preghy.2018.04.003.

[51] Knight M, Duley L, Henderson-Smart DJ, King JF. Antiplatelet agents for preventing and treating pre-eclampsia. Cochrane Database Syst Rev. 2000:CD000492. doi:10.1002/14651858. CD000492.

[52] Caron N, Rivard G-É, Michon N, et al. Low-dose ASA response using the PFA-100 in women with high-risk pregnancy. J Obstet Gynaecol Can. 2009;31:1022–7. doi:10.1016/S1701-2163(16) 34346-8.

[53] Rey E, Rivard G-E. Is testing for aspirin response worthwhile in high-risk pregnancy? Eur J Obstet Gynecol Reprod Biol. 2011;157:38–42. doi:10.1016/j.ejogrb.2011.02.026.

[54] Askie LM, Duley L, Henderson-Smart DJ, Stewart LA. Antiplatelet agents for prevention of pre-eclampsia: a meta-analysis of individual patient data. Lancet. 2007;369:1791–8. doi:10.1016/ S0140-6736(07)60712-0.

[55] Duley L, Henderson-Smart DJ, Meher S, King JF. Antiplatelet agents for preventing pre-eclampsia and its complications. Cochrane Database Syst Rev. 2007:CD004659. doi:10.1002/14651858. CD004659.pub2.

[56] Roberge S, Nicolaides K, Demers S, et al. The role of aspirin dose on the prevention of preeclampsia and fetal growth restriction: systematic review and meta-analysis. Am J Obstet Gynecol. 2017;216:110–120.e6. doi:10.1016/j.ajog.2016.09.076.

[57] Meher S, Duley L, Hunter K, Askie L. Antiplatelet therapy before or after 16 weeks' gestation for preventing preeclampsia: an individual participant data meta-analysis. Am J Obstet Gynecol. 2017;216:121–128.e2. doi:10.1016/j.ajog.2016.10.016.

[58] Rolnik DL, Wright D, Poon LC, et al. Aspirin versus Placebo in Pregnancies at High Risk for Preterm Preeclampsia. N Engl J Med. 2017;377:613–22. doi:10.1056/NEJMoa1704559.

[59] Wright D, Rolnik DL, Syngelaki A, et al. Aspirin for Evidence-Based Preeclampsia Prevention trial: effect of aspirin on length of stay in the neonatal intensive care unit. Am J Obstet Gynecol. 2018;218:612.e1-612.e6. doi:10.1016/j.ajog.2018.02.014.

[60] Duley L, Meher S, Hunter KE, Seidler AL, Askie LM. Antiplatelet agents for preventing preeclampsia and its complications. Cochrane Database Syst Rev 2019. doi:10.1002/14651858. CD004659.pub3.

[61] Hypertensive Schwangerschaftserkrankungen: Diagnostik und Therapie. 2019. https://www. awmf.org/uploads/tx_szleitlinien/015-018l_S2k_Diagnostik_Therapie_hypertensiver_Schwangerschaftserkrankungen_2019-07.pdf, letzter Aufruf 2021.

[62] Rolnik DL, Wright D, Poon LCY, et al. ASPRE trial: performance of screening for preterm preeclampsia. Ultrasound Obstet Gynecol. 2017;50:492–5. doi:10.1002/uog.18816.

[63] Poon LC, Shennan A, Hyett JA, et al. The International Federation of Gynecology and Obstetrics (FIGO) Initiative on Preeclampsia (PE): A Pragmatic Guide for First Trimester Screening and Prevention. Int J Gynaecol Obstet. 2019;145:1–33. doi:10.1002/ijgo.12802.

[64] S3-Leitlinie Adipositas und Schwangerschaft. 2019. https://www.awmf.org/uploads/tx_szleitlinien/015-081l_S3_Adipositas-Schwangerschaft_2020_06.pdf, letzter Aufruf 2021.

[65] Groeneveld E, Lambers MJ, Lambalk CB, et al. Preconceptional low-dose aspirin for the prevention of hypertensive pregnancy complications and preterm delivery after IVF: a meta-analysis with individual patient data. Hum Reprod. 2013;28:1480–8. doi:10.1093/humrep/det022.

[66] Ayala DE, Ucieda R, Hermida RC. Chronotherapy with low-dose aspirin for prevention of complications in pregnancy. Chronobiol Int. 2013;30:260–79. doi:10.3109/07420528.2012.717455.

[67] Hermida RC, Ayala DE, Fernández JR, et al. Administration time-dependent effects of aspirin in women at differing risk for preeclampsia. Hypertension. 1999;34:1016–23. doi:10.1161/01. hyp.34.4.1016.

[68] Hermida RC, Ayala DE, Iglesias M. Administration time-dependent influence of aspirin on blood pressure in pregnant women. Hypertension. 2003;41:651–6. doi:10.1161/01. HYP.0000047876.63997.EE.

[69] Bujold E, Roberge S, Nicolaides KH. Low-dose aspirin for prevention of adverse outcomes related to abnormal placentation. Prenat Diagn. 2014;34:642–8. doi:10.1002/pd.4403.

[70] Wright D, Poon LC, Rolnik DL, et al. Aspirin for Evidence-Based Preeclampsia Prevention trial: influence of compliance on beneficial effect of aspirin in prevention of preterm preeclampsia. Am J Obstet Gynecol. 2017;217:685.e1-685.e5. doi:10.1016/j.ajog.2017.08.110.

[71] Hastie R, Tong S, Wikström A-K, et al. Aspirin use during pregnancy and the risk of bleeding complications: a Swedish population-based cohort study. Am J Obstet Gynecol 2020. doi:10.1016/j.ajog.2020.07.023.

9 Prädiktion

Lisa Antonia Dröge, Stefan Verlohren

9.1 Ziele der Prädiktion der Präeklampsie

Das Ziel des Screenings für Präeklampsie ist, wie im Kap. 7 „Screening" beschrieben, die Untersuchung aller Schwangeren als Niedrig-Risiko-Kollektiv, um die Entstehung der Erkrankung durch Einsatz primärer Präventionsstrategien (ASS-Gabe) in ihrer Häufigkeit zu senken.

Dem gegenüber ist das Ziel der Prädiktion der Präeklampsie eine Früherkennung der Erkrankung bei bestehendem Risiko, bereits vorhandenen Symptomen oder einem klinischen Verdacht. Hier werden Hochrisikopatientinnen untersucht, womit das Ziel der (Kurzzeit-)Prädiktion nicht die Prävention der in ihrer multikausalen Ursache nicht mehr zu verhindernden Erkrankung selbst ist, sondern die differentialdiagnostische Abklärung, um schwerwiegende maternale und fetale Komplikationen zu verhindern.

9.2 Klassische klinische Symptome der Präeklampsie

9.2.1 Blutdruck und Proteinurie

Als endotheliale Multisystemerkrankung bietet die Präeklampsie ein heterogenes klinisches Bild. Der über viele Jahre bestehende diagnostische Goldstandard der Präeklampsie, nämlich das Auftreten einer Hypertonie ≥ 140/90 mmHg und einer Proteinurie (≥ ++ im Urinstix, > 300 mg im 24 h Urin) wurde in den aktuellen Leitlinien der ISSHP (International Society for the Study of Hypertension in Pregnancy) und der DGGG (Deutsche Gesellschaft für Gynäkologie und Geburtshilfe) zum Kriterium einer bestehenden Hypertonie mit mindestens einer weiteren klassischen Organbeteiligung umformuliert, der Nachweis der Proteinurie ist nicht mehr obligat [1,2].

Ziel der Behandlung von Patientinnen mit Präeklampsieverdacht ist nicht nur die Vorhersage der Erkrankung, sondern die adäquate Überwachung der Patientin, um eine Verschlechterung der Symptome von Mutter und Kind rechtzeitig zu bemerken und Komplikationen zu verhindern. Hier zeigten Zhang et al. in ihrer Analyse an über 9000 Schwangeren für die Messung der klassischen Parameter Hypertonie und Proteinurie bereits 2001 einen unzureichend niedrigen Positiv-Prädiktiven-Wert (PPV) für die Entwicklung schwerer Komplikationen von nur 20 % [3].

https://doi.org/10.1515/9783110612127-009

9.2.2 Maternale Symptome und klassische Laborparameter

Nach den Mutterschaftsrichtlinien werden neben der Blutdruck- und Urinstixkontrolle auch das Körpergewicht der Schwangeren und das Vorhandensein von Ödemen überprüft, ebenso wie der Hämoglobinwert [4]. Auch wenn diese Symptome wie auch weitere Zeichen wie Kopfschmerzen, Oberbauchschmerzen, eine isolierte Thrombozytopenie, Sehstörungen, ein niedriges fetales Schätzgewicht präeklampsieassoziiert sind, treten sie unspezifisch auf und sind nicht zwangsläufig mit der späteren Manifestation der Erkrankung oder deren Komplikationen verbunden [5,6].

Den prädiktiven Charakter von präeklampsieassoziierten Symptomen und Zeichen evaluierten van Dadelszen 2011 im fullPIERS Modell (PIERS: preeclampsia-integrated estimate of risk) im Rahmen einer prospektiven Multicenterstudie. Die Multimarkeranalyse der Parameter, welche an n = 1935 Frauen mit bereits diagnostizierter Präeklampsie als signifikante Prädiktoren für schwere maternale Komplikationen innerhalb von 24 h erhoben wurden, ergab einer *Area-under-the-Curve* (AUC) von 88 % (Sensitivität 75,5 %, Spezifität 86,9 %, PPV 23,6 %, NPV 98,5 %). Einbezogen wurden hier das Vorliegen von Dyspnoe oder thorakales Engegefühl, O2-Sättigung, Thrombozytenzahl, Kreatinin und Transaminasen [7].

Als mögliche klassische laborparametrische Veränderungen einer Präeklampsie werden in den Leitlinie für Präeklampsie der DGGG eine Thrombozytenzahl < 100/nl, eine Kreatininkonzentration ≥ 0,9 mg/dl, erhöhte Hämoglobinkonzentration ≥ 13 g/dl, über den doppelten Referenzbereich gestiegene Transaminasen und LDH, sowie eine Hämatokritkonzentration ≥ 38 %, eine Bilirubinkonzentration ≥ 1,2 mg/dl, ein Harnsäureanstieg ≥ 5,9 mg/dl, ein Haptoglobinabfall unter den Referenzbereich und alterierte Gerinnungsparameter angegeben [2].

Untersuchungen von Rana et al., die das Auftreten präeklampsiebedingter Komplikationen innerhalb von 2 Wochen bei Frauen mit Präeklampsieverdacht analysierten, zeigten hierzu in einer univariaten Regressionsanalyse signifikante prädiktive Werte für das Auftreten von Komplikationen für die Messung des systolischen Blutdrucks (AUC 76 % < 34. SSW, AUC 74 % ≥ 34. SSW), für die Messung der ALT (AUC 62 % < 34. SSW, AUC 56 % ≥ 34. SSW), einer erhöhten Serumkreatininkonzentration (AUC 68 % < 34. SSW, AUC 60 % ≥ 34. SSW) und für die Messung einer erhöhten Harnsäurekonzentration (AUC 79 % < 34. SSW, AUC 67 % ≥ 34. SSW (Abb. 9.1). In der multivariaten Analyse der Prädiktoren der Studie für präeklampsiebedingte Komplikationen unter Einbeziehung des systolischen Blutdrucks, Proteinurie und der angiogenen Biomarker sFlt-1/PlGF waren Harnsäure, ALT; Kreatinin und die Thrombozytenzahl allerdings keine signifikanten Marker für präeklampsiebedingte Komplikationen mehr [8].

Letztendlich zeigen die auch in den Leitlinien klassischerweise veränderten Laborparameter eine organspezifische-, präeklampsieassoziierte Schädigung an, müssen jedoch nicht präeklampsiebedingt sein oder Komplikationen vorausgehen [9,10].

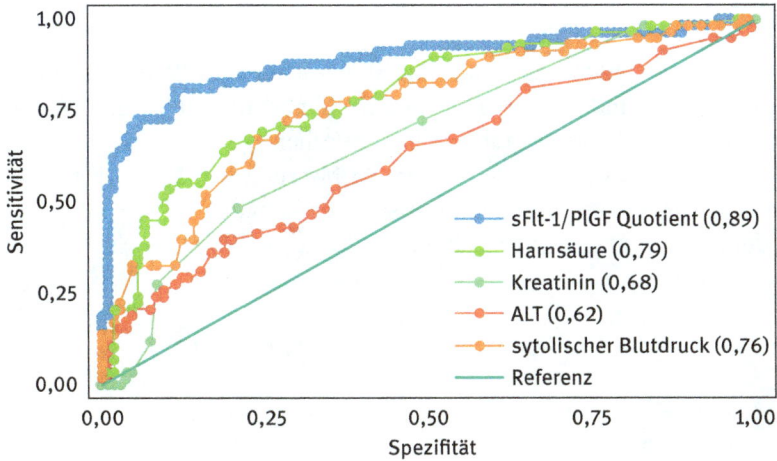

Abb. 9.1: Prädiktion präeklampsieassoziierter Komplikationen mittels Biomarkern. Quelle: modifiziert nach Rana et al. 2012 [8].

Die retrospektive Evaluation klinischer Präeklampsiezeichen und Risikofaktoren für präeklampsiebedingte Komplikationen von Dröge et al. zeigt konkordante Ergebnisse zu den Ergebnissen der vorangegangenen Studien: Einzelne Parameter wie die Transaminasenkonzentration, Thrombozytenzahl, aber auch die Angabe von Symptomen wie Kopfschmerzen, Oberbauchschmerzen, Ödembildung und die Urinanalyse haben isoliert betrachtet nur einen geringen, zumeist nicht signifikanten prädiktiven Wert, der Einschluss aller Faktoren in ein Multimarkermodell führt jedoch zu einer Verbesserung der Vorhersage präeklampsiebedingter Komplikationen in der Routine (AUC 88,7 % im Modell inkl. maternalen Faktoren, Spezifität 87,3 %, Sensitivität 80 %, NPV 90,2 %, PPV 75,0 % im Vergleich zur Erhebung von Blutdruck und Proteinurie allein [AUC 69 % im Modell Spezifität 65,8 %, Sensitivität 63,3 %, NPV 79,1 %, PPV 46,8 %]) [6].

Letztlich fehlt der Erhebung der über Jahrzehnte erhobenen Standardparameter der Präeklampsie, nämlich der Messung des Blutdrucks und der Proteinurie sowie den quantifizierbaren vorübergehenden Organschäden der Bezug zum plazentaren Ursprung der Erkrankung.

Dies trifft insbesondere auf Frauen mit kardiovaskulären, renalen und immunologischen Vorerkrankungen zu, die Zeichen und Symptome einer Präeklampsie aufweisen, sodass die Unterscheidung zwischen primär gestationsbedingten Symptomen oder Fortbestehen oder Aggravation der Grunderkrankung bei der Erhebung schwierig ist [11].

9.3 Doppleruntersuchung der Aa. uterinae

Wie im Kap. 7 „Screening" beschrieben, führt die Einbeziehung des Perfusionsprofils der Aa. uterinae im ersten und zweiten Trimenon in Kombination mit weiteren maternalen Faktoren zu zusätzlicher Genauigkeit in der Vorhersage einer Präeklampsie. Eine alleinige Untersuchung der Aa. uterinae ist der Messung von Biomarkern und dem Miteinbeziehen von maternalen Charakteristika unterlegen und vor allem für die Erkennung der spät einsetzenden Präeklampsie unzureichend [12,13].

9.4 Angiogene Faktoren sFlt-1 und PlGF bei Präeklampsie

9.4.1 Diagnose der Präeklampsie

Mit dem Nachweis der erhöhten plazentaren Expression des angiogenen Markers sFlt-1 und des im maternalen Serum erniedrigten Markers PlGF bei Frauen mit Präeklampsie gelang ein Meilenstein in der Erklärung der pathophysiologischen Kausalkette der Erkrankung [14–17]. Die Evaluation des Quotienten der beiden Faktoren zeigte hier in Studien ein Dosis-Wirkungsprinzip, wobei der sFlt-1/PlGF-Quotient parallel zum Grad der plazentaren Dysfunktion ansteigt und mit dem Ausmaß der mütterlichen Erkrankung steigt [18–20]. Wie in den AWMF-Leitlinien für hypertensive Schwangerschaftserkrankungen erklärt, „kann die Bestimmung der angiogenen Faktoren unterstützend und ergänzend zur klinischen Untersuchung mit dem Ziel der Sicherung oder des Ausschlusses der Diagnose „Präeklampsie" erfolgen" [2]. Als vom Gestationsalter unabhängiger cut-off-Wert zur Diagnose der Präeklampsie wurde ein sFlt-1/PlGF-Quotient von 85 bestimmt, was eine Präeklampsie mit einer AUC von 95 % und einer 82 % Sensitivität und Spezifität von 95 % diagnostiziert [21]. Bei gleichzeitigem Fokus auf Sensitivität und Spezifität in Abhängigkeit vom Gestationsalter können Zweiphasen- cut-off-Werte des sFlt-1/PlGF-Quotienten von 33 (Fokus auf Sensitivität bis 88 %) und ein oberer cut-off-Wert von 85 < 34 Schwangerschaftswochen und 110 für ≥ 34 SSW verwendet werden (Spezifität bis 99,5 %) [22].

Die Bestimmung von sFlt-1 und PlGF ist bisher noch kein Teil der Routineschwangerenvorsorge nach Mutterschaftsrichtlinien. Allerdings ist die Bestimmung der Faktoren nach Beschluss des gemeinsamen Bundesausschusses seit dem 14.08.2019 bei Vorliegen eines Hypertonus, laborparametrischen Hinweisen, fetaler Wachstumsstörung oder pathologischem Dopplerbefund der Aa. uterinae ab 24 + 0 Schwangerschaftswochen als Kassenleistung abrechenbar.

9.4.2 Prädiktion der Präeklampsie

In den Leitlinien wird der positiv-prädiktive Wert des sFlt-1/PlGF-Quotienten für die spätere Diagnose „Präeklampsie" in Abhängigkeit vom Hoch- oder Niedrigrisikokollektiv mit etwa 30 % angegeben.

Die Angaben des Niedrigrisikokollektivs basieren auf den Daten der prospektiven Untersuchung der POP-Studie (Pregnancy Outcome Prediction), die den sFlt-1/PlGF-Quotienten bei gesunden Nulliparae während Routinemessungen in 28 und 36 Schwangerschaftswochen maßen. Hier zeigte sich bei einer Präeklampsiehäufigkeit von 6,5 % ein PPV von 31,6 % in 28 SSW und 10,2 % in 36 SSW für eine Geburt mit Präeklampsie und Frühgeburt (99,5 % NPV in 28 SSW, 98,5 % in 36SSW, 23,1 % Sensitivität in 28 SSW, 54,7 % in 36 SSW, 99,7 % Spezifität in 28 SSW, 86,2 % in 36 SSW). Eine Geburt mit Präeklampsie und schweren Komplikationen in 36 SSW wies einen PPV von 30 % bei einem NPV von 97,7 % und einer Sensitivität von 19,8 % und Spezifität von 98,7 % nach [23].

Der prädiktive Wert des sFlt-1/PlGF-Quotienten bei Frauen, die sich mit Präeklampsieverdacht ab 24 + 0 SSW in einer Klinik vorstellten, wurde 2016 prospektiv in der PROGNOSIS-Studie (Prediction of short-term Outcome in pregnant women with suspected preeclampsia) untersucht. Endpunkt der PROGNOSIS-Studie war der Ausschluss einer Präeklampsie innerhalb einer Woche bei niedrigem sFlt-1/PlGF-Wert und die Vorhersage innerhalb von 4 Wochen bei erhöhtem sFlt-1/PlGF-Wert, die Präeklampsiehäufigkeit lag bei 19 %.

Mittels Entwicklungskohorte von n = 500 Patientinnen und Validierungskohorte von n = 550 wurde letztlich der cut-off-Wert des sFlt-1/PlGF-Quotienten von 38 als optimaler Wert zur Prädiktion der Diagnose Präeklampsie ermittelt, wobei sich der Quotient besonders durch den hohen negativen Prädiktionswert zum Ausschluss einer Präeklampsie innerhalb einer Woche von 99,3 % auszeichnet, der positive Prädiktionswert für die Diagnose Präeklampsie liegt bei 36,7 % (Sensitivität 66,2 %, Spezifität 83,1 %). Die Ergebnisse der Untersuchung sowie der 2019 publizierten Subanalyse mit Aussage zum Präeklampsieausschluss innerhalb von 4 Wochen sind in Tab. 9.1 zusammengefasst und in Abb. 9.2 graphisch dargestellt [24,25].

Bei teilweise abweichenden absoluten Messwerten von sFlt-1 und PlGF zeigten Binder et al. kürzlich auch, dass der evaluierte Cut-off-Wert des Quotienten von 38 auch für Zwillingsschwangerschaften anwendbar ist (NPV für ein- und zwei Wochen 98,8 % und 96,4 %) [26,27].

Die PROGNOSIS Asia Studie umfasste 700 Patientinnen mit Präeklampsieverdacht, der NPV zum Ausschluss einer Präeklampsie innerhalb einer Woche für einen sFlt-1/PlGF-Quotienten ≤ 38 lag, ähnlich wie bei der primär publizierten PROGNOSIS-Studie, bei 98,6 % mit einer Sensitivität von 76,5 % und einer Spezifität von 82,1 %. Der PPV zum Einschluss einer Präeklampsie innerhalb von 4 Wochen war mit 30,3 % (62,0 % Sensitivität 83,9 % Spezifität) etwas niedriger als in der Primärstudie mit hauptsächlich kaukasischen Patientinnen, aber auch höherer Präeklampsieprävalenz (PROGNOSIS Asia 14 % PE vs. PROGNOSIS 19 % PE) [28].

Präeklampsieausschluss innerhalb einer Woche

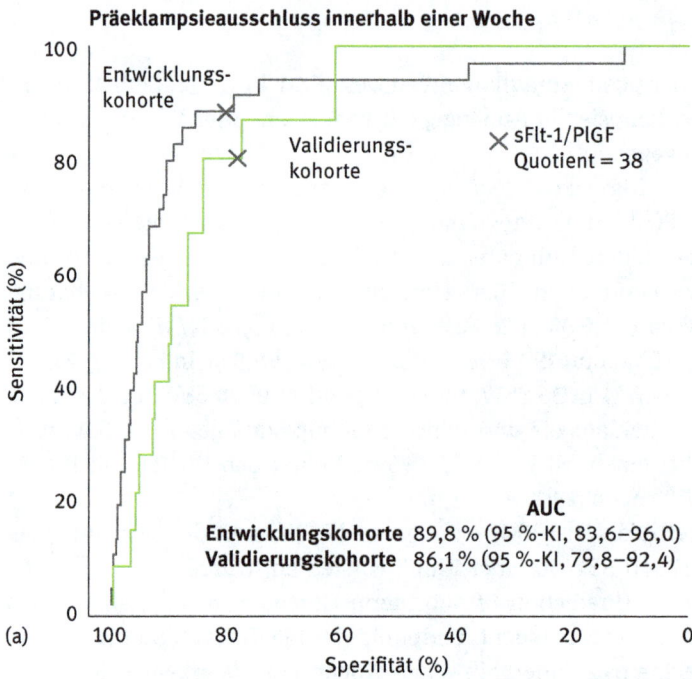

(a)

Präeklampsiediagnose positiv in 4 Wochen

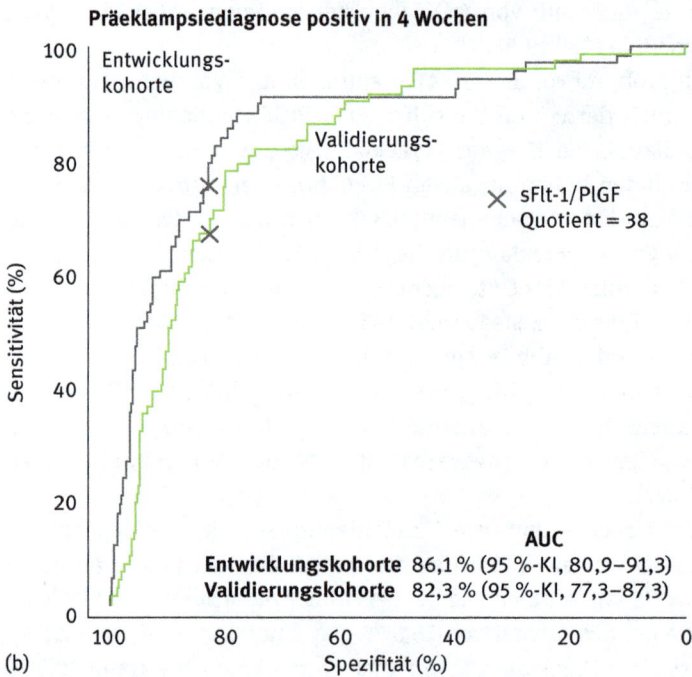

(b)

Abb. 9.2: Prädiktion der Präeklampsie mittels sFlt-1/PlGF. Quelle: modifiziert nach Zeisler et al, 2016 [24].

Tab. 9.1: Negativ-Prädiktiver-Wert, Sensitivität und Spezifität bei Verdacht auf Präeklampsie mittels sFlt-1/PlGF und Cut-off 38 (nach Zeisler et al. 2016 und 2019 [24,25]).

% (95 % CI)	Rule out 1 Woche	Rule out 2 Wochen	Rule out 3 Wochen	Rule out 4 Wochen
NPV	99,3 (97,9–99,9)	97,9 (96,0–99,0)	95,7 (93,3–97,5)	94,3 (91,7–96,3)
Sensitivität	80,0 (51,9–95,7)	78,0 (62,4–89,4)	70,0 (56,8–81,2)	66,2 (54,0–77,0)
Spezifität	78,3 (74,6–81,7)	81,1 (77,5–84,4)	82,4 (78,8–85,7)	83,1 (79,4–86,3)

Die INSPIRE-Studie (Interventional Study Evaluating the Short-Term Prediction of Preeclampsia / Eclampsia In Pregnant Women With Suspected Preeclampsia) untersuchte die prädiktive Wertigkeit des in der PROGNOSIS-Studie evaluierten optimalen prädiktiven Cut-off-Wertes des sFlt-1/PlGF-Quotienten von 38 retrospektiv anhand einer Kohorte von 370 Patientinnen mit Präeklampsieverdacht in zwei Studienarmen (Präeklampsierate 23 %). Die Anwendung des Quotienten für die Prädiktion einer Präeklampsie ergab je nach Studienarm einen NPV von 100 %, PPV von 31–40 % mit einer Sensitivität von 83–100 % und Spezifität von 77,8–80 % [29].

9.4.3 Prädiktion maternaler und fetaler Komplikationen mittels sFlt-1/PlGF-Quotient

Neben der Evaluation diagnostischer Cut-off-Werte des sFlt-1/PlGF-Quotienten für die Diagnose und Prognose der Präeklampsie selbst, bedarf die in ihrer Ursache nicht behandelbare Erkrankung einer Einschätzung, ob und zu welchem Zeitpunkt mit maternalen und fetalen Komplikationen zu rechnen ist.

Die Risikostratifizierung darüber, zu welchem Zeitpunkt gegebenenfalls eine stationäre Überwachung und/oder eine antenatale Steroidprophylaxe zur Lungenreifeinduktion verabreicht werden sollte, senkt nicht nur die Morbidität und Mortalität, sondern führt auch zur psychischen Entlastung Schwangerer und zur Vermeidung unnötiger Hospitalisierungen im Falle unauffälliger Befunde.

Bereits 2012 untersuchten Rana et al. den prädiktiven Wert des zur Diagnose der Präeklampsie evaluierten sFlt-1/PlGF Cut-off-Wertes von 85 für die Prädiktion schwerer präeklampsiebedingter Schwangerschaftskomplikationen an über 600 Patientinnen mit Verdacht auf Präeklampsie: Mittels sFlt-1/PlGF-Quotient von 85 gelingt die Vorhersage von Komplikationen vor 34 SSW innerhalb von 2 Wochen mit einer Testgenauigkeit von 89 % (AUC), die Sensitivität lag bei 72,9 %, die Spezifität bei 94 % und der NPV bei 87,3 %. Weiterhin waren Schwangere mit einem sFlt-1/PlGF-Quotient ≥ 85 nach 2 Wochen nur noch zu 16 % schwanger, wohingegen dies für Schwangere mit einem sFlt-1/PlGF-Quotient < 85 noch zu 86 % zutraf [8].

Unterstützt wird die sichere Einschätzung zum Ein- oder Ausschluss von Komplikationen auch durch die post-hoc-Analyse von PROGNOSIS: Unabhängig vom Vorliegen der Diagnose einer Präeklampsie kann der Cut-off-Wert von 38 eine Aussage über die verbleibende Schwangerschaftsdauer machen. Frauen, bei denen ein sFlt-1/PlGF-Quotienten > 38 gemessen wurde, hatten eine 38 % kürzere verbleibende Schwangerschaftsdauer, unabhängig vom Vorliegen einer „Präeklampsie". Die mittlere Dauer von Test zu Entbindung betrug in dieser Gruppe 17 Tage, in der Gruppe der Frauen mit einem sFlt-1/PlGF-Quotienten < 38 betrug sie 52 Tage (Abb. 9.3) [30]. War der Trennwert von 38 überschritten, kam es mit einem PPV von 65,5 % zum Auftreten einer Präeklampsie oder präeklampsiebedingter Komplikationen innerhalb von vier Wochen [24]. Diese Daten zu präeklampsiebedingten fetalen Komplikationen konnten durch PROGNOSIS-Asia bestätigt werden. Hier konnten am Cut-off-Wert von 38 fetale Komplikationen innerhalb einer Woche mit einem NPV von 98,9 % ausgeschlossen und mit einem PPV von 53,5 % fetale Komplikationen innerhalb von vier Wochen vorhergesagt werden [28].

Die gesundheitsökonomischen Vorteile des Einsatzes des sFlt-1/PlGF-Quotienten zum Ein- oder Ausschluss einer Präeklampsie untersuchten Ohkuchi et al., indem sie mit Basis des hohen negativen Prädiktionswertes des sFlt-1/PlGF-Quotienten der PROGNOSIS Asia-Daten eine mögliche Reduzierung der stationären Aufnahmen von 14,4 % auf 8,7 % aufwiesen. Berechnungen europäischer Staaten erreichen durch die angenommene gesenkte Hospitalisierungsrate auf Basis der PROGNOSIS-Daten eine Kostenreduktion zwischen 340 und 670 Euro pro Patientin [31–33].

Die auf PROGNOSIS folgenden Studien evaluierten den sFlt-1/PlGF-Quotienten mit dem Cut-off-Wert von 38 mit unterschiedlichem maternalen und fetalen Komplikationen als Endpunkt, wobei sich jedoch stets ein hoher NPV ≥ 90 % bei gleichzeitig niedrigem PPV zeigte. Die Studien sind chronologisch in Tab. 9.2 dargestellt [23,28,29,34,35]. So untersuchte die INSPIRE-Studie neben der Entwicklung einer Präeklampsie bei einem Cut-off Wert des sFlt-1/PlGF-Quotienten als sekundären Endpunkt auch die notwendige stationäre Aufnahme innerhalb von 7 Tagen (NPV 100 %), die COMPARE-Studie untersuchte als Endpunkt die präeklampsiebedingte Entbindung innerhalb von 2 Wochen vor 35 SSW und errechnete einen NPV von 95 % und einen PPV von 57,5 %.

Die im Rahmen prospektiver Studien untersuchten Cut-off- Werte des sFlt-1/PlGF-Quotienten für drohende präeklampsiebedingte Komplikationen und eine drohende Entbindung von 38 und 85 wurden von Dröge et al. kürzlich auch durch retrospektive Analyse klinischer Routinedaten (real-world-study) überprüft: Schwangere, die sich nach 20 Schwangerschaftswochen vorstellten, wurden zunächst in eine Hochrisikogruppe mit sFlt-1/PlGF-Wert > 85, in eine Intermediärgruppe mit sFlt-1/PlGF zwischen 38 und 85 und Niedrigrisikogruppe mit < 38 eingeteilt, wobei sich die Zeit bis zur Entbindung mit im Median 4, 8 und 29 Tagen signifikant unterschied. Die ROC-Analyse zur Vorhersage schwerer maternaler oder kindlicher Komplikationen (HELLP-Syndrom, Nierenversagen, Lungenödem, Hirnblutung, Disseminierte in-

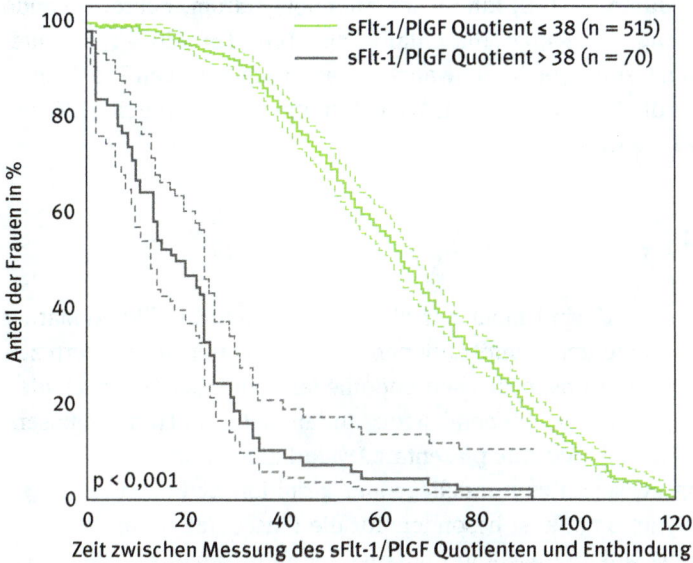

Anzahl der Patientinnen mit Risiko

	495	424	295	159	59
	35	7	3	1	

(a)

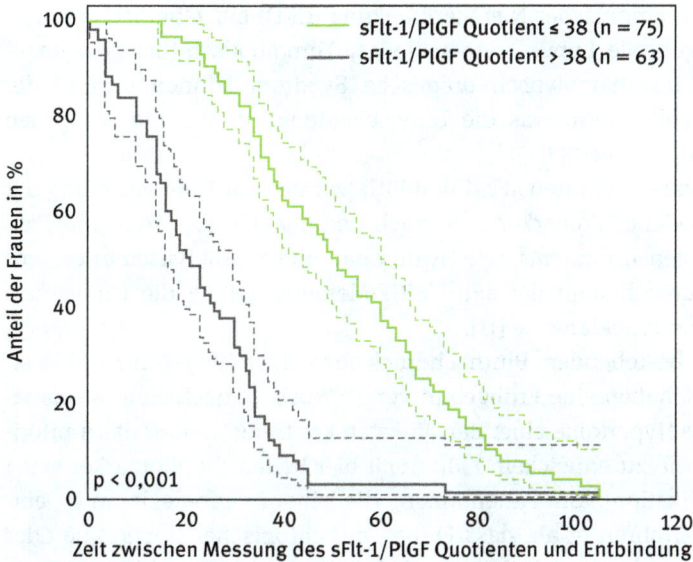

Anzahl der Patientinnen mit Risiko

	72	49	31	11	3
	33	6	2	1	1

(b)

Abb. 9.3: Zeit bis zur Geburt in Abhängigkeit vom sFlt-1/PlGF-Quotienten. (a) Frauen ohne Präeklampsie, (b) Frauen mit Präeklampsie < 34 SSW. Quelle: modifiziert nach Zeisler et al. 2016 [30].

travasale Gerinnung, Eklampsie, Tod, kindliches Atemnotsyndrom, nekrotisierende Enterokolitis, Hirnblutung, vorzeitige Plazentalösung, Tod des Kindes intrauterin – 7 Tage post natum, Geburt vor 34 Schwangerschaftswochen wegen Präeklampsie oder IUGR) ergab für die Messung des sFlt-1/PlGF-Quotienten allein eine AUC von 85,7 % (NPV 88,4 %, PPV 64,1 %).

9.4.4 Differentialdiagnose der Präeklampsie

Die Biomarker sFlt-1 und PlGF sind nicht nur diagnostische und prädiktive Marker für den Beginn der Symptome und Komplikationen einer Präeklampsie, sondern zeigen im Gegensatz zu anderen unspezifischen endothelial bedingten Organschäden (Ödeme, Proteinurie, Hypertonie, generalisierte Inflammation, Transaminasenanstieg) vor allem die zugrundeliegende plazentare Dysfunktion an.

Die Differenzierung zwischen zugrundeliegender gestationsbedingter- und ggf. gestationsassoziierter Symptomatik ist besonders für die Einschätzung und korrekte Behandlung der Grunderkrankung wichtig: Boulanger et al. fassen zusammen, dass das Vorliegen einer Proteinurie und Hypertonie bei bestehender Plazentadysfunktion ein schlechteres Outcome und ein höheres Risiko für eine Frühgeburt aufweist, als das ausschließliche Vorliegen einer chronischen Nierenerkrankung [36]. Gleichzeitig haben Patientinnen mit chronischer Nierenerkrankung (CKD) ein zehnfach erhöhtes PE-Risiko, Erkrankungen wie Lupus erythematodes, Thrombotisch-thrombozytopenische Purpura oder das hämolytisch urämische Syndrom können sich in der Schwangerschaft verschlimmern, was die Unterscheidung zu plazenta-bezogenen Komplikationen weiter erschwert [32,37].

Neben den plazentaren Faktoren sFlt-1 und PlGF wurden zur Differenzierung der Erkrankungen verschiedene Biomarker u. a. auch endotheliale Faktoren und Faktoren des Renen-Angiotensin-Systems, wie Hyaluronan und VCAM (vascular cell adhesion molecule) untersucht, mit der sFlt-1/PlGF-Messung gelang die Unterscheidung zwischen CKD und Präeklampsie [11].

Frauen mit bereits bestehendem Bluthochdruck entwickeln hingegen zu 26 % eine Präeklampsie, 20 % haben eine Frühgeburt vor 37 Wochen, nach einer Metaanalyse ist eine chronische Hypertonie einer der stärksten Kontributoren für das a-priori-Risiko eine Präeklampsie zu entwickeln [38]. Auch hier helfen die Biomarker sFlt-1 und PlGF zur Identifikation von Patientinnen, die eine Propfpräeklampsie entwickeln. So zeigten Verlohren et al., dass Frauen mit chronischer Hypertonie oder Gestationshypertonus verglichen mit Frauen mit Präeklampsie einen höheren Quotienten aufwiesen, was bedeutet, dass Hypertonie per se nicht mit einem erhöhten Quotienten verbunden ist und auch hier Patientinnen identifiziert werden können, die zusätzlich zur Vorerkrankung PE-assoziierte maternale und kindliche Komplikationen entwickeln [19].

9.5 Vorhersagemodelle präeklampsiebedingter Komplikationen im Multimarkermodell

Die Genauigkeit zur Prädiktion PE-bedingter Komplikationen mittels fullPIERS-Modell von van Dadelszen et al. wurden kürzlich von Mirkovic et al. mit der prädiktiven Performance des sFlt-1/PlGF-Quotienten verglichen. Hier zeigte sich für das PIERS-Modell eine AUC von 62,8 % vs. einer AUC von 85,3 % für die sFlt-1/PlGF-Messung allein [7,39]. Salahuddin et al. kombinierten die prädiktive Performance der Kombination von sFlt-1/PlGF-Bestimmung, Blutdruck und Vorliegen einer Proteinurie und errechneten für die Vorhersage maternaler und perinataler Komplikationen innerhalb von 2 Wochen nach Vorstellung eine AUC von 89 % bei Vorstellung < 34 SSW und von bis zu 81 % bei Vorstellung nach 34 SSW [40]. Die prospektive STEPS-Studie (Study of Early Pre-eclampsia in Spain) kombinierte in einer Hochrisikokohorte die Prädiktoren sFlt-1/PlGF, mittlerer arterieller Blutdruck, Proteinurie und das Auftreten einer Präeklampsie in einer vorherigen Schwangerschaft, für die Vorhersage einer Präeklampsie vor 34 SSW in der 20. SSW ergab sich eine AUC im Multimarkermodell von 86 vs.70 % für den sFlt-1/PLGF-Quotienten allein, in 24 SSW im Multimarkermodell eine AUC von 91 vs. 86 % für sFlt-1/PlGF und in 28 SSW eine AUC von 93 vs. 89 %, so dass das Multimarkermodell der alleinigen Messung des sFlt-1/PlGF-Quotienten überlegen war [41]. Die Untersuchungen von Perry et al, die als Endpunkt die präeklampsiebedingte Entbindung in 1 bis 2 Wochen vor 35 SSW analysierte, schließt sich in ihren Resultaten dem Vorgehen nach Multimarkermodell an und weist für die Vorhersage der Endpunkte eine AUC von 88 % unter Verwendung von maternalem BMI, Blutdruck, Diagnose bei Studieneinschluss + sFlt-1/PlGF für Entbindung nach einer Woche (ohne sFlt-1/PlGF AUC 83 %) auf sowie eine AUC von 93 % unter Verwendung der Basisparameter + sFlt-1/PLGF (ohne sFlt-1/PlGF AUC 86 %) für Entbindung nach zwei Wochen auf. Die kontinuierliche vs. der Anwendung von sFlt-1/PlGF-cut-off Werten wird weiterhin von Perry et al, aber auch in der Publikation von Saleh et al. aufgrund der besseren Testgenauigkeit vorgezogen [42,43]. Letztlich zeigte auch die retrospektive Anwendung von Multimarkermodellen in der klinischen Routine eine Überlegenheit gegenüber der Anwendung einzelner Prädiktoren: Dröge et al. zeigten für die Messung des von Blutdruck und Proteinurie allein eine AUC von 69 % (NPV 79,1 %, PPV 46,8 %), und für die Einbeziehung aller in der Studie erhobenen Risikofaktoren und Zeichen einer Präeklampsie plus sFlt-1/PlGF eine maximale AUC von 88,7 % (NPV 90,7 %, PPV 75 %) [6].

Zusammenfassend deuten die Ergebnisse der Untersuchungen zur Vorhersage einer Präeklampsie daraufhin hin, dass die kombinierte Analyse anamnestischer Faktoren, Krankheitszeichen und -symptomen und kausal zugrundeliegender Biomarker zur höchsten Testgenauigkeit führt. Für eine klinisch relevante Aussage zur weiteren Behandlung individueller Patientinnen bedarf es dafür aber zukünftig automatisierte Algorithmen und machine learning-Prozessen, die diesen Prozess vereinfachen [44,45].

Tab. 9.2: Aktuelle Studien zur Untersuchung des prädiktiven Wertes des sFlt-1/PlGF-Quotienten.

Studie	Patienten	Endpunkt	Ergebnisse
Van Dadelszen et al. 2011 fullPIERS prospektiv	n = 2023 Patientinnen mit Präeklampsie	präeklampsiebedingte maternale Komplikationen Parameter im PIERS-Modell: Gestationsalter bei Vorstellung, Brustenge und Dyspnoe, Sauerstoffsättigung, Kreatinin, Transaminasen	Prädiktion maternaler Komplikationen innerhalb von 48 h: AUC 88 % (Sensitivität 75,5 %, Spezifität 86,9 %, NPV 98,5 %, PPV 23,6 %)
Rana et al.2012 prospektiv	n = 616 Patientinnen mit Verdacht auf Präeklampsie	PE-bedingte maternale und kindliche Komplikationen, PE-bedingte Entbindung Parameter: sFlt-1/PLGF, Proteinurie + Hypertonie	Vorhersage PE-bedingter Komplikationen: AUC 84 % für Hypertension und Proteinurie AUC 93 % Hypertension und Proteinurie + sFlt-1/PLGF Geburt innerhalb von 2 Wochen: 86,0 % der Frauen mit sFlt1/PlGF-ratio ≥ 85, 15,8 % der Frauen mit sFlt1/PlGF-ratio < 85
Salahuddin et al. 2016 prospektive Studie	N = 846 Patientinnen mit V. a. PE und Kontrollen	Prädiktion präeklampsiebedingter maternaler und perinataler Komplikationen innerhalb von 2 Wochen bei Frauen mit Hypertension, Proteinurie und sFlt-1/PlGF > 85	Komplikationen vs. keine Komplikationen in 2Wochen: sFlt-1/PlGF > 85 + Hypertension + Proteinurie AUC 89 % < 34 Wochen: (Kryptor und Elecsys Assay) AUC 80 % (Kryptor Assay) und 81 % (Elecsys Assay) ≥ 34 Wochen
Zeisler et al. 2016 PROGNOSIS prospektiv	n = 1050 Patientinnen mit V. a. Präeklampsie in 24+0–36+6 SSW	Präeklampsie innerhalb einer Woche sicher ausschließen und innerhalb 4 Wochen vorhersagen bei PE-Verdacht	NPV in einer Woche: 99,3 % (80 % Sensitivität, 78,3 % Spezifität) PPV in 4 Wochen: 36,7 % (66,2 % Sensitivität, 83,1 % Spezifität)
Zeisler et al. 2016 PROGNOSIS post-hoc prospektiv	n = 1041 Patientinnen mit V. a. Präeklampsie in 24+0–36+6 SSW	Zeit bis zur Geburt bei Probenentnahme und Frühgeburt mit sFlt-1/PlGF, cut-off ≤ 38 oder > 38	sFlt-1/PlGF ≤ 38: Median 51 Tage (IQR 30–75) sFlt-1/PlGF > 38: Median 17 Tage (IQR 10–26) Frühgeburt 17,8 % Frühgeburt mit ≤ 38 71,2 % mit sFlt-1/PlGF > 38

(fortgesetzt)

Studie	Patienten	Endpunkt	Ergebnisse
Dragan et al. 2017 prospektiv	n = 12305 Frauen, Patientinnen zur Routineuntersuchung in 30+4–34+6 und 35+0–36+6 SSW	Evaluation des sFlt-1/PlGF-Quotienten mittels cut-off von 38 um Geburt mit PE in 30–37 SSW vorherzusagen	PE Ausschluss in 1 Woche: NPV 99,97 % (78,6 % Sensitivität, 95,5 % Spezifität, PPV 1,9 %) PE Ausschluss in 4 Wochen: NPV 99,85 % (76,6 Sensitivität, 95,9 Spezifität, PPV 10,4 %) PE Ausschluss ≥ 4 Wochen: NPV 98,47 (20,7 % Sensitivität, 95,8 % Spezifität, PPV 8,3 %)
Sovio et al. 2017 POP study prospektiv	n = 4099 Patientinnen zur Routineuntersuchung in 20, 28, 36 SSW	Evaluation des sFlt-1/PlGF-Quotienten als Screeningtest für Präeklampsie in Niedrigrisikokollektiv für PE und Frühgeburt	In 28 SSW: NPV für PE + Frühgeburt: 99,5 % (23–1 % Sensitivität, 99,7 % Spezifität, PPV 31,6 %) In 36 SSW: NPV für schwere PE: 98,5 % (54,7 Sensitivität, 86,2 % Spezifität, PPV 10,2 %)
Saleh et al. 2017 prospektiv	n = 620 Frauen V. a. + manifeste Präeklampsie > 20 SSW	schwere maternale oder fetale Komplikationen	Kindliche Komplikationen AUC 86 % sFlt-1/PlGF kontinuierlich AUC 80 % bei cut-off ≤ 38 und > 85 Maternale Komplikationen AUC 82 % sFlt-1/PlGF kontinuierlich AUC 81 % bei cut-off ≤ 38 AUC 76 % bei cut-off und > 85 Überlegenheit kontinuierlicher sFlt-1/PlGF-Messung im Vgl. zu cut-off von sFlt-1/PlGF
Perales et al. 2017 STEPS prospektiv	n = 729 Patientinnen mit erhöhtem Präeklampsierisiko	Vorhersage einer PE ≤ 34 SSW PE in 20, 24, 28 SSW mit sFlt-1/PlGF und maternalen Faktoren wie mittlerer Blutdruck (MAP) und Parität (P), vorangegangener PE (VP)	Vorhersage in 20 SSW: sFlt-1/PlGF + MAP + P + VP: AUC 86 % sFlt-1/PlGF: AUC: 70 % Vorhersage in 24 SSW: sFlt-1/PlGF + MAP + P + VP: AUC 91 % sFlt-1/PlGF: AUC: 86 % Vorhersage in 28 SSW: sFlt-1/PlGF + MAP + P + VP: AUC 93 % sFlt-1/PlGF: AUC: 89 % Multimarkermodell alleiniger Messung von sFlt-1/PlGF überlegen

Tab. 9.2: (fortgesetzt)

Studie	Patienten	Endpunkt	Ergebnisse
Bian Hypertension 2019 PROGNOSIS Asien prospektiv	n = 700 Patientinnen mit V. a. Präeklampsie in 18+0–36+6 SSW	Primärer Endpunkt: sFlt-1/PlGF-Wert um PE in einer Woche aus- und in vier Wochen einzuschließen Sek. Endpunkt: Vorhersage fetaler Komplikationen	Innerhalb 1 Woche: PE-Prädiktion: NPV 98,6 % (76,5 % Sensitivität, 82,1 % Spezifität) Fetale Komplikationen: NPV 98,9 % (80,0 % Sensitivität, 81,8 % Spezifität) innerhalb 4 Wochen: PE-Prädiktion: 30,3 % (62,0 % Sensitivität, 83,9 % Spezifität) Fetale Komplikationen: PPV 53,5 % (61,6 % Sensitivität, 88,1 % Spezifität)
Cerdeira et al. 2019 INSPIRE retrospektiv	n = 370 Patientinnen mit V. a. Präeklampsie zwischen 24+0–37+0 SSW	Evaluation des sFlt-1/PlGF-Quotienten von 38 zum Ausschluss einer Präeklampsie innerhalb einer Woche	PE Ausschluss in einer Woche NPV: 100 % (100 % Sensitivität, 77,8 % Spezifität, PPV 40 %)
Mc Carthy et al. 2019 COMPARE retrospektiv	n = 198 Frauen mit V. a. frühe Präeklampsie vor 35 SSW	Vorhersage einer notwendigen Entbindung innerhalb 14 Tage mit PlGF oder sFlt-1/PLGF	Entbindung mittels sFlt-1/PLGF Messung in 2 Wochen: AUC 87,5 % (75 Sensitivität, 90,2 Spezifität, NPV 95,3 %, PPV 57,5 %)
Ciobanou et al. 2019 prospektiv	n = 15.247 Schwangere zur Routineuntersuchung in 35+0–36+6 SSW	Prädiktion für Präeklampsie innerhalb von 2 und 4 Wochen Parameter: sFlt-1 und PlGF in Kombination mit maternalen Faktoren und mittlerem Blutdruck (Triple Test)	PE innerhalb von 2 Wochen: sFlt-1/PlGF: AUC 93,2 % Triple Test: 97,5 % PE in 4 Wochen: sFlt-1/PlGF 85,7 % Triple Test: AUC 90,7 % Triple Test überlegen der Messung von sFlt-1/PlGF allein
Mirkovic et al. 2020 prospektiv	n = 89 Patientinnen mit schwerer früher Präeklampsie	Maternale PE-bedingte Komplikationen mittels PIERS (v. Dadleszen) vs. sFlt-1/PlGF	AUC sFlt-1/PlGF 85,3 % AUC PIERS 62,8 % sFlt-1/PlGF cut-off von 377 optimal um maternale Komplikationen vorherzusagen (Sensitivität 75 % Spezifität 92,3 %)
Perry et al. 2020 prospektive Multicenterstudie	n = 302 Schwangere mit Hypertonie (chronische Hypertonie, Gestationshypertonie oder Präeklampsie)	präeklampsiebedingte Entbindung in 1 und 2 Wochen Basisparameter: BMI, Blutdruck, Diagnose bei Studienbeginn	Entbindung in 1 Woche < 35 SSW: AUC 83 % für Basisparameter vs. 88 % Basisparameter + sFlt-1/PlGF Entbindung in 2 Wochen < 35 SSW: AUC 86 % für Basisparameter vs. 93 % Basisparameter + sFlt-1/PlGF Überlegenheit kontinuierlicher sFlt-1/PlGF-Messung im Vgl. zu cut-off von sFlt-1/PlGF (Verbesserung der AUC um 7,9 %)

Tab. 9.2: (fortgesetzt)

Studie	Patienten	Endpunkt	Ergebnisse
Dröge et al. 2020 retrospektive Studie	n = 1117 mit Präeklampsie oder Verdacht	PE-bedingte maternale und fetale Komplikationen maternale Risiken + Zeichen für PE inkl. Doppler Aa. ut.	sFlt-1/PlGF AUC: 85,7 %, NPV 88,4 %, PPV 64,1 % Multimarker inkl. sFlt-1/PlGF: AUC 88,7 %, NPV 90,2 %, PPV 75 %

Literatur

[1] Brown MA, Magee LA, Kenny LC, et al. The hypertensive disorders of pregnancy: ISSHP classification, diagnosis & management recommendations for international practice. Pregnancy Hypertens. 2018;13:291–310. doi:10.1016/j.preghy.2018.05.004

[2] Hypertensive Pregnancy Disorders: Diagnosis and Therapy. Guideline of the German Society of Gynecology and Obstetrics (S2k-Level, AWMF-Registry No. 015/018, March 2019). http://awmf. org/leitlinien/detail/II/015-018.html. https://www.awmf.org/uploads/tx_szleitlinien/015-018l_S2k_Diagnostik_Therapie_hypertensiver_Schwangerschaftserkrankungen_2019-07.pdf, letzter Aufruf 10.08.2021.

[3] Zhang J, Klebanoff MA, Roberts JM. Prediction of adverse outcomes by common definitions of hypertension in pregnancy. Obstet Gynecol. 2001;97(2):261–267. doi:10.1016/s0029-7844(00) 01125-x

[4] Mutterschafts-Richtlinien – Gemeinsamer Bundesausschuss. Accessed January 4, 2019. https://www.g-ba.de/informationen/richtlinien/19/

[5] Preterm SAMBA study group, Mayrink J, Souza RT, et al. Incidence and risk factors for Preeclampsia in a cohort of healthy nulliparous pregnant women: a nested case-control study. Sci Rep. 2019;9(1):9517. doi:10.1038/s41598-019-46011-3

[6] Dröge LA, Perschel FH, Stütz N, et al. Prediction of Preeclampsia-Related Adverse Outcomes With the sFlt-1 (Soluble fms-Like Tyrosine Kinase 1)/PlGF (Placental Growth Factor)-Ratio in the Clinical Routine: A Real-World Study. Hypertension. 2021 Feb;77(2):461–471. doi: 10.1161/HYPERTENSIONAHA.120.15146.

[7] Dadelszen P von, Payne B, Li J, et al. Prediction of adverse maternal outcomes in pre-eclampsia: development and validation of the fullPIERS model. The Lancet. 2011;377(9761):219–227. doi:10.1016/S0140-6736(10)61351-7

[8] Rana S, Powe CE, Salahuddin S, et al. Angiogenic Factors and the Risk of Adverse Outcomes in Women with Suspected Preeclampsia. Circulation. 2012;125(7):911–919. doi:10.1161/CIRCULATIONAHA.111.054361

[9] Thangaratinam S, Ismail KMK, Sharp S, Coomarasamy A, Khan KS. Tests in Prediction of Preeclampsia Severity review group. Accuracy of serum uric acid in predicting complications of pre-eclampsia: a systematic review. BJOG. 2006;113(4):369–378. doi:10.1111/j.1471-0528.2006.00908.x

[10] Kasraeian M, Asadi N, Vafaei H, et al. Evaluation of serum biomarkers for detection of preeclampsia severity in pregnant women. Pak J Med Sci. 2018;34(4):869–873. doi:10.12669/pjms.344.14393

[11] Verlohren S, Dröge L. The diagnostic value of angiogenic and antiangiogenic factors in differential diagnosis of preeclampsiaAm J Obstet Gynecol. Published online September 28, 2020. doi:10.1016/j.ajog.2020.09.046

[12] Tayyar A, Guerra L, Wright A, Wright D, Nicolaides KH. Uterine artery pulsatility index in the three trimesters of pregnancy: effects of maternal characteristics and medical history. Ultrasound Obstet Gynecol. 2015;45(6):689–697. doi:10.1002/uog.14789

[13] Verlohren S, Melchiorre K, Khalil A, Thilaganathan B. Uterine artery Doppler, birth weight and timing of onset of pre-eclampsia: providing insights into the dual etiology of late-onset pre-eclampsia: UtA Doppler, birth weight and pre-eclampsia. Ultrasound in Obstetrics & Gynecology. 2014;44(3):293–298. doi:10.1002/uog.13310

[14] Maynard SE, Min J-Y, Merchan J, et al. Excess placental soluble fms-like tyrosine kinase 1 (sFlt1) may contribute to endothelial dysfunction, hypertension, and proteinuria in preeclampsia. J Clin Invest. 2003;111(5):649–658. doi:10.1172/JCI200317189

[15] Levine RJ, Lam C, Qian C, et al. Soluble endoglin and other circulating antiangiogenic factors in preeclampsia. N Engl J Med. 2006;355(10):992–1005. doi:10.1056/NEJMoa055352

[16] Karumanchi SA, Stillman IE. In vivo rat model of preeclampsia. Methods Mol Med. 2006;122:393–399. doi:10.1385/1-59259-989-3:393

[17] Maynard SE, Karumanchi SA. Angiogenic Factors and Preeclampsia. Seminars in Nephrology. 2011;31(1):33–46. doi:10.1016/j.semnephrol.2010.10.004

[18] Verlohren S, Melchiorre K, Khalil A, Thilaganathan B. Uterine artery Doppler, birth weight and timing of onset of pre-eclampsia: providing insights into the dual etiology of late-onset pre-eclampsia: UtA Doppler, birth weight and pre-eclampsia. Ultrasound in Obstetrics & Gynecology. 2014;44(3):293–298. doi:10.1002/uog.13310

[19] Verlohren S, Herraiz I, Lapaire O, et al. The sFlt-1/PlGF ratio in different types of hypertensive pregnancy disorders and its prognostic potential in preeclamptic patients. American Journal of Obstetrics & Gynecology. 2012;206(1):58.e1-58.e8. doi:10.1016/j.ajog.2011.07.037

[20] Rana S, Schnettler WT, Powe C, et al. Clinical characterization and outcomes of preeclampsia with normal angiogenic profile. Hypertension in Pregnancy. 2013;32(2):189–201. doi:10.3109/10641955.2013.784788

[21] Verlohren S, Galindo A, Schlembach D, et al. An automated method for the determination of the sFlt-1/PlGF ratio in the assessment of preeclampsia. American Journal of Obstetrics and Gynecology. 2010;202(2):161.e1-161.e11. doi:10.1016/j.ajog.2009.09.016

[22] Verlohren S, Herraiz I, Lapaire O, et al. New gestational phase-specific cutoff values for the use of the soluble fms-like tyrosine kinase-1/placental growth factor ratio as a diagnostic test for preeclampsia. Hypertension. 2014;63(2):346–352. doi:10.1161/HYPERTENSIONAHA.113.01787

[23] Sovio U, Gaccioli F, Cook E, et al. Prediction of Preeclampsia Using the Soluble fms-Like Tyrosine Kinase 1 to Placental Growth Factor Ratio: A Prospective Cohort Study of Unselected Nulliparous Women. Hypertension. 2017;69(4):731–738. doi:10.1161/HYPERTENSIONAHA.116.08620

[24] Zeisler H, Llurba E, Chantraine F, et al. Predictive Value of the sFlt-1:PlGF Ratio in Women with Suspected Preeclampsia. New England Journal of Medicine. 2016;374(1):13–22. doi:10.1056/NEJMoa1414838

[25] Zeisler H, Llurba E, Chantraine FJ, et al. Soluble fms-like tyrosine kinase-1 to placental growth factor ratio: ruling out pre-eclampsia for up to 4 weeks and value of retesting. Ultrasound Obstet Gynecol. 2019;53(3):367–375. doi:10.1002/uog.19178

[26] Binder J, Palmrich P, Pateisky P, et al. The Prognostic Value of Angiogenic Markers in Twin Pregnancies to Predict Delivery Due to Maternal Complications of Preeclampsia. Hypertension. 2020;76(1):176–183. doi:10.1161/HYPERTENSIONAHA.120.14957

[27] Dröge L, Herraiz I, Zeisler H, et al. Maternal serum sFlt-1/PlGF ratio in twin pregnancies with and without pre-eclampsia in comparison with singleton pregnancies. Ultrasound Obstet Gynecol. 2015 Mar;45(3):286–93. doi: 10.1002/uog.14760.

[28] Bian X, Biswas A, Huang X, et al. Short-Term Prediction of Adverse Outcomes Using the sFlt-1 (Soluble fms-Like Tyrosine Kinase 1)/PlGF (Placental Growth Factor) Ratio in Asian Women With Suspected Preeclampsia. Hypertension. 2019;74(1):164–172. doi:10.1161/HYPERTENSIO-NAHA.119.12760

[29] Cerdeira AS, O'Sullivan J, Ohuma EO, et al. Randomized Interventional Study on Prediction of Preeclampsia/Eclampsia in Women With Suspected Preeclampsia: INSPIRE. Hypertension. 2019;74(4):983–990. doi:10.1161/HYPERTENSIONAHA.119.12739

[30] Zeisler H, Llurba E, Chantraine F, et al. Soluble fms-Like Tyrosine Kinase-1-to-Placental Growth Factor Ratio and Time to Delivery in Women With Suspected Preeclampsia. Obstet Gynecol. 2016;128(2):261–269. doi:10.1097/AOG.0000000000001525

[31] Ohkuchi A, Masuyama H, Yamamoto T, et al. Economic evaluation of the sFlt-1/PlGF ratio for the short-term prediction of preeclampsia in a Japanese cohort of the PROGNOSIS Asia study. Hypertension Research. Published online February 16, 2021:1–8. doi:10.1038/s41440-021-00624-2

[32] Hirashima C, Ogoyama M, Abe M, et al. Clinical usefulness of serum levels of soluble fms-like tyrosine kinase 1/placental growth factor ratio to rule out preeclampsia in women with new-onset lupus nephritis during pregnancy. CEN Case Rep. 2018;8(2):95–100. doi:10.1007/s13730-018-0373-7

[33] Hodel M, Blank PR, Marty P, Lapaire O. sFlt-1/PlGF Ratio as a Predictive Marker in Women with Suspected Preeclampsia: An Economic Evaluation from a Swiss Perspective. Disease Markers. 2019;2019:e4096847. doi:10.1155/2019/4096847

[34] Dragan I, Wright D, Fiolna M, Leipold G, Nicolaides KH. Development of pre-eclampsia within 4 weeks of sFlt-1/PlGF ratio > 38: comparison of performance at 31–34 vs 35–37 weeks' gestation. Ultrasound Obstet Gynecol. 2017;49(2):209–212. doi:10.1002/uog.17310

[35] McCarthy FP, Gill C, Seed PT, et al. Comparison of three commercially available placental growth factor-based tests in women with suspected preterm pre-eclampsia: the COMPARE study. Ultrasound Obstet Gynecol. 2019;53(1):62–67. doi:10.1002/uog.19051

[36] Boulanger H, Lefèvre G, Ahriz Saksi S, et al. Intérêts potentiels des facteurs angiogéniques placentaires comme biomarqueurs dans la pré-éclampsie pour le clinicien. Nephrol Ther. 2019;15(6):413–429. doi:10.1016/j.nephro.2018.10.005.

[37] Wiles KS, Bramham K, Vais A, et al. Pre-pregnancy counselling for women with chronic kidney disease: a retrospective analysis of nine years' experience. BMC Nephrol. 2015;16:28. doi:10.1186/s12882-015-0024-6

[38] Bramham K, Seed PT, Lightstone L, et al. Diagnostic and predictive biomarkers for pre-eclampsia in patients with established hypertension and chronic kidney disease. Kidney International. 2016;89(4):874–885. doi:10.1016/j.kint.2015.10.012

[39] Mirkovic L, Tulic I, Stankovic S, Soldatovic I. Prediction of adverse maternal outcomes of early severe preeclampsia. Pregnancy Hypertension. 2020;22:144–150. doi:10.1016/j.preghy.2020.09.009

[40] Salahuddin S, Wenger JB, Zhang D, et al. KRYPTOR-automated angiogenic factor assays and risk of preeclampsia-related adverse outcomes. Hypertens Pregnancy. 2016;35(3):330–345. doi:10.3109/10641955.2016.1148162

[41] Perales A, Delgado JL, Calle M de la, et al. sFlt-1/PlGF for prediction of early-onset pre-eclampsia: STEPS (Study of Early Pre-eclampsia in Spain). Ultrasound in Obstetrics & Gynecology. 2017;50(3):373–382. doi:https://doi.org/10.1002/uog.17373

[42] Saleh L, Vergouwe Y, van den Meiracker AH, et al. Angiogenic Markers Predict Pregnancy Complications and Prolongation in Preeclampsia: Continuous Versus Cutoff Values. Hypertension. 2017;70(5):1025–1033. doi:10.1161/HYPERTENSIONAHA.117.09913

[43] Perry H, Binder J, Kalafat E, et al. Angiogenic Marker Prognostic Models in Pregnant Women With Hypertension. Hypertension. 2020;75(3):755–761. doi:10.1161/HYPERTENSIO-NAHA.119.13997

[44] Marić I, Tsur A, Aghaeepour N, et al. Early prediction of preeclampsia via machine learning. Am J Obstet Gynecol MFM. 2020;2(2):100100. doi: 10.1016/j.ajogmf.2020.100100

[45] Sufriyana H, Wu Y-W, Su EC-Y. Artificial intelligence-assisted prediction of preeclampsia: Development and external validation of a nationwide health insurance dataset of the BPJS Kesehatan in Indonesia. EBioMedicine. 2020;54:102710. doi:10.1016/j.ebiom.2020.102710

10 Differentialdiagnosen

Anne Dathan-Stumpf, Holger Stepan

Die Differenzialdiagnose der Präeklampsie bzw. zur Präeklampsie ist nicht trivial und kann sich im klinischen Alltag schwierig gestalten, nicht zuletzt weil der Begriff „Präeklampsie" unterschiedlich gebraucht und definiert wird. Selbst bei präziser und enger Verwendung des Terminus „Präeklampsie als angiogenes Plazentasyndrom" ist die klinische Präsentation bunt und kann stark variieren. Andere Erkrankungen ohne plazentare Problematik können einen symptomatischen Phänotyp hervorrufen, der dem der Präeklampsie gleicht und, wenn auch selten, als „Pseudopräeklampsie" imponieren. Eine schnelle, differentialdiagnostische Abgrenzung der unterschiedlichen Pathologien ist für das weiterführende therapeutische Management essenziell. Daher soll im folgenden Kapitel auf die wichtigsten Differenzialdiagnosen, orientierend geordnet nach den wesentlichen Kardinalsymptomen der Präeklampsie bzw. des HELLP-Syndroms, eingegangen werden.

10.1 Hypertonus

Die Prävalenz hypertensiver Schwangerschaftserkrankungen wird mit 5–10 % angegeben, wobei ein tendenzieller Anstieg dieser Zahl, bedingt durch das höhere maternale Alter der Schwangeren und eine Zunahme von Zivilisationserkrankungen (z. B. Adipositas) in den Industriestaaten beobachtet wird [1]. Hypertensive Schwangerschaftserkrankungen sind mit einer erhöhten maternalen sowie fetalen Morbidität und Mortalität assoziiert und bedürfen in etwa der Hälfte der Fälle einer medikamentösen Therapie [2].

Regelmäßige Blutdruckkontrollen gehören unter anderem zur Vorsorge gemäß Mutterschaftsrichtlinie. Bei Frauen mit wiederholt auffälligen Werten (mindestens zwei Blutdruckmessungen > 140/90 mmHg im vier- bis sechsstündigen Abstand) in der Screening-Untersuchung sollten die Messungen intensiviert und auch mehrfach täglich in der Häuslichkeit durchgeführt werden. Dabei ist darauf zu achten, dass die Messungen mit „an den Oberarm adaptierten Manschetten" und „nach ausreichender Ruhephase" im Sitzen durchgeführt werden. Initial sollten zudem beidseitige Messungen erfolgen, um Seitendifferenzen (> 20 mmHg) detektieren zu können [3]. Prinzipiell ist zwischen einem präexistenten, chronischen Hypertonus und einer schwangerschaftsinduzierten Hypertonie (SIH) zu differenzieren.

Bei milder bis moderater Ausprägung der Hypertonie (systolisch 140–159 mmHg, diastolisch 90–109 mmHg) können nicht-pharmakologische Maßnahmen wie eine Gewichtsreduktion bei adipösen Patientinnen, eine ausgewogene Kost mit Natrium-Reduktion, Alkohol- und Nikotinverzicht sowie sportliche Aktivität erwogen werden. Eine antihypertensive Therapie bei milder bis moderater Hypertonie kann das Risiko

https://doi.org/10.1515/9783110612127-010

eines Übergangs in einen schweren Hypertonus senken, ohne jedoch das advers neonatale Outcome oder das Auftreten einer Präeklampsie signifikant zu beeinflussen [4]. Unabhängig von der Ursache des Hypertonus, gelten Blutdruckwerte systolisch > 160 mmHg, diastolisch > 110 mmHg als behandlungsbedürftig um maternale (z. B. intrazerebrale Blutungen, Nierenschädigung) sowie fetale (z. B. vorzeitige Plazentalösung) Morbiditäten vorzubeugen [1]. Die medikamentöse Einstellung bei schweren Hypertonus sollte im klinischen Setting erfolgen. Therapeutika der ersten Wahl sind Alpha-Methyldopa und Nifedipin. Eingeschränkt zu empfehlen ist der selektive β-1-Rezeptorblocker Metoprolol [3]. Als Zielwerte einer graduellen Blutdrucksenkung gelten Werte von systolisch 130–150 mmHg, diastolisch 80–100 mmHg, welche nicht unterschritten werden sollten, um einer Minderperfusion der Plazenta vorzubeugen und eine Adaptation des Feten zu gewährleisten [3]. Ergänzende, fetale Wachstumskontrollen sowie Doppleruntersuchungen der uterinen und fetoarteriellen Gefäße werden empfohlen.

Der chronische Hypertonus als auch die SIH sind mit einem signifikant höheren kardiovaskulären Risiko (z. B. Myokardinfarkte, zerebrale Ischämien, Nierenschädigung, Diabetes mellitus) korreliert, weshalb betroffene Patientinnen mittel- sowie langfristig (mindestens alle 5 Jahre) internistisch untersucht werden sollten [5].

10.1.1 Chronischer Hypertonus

Der chronische Hypertonus wird definiert als ein präkonzeptionell oder im ersten Trimenon diagnostizierter Hypertonus > 140/90 mmHg [3], dessen Prävalenz mit 1–5 % angegeben wird [1]. Die finale Diagnose einer chronischen Hypertonie kann bei fehlenden Vorwerten ggf. erst postpartal gestellt werden, wenn sich nach Beendigung des Wochenbetts keine Normotonie einstellt.

Frauen mit einem chronischen Hypertonus haben ein achtfach höheres Risiko im Laufe der Schwangerschaft eine Pfropfpräeklampsie zu entwickelt. Zudem korreliert die Erkrankung mit einem signifikant höheren Risiko für Frühgeburtlichkeit, einer Wachstumsrestriktion mit Geburtsgewicht < 2500 g sowie für einen intrauterinen Fruchttod [6].

Generell kann der chronische Hypertonus in eine primäre (essenzielle) und sekundäre Hypertonie differenziert werden. Als Sonderform gilt die Weißkittelhypertonie, welche sich mittels 24-Stunden-Blutdruckmessung differenzialdiagnostisch abgrenzen lässt [3].

Zusätzlich zum persistierenden Hypertonus kann diagnostisch ggf. eine Linksherzhypertrophie im Echokardiogramm (EKG) gefunden werden. Die regelmäßigen und strikten Blutdruckkontrollen dienten als gute Verlaufsparameter sowie dem Monitoring des Therapieerfolgs antihypertensiver Maßnahmen, reduzieren jedoch nicht das Abtreten advers maternaler oder fetaler Komplikationen [4,7]. Zudem scheinen Schwangere mit chronischem Hypertonus nicht von der täglichen Einnahme niedrigdosierter Acetylsalicylsäure (ASS 100–150 mg), hinsichtlich der Sekundärprophylaxe einer Präeklampsie, zu profitieren [8].

Da im zweiten Trimenon ein physiologischer Druckabfall von 6–15 mmHg beobachtet werden kann, ist eine pharmakotherapeutische Therapie betroffener Schwangeren nicht immer notwendig. Prinzipiell sollten präkonzeptionell verordnete Antihypertensiva auf die oben genannten Therapeutika umgestellt werden. Diuretika, ACE-Hemmer und Angiotensin-1-Antagonisten sind aufgrund ihrer teratogenen und nephrotoxischen Wirkung auf den Feten kontraindiziert [3]. Bei bereits vorliegenden hypertensiven Endorganschädigungen oder sonstigen Risikofaktoren sollten diastolische Zielwerte von 80–90 mmHg angestrebt werden [9].

10.1.2 Schwangerschaftsinduzierter Hypertonus (SIH)

Der Schwangerschaftsinduzierte Hypertonus, oder auch Gestationshypertonus, ist definiert als eine im Schwangerschaftsverlauf neu diagnostizierte Hypertonie ≥ 140/90 mmHg bei zuvor normotensiven Blutdrücken, ohne Erfüllung der sonstigen Präeklampsiekriterien [3]. Das Risiko, im Schwangerschaftsverlauf eine Präeklampsie zu entwickeln, liegt bei 15–25 % [1].

Das pränatale Management entspricht dem der chronischen Hypertonie. Die aktuelle Leitlinie der hypertensiven Schwangerschaftserkrankungen erachtet eine Schwangerschaftsprolongation > 37,0 Schwangerschaftswochen als nicht sinnvoll [3]. Bei der Entscheidung zur Beendigung der Schwangerschaft sollte eine Nutzen-Risiko-Abwägung unter Berücksichtigung der mütterlichen und fetalen Morbiditäten, Letztere vor allem durch eine Frühgeburtlichkeit bedingt, erfolgen.

Postpartal normalisiert sich der Blutdruck charakteristischer Weise wieder auf das Ausgangsniveau, wobei bei länger persistierender SIH die Rekonvaleszenz länger dauern kann. Innerhalb der ersten 48 Stunden nach Geburt werden intensiviert Kontrolluntersuchungen des Blutdrucks, je nach klinischer Notwendigkeit, empfohlen. Bei postpartal persistierender Hypertonie sollte die Medikation zunächst beibehalten und bei sinkenden Drücken im Wochenbett ausgeschlichen werden. Blutdrücke ≤ 140/90 mmHg rechtfertigen eine Dosisreduktion der Medikation. Ein persistierender Hypertonus über 12 Wochen postpartal lässt einen vorbestehenden, chronischen Hypertonus vermuten und sollte internistisch abgeklärt werden. Das Wiederholungsrisiko einer SIH in der Folgeschwangerschaft wird mit 16–45 % angegeben [3]. In 15 % der Fälle entwickelt sich ein chronisch persistierender Hypertonus.

10.1.3 Reno-parenchymatöse Hypertonie

Bei 3,3 % der Schwangeren werden Nierenerkrankungen beobachtet, welche mit erhöhter maternaler und fetaler Morbidität assoziiert sind [9]. Dabei scheint, mit Ausnahme der Lupus-Nephritis, weniger die zu Grunde liegende Nierenerkrankung wesentlich, sondern vielmehr das Ausmaß der Nierenfunktionseinschränkung und des reno-parenchymatösen Hypertonus. Diagnostisch hinweisend für eine sekundäre Hypertonie können fehlende, nächtliche Blutdruckabfälle in der 24-Stunden-Messung sein.

Physiologisch kommt es im Rahmen der Schwangerschaft zu einem Anstieg der glomerulären Filtrationsrate (GFR) und zu einem Abfall der Kreatinin- und Harnsäurekonzentration im Serum. Eine Proteinurie bis 500 mg/Tag kann physiologisch durch eine Hyperfiltration der Niere bedingt sein. Schwangerschaft und Nierenerkrankungen, z. B. durch Glomerulonephritiden, stehen in einem engen, wechselseitigen Verhältnis. Eine Schwangerschaft kann eine dauerhafte Nierenfunktionsverschlechterung bedingen, wobei Proteinurie und Hypertonie als nachteilige Prognosemarker gelten. Eine Abnahme der GFR sowie ein Anstieg des Serumkreatinin im Rahmen von Nierenfunktionseinschränkungen, sind wiederum signifikant mit fetaler Wachstumsrestriktion, Frühgeburtlichkeit, einem intrauterinem Fruchttod und einer Präeklampsie korreliert, wobei mit zunehmender Niereninsuffizienz das Risiko für einen adversen Schwangerschaftsverlauf zunimmt [10]. Bei 92 % der Schwangeren mit schwerer Nierenfunktionseinschränkungen (GFR < 25 ml/min, Serumkreatinin > 2,0 mg/dl) können derart schwere Schwangerschaftskomplikationen beobachtet werden, 45 % dieser Patientinnen werden innerhalb der nächsten 12 Monate dialysepflichtig [9]. Bei dialysepflichtigen Patientinnen ist eine Schwangerschaft mit erhöhter Mortalität, bedingt durch schwere Hypertonie mit hypertensiven Krisen, Flüssigkeitsüberladung und Volumenexpansion assoziiert. Bei nierentransplantierten Patientinnen und eingeschränkter Transplantatfunktion können eine Proteinurie und/oder schwere Hypertonie zum Transplantatverlust führen. Die fetale Komplikations- und Überlebensrate ist dabei wesentlich vom Serumkreatinin der Schwangeren abhängig [11].

Auf die vielen verschiedenen Formen glomerulärer Nierenerkrankungen als mögliche Ursache einer sekundären, reno-parenchymatösen Hypertonie soll im Detail nicht eingegangen werden. Generell scheint der Verlauf der meisten Glomerulonephritisformen, mit Ausnahme der Lupus-Nephritis, durch die Schwangerschaft nicht negativ beeinflusst [9]. Bei systemischen Lupus erythematodes (SLE) kommt es in bis zu 90 % zu einer Nierenbeteiligung, welche unbehandelt zur terminalen Niereninsuffizienz führt. Die Aktivität des SLE wird durch eine Schwangerschaft getriggert. 20 % der Schwangeren entwickeln eine Präeklampsie, deren Abgrenzung zum akuten Schub (Proteinurie, Anstieg Serumkreatinin, Hypertonie, Hyperurikämie, Thrombozytopenie) schwierig sein kann. Eine differenzialdiagnostische Abgrenzung kann durch die Bestimmung der immunologischen Parameter (ANA, ds-DNA, anti-Ro, anti-La, Komplement C_3/C_4, Antiphospholipidantikörper) gelingen, wobei Letzterer als Hauptrisikofaktor eines adversen Schwangerschaftsoutcomes gilt [10].

Generell sollten Schwangerschaften bei niereninsuffizienten Patientinnen geplant und nur bei stabiler Nierenfunktion mit präkonzeptionell adaptierter Medikation umgesetzt werden.

10.2 Thrombozytopenie

Die Thrombozytopenie ist definiert als ein Abfall der Blutblättchen < 150 G/l. Die Prävalenz in der Schwangerschaft wird mit 5–10 % angegeben [12], wobei die Ursachen vielfältig sind und der daraus resultierende Handlungsbedarf sowie dessen Dringlichkeit stark variieren. Eine differenzialdiagnostische Abgrenzung (siehe Tab. 10.1) der einzelnen Krankheitsbilder ist für das weiterführende geburtshilfliche Management daher unabdingbar.

10.2.1 Pseudothrombozytopenie

In der Differenzierung der Thrombozytopenie ist die laborchemische Diagnostik von zentraler Bedeutung. Durch die Beurteilung des Blutausstrichs lassen sich bereits einige Formen voneinander abgrenzen. So kann die „Ethylenediaminetetraacetic acid" (EDTA)-Pseudothrombozytopenie (Prävalenz 1–5‰) durch die ergänzende Bestimmung der Thrombozyten im Citrat- oder Heparin-antikoagulierten Blut (dort normwertige Thrombozytenzahlen) differenzialdiagnostisch ausgeschlossen werden [13]. Verursacht wird dieses Laborphänomen durch die Agglutination der Blutplättchen im EDTA-Blut.

10.2.2 Gestationsthrombozytopenie

Mit etwa 75 % stellt die Gestationsthrombozytopenie die weitaus häufigste Form der Thrombozytopenien in der Schwangerschaft dar und wird signifikant häufiger bei Mehrlingsschwangerschaften beobachtet [12]. Charakteristisch ist ein progredienter Thrombozytenabfall ab dem zweiten Trimenon, welcher jedoch nicht mit einem erhöhten Blutungsrisiko für Mutter und Kind assoziiert ist. Ursächlich ist eine gesteigerte Hämodilution und möglicherweise Blättchen-Clearance während der Schwangerschaft. In nur 10 % der Fälle werden Thrombozytenwerte < 100 G/l beobachtet, selten ist ein paralleler Abfall von Antithrombin III zu beobachten [14]. Die Ausschlussdiagnose „Gestationsthrombozytopenie" stellt therapeutisch keine Konsequenz dar, da postpartal die spontane Rekonvaleszenz der Thrombozytenwerte beobachtet wird. Therapeutische Versuche den Thrombozytenabfall bei schwereren

Verläufen mit Immunglobulinen oder Kortikosteroiden abzufangen, zeigten keinen Benefit [15]. Postpartal werden regelmäßige Kontrollen der Blutblättchen empfohlen, um persistierende Thrombopenien frühzeitig zu detektieren und ggf. diagnostizieren.

10.2.3 Immunthrombozytopenie (Morbus Werlhof)

Im Gegensatz zur Gestationsthrombozytopenie ist die Immunthrombozytopenie (ITP), oder auch Idiopathische Thrombozytopenische Purpura (Prävalenz 1:1000–10000), durch einen Abfall der Thrombozyten im ersten und zweiten Trimenon charakterisiert, wobei Thrombozytenwerte von < 50 G/l beobachtet werden können [12]. Bis zu 4 % der schwangerschaftsassoziierten Thrombozytopenien sind durch eine ITP bedingt. Ursächlich ist eine antikörpervermittelte Immunreaktion gegen die Adhäsionsmoleküle der Thrombozytenmembran, was einen erhöhten Umsatz über die Milz bedingt [16]. Ebenso wie die Gestationsthrombozytopenie handelt es sich bei der Immunthrombozytopenie um eine Ausschlussdiagnose ohne spezifischen Labortest zum Nachweis. Wegweisend sind die Anamnese und Blutungsgeschichte der Patientinnen, der Nachweis von verminderten Thrombozyten vor bzw. während der Schwangerschaft (< 80 G/l) sowie ggf. der Nachweis von glykoproteinspezifischen IgG-Antikörpern gegen Adhäsionsmoleküle der Thrombozytenmembran. In bis zu einem Drittel der Patientinnen wird die Diagnose erstmals in der Schwangerschaft gestellt [14], was bei milden Verläufen die Abgrenzung zur Gestationsthrombozytopenie erschwert und sich letztlich erst postpartal bei fehlender Rekonvaleszenz der Plättchenwerte differenzieren lässt. Bei milden Verläufen ohne Blutungsanamnese besteht keine Therapiebedürftigkeit, wobei eine hämostasiologische Anbindung der Patientinnen empfohlen wird. Thrombozytenwerte < 20–30 G/l sind mit einem erhöhten Blutungsrisiko assoziiert [17]. Bei derart niedrigen Plättchenwerten kann durch die Substitution von Prednisolon (Initialdosis 20–30 mg/d, Erhaltungsdosis 10–20 mg/d) oder Immunglobulinen ab der 32.–34. Schwangerschaftswoche eine Stabilisierung oder gar ein Anstieg der Thrombozytenzahlen erreicht werden [18]. Über das mit der Prednisolontherapie assoziierte Infektions-, Diabetes- und Osteoporoserisiko müssen die Patientinnen informiert werden. Die meisten anästhesiologischen Empfehlungen raten von einer intrapartalen neuroaxialen Anästhesie bei Thrombozyten ≤ 80 G/l ab [19], für eine Sectio caesarea gelten Zielwerte > 50 G/l [18]. Im Gegensatz zur Gestationsthrombozytopenie ist die ITP sowohl mit einer Thrombozytopenie als auch einem erhöhtem Blutungsrisiko beim Feten assoziiert, bedingt durch den plazentaren Übertritt der maternalen Thrombozytenantikörper [17]. Das Risiko einer intrazerebralen Blutung des Neugeborenen wird mit 1–2 % angegeben [20]. Die Schwere der maternalen Thrombozytopenie korreliert hierbei jedoch nicht mit dem Ausprägungsgrad der fetalen Plättchenreduktion. Eine Indikation zur Sectio caesarea besteht bei Diagnose einer ITP nicht, vielmehr wird der Entbindungsmodus allein durch die geburtshilfliche Situation bestimmt. Jedoch sollte auf das Legen einer Skalpelektrode, intrapartale Mikroblutuntersuchungen und eine vaginal-operative Entbindung bei erhöhtem fetalen Blutungsrisiko verzichtet werden [21]. Die unmittelbar postpartale Bestimmung der Thrombozyten beim Neugeborenen über die Nabelschnurvene sowie kontinuierliche Verlaufsmessungen der Plättchenwerte bis zum 5. Tag postpartal werden empfohlen. Bei Werten < 50 G/l ist ein intrakranieller Ultraschall indiziert [21].

10.2.4 Thrombotisch-thrombozytopenische Purpura (Morbus Moschcowitz)

Die differenzialdiagnostische Abgrenzung der Präeklampsie zu Erkrankungen wie der thrombotisch-thrombozytopenischen Purpura (TTP) und dem atypischen hämolytisch-urämischen Syndrom (aHUS), welche klinische Formen einer thrombotischen Mikroangiopathie (TMA) darstellen, ist von wesentlicher Bedeutung. Die TMA ist durch die Symptom-Trias einer Thrombozytopenie, Coombs-negativen, hämolytischen Anämie sowie Organbeteiligung (ZNS, Niere, ggf. Plazenta) gekennzeichnet. Wenngleich die peripartale TMA selten ist, führt die Manifestation dieser Erkrankungen in der Schwangerschaft oder post partum meistens zu sehr kritischen Situationen. Die schnelle Diagnosestellung ist daher entscheidend für das klinische Management und die Einleitung der zielgerichteten Therapie.

Die Inzidenz der thrombotisch-thrombozytopenische Purpura (TTP) wird mit 1:200.000 Schwangeren angegeben und stellt eine medizinische Notfallsituation dar, welche bei verzögertem Therapiebeginn mit Letalitätsraten > 90 % assoziiert ist [22].

Klinisch führend sind eine Thrombozytopenie und Hämolyse, weshalb die TTP häufig zunächst als HELLP-Syndrom oder Präeklampsie verkannt wird [23]. Nicht zwingend, jedoch häufig, beobachtet werden können zudem neurologische Auffälligkeiten und Bewusstseinseintrübung, eine akute Nierenschädigung, Sehstörungen sowie Fieber. Ursächlich für die thrombotisch-thrombozytopenische Purpura ist eine erworbene, antikörpervermittelte Inhibierung der von-Willebrand-Faktor (vWF) spaltenden Protease ADAMTS13, welche physiologisch die langen vWF-Multimere spaltet und somit eine pathologische Thrombozytenaktivierung im Endothel vorbeugt. Eine verminderte Aktivität von ADAMTS13 führt zu einer gesteigerten Thrombozytenaggregation mit Gefäßverschlüssen (Thrombosen, Infarkte) und gleichzeitigen, thrombozytopenen Blutungen. Kongenitale Formen durch Mutationen im ADAMTS13-Gen sind selten (kein Antikörpernachweis). Aufgrund des physiologischen Anstiegs des von-Willebrand-Faktors und Abfalls der ADAMTS13-Aktivität in der Schwangerschaft manifestiert sich die Erkrankung in bis zu 50 % der Fälle erstmals in dieser Zeit (häufig zweites und drittes Trimenon) oder postpartal [12].

Eine ADAMTS13-Aktivität < 10 % bei coombs-negativer, hämolytisch-mikroangiopathischer Anämie und Verbrauchsthrombozytopenie (meist < 30 G/l) ist typisch für die TTP [23]. Zudem zeigen sich im Blutausstrich Fragmentozyten [24]. Die Leberwerte (ASAT, ALAT) sowie das Serumkreatinen zeigen typischerweise nur geringgradige Normabweichungen.

Wesentlich sind eine frühzeitige Diagnosefindung und Therapiebeginn mit Plasmapherese. Zudem kann bei antikörpervermittelter TTP Caplacizumab, welcher die Thrombozyten-Bindungsstelle des vWF blockiert, verabreicht und somit nachweislich eine schnellere Normalisierung der Thrombozytenzahl sowie geringere Letalität und Inzidenz thrombembolischer Ereignisse erreicht werden [25]. Allerdings liegen keine Anwendungsstudien bei Schwangeren vor. Bei angeborener TTP werden Plasmainfusionen mit rekombinanten ADAMTS13 verwendet.

Das Risiko eines intrauterinen Fruchttodes ist, bedingt durch thrombotische Plazentaischämien, signifikant erhöht. Ein Schwangerschaftsabbruch verbessert das maternale Outcome nicht [12]. Im Gegensatz zum HELLP-Syndrom oder der Präeklampsie persistieren die Beschwerden und Laborauffälligkeiten auch nach der Entbindung, was die Diagnose einer TTP stärkt.

10.2.5 (Schwangerschaftsassoziiertes) atypisches hämolytisch-urämisches Syndrom (aHUS)

Das schwangerschaftsassoziierte, atypische hämolytisch-urämische Syndrom tritt in 1 von 25.000 Schwangerschaften auf und ist charakterisiert durch eine Trias aus: mikroangiopathischer, hämolytischer Anämie, Thrombozytopenie und akuter Nierenfunktionseinschränkung [12]. Zudem können zum Teil neurologische Symptome (z. B. Kopfschmerzen, Bewusstseinsveränderung, Krampfanfälle) oder gastroenterologische Beschwerden (z. B. Diarrhoe, abdominale Schmerzen) beobachtet werden [23]. In etwa einem Fünftel der Fälle manifestiert sich die Erkrankung erstmalig während der Schwangerschaft oder unmittelbar postpartal, bedingt durch die physiologische Komplementaktivierung während dieser Zeit. Das Abortrisiko wird mit 10–20 % angegeben [12]. Ursächlich sind Genmutationen an verschiedenen Stellen der Komplementkaskade, welche letztlich zu einer überschießenden Komplementaktivierung und somit Komplement-vermittelten Schädigung der Blutgefäße führen [23]. Aufgrund der Heterogenität dieser zum Teil noch unbekannten Mutationsstellen wird eine generelle genetische Analyse zur Diagnosesicherung des aHUS nicht empfohlen [12]. Sekundär kann ein kongenitales aHUS durch Schwangerschaft, systemischen Lupus erythematodes, Organtransplantationen oder Malignome getriggert werden. Bedeutend für das maternale Outcome sind eine schnelle Diagnosefindung. Hierzu zählt die (nicht immer einfache) differenzialdiagnostische Abgrenzung zum HELLP-Syndrom bzw. zur Präeklampsie. Ein schwangerschaftsassoziiertes aHUS liegt wahrscheinlich vor, wenn die coombs-negative, mikroangiopathisch-hämolytische Anämie und Thrombozytopenie (moderat, > 50 G/l): < 20 Schwangerschaftswochen, > 48–72 Stunden postpartal oder bei bekannter persönlicher bzw. familiärer Vorbelastung auftreten. Laborchemisch werden zudem meist extreme Anstiege der Laktatdehydrogenase (LDL) sowie des Serumkreatinins (> 2,0 mg/dl) beobachtet. Über 80 % der Betroffenen werden nach der Erstmanifestation dialysepflichtig, in knapp 50 % entwickelt sich ein terminales Nierenversagen [23].

Das aHUS stellt eine Ausschlussdiagnose dar. Der sFlt-1/PlGF-Quotient, der beim aHUS nicht erhöht ist, dient hierbei der Differenzierung zum postpartalen HELLP-Syndrom. Bis zur finalen, differenzialdiagnostischen Diagnosefindung sollte eine Plasmapherese begonnen werden, welche jedoch die Entwicklung eines terminalen Nierenversagens nicht vorbeugen kann. Daher wird eine Therapie mit dem anti-C5-Antikörper Eculizumab, auch in der Schwangerschaft, empfohlen, welcher nachweislich das Risiko erneuter Mikroangiopathien senkt. Zudem weisen aktuelle Studien darauf hin, dass unter Eculizumab weder die Risiken einer Fehlgeburt noch einer fetalen Schädigung oder Anomalie erhöht werden. Das Rezidivrisiko eines aHUS in der Folgeschwangerschaft wird mit 10–30 % angegeben [12].

10.2.6 Andere autoimmunologische Erkrankungen

Thrombotische Mikroangiopathien (TMA) können autoimmunvermittelt durch Kollagenosen (z. B. systemischer Lupus erythematodes (SLE), Antiphospholipidsyndrom (APS), Sklerodermie) oder Vaskulitiden sekundär getriggert werden. Die Behandlung der TMA und der assoziierten Thrombozytopenie liegen in der Therapie der ursächlichen Grunderkrankung [12].

Generell wird Patientinnen mit einer Grunderkrankung des rheumatoiden Formenkreises eine Planung der Schwangerschaft empfohlen. Zu den Schwangerschaftskomplikationen, welche signifikant mit einem SLE und/oder auch APS assoziiert sind, gehören Frühgeburtlichkeit sowie ein höheres Risiko für einen vorzeitigen Blasensprung, eine fetale Wachstumsrestriktion, Abort und intrauterinen Fruchttod [26]. Rund 8 % der Graviden entwickeln eine Präeklampsie oder ein HELLP-Syndrom [27]. Eine aktive Lupus-Nephritis während der Schwangerschaft bzw. zwölf Monate präkonzeptionell sowie eine schwere Organbeteiligung bzw. Organschädigung im Endstadium verschlechtern signifikant das Outcome. Als wesentliche Risikofaktoren für einen adversen Schwangerschaftsverlauf gelten der Nachweis von Lupus-Antikoagulanz, Antiphospholipid-Antikörpern (Anticardiolipin, Anti-B2-Glykoprotein-I-Antikörper) sowie vorbekannte Thrombosen. SSA(Ro)- und SSB(La)-Antikörper korrelieren mit einer kardialen Manifestation (Leitungsdefekte und Blockaden, strukturelle Anomalien, Kardiomyopathien, Herzinsuffizienz) eines neonatalen Lupus erythematodes und bedingen somit eine erhöhte neonatale Sterblichkeit. Daher werden engmaschige, echokardiographische Überwachungen des Feten empfohlen. Pharmakotherapeutisch können Hydroxychloroquin, Glukokortikoide/Kortikosteroide sowie Azathioprin zur Behandlung des SLE in der Schwangerschaft eingesetzt werden. Bereits präkonzeptionell, spätestens jedoch während der Schwangerschaft, sollten Patientinnen mit positivem Antiphospholipidantikörpern und/oder Lupus-Nephritis, zur Prävention einer Präeklampsie, mit niedrigdosiertem Aspirin (100–150 mg) substituiert werden. Ergänzend zum ASS müssen Schwangere mit APS bis einschließlich sechs Wochen postpartal Heparin in prophylaktischer bzw. therapeutischer Dosierung, je nach Risikoprofil, erhalten [26].

10.2.7 Medikamenteninduzierte Thrombozytopenie

Differenzialdiagnostisch sollte auch an eine medikamenteninduzierte Thrombozytopenie gedacht werden, was die Bedeutung einer gründlichen Anamnese verdeutlicht. Zum Beispiel kann der Einsatz von Heparin in der Schwangerschaft in 0,1 % der Fälle zu einer Heparin-induzierten Thrombozytopenie Typ II (HIT II) führen, welche charakteristischer Weise zwischen dem 5.–14. Anwendungstag auftritt und durch einen Thrombozytenabfall unter 50 % des Ausgangsniveaus gekennzeichnet ist. Pathophysiologisch liegt der HIT II eine antikörpervermittelte Immunreaktion gegen den Heparin/Plättchenfaktor-4-Komplex zu Grunde, welche zu einer unkontrollierten Thrombozytenaktivierung mit thrombembolischen Ereignissen und ggf. thrombozytopenen Blutungen führt [24]. Die Inzidenz der HIT II ist bei Anwendung von niedermolekularem Heparin deutlich geringer.

Neben Heparin können, wenn auch selten, andere Medikamente wie Aspirin, Ibuprofen, Metoprolol, Digoxin, Ganciclovir, Azathioprin oder auch Hepatitis- und Influenza-Impfstoffe zu einer medikamenteninduzierten Thrombozytopenie führen [28].

Tab. 10.1: Differenzialdiagnostischen Abgrenzung verschiedener Thrombozytopenien in der Schwangerschaft.

Differenzial-diagnosen	Manifesta-tion	Pathogenese	Klinik	Laborauf-fälligkeiten	Therapie
Gestations-thrombozytopenie	2. und 3. Trimenon	gesteigerte Hämodilution und Thrombozyten-Clearance	keine	Thrombozyten > 100 G/l	keine, postpartal spontane Rekonvaleszenz
Ideopathische Thrombozytopenische Purpura (ITP)	1. und 2. Trimenon	glykoprotein-spezifische IgG-Antikörper gegen Adhäsionsmoleküle der Thrombozytenmembran	anamnestisch erhöhte Blutungsneigung, ggf. Purpura	Thrombozyten < 50 G/l möglich	ggf. Prednisolon zur Stabilisierung der Thrombozytenzahl

Tab. 10.1: (fortgesetzt)

Differenzial-diagnosen	Manifestation	Pathogenese	Klinik	Laborauffälligkeiten	Therapie
Thrombotisch-Thrombozytopenische Purpura (TTP)	2. und 3. Trimenon, postpartal	verminderte Aktivität der von-Willebrand-Faktor (vWF) spaltenden Protease ADAMTS13	neurologische Auffälligkeiten, Bewusstseinseintrübung, akute Nierenschädigung, Sehstörungen, Fieber, erhöhtes IUFT-Risiko	ADAMTS13-Aktivität < 10 %, Thrombozyten meist < 30 G/l, Fragmentozyten, coombs-negativ, hämolytisch-mikroangiopathische Anämie	Plasmapherese, Caplacizumab (keine Zulassung in der Schwangerschaft)
atypisch hämolytisch-urämisches Syndrom (aHUS)	gesamte Gestationsperiode, postpartal	überschießende Komplementaktivierung	starke Nierenfunktionseinschränkung, Kopfschmerzen, Bewusstseinsveränderung, Krampfanfälle, Diarrhoe, abdominale Schmerzen, gesteigertes Abort-/IUFT-Risiko	hämolytische Anämie, Thrombozyten meist > 50 G/l, coombs-negativ, ↑↑↑ Laktatdehydrogenase, ↑↑↑ Serumkreatinin, ↓–↓↓↓GFR	Plasmapherese, Eculizumab
Autoimmunassoziierte Thrombozytopenie (z. B. SLE, APS)	gesamte Gestationsperiode, postpartal	sekundär getriggerte thrombotische mikroangiopathische Anämie z. B. durch Kollagenosen oder Vaskulitiden	je nach Grunderkrankung, Nierenfunktionseinschränkung, hohes Präeklampsierisiko, gesteigertes Abort-/IUFT-Risiko	coombs-negativ, hämolytisch-mikroangiopathische Anämie, ↑↑↑ Serumkreatinin, ↓–↓↓↓ GFR, typische Antikörperkonstellation der Grunderkrankung	Behandlung der Grunderkrankung, Sekundärprophylaxe mit niedrigdosiertem ASS (100–150 mg), Heparin

IUFT = intrauteriner Fruchttod, GFR = glomeruläre Filtrationsrate, ASS = Acetylsalicylsäure

10.3 Neurologische Symptome

Kopfschmerzen, Bewusstseinsveränderungen, Sehstörungen oder Krampfanfälle können Ausdrucke verschiedener Erkrankungen pränatal als auch postpartal sein. Neben der Präeklampsie, dem eklamptischen Anfall als maximale neurologische Manifestationsform, und den thrombotischen Mikroangiopathien mit neurologischer Beteiligung, sollten jedoch auch andere, wenngleich seltenere Differenzialdiagnosen ausgeschlossen werden.

10.3.1 Posteriores reversibles Enzephalopathie-Syndrom (PRES)

Das Posteriore reversible Enzephalopathie-Syndrom (PRES) im Kontext mit der Präeklampsie tritt meist post partum auf. Die Diagnose per se existiert erst seit Beginn dieses Jahrtausends [29], wobei dessen genaue Inzidenz bzw. Prävalenz noch unklar ist [30]. Das (sub)akute Auftreten eines PRES ist mit einer Vielzahl von Erkrankungen und Noxen assoziiert, darunter Präeklampsie/Eklampsie [31], Kollagenosen/Vaskulitiden (Systemischer Lupus erythematodes, Sklerodermie, Granulomatose mit Polyangiitis, Panarteriitis nodosa) sowie zytotoxischen Chemotherapeutika und Immunsuppressiva nach Organtransplantation [29]. Auch die genaue Pathophysiologie ist bisher nicht geklärt. Als mögliche Mechanismen gelten: eine Blutdruckentgleisung über die Grenze der zerebralen Autoregulation (mittlerer arterieller Druck > 150–160 mmHg) mit resultierender Hyperperfusion und Flüssigkeitsaustritt ins Interstitium – oder aber eine durch verschiedene Noxen bedingte Endothelschädigung mit resultierender Vasokonstriktion und Hypoperfusion, welche sekundär zu einer ischämisch bedingten Ödembildung führen [29]. Gegen erstere Hypothese spricht, dass lediglich bei 70–80 % der Patienten hypertensive Werte gefunden werden [32] und die in einigen Studien gezeigten Abnormalitäten in der Bildgebung nicht mit einer Hypertonie in Zusammenhang gebracht werden konnten [31]. Klinisch imponiert das PRES ähnlich wie die neurologische Manifestation einer Präeklampsie, was die Abgrenzung der beiden Krankheitsbilder erschwert. Charakteristisch sind Visusstörungen (Unschärfe, Hemianopsie, komplette kortikale Blindheit), epileptische Anfälle (fokal oder generalisiert) und ein Enzephalopathiesyndrom (Übelkeit und Erbrechen, Kopfschmerzen, Vigilanzminderung). Seltener können Paresen oder Sensibilitätsstörungen beobachtet werden. Als diagnostischer Goldstandart gilt die *T2*-gewichtete, *fluid-attenuated inversion recovery (FLAIR)* Magnetresonanztomographie (MRT), welche eine Differenzierung zwischen freier und gewebsgebundener Flüssigkeit erlaubt. Charakteristisch sind symmetrische, vasogene Ödeme der weißen und grauen Substanz in den posterioren Großhirnhemisphären: dem Okzipitallappen, den hinteren Parietal- sowie Temporallappen [29]. Diese Beteiligung der hinteren Hirnareale ist möglicherweise auf die geringere sympathische Nervenfaserdichter des hinteren Cortex zurückzuführen, wodurch eine ausgeprägtere Vasodilatation mit Hyperperfusion dieser Areale resultiert. Dennoch können auch atypische Lokalisationen im Bereich des Cerebellums, Hirnstamms oder der Basalganglien gefunden werden. Eine Computertomographische Darstellung ist der T2-gewichteten MRT-Sequenz unterlegen, im Liquorpunktat zeigt sich bei unauffälligen Entzündungsparametern eine milde Albuminerhöhung [33].

Entscheidend für das Outcome nach Sicherung der Diagnose „Posteriores reversibles Enzephalopathiesyndrom" ist ein rascher, symptomatischer Therapiebeginn. Auslösende Noxen sollten umgehend abgesetzt werden, zudem wird eine aggressive Blutdruckeinstellung sowie eine antikonvulsive Therapie empfohlen. Auf die Verwendung von Nitroglycerin sollte verzichtet werden, da in Fallberichten eine Zunahme des vasogenen Ödems beobachtet wurde. Bei noch schwangeren Patientinnen sollte eine adaptierte Blutdrucksenkung erfolgen, um einer utero-plazentaren Minderperfusion vorzubeugen. Bei therapierefraktären Symptomen ist eine Entbindung indiziert. Mögliche Komplikationen eines ischämischen Hirninfarktes (vor allem im Bereich der hinteren Grenzzone zwischen den Aa. cerebri mediae und posteriores) sowie multiple epileptische Anfälle können dauerhaft neurologische Defizite bedingen. Dennoch ist die Prognose des PRES insgesamt günstig. Bei adäquater Therapie zeigen sich die Symptome innerhalb weniger Tage regredient [29].

10.4 Leberwerterhöhung

In 3–5 % der Schwangerschaften werden abnorme Leberwerterhöhungen beobachtet [34], deren zügige differenzialdiagnostische Abklärung für das weiterführende (geburtshilfliche) Management von Bedeutung sind. Unterschieden werden sollte zwischen interkurrierenden Lebererkrankungen in der Schwangerschaft (z. B. akute Virusinfektionen), bereits präexistenten hepatobiliären Erkrankungen mit Manifestation in der Schwangerschaft (z. B. Cholelithiasis, Budd-Chiari-Syndrom), präexistenten Lebererkrankungen mit hepatologischen Komplikationen (z. B. Raumforderungen, Zustand nach Lebertransplantation) und schwangerschaftsspezifischen Lebererkrankungen. Zu Letztgenannten zählen die Schwangerschaftscholestase, akute Schwangerschaftsfettleber sowie das HELLP-Syndrom [35]. Klinisch imponieren Lebererkrankungen in der Schwangerschaft mit unspezifischen Allgemeinsymptomen wie Müdigkeit, Abgeschlagenheit, Übelkeit und Erbrechen, Oberbauchbeschwerden sowie Ikterus und Pruritus. Durch die Entbindung wird bei schwangerschaftsspezifischen Lebererkrankung in der Regel die komplette Rekonvaleszenz erreicht.

10.4.1 Intrahepatische Schwangerschaftscholestase

Die am häufigsten in der Schwangerschaft beobachtete, schwangerschaftsassoziierte Lebererkrankung stellt mit einer Prävalenz von 0,1–2 % die intrahepatische Schwangerschaftscholestase dar, welche sich typischerweise Ende des zweiten und im dritten Trimenon manifestiert [34]. Klinisch zeigen sich ein an den Hand- und Fußflächen beginnender bis schließlich generalisierenden Pruritus sowie Müdigkeit, Oberbauchbeschwerden, Anorexie und Ikterus. Laborchemisch führend sind eine deutliche Erhöhung der Gallensäuren im Serum, ein Anstieg der Transaminasen sowie eine milde Erhöhung der unspezifischen alkalischen Phosphatase sowie γ-Glutamyltranspeptidase (GGT). Die Erkrankung korreliert mit verschiedenen fetalen Komplikationen, darunter (iatrogene) Frühgeburtlichkeit, fetaler Stress sowie vermehrte Aufnahme auf die neonatale Intensivstation [36]. Als Cut-off für ein adverses Schwangerschafts-Outcome gelten Serumkonzentrationen der Gallensäuren > 40 µmol/l, das Risiko für einen intrauterinen Fruchttod steigt ab Konzentrationen ≥ 100 µmol/l signifikant an [37]. Eine Gestagentherapie in der Frühschwangerschaft, Selenmangel, Virushepatitiden, IVF, Mehrlingsschwangerschaften, maternales Alter > 35 Jahre sowie genetische Polymorphismen im Gallensäuretransportsystem und Metabolismus der Sexualsteroide gelten als Risikofaktoren für die Schwangerschaftscholestase. Zudem wird eine siebenfach höhere Prävalenz der Erkrankung in Skandinavien und Chile beobachtet [35,38]. Als pathophysiologisch ursächlich gelten verschiedene genetische Mutationen im Transportweg der Gallensäuren, welche durch komplexe homo- sowie heterozygote Polymorphismen mit der Schwangerschaftscholestase korrelieren [39]. Als bisheriger Therapie galt die orale Gabe von Ursodeoxycholsäure (10–15 mg/kg KG/Tag, off-lable use), welche nach älteren Studien die Serumkonzentration der Transaminasen senkt und den Pruritus lindert [38]. Aktuelle Untersuchungen zeigen jedoch, dass die Behandlung mit Ursodeoxycholsäure ein advers perinatales Outcome nicht verhindert, sodass die breite Verwendung in der Schwangerschaft kritisch überdacht werden sollte [37]. Zudem muss eine Einleitung vor der vollendeten 37. Schwangerschaftswoche kritisch hinterfragt werden, da bei Serumkonzentrationen der Gallensäuren < 100 µmol/l nicht von einer signifikanten Risikoerhöhung eines Fruchttods auszugehen ist [36].

10.4.2 Akute Schwangerschaftsfettleber (AFLP)

Die Diagnose der akuten Schwangerschaftsfettleber (AFLP) ist schwierig, weil sich diese seltene Komplikation der Schwangerschaft mit sehr unspezifischen Symptomen präsentiert und daher oft verkannt wird (z. B. als Diabetes insipidus). Die Prävalenz der AFLP wird mit 0,01–0,03 % angegeben [40]. Die fulminant verlaufende Erkrankung manifestiert sich fast ausschließlich im dritten Trimenon [41]. Zu den Risikofaktoren für eine AFLP zählen Mehrlingsschwangerschaften, männliche Feten, bereits stattgefundene AFLP in vorangegangenen Schwangerschaften sowie Fettsäureoxidationsstörungen beim Fet. Ein mütterlicher mitochondrialer Enzymdefekt (long-chain-3-hydroxyacyl-CoA-Dehydrogenase-Defizienz [LCHAD]) prädisponiert, wobei long-chain-3-hydroxyacyl-Metabolite von Fet und Plazenta akkumulieren und die

Mutter schädigen. Ursächlich sind also wahrscheinlich gestörte Oxidationsprozesse mittel- und langkettiger Fettsäuren während der Schwangerschaft, welche in einem dramatischen Überangebot freier Fettsäuren resultieren und letztlich zu einer Multiorganverfettung (z. B. Nieren, Pankreas, Plazenta) führen. Die zunehmende Steatosis der Leber beeinträchtigt schließlich die Produktion von Cholesterin, Fibrinogen und Gerinnungsfaktoren. Zudem ist die Bilirubinkonjugation sowie Clearance stark eingeschränkt. Durch die gesteigerte Ablagerung freier Fettsäuren sowie anderer Stoffwechselprodukte in der Plazenta resultiert eine Hypoperfusion mit hypoxischer Schädigung des Feten [42].

In der Mehrzahl der Fälle imponiert die AFLP durch unspezifische Symptome wie Müdigkeit, Übelkeit und Erbrechen, Unwohlsein, abdominale Schmerzen und Kopfschmerzen. Im Verlauf können Ikterus, Polydipsie, Pruritis, Ödeme, Aszites, Enzephalopathie, Bluthochdruck und eine verstärkte Blutungsneigung beobachtet werden. Laborchemisch lassen sich eine Erhöhung der Transaminasen, alkalischen Phosphatase, der Lipase, des Ammoniaks und Kreatinins, eine verlängerte Prothrombinzeit, eine Hyperbilirubinämie, Hyperurikämie, Hypocholesterinämie, Hypofibrinogenämie, Thrombozytopenie sowie eine Hypoglykämie bei fehlender Ketonurie nachweisen. Letztgenannte und die Koagulopathie sind zielführend in der Diagnosefindung der AFLP sowie deren differenzialdiagnostischen Abgrenzung [40]. Im Abdominalultraschall lassen sich eine hyperechogene Leber und ggf. Ascites darstellen [43]. Assoziierte Komplikationen, sekundär bedingt durch die Leberfunktionsstörung, sind schwere Koagulopathien mit Hämolyse, Thrombozytopenie und disseminierter intravaskulärer Gerinnung, Nierenfunktionseinschränkungen bis hin zur Hämodialyse, Enzephalopathie und Koma, Pankreatitis, Leberhämatome und Ruptur sowie schwere Infektionen bis hin zur Sepsis. Heutzutage wird die maternale Mortalitätsrate aufgrund der medizinischen Möglichkeiten und frühzeitigen Diagnosestellung mit rund 2 % angegeben, die perinatale Mortalität von Säuglingen betroffener Mütter liegt jedoch bei 10–20 % [40]. Als negative Prognosemarker zählen intraabdominelle Hämorrhagien [44] sowie das Auftreten einer Enzephalopathie und Pankreatitis [45].

Patientinnen mit der Verdachtsdiagnose einer akuten Schwangerschaftsfettleber sollten schnellstmöglich und sicher entbunden werden, was die einzige kausale Therapie darstellt. Das geburtshilfliche Management sollte von der individuellen Situation und der Schwere der Erkrankung abhängig gemacht werden. Die Sectiorate bei AFLP wird derzeit mit 65 % benannt [44], korreliert jedoch mit signifikant höheren Blutverlusten und maternaler Mortalität [40].

10.4.3 Virushepatitiden

Differenzialdiagnostisch sollte bei Leberwerterhöhung in der Schwangerschaft auch an Virushepatitiden gedacht werden. Zu den häufigeren Infektionen der Industriestaaten zählen die Hepatitis B und C, welche mit Frühgeburtlichkeit und erhöhter fetaler Mortalität assoziiert sind [34]. Diagnostisch relevant sind die Bestimmung der Viruslast sowie Antikörper-Serumkonzentrationen. Bei Hepatitis B und einer Viruslast > 200.000 IU/ml sollte pränatal eine antiretrovirale Therapie angestrebt werden. Bei (akuten) Virushepatitiden Typ A und B der Schwangeren werden innerhalb von 12 Stunden postpartal die aktiv- und passiv-Immunisierung des Neugeborenen empfohlen [46]. Da für die Hepatitis C keinerlei Immunprophylaxe existiert, sollte bei perinatalen Transmissionsraten von 5–6 % auf das Legen einer Skalpelektrode verzichtet werden [34]. Der Entbindungsmodus wird durch die geburtshilfliche Situation bestimmt.

Eine akute Virushepatitis kann jedoch auch durch Herpesviren Typ I und II ausgelöst werden, welche mit Mortalitätsraten von bis 40 % assoziiert sind. Therapie der ersten Wahl ist eine Behandlung mit Aciclovir.

10.5 Pseudo-präeklamptischer Phänotyp/Mirror-Syndrom

Auch andere Schwangerschaftspathologien können eine Symptomatik hervorrufen, die mit Hypertonie, Proteinurie und Ödemen den Leitsymptomen der Präeklampsie entsprechen bzw. eine „Pseudopräeklampsie" induzieren. Bereits 1892 beschrieb John William Ballantyne die klinische Trias von Hydrops fetalis, Plazentamegalie und mütterlichen Ödemen bei Rhesus-Inkompatibilität [47]. Die Assoziation zwischen Hydrops fetalis und hydropischer Plazenta, zum Beispiel bei einer Molenschwangerschaft und präeklamptischen Symptomen, ist lange bekannt [48]. Aufgrund der Vorstellung, dass die Schwangere mit ihren Ödemen die Flüssigkeitsansammlungen des fetalen Hydrops „spiegelt", wird dieses klinische Bild auch als Mirror-Syndrom bezeichnet.

In der Literatur sind zahlreiche Fälle beschrieben, wo ein Hydrops fetalis unterschiedlicher Genese bei der Mutter eine Hypertonie und Proteinurie hervorruft, was quasi eine „Pseudopräeklampsie" darstellt. Mittlerweile ist bekannt, dass dieses klinische Bild ebenso mit einer Dysregulation der angiogenen Faktoren einhergeht, ohne dass es sich um eine „klassische" Präeklampsie mit primär plazentarer Ursache handelt [49]. Gleiches ist für den Hydrops fetalis im Rahmen einer CMV-Infektion beschrieben, wo ebenfalls bei präeklamptischen Symptomen erhöhte angiogene Faktoren (sFlt1 und soluble Endoglin) gemessen wurden [50].

Sobald der fetale Hydrops verschwindet, z. B. bei Spontanremission einer Parvovirus B19-Infektion [51] oder nach intrauteriner Transfusion bei fetaler Anämie [49,52], führt dies zu einer Rekonvaleszenz der Symptome bzw. zumindest zu einer Besserung des klinischen Zustandes der Schwangeren. Ebenso führt ein intrauteriner Fruchttod oder selektiver Fetozid eines Feten bei phänotypisch diskordanter Mehrlingsschwangerschaft mit Mirror-Syndrom zu einer Besserung der klinischen Symptomatik sowie Rückbildung der präeklamptischen Symptome [53–57]. Bei einem konsekutiven Mirror-Syndrom in Folge eines fetalen Hydrothorax kann eine Normalisierung der angiogenen Faktoren nach intrauteriner Therapie mittels Shunt beobachtet werden [58].

Zusammengefasst führt also ein fetaler Hydrops, mit oder ohne plazentaren Hydrops, durch Initiierung eines anti-angiogenen Status als gemeinsamen Pathway zur Ausbildung präeklamptischer Symptome, unabhängig von der ursächlichen Pathologie (Infektion, Fehlbildung, Genetik). Dieser Prozess ist aber prinzipiell reversibel, sobald die zugrundeliegende Erkrankung therapiert oder der Fet nicht mehr vital ist, selbst wenn die Plazenta noch intrauterin liegt. Somit ist die Behandlung des Mirror-Syndroms immer symptomatisch und richtet sich nach der primären Schwangerschaftspathologie.

Literatur

[1] Slany J. Hypertonie in der Schwangerschaft: Diagnostik und Therapie. Austrian Journal of Hypertension. 2015;19:107–13.

[2] Bateman BT, Hernandez-Diaz S, Huybrechts KF, et al. Patterns of outpatient antihypertensive medication use during pregnancy in a Medicaid population. Hypertension. 2012;60:913–20.

[3] Hypertensive Pregnancy Disorders: Diagnosis and Therapy.: Guideline of the German Society of Gynecology and Obstetrics (S2k-Level, AWMF-Registry No. 015/018). last access 03/2019, http://www.awmf.org/leitlinien/detail/ll/015-018.html.

[4] Abalos E, Duley L, Steyn DW, et al. Antihypertensive drug therapy for mild to moderate hypertension during pregnancy. Cochrane Database Syst Rev. 2018;10:CD002252.

[5] Männistö T, Mendola P, Vääräsmäki M, et al. Elevated blood pressure in pregnancy and subsequent chronic disease risk. Circulation. 2013;127:681–90.

[6] Bramham K, Parnell B, Nelson-Piercy C, et al. Chronic hypertension and pregnancy outcomes: systematic review and meta-analysis. BMJ. 2014;348:g2301.

[7] Magee LA, von Dadelszen P, Rey E, et al. Less-tight versus tight control of hypertension in pregnancy. N Engl J Med. 2015;372:407–17.

[8] Magee LA, Khalil A, Kametas N, et al. Toward personalized management of chronic hypertension in pregnancy. Am J Obstet Gynecol. 2020;S0002-9378(20)30745-6. doi:10.1016/j.ajog.2020.07.026.

[9] Kurschat C, Benzing T. Schwangerschaft und Nieren. Nephrologe. 2017;12:63–72.

[10] Panzer U, Panzer B, Stahl RAK. Glomerulonephritiden und Schwangerschaft. Nephrologe. 2009;4:321–325.

[11] Shah S, Venkatesan RL, Gupta A, et al. Pregnancy outcomes in women with kidney transplant: Metaanalysis and systematic review. BMC Nephrol. 2019;20:24.

[12] Cines DB, Levine LD. Thrombocytopenia in pregnancy. Blood. 2017;130:2271–2277.

[13] Kovacs F, Varga M, Pataki Z, et al. Pseudothrombocytopenia with multiple anticoagulant sample collection tubes. Interv Med Appl Sci. 2016;8:181–183.

[14] Bergmann F, Rath W. Differenzialdiagnose der Thrombozytopenie in der Schwangerschaft: Eine interdisziplinäre Herausforderung. Dtsch Arztebl Int. 2015;112:795–802.

[15] Win N, Rowley M, Pollard C, et al. Severe gestational (incidental) thrombocytopenia: to treat or not to treat. Hematology. 2005;10:69–72.

[16] Lüdders DW, Manner D, Reibke R, et al. Maternale Thrombozytopenie und Thrombozytopathie: Was gilt esin der Schwangerschaft zu beachten? Gynäkologe. 2011;44:527–532.

[17] Webert KE, Mittal R, Sigouin C, et al. A retrospective 11-year analysis of obstetric patients with idiopathic thrombocytopenic purpura. Blood. 2003;102:4306–11.

[18] Matzdorf A, Eberl W, Giagounidis A, et al. Immunthrombozytopenie (ITP): Empfehlungen der Fachgesellschaft zur Diagnostik und Therapie hämatologischer und onkologischer Erkrankungen. 2013, https://www.onkopedia.com/de/onkopedia/guidelines/immunthrombozytopenie-itp, letzter Zugriff 15.10.2020.

[19] van Veen JJ, Nokes TJ, Makris M. The risk of spinal haematoma following neuraxial anaesthesia or lumbar puncture in thrombocytopenic individuals. Br J Haematol. 2010;148:15–25.

[20] Onisâi M, Vlădăreanu AM, Spînu A, et al. Idiopathic thrombocytopenic purpura (ITP) – new era for an old disease. Rom J Intern Med. 2019;57:273–283.

[21] Provan D, Stasi R, Newland AC, et al. International consensus report on the investigation and management of primary immune thrombocytopenia. Blood. 2010;115:168–86.

[22] Zini G, De Cristofaro R. Diagnostic Testing for Differential Diagnosis in Thrombotic Microangiopathies. Turk J Haematol. 2019;36:222–229.

[23] Gupta M, Feinberg BB, Burwick RM. Thrombotic microangiopathies of pregnancy: Differential diagnosis. Pregnancy Hypertens. 2018;12:29–34.

[24] Matzdorff A. Thrombozytopenien in der Schwangerschaft. gyn. 2019;24:373–80.

[25] Scully M, Cataland SR, Peyvandi F, et al. Caplacizumab Treatment for Acquired Thrombotic Thrombocytopenic Purpura. N Engl J Med. 2019;380:335–346.

[26] Vagelli R, Tani C, Mosca M. Pregnancy and menopause in patients with systemic lupus erythematosus and/or antiphospholipid syndrome.: Practical messages from the EULAR guidelines. Pol Arch Intern Med. 2017;127:115–21.

[27] Smyth A, Oliveira GHM, Lahr BD, et al. A systematic review and meta-analysis of pregnancy outcomes in patients with systemic lupus erythematosus and lupus nephritis. Clin J Am Soc Nephrol. 2010;5:2060–8.

[28] Database for Drug – Induced Thrombocytopenia from Group Patient Reports: An Update 2018. last accessed 10/2020, https://www.ouhsc.edu/platelets/WEB%20Table%20Group%202018.pdf.

[29] Staykov D, Schwab S. Posteriores reversibles Enzephalopathiesyndrom. Nervenarzt . 2012;83:1013–1020.

[30] Horcea-Milcu A, Kharchenko V, Mommsen M, et al. Klinischer und bildmorphologischer Verlauf eines posterioren reversiblen Enzephalopathiesyndroms bei Endokarditis und arterieller Hypertonie. Der Nervenarzt. 2020;91:343–348.

[31] Schwartz RB, Feske SK, Polak JF, et al. Preeclampsia-eclampsia: clinical and neuroradiographic correlates and insights into the pathogenesis of hypertensive encephalopathy. Radiology. 2000;217:371–6.

[32] Bartynski WS. Posterior Reversible Encephalopathy Syndrome, Part 1: Fundamental Imaging and Clinical Features. AJNR Am J Neuroradiol. 2008;29:1036–42.

[33] Fischer M, Schmutzhard E. Posterior reversible encephalopathy syndrome. J Neurol. 2017;264:1608–1616.

[34] Brady CW. Liver Disease in Pregnancy: What's New. Hepatol Commun. 2020;4:145–156.

[35] Trauner M, Fickert P, Pertl B. Schwangerschaftsspezifische Lebererkrankungen. Dtsch Arztebl. 2004;101:A3416-25.

[36] Marschall HU. Ursodeoxycholic acid for intrahepatic cholestasis in pregnancy. Lancet. 2019;394:810–812.

[37] Chappell LC, Bell JL, Smith A, et al. Ursodeoxycholic acid versus placebo in women with intrahepatic cholestasis of pregnancy (PITCHES): a randomised controlled trial. Lancet. 2019;394:849–860.

[38] Williamson C, Geenes V. Intrahepatic cholestasis of pregnancy. Obstet Gynecol. 2014;124:120–33.

[39] Kremer AE, Wolf K, Stände S. Intrahepatische Schwangerschaftscholestase.: Selten, aber relevant. Hautarzt. 2017;68:95–102.

[40] Naoum EE, Leffert LR, Chitilian HV, et al. Acute Fatty Liver of Pregnancy: Pathophysiology, Anesthetic Implications, and Obstetrical Management. Anesthesiology. 2019;130:446–461.

[41] Monga M, Katz AR. Acute fatty liver in the second trimester. Obstet Gynecol. 1999;5 Pt 2:811–3.

[42] Natarajan SK, Thangaraj KR, Eapen CE, et al. Liver injury in acute fatty liver of pregnancy: possible link to placental mitochondrial dysfunction and oxidative stress. Hepatology. 2010;51:191–200.

[43] Xiong HF, Liu JY, Guo LM, et al. Acute fatty liver of pregnancy: over six months follow-up study of twenty-five patients. World J Gastroenterol. 2015;21:1927–31.

[44] Nelson DB, Yost NP, Cunningham FG. Acute fatty liver of pregnancy: clinical outcomes and expected duration of recovery. Am J Obstet Gynecol. 2013;209:456.e1-7.

[45] Westbrook HR, Yeoman AD, Joshi D, et al. Outcomes of Severe Pregnancy-Related Liver Disease: Refining the Role of Transplantation. Am J Transplant. 2010;10:2520–6.

[46] Schulze K, Lüth S. Lebererkrankungen in der Schwangerschaft. Der Gastroenterologe. 2011;6:337–46.

[47] Ballantyne JW, editor. The diseases and deformities of the fetus: an attempt towards a new system of antenatal pathology. Edinburgh, Oliver & Boyd, 1892.

[48] Scott JS. Pregnancy toxaemia associated with hydrops foetalis, hydatidiform mole and hydramnios. J Obstet Gynaecol Br Emp. 1958;65:689–701.

[49] Stepan H, Faber R. Elevated sFlt1 level and preeclampsia with parvovirus-induced hydrops. N Engl J Med. 2006;354:1857–8.

[50] Rana S, Venkatesha S, DePaepe M, et al. Cytomegalovirus-induced mirror syndrome associated with elevated levels of circulating antiangiogenic factors. Obstet Gynecol. 2007;109:549–52.

[51] Zaki M, Greenwood C, Redman CW. The spontaneous reversal of pre-eclampsia associated with parvovirus-induced hydrops and the placental theory of pre-eclampsia: a case report. BJOG. 2003;110:1125–6.

[52] Duthie SJ, Walkinshaw SA. Parvovirus associated fetal hydrops: reversal of pregnancy induced proteinuric hypertension by in utero fetal transfusion. Br J Obstet Gynecol. 1995;102:1011–3.

[53] Chang YL, Chao AS, Hsu JJ, et al. Selective fetocide reversed mirror syndrome in a dichorionic triplet pregnancy with severe twin-twin transfusion syndrome: a case report. Fetal Diagn Ther. 2007;22:428–30.

[54] Bschierl F, Beinder E. Temporary resolution of preeclamptic symptoms after intrauterine death of one twin. Hypertens Pregnancy. 2005;24:313–7.

[55] Pirhonen JP, Hartgill TW. Spontaneous reversal of mirror syndrome in a twin pregnancy after a single fetal death. Eur J Obstet Gynecol Reprod Biol. 2004;116:106–7.

[56] Hagay ZJ, Levy R, Zalel Y, et al. Single fetal demise in twin gestation resulting in the resolution of severe pre-eclampsia. Eur J Obstet Gynecol Reprod Biol. 1994;56:137–8.

[57] Heyborne KD, Porreco RP. Selective fetocide reverses preeclampsia in discordant twins. Am J Obstet Gynecol. 2004;191:477–80.

[58] Llurba E, Marsal G, O Sanchez, et al. Angiogenic and antiangiogenic factors before and after resolution of maternal mirror syndrome. Ultrasound Obstet Gynecol. 2012;40:367–9.

11 Klinisches Management

Marc Baumann, Daniel Surbek

11.1 Generelles zum Management der Präeklampsie

Aufgrund des plazentaren Ursprungs der Präeklampsie gilt bis heute als effektivste und einzige evidenz-basierte Therapie die Entfernung der Plazenta im Rahmen der Entbindung. Auch schwerste Krankheitsbilder normalisieren sich in der Regel *post partum* innerhalb weniger Tage. Das klinische Management beinhaltet die Art der Überwachung der Mutter und ihrem Kind, Stabilisierung der Schwangeren inklusive Blutdrucksenkung und Festlegen des richtigen Entbindungszeitpunktes und -modus. Die möglichen Strategien variieren in Abhängigkeit des Gestationsalters und des Schweregrades des Krankheitsbildes. Dabei muss mit fortschreitendem Gestationsalter sowohl das Wohl der Mutter als auch jenes ihres Kindes bzw. der Kinder immer wieder neu beurteilt werden und gegebenenfalls gegeneinander abgewogen werden. Dabei zeigt sich, dass bei der early-onset Präeklampsie (Diagnosestellung der Präeklampsie vor 34 Schwangerschaftswochen) die Schwangerschaft sowohl aus mütterlicher als auch bei Vorliegen einer intrauterinen Wachstumsretardierung (IUWR) aus fetaler Indikation beendet werden muss. Bei der late-onset Präeklampsie mit geringeren Risiken der Unreife ist der Abwägungsprozess ähnlich. Grundsätzlich ist aus rein mütterlicher Sicht die zeitnahe Entbindung immer die bessere Therapieoption und eine Prolongation nur im Interesse des Kindes. Im Prinzip gibt es in diesem Spannungsfeld zwei Hauptstrategien: einerseits das exspektative Management mit Schwangerschaft-verlängernden Maßnahmen und andererseits die unmittelbare Schwangerschaftsbeendigung.

Zur Entscheidungshilfe stellen sich folgende Fragen, welche es zu beantworten gilt:

- Wie ist der Zustand der Mutter?
- Wie ist der Zustand des Kindes?
- Welches Gestationsalter liegt vor?
- Wurde eine fetale Lungenreifeinduktion durchgeführt?
- Sind Begleitkomplikationen vorhanden (HELLP-Syndrom, Antiphospholipid-syndrom)?
- Befindet sich die Schwangere in einer Klinik mit ausreichendem perinatologischen Versorgungslevel?

Eine milde Präeklampsie kann durchaus über Wochen einen stabilen Verlauf zeigen und langsam in eine schwere Präeklampsie übergehen. Auf der anderen Seite kann sich eine schwere Präeklampsie aber auch binnen weniger Stunden ohne Vorwarnung entfalten. Obschon Angiogenese-Marker uns bereits ermöglichen, einen Trend des Krankheitsverlaufes erkennen zu lassen, bleibt die Vorhersage nach wie vor

https://doi.org/10.1515/9783110612127-011

schwierig. Aufgrund dieser prognostischen Unsicherheit ist es wichtig, die werdenden Eltern über die Möglichkeit einer raschen Schwangerschaftsbeendigung zu informieren und darauf vorzubereiten.

11.2 Ambulante Betreuung

Primär gilt es, möglichst früh, das heißt während des frühen ersten Trimesters oder spätestens im Rahmen der ersten ärztlichen Konsultation, Schwangerschaften mit erhöhtem Risiko bezüglich hypertensiven Schwangerschaftserkrankungen zu erkennen [1]. Idealerweise werden diese bereits im Rahmen eines Präeklampsie-Screenings im ersten Trimester identifiziert. Dies ermöglicht eine Prävention mittels Aspirin (bis 36 Schwangerschaftswochen) [2]; (siehe Kap. 8, Prävention). Schwangere mit einer hypertensiven Schwangerschaftserkrankung in einer vorgängigen Schwangerschaft oder positiver Familienanamnese sowie Patientinnen mit chronischer Nierenerkrankung, chronischer Hypertonie oder Gestationshypertonie gelten ebenfalls als Risiko-Schwangere (siehe Kap. 3: Epidemiologie). Diese Risikoschwangerschaften müssen frühzeitig identifiziert werden, so dass die gefährdeten Frauen engmaschigen klinischen, sonographischen und gegebenenfalls laborchemischen und hämatologischen Kontrolluntersuchungen zugeführt werden können [1]. Es ist unumgänglich, dass das betreuende geburtshilfliche Team inklusive Hebammen mit dem Krankheitsbild der hypertensiven Schwangerschaftserkrankung vertraut sein müssen; ansonsten sollte die Risiko-Schwangere einem Betreuungsteam mit diesbezüglich adäquater Expertise überwiesen werden. Wichtig ist, dass die Risiko-Schwangeren im Rahmen des Erstgesprächs bezüglich Prodromalsymptome wie Kopfschmerzen, Augenflimmern, Oberbauchschmerzen, Dyspnoe sensibilisiert werden, damit sich die Schwangere bei Auftreten Präeklampsie-assoziierter Symptome unverzüglich in eine ärztliche Kontrolle begeben kann [1].

> **Merke:**
> – In jeder Schwangerschaft sollte das Risiko der Entwicklung einer Präeklampsie evaluiert werden.
> – Schwangere mit erhöhtem Präeklampsie-Risiko müssen die klinischen Symptome einer Präeklampsie kennen, damit sie sich bei deren Auftreten unverzüglich in ärztliche Abklärung begeben können.

11.2.1 Blutdruckmessung

Bei den Schwangerschafts-Verlaufskontrollen stehen klinisch die Blutdruckmessung sowie der Ausschluss einer Proteinurie im Vordergrund. Bei grenzwertig hypertonen Blutdruckwerten ist eine Selbstmessung zu Hause mit Protokoll-Führung hilfreich.

Eine Metaanalyse individueller Patientendaten konnte zeigen, dass zwischen zu Hause gemessenen und in der Klinik gemessenen Blutdruckwerten keine systematische Differenz besteht [3]. Relevant ist hinsichtlich Blutdruck-Selbstmessungen, dass ein Schwangerschaft-zertifizierter Blutdruck-Messapparat verwendet wird und der Blutdruck korrekt gemessen wird, d. h. in halbsitzender Position, BD-Manschette auf Herzhöhe, dreimalige Messung, wobei der erste Messwert verworfen wird und die Mittelwerte aus der zweiten und dritten Messung gebildet werden. Anhand der ambulant gemessenen Blutdruckwerte lässt sich unter Umständen auch eine Gestationshypertonie oder eine „Weißkittel-Hypertonie" demaskieren. In unklaren Fällen kann eine ambulante 24-Stunden-Messung weiterhelfen, um zirkadiane hypertone Phasen sowie ein fehlendes nächtliches Absinken des Blutdrucks unter zehn Prozent, ein sogenanntes „dipping", zu erfassen. Bei grenzwertig hypertonen Blutdruckwerten können in erster Linie Life-style-Änderungen in Betracht gezogen werden. Übermäßige physische und psychische Stressfaktoren sollten, wie bei jeder Schwangerschaft, reduziert werden; allenfalls durch Krankschreibung am Arbeitsplatz [1]. Körperliche Schonung sowie moderate Bewegung kann sich positiv auf die maternale und fetale Gewichtszunahme und das langfristige Outcome auswirken [4]. Es konnte gezeigt werden, dass strikte Bettruhe keinen positiven Einfluss auf den Schwangerschaftsverlauf oder die Präeklampsierate hat, weshalb strikte Bettruhe wegen erhöhtem thrombembolischen Risiko insbesondere während der Schwangerschaft vermieden werden soll [5,6].

11.2.2 Proteinurie

Analog zur Blutdruck-Selbstmessung kann die Schwangere im ambulanten Setting auch eine signifikante Proteinurie mittels Urin-Streifentest selbst beurteilen. Der gesundheitsökonomische und psychosoziale Wert dieser Selbstmessungen sind nicht zu unterschätzen. Einerseits können Arztbesuche reduziert werden und andererseits behält die Schwangere bis zu einem gewissen Grad die Autonomie über ihre Schwangerschaft. Je nach klinischer Situation sind engmaschige klinische (Blutdruck, Gewicht, Urinuntersuchung) und sonographische Verlaufskontrollen (Biometrie, Fruchtwassermenge, Doppleruntersuchung) in 2–4 wöchentlichen Intervallen angezeigt.

Merke: Blutdruck-Messung und Urin-Streifentestung (Proteinurie) sind wichtige Säulen der Selbstmonitorisierung im ambulanten Setting.

11.2.3 Ultraschall und Doppler

Eine intrauterine Wachstumsretardierung kann das erste Zeichen für eine Plazentainsuffizienz und eine drohende Präeklampsie sein. Falls ein Verdacht auf eine intrauterine Wachstumsretardierung (mit oder ohne Veränderung der fetalen Hämodynamik) im Raum steht, können auch wöchentliche (doppler)sonographische Kontrollen oder eine stationäre Überwachung im Perinatalzentrum notwendig werden.

11.2.4 Biomarker

In unklaren Fällen ist auch die (repetitive) Bestimmung des angiogenen Status von Nutzen (siehe Kap. 9, Prädiktion) [7]. Mit der Bestimmung angiogener Faktoren lässt sich die Zeitspanne bis zur Präeklampsie-Diagnosestellung bei Schwangeren mit Präeklampsie-assoziierten Symptomen verkürzen und das maternale Outcome verbessern [8]. In einem Kollektiv von Schwangeren mit Präeklampsie-assoziierten Symptomen, welche jedoch noch nicht für die Diagnose einer Präeklampsie qualifizierten, konnte gezeigt werden, dass eine sFlt-1/PLGF-Ratio von 38 oder tiefer bezüglich eine sich innerhalb der folgenden Woche entwickelnde Präeklampsie einen negativ prädiktiven Wert von 99,3 % besitzt und somit eine unmittelbar bevorstehende Präeklampsie mit relativ großer Sicherheit ausschließt („rule-out") und ein ambulantes Setting erlaubt (siehe Kap. 9, Prädiktion) [9]. Vor 34 Schwangerschaftswochen kann eine sFlt-1/PlGF-Ratio zwischen 38–85 darauf hinweisen, innerhalb der folgenden vier Wochen eine Präeklampsie zu entwickeln. Engmaschigere klinische und sonographische Verlaufskontrollen sind in diesen Situationen angezeigt; auch eine erneute Messung angiogenen Faktoren nach ein bis zwei Wochen ist eine Option [10]. Nach 34 Schwangerschaftswochen widerspiegeln intermediäre Ratios zwischen 38 und 110 eine sich entwickelnde Plazentadysfunktion, weshalb mit zunehmendem Schwangerschaftsalter die Geburt großzügiger eingeleitet werden sollte. Des Weiteren kann bei diagnostizierter Präeklampsie die Höhe der sFlt-1/PlGF-Ratio den Schweregrad der Erkrankung anzeigen.

Merke: Angiogene Marker können wichtige Zusatzinformationen zur Einschätzung der klinischen Situation und des weiteren Verlaufs liefern.

11.2.5 Indikation zur Einweisung in die Klinik

Steigende Blutdruckwerte über 140/90 mmHg, Präeklampsie-assoziierte Symptome oder auch ein hoch-auffälliges angiogenes Profil können eine Klinikeinweisung erforderlich machen [1]. Grundsätzlich gilt, dass falls mit einer zeitnahen Verschlechterung des Zustandes der Schwangeren gerechnet werden muss, eine Zuweisung in eine Klinik mit entsprechender Versorgungsmöglichkeit (Perinatalzentrum) erfolgen sollte [1]. Eine rechtzeitige Vorstellung im Perinatalzentrum ist wichtig, damit das betreuende Team genügend Kapazitäten hat, die Risikoschwangerschaft individuell zu beurteilen und das weitere Vorgehen zu planen. Bei klinisch diagnostizierter Präeklampsie empfehlen verschiedene nationale und internationale Fachgesellschaften, dass die betroffene Schwangere in ein Perinatalzentrum eingewiesen werden soll [1]. Aber auch andere Konstellationen können eine Klinikeinweisung notwendig machen. Hierzu zählen vorbestehende maternale Krankheiten wie zum Beispiel Diabetes mellitus Typ I oder Typ II, Gestationsdiabetes, Antiphospholipidsyndrom, chronische Nierenerkrankungen, Mehrlingsgravidität, frühes Schwangerschaftsalter (< 34 SSW). Bei klinisch kritischem Zustandsbild, das heißt zum Beispiel bei Blutdruckwerten systolisch ≥ 160 mmHg bzw. diastolisch ≥ 110 mmHg, hypertensiver Krise oder klinischem oder laborchemischem Verdacht auf HELLP-Syndrom (Oberbauchschmerzen) sollte unverzüglich eine Klinikeinweisung per Ambulanz-Fahrzeug oder bei langem Anfahrtsweg per Rettungshelikopter mit medizinisch-geschultem Personal erfolgen. Eine unverzügliche Klinikeinweisung mittels Transport über das Rettungswesen soll auch bei vitaler Bedrohung wie zum Beispiel Eklampsie, Präeklampsie mit neurologischen Prodromalsymptomen, Lungenödem (Dyspnoe) erfolgen. Droht aufgrund des klinischen Gesamtbildes, insbesondere bei zentralnervösen Symptomen wie Kopfschmerzen, Augenflimmern oder Hyperreflexie, eine Eklampsie, ist eine prophylaktische intravenöse Magnesium-Verabreichung durch den zuweisenden (Notfall-)Arzt angezeigt [11,12]. Neben maternalen Ursachen können auch fetale Indikationen eine Klinikeinweisung notwendig machen (siehe Kap. 13, Fetale Überwachung). Fetale Indikationen zur Einweisung in die Klinik bestehen unabhängig von der maternalen Situation [1]. Insbesondere bei schwerer intrauteriner Wachstumsretardierung soll eine intrauterine Verlegung in ein Perinatalzentrum erfolgen; in Abhängigkeit der Dringlichkeit unter Umständen mittels Transport über das Rettungswesen.

> **Merke:** Zeichnet sich eine Verschlechterung des Zustandes der Schwangeren oder ihres Kindes ab, sollte sie einer Klinik mit entsprechender Versorgungsmöglichkeit (Perinatalzentrum) zugewiesen werden.

11.3 Stationäres Management

Im Rahmen der Erstbeurteilung bei Klinikeintritt gilt es sowohl den maternalen als auch den fetalen Zustand zu evaluieren [1].

Die maternale Abklärung erfolgt durch:
- Anamneseerhebung (sofern noch nicht bekannt)
- Blutdruckmessung bzw. BD-Monitoring,

- klinische Untersuchung inklusive Reflexstatus, Abdomenpalpation (Leberkapselspannungsschmerz)
- Urin-Streifentest oder Protein/Kreatinin-Quotient im Spot-Urin (zur Beurteilung einer signifikanten Proteinurie)
- laborchemische Untersuchung (Klinik-spezifisches Labor inkl. zumindest Thrombozytenzahl, Lebertransaminasen, Kreatinin und falls möglich sFlt-1 und PlGF)

Das fetale Zustandsbild wird erfasst mittels:
- CTG-Untersuchung, bei IUWR computerisiertes CTG
- Ultraschalluntersuchung: Biometrie, Beurteilung der Fruchtwassermenge sowie der Plazenta; Dopplersonographie: feto-plazentare Hämodynamik, Flussparameter der Aa. uterinae

Grundsätzlich wird eine engmaschige Überwachung mit täglichen ärztlichen Visiten inkl. Erfragung neurologischer Prodromalsymptome und klinischer Untersuchung (Reflexstatus), CTG-Überwachung und mehrmals täglicher Blutdruckmessungen empfohlen. Laborchemische Bestimmungen und Ultraschalldoppleruntersuchungen sollten mindestens in 2 ×-wöchentlichen Intervallen erfolgen. Bei Verdacht auf Verschlimmerung des Zustands sind die Kontrollen engmaschiger durchzuführen. Da das Ausmaß der Proteinurie nicht mit dem Schweregrad der Präeklampsie korreliert, werden, nachdem einmal eine signifikante Proteinurie von 300 mg/d nachgewiesen wurde, wiederholte Proteinurie-Bestimmungen nicht empfohlen [13].

11.4 Management in Abhängigkeit des Gestationsalters und Schweregrad der Präeklampsie

11.4.1 Vor 24 Schwangerschaftswochen

Das Auftreten einer schweren Präeklampsie vor 20 Schwangerschaftswochen ist eine Rarität und entwickelt sich in der Regel auf dem Boden einer massiv gestörten Plazentation (komplette und partielle Blasenmolen, Triploidie, fetaler Hydrops) [14]. Unter diesen Konstellationen wird ein Schwangerschaftsabbruch aufgrund infauster Prognose generell empfohlen.

Bei schwerer Präeklampsie und noch nicht erreichter Lebensfähigkeit des Feten, in der Regel unter 24 abgeschlossenen Schwangerschaftswochen, ist bei Prolongation der Schwangerschaft der Nutzen gegenüber der hohen lebensbedrohlichen maternalen Komplikationsrate minimal, weshalb ein Schwangerschaftsabbruch aus mütterlicher Indikation diskutiert werden kann.

Die Entscheidungsfindung bezüglich des optimalen Managements an der Schwelle der Lebensfähigkeit ist schwierig und komplex. Der postnatale Verlauf ist kaum vorhersagbar und kann zwischen Exitus bis Überleben mit oder ohne schwere (psychomotorische) Entwicklungsstörung einhergehen. Prognostisch eher günstig für den neonatalen Verlauf sind zunehmendes Gestationsalter (bei Geburt), zunehmendes Geburtsgewicht, weibliches Geschlecht und stattgehabte Lungenreifung. Um Schwangerschaften in der Zeitphase um die fetale Lebensfähigkeit optimal zu betreuen, ist eine enge interdisziplinäre Zusammenarbeit zwischen Geburtshilfe und Neonatologie unumgänglich. Die behandelnden Ärzte beider Fachbereiche sollen die Schwangere und ihren Partner individuell und situationsbezogen über die Gesamtsituation und Prognose soweit möglich informieren, so dass die Schwangere eine aufgeklärte Entscheidung treffen kann. Die Schwangere muss auch darüber informiert werden, dass die Schwangerschaft sowohl aus maternalen wie aus fetalen Gründen beendet werden kann. Bei mütterlichen stabilen Verhältnissen reicht die Bandbreite des möglichen Managements in diesen Situationen bei extremer Frühgeburt von Zuwarten ohne fetale Überwachung bis hin zur Maximaltherapie mit fetaler Überwachung und gegebenenfalls eine Entbindung aus kindlicher Indikation. Ein sinnvoller und pragmatischer Kompromiss scheint jedoch ein initial exspektatives Vorgehen mit Abwarten bis kurz vor abgeschlossenen 24 Schwangerschaftswochen, um dann nach durchgeführter Lungenreifung, welche 48 Stunden benötigt, eine maximale Überwachung und potenzielle Versorgung des Feten anzubieten.

> **Merke:** Eine Präeklampsie um die Zeit der Lebensfähigkeit des Feten muss interdisziplinär und situationsadaptiert mit der Schwangeren besprochen und gemanagt werden.

Neuere Studien konnten bei Schwangerschaften mit schwerer Präeklampsie zeigen, dass Apheresen zur Elemination von sFlt-1 aus dem mütterlichen Kreislauf den Schwangerschaftsverlauf ohne Nachteile für die Mutter und ihr Kind zu verlängern scheinen. [15] Somit ließe sich unter Umständen eine gefährdete Schwangerschaft prolongieren und in eine Phase der fetalen Lebensfähigkeit überführen. Dieser vielversprechende therapeutische Ansatz muss jedoch in weiteren Studien geprüft werden, bevor die Apherese im klinischen Alltag bei Schwangeren mit Präeklampsie routinemäßig eingesetzt werden kann.

11.4.2 Ab 24 bis 34 Schwangerschaftswochen

Eine sofortige Entbindung muss bei schwersten maternalen Krankheitsbildern wie zum Beispiel Eklampsie und therapieresistenter hypertensiver Entgleisung oder aber auch unmittelbarer Vitalitätsbedrohung des Feten erfolgen. Grundsätzlich sollte jedoch zu Gunsten des Feten und insbesondere bei frühem Gestationsalter in Abhängigkeit der klinischen Situation versucht werden, die Schwangerschaft zu verlängern. Voraussetzung hierfür ist, dass sowohl die Mutter als auch ihr Kind nicht unmittelbar gefährdet sind und beide in einem Perinatalzentrum adäquat überwacht werden können. Meist lässt sich der Zustand der hypertonen Schwangeren mit Beginn beziehungsweise Anpassung der antihypertensiven Therapie stabilisieren (siehe Kap. 12, Pharmakotherapie und Kap. 14, maternale Überwachung). Dadurch lässt sich wertvolle Zeit für die fetale Organentwicklung gewinnen.

Die Präeklampsie ist eine ausnahmslos progressiv voranschreitende Erkrankung. Bei sehr stabilen Verläufen, welche jedoch eher selten sind, wäre für die asymptomatische Schwangere als Überwachungsart auch ein Wechsel zurück ins ambulante Setting vertretbar. Hilfreich in diesen Situationen kann auch die Beurteilung des angiogenen Zustandes sein, wobei eine tiefe sFlt-1/PlGF-Ratio eine unmittelbar bevorstehende Verschlimmerung des Zustandsbildes eher ausschließt und hohe Ratio-Werte hingegen mit nachfolgenden Schwangerschaftskomplikationen vergesellschaftet sind [16]. Diese Risikoschwangerschaften bedürfen einer intensivierten Überwachung unter stationären Bedingungen sowie einer fetalen Lungenreifungsinduktion bei Gestationsalter unter 34 Schwangerschaftswochen. Es muss jedoch bedacht werden, dass das Vorliegen einer biochemischer Konstellation angiogener Faktoren *per se* nicht das klinische Management bestimmen darf. Vielmehr ist das Wissen um den aktuellen angiogenen Status in Kombination mit dem sich präsentierenden klinischen Bild eine wertvolle Zusatzinformation, welche durchaus wegweisend für die Therapieentscheidung sein kann.

Bei drohender iatrogener Frühgeburt vor 34 Schwangerschaftswochen sollte eine fetale Lungenreifungsinduktion durchgeführt werden [17]. Bei schwerer Präeklampsie und vor allem bei Auftreten oder Zunahme der neurologischen Prodromalsymptome ist eine antikonvulsive Prophylaxe mittels intravenöser Magnesium-Verabreichung dringend angezeigt [11,12]. Des Weiteren profitieren Schwangere mit schwerer Präeklampsie von einer Reizabschirmung (Reduktion externer Stimuli). Ein exspektatives Management bei schwerer Präeklampsie empfiehlt sich bis 34 Schwangerschaftswochen, sofern es die klinische Situation zulässt; danach sollte die Entbindung angestrebt werden, weil die maternalen Risiken gegenüber dem fetalen Nutzen deutlich überwiegen.

Merke:
- Bei schwerer Präeklampsie reduziert Magnesium i. v. das Risiko einer Eklampsie.
- Bei drohender Frühgeburt vor 34 Schwangerschaftswochen profitiert der Fetus von einer fetalen Lungenreifungsinduktion.

Indikationen für den Abbruch des konservativen Managements bei schwerer Präeklampsie:
Maternale Faktoren:
- therapierefraktäre Hypertension
- zentralnervöse Symptome wie starke Kopfschmerzen, Augenflimmern, motorische Störung, Sensibilitätsausfälle

- Lungenödem
- Nierenversagen
- Gerinnungsstörung, Thrombozytopenie, schweres HELLP-Syndrom
- vorzeitige Plazentalösung
- Eklampsie

Fetale Faktoren:
- fetal distress
- Fetus mit infauster Prognose (letale Fehlbildung, extreme Frühgeburt vor Beginn der Lebensfähigkeit)
- intrauteriner Fruchttod

11.4.3 Ab 34 Schwangerschaftswochen

Bei milder Präeklampsie ist ein exspektatives Management zwischen 34 und 37 Schwangerschaftswochen gerechtfertigt, solange sowohl die Mutter als auch ihr Kind stabile Verläufe zeigen. Während dieser Zeit profitiert der Fetus hinsichtlich Organentwicklung und Gewichtszunahme, während die maternalen Risiken in einem vertretbaren Rahmen bleiben. Die Schwangere muss über die Vorteile und Risiken des exspektativen Vorgehens aufgeklärt werden und ihre Zustimmung geben. Es ist jedoch unumgänglich, dass die klinische Situation engmaschig re-evaluiert wird, um eine Verschlimmerung rechtzeitig zu erkennen und die Schwangerschaft zu beenden. Wenn möglich sollte eine vaginale Geburt angestrebt werden.

Eine multizentrische Studie (HYPITAT), welche Schwangere mit milder Präeklampsie oder Gestationshypertonie zwischen 36 bis 41 Schwangerschaftswochen randomisierte, zeigte, dass die Gruppe mit Einleitung binnen 24 Stunden gegenüber jener mit exspektativem Management von einer markanten Reduktion schwerer Komplikationen sowie von einer niedrigeren Sectiorate profitierte [18]. Aus diesen Gründen wird Schwangeren mit milder Präeklampsie ab 37 Schwangerschaftswochen eine Geburtseinleitung empfohlen [12,19].

Merke: Schwangeren mit milder Präeklampsie profitieren von einer Geburtseinleitung ab 37 Schwangerschaftswochen.

Zusammenfassend lässt sich sagen, dass das klinische Management der Präeklampsie nach wie vor Kliniker vor große Herausforderungen stellt. Wie in diesem Kapitel dargestellt gilt es für jede Schwangerschaft in Abhängigkeit der klinischen Situation und des Gestationsalters individuell die optimale Strategie für die Mutter und ihr Kind zu wählen. Neue diagnostische, prädiktive Hilfsmittel und therapeutische Ansätze sind vielversprechend und werden uns helfen, das mütterliche und kindliche

Outcome nach hypertensiven Schwangerschaftserkrankungen in Zukunft noch zu verbessern.

Literatur

[1]   Hypertensive Pregnancy Disorders: Diagnosis and Therapy. Guideline of the German Society of Gynecology and Obstetrics (S2k-Level, AWMF-Registry No 015/018 March2019) http://www. awmfd.-org/leitlienen(detail/II/015-018.html, letzter Aufruf 12.01.2022).
[2]   Rolnik DL, et al. Aspirin versus Placebo in Pregnancies at High Risk for Preterm Preeclampsia. N Engl J Med. 2017;Aug 17;377(7):613–622.
[3]   Tucker KL, Bankhead C, Hodgkinson J, et al. How Do Home and Clinic Blood Pressure Readings Compare in Pregnancy? A Systematic Review and Individual Patient Data Meta-Analysis. Hypertension. 2018;72:686.
[4]   Vasapollo. Restricted physical activity in pregnancy reduces maternal vascular resistance and improves fetal growth. Ultrasound Obstet Gynecol. 2018;51(5):672–676.
[5]   Dowswell T, Middleton P, Weeks A. Antenatal day care units versus hospital admission for women with complicated pregnancy. Cochrane Database Syst Rev. 2009;CD001803.
[6]   Goldenberg RL, Cliver SP, Bronstein J, et al. Bed rest in pregnancy. Obstet Gynecol. 1994;84:131.
[7]   Schlembach D, Verlohren S, Klein E, et al. Der SFlt-1/PlGF-Quotient in Prädiktion und Diagnostik der Präeklampsie. Frauenarzt. 2014;56:858–865.
[8]   Duhig KE, Myers J, Seed PT, et al. Placental growth factor testing to assess women with suspected pre-eclampsia: a multicentre, pragmatic, stepped-wedge cluster-randomised controlled trial. Lancet. 2019;393:1807–1818.
[9]   Zeisler H, et al. Predictive Value of the sFlt-1:PlGF Ratio in Women with Suspected Preeclampsia. N Engl J Med. 2016;374(1):13–22.
[10] Stepan H, Herraiz I, Schlembach D, et al. Implementation of the sFlt-1/PlGF ratio for prediction and diagnosis of pre-eclampsia in singleton pregnancy: implications for clinical practice Ultrasound Obstet Gynecol . 2015;45(3):241–6.
[11] Dennis A, Chambers E, Serang K. Blood pressure assessment and first-line pharmacological agents in women with eclampsia Int J Obstet Anesth . 2015;24(3):247–51.
[12] Gestational Hypertension and Preeclampsia: ACOG Practice Bulletin, Number 222. Obstet Gynecol. 2020;135:e237.
[13] Hall DR, Odendaal HJ, Steyn DW, Grové D. Urinary protein excretion and expectant management of early onset, severe pre-eclampsia. Int J Gynaecol Obstet. 2002;77:1.
[14] Sibai BM, Stella CL. Diagnosis and management of atypical preeclampsia-eclampsia. Am J Obstet Gynecol. 2009;200(5):481.e1-7.
[15] Thadhani R, Hagmann H, Schaarschmidt W, et al. Removal of Soluble Fms-Like Tyrosine Kinase-1 by Dextran Sulfate Apheresis in Preeclampsia. JASN. 2016;27(3):903–913.
[16] Rana S, Powe CE, Salahuddin S, et al. Angiogenic factors and the risk of adverse outcomes in women with suspected preeclampsia. Circulation. 2012;125(7):911–9.
[17] Roberts D, Brown J, Medley N, Dalziel SR. Antenatal corticosteroids for accelerating fetal lung maturation for women at risk of preterm birth. Cochrane Database Syst Rev. 2017;3:CD004454.v
[18] Koopmans CM, Bijlenga D, Groen H, et al. Induction of labour versus expectant monitoring for gestational hypertension or mild pre-eclampsia after 36 weeks' gestation (HYPITAT): a multicentre, open-label randomised controlled trial. Lancet. 2009;374:979.
[19] Magee LA, Pels A, Helewa M, et al. Diagnosis, evaluation, and management of the hypertensive disorders of pregnancy: executive summary. J Obstet Gynaecol Can. 2014;36:416.

12 Pharmakotherapie

Anne Dathan-Stumpf, Massimiliano Lia

Im Folgenden soll auf die verschiedenen pharmakotherapeutischen Ansätze der Präeklampsie näher eingegangen werden. Die Möglichkeiten der Pharmakotherapie im Rahmen der *„Prävention und Prophylaxe"* werden bereits im Kapitel 8 ausführlich beschrieben und daher hier nicht noch einmal diskutiert.

12.1 Antihypertensive Therapie

12.1.1 Langzeitmedikation

Ein persistierender Hypertonus in der Schwangerschaft zählt als wesentlicher Risikofaktor für die Entwicklung von maternalen als auch fetalen Schwangerschaftskomplikationen [1]. Ob eine antihypertensive Therapie bei milder bis moderater Hypertonie (140–159 mmHg/90–109 mmHg) indiziert ist, wird kontrovers diskutiert. Generell scheint die strenge Einstellung der Blutdruckwerte (diastolisch ≤ 85 mmHg) einer moderaten Blutdrucksenkung (diastolisch ≤ 100 mmHg) hinsichtlich des fetomaternalen Outcomes nicht überlegen zu sein [2]. Weder das Auftreten von maternalen sowie fetalen bzw. neonatalen Todesfällen, die Frühgeburtlichkeit (< 37,0 Schwangerschaftswochen), das fetale Wachstum noch die Entwicklung einer Präeklampsie oder das Ausmaß der Proteinurie können durch den Einsatz von Antihypertensiva signifikant beeinflusst werden. Allerdings kann eine blutdrucksenkende, medikamentöse Therapie bei leichter bis mittelschwerer Hypertonie das Risiko einer schweren Hypertension um fast die Hälfte senken [3]. Wesentlich ist hierbei eine moderate Blutdruckeinstellung, welche diastolische Blutdruckwerte von ≤ 80 mmHg nicht unterschreiten sollte [4], um einer plazentaren Minderperfusion und somit fetalen Beeinträchtigung vorzubeugen [5].

Ein schwerer Hypertonus (≥ 160/110 mmHg) ist signifikant häufiger mit dem Auftreten von maternalen Schlaganfällen und deren konsekutiver Morbidität sowie Mortalität assoziiert [6,7]. Entsprechend der deutschen Leitlinie für *Hypertensive Schwangerschaftserkrankungen* sollten daher Blutdruckwerte von mehr als 150–160 mmHg/ 100–110 mmHg medikamentös eingestellt werden, vorzugsweise im stationären Setting [4]. Als Zielwerte dieser antihypertensiven Therapie werden Blutdrücke von 130–150 mmHg/80–100 mmHg genannt.

Als Therapeutika der ersten Wahl gelten Alpha-Methyldopa (maximale Tagesdosis 2000 mg [4]) und der Calciumkanalblocker Nifedipin retard (maximales Tagesdosis 120 mg [4]). Die Verwendung dieser beiden Substanzen als Antihypertensiva ist mit signifikant niedrigeren Raten vorzeitiger Plazentalösungen assoziiert [8]. Selektive β-1-Rezeptor-Antagonisten werden nur eingeschränkt empfohlen, da unter

https://doi.org/10.1515/9783110612127-012

dieser Pharmakotherapie gehäuft fetale Wachstumsretardierungen beobachtet wurden [8,9]. In Deutschland gilt Metoprolol als Mittel der Wahl. Die Kombinationstherapie eines Beta- und Calciumkanalblockers scheint Alpha-Methyldopa in der Prävention schwerer hypertensiver Entgleisungen überlegen zu sein. Für die Kombination von Alpha-Methyldopa mit Nifedipin retard im Vergleich zu Betablockern konnte dieser Effekt nicht gezeigt werden. Auch in der Prävention einer Proteinurie oder Präeklampsie scheint keine dieser Wirkstoffgruppen oder deren Kombination einer anderen überlegen zu sein. Gleiches gilt für die fetale Sterblichkeit sowie Frühgeburtsrate [3].

Diuretika, Angiotensinkonversionsenzym (ACE)-Hemmer sowie Angiotensin (AT)-1-Antagonististen sind aufgrund ihres teratogenen und nephrotoxischen Nebenwirkungsprofils auf den Feten bzw. das Neugeborene während der Schwangerschaft kontraindiziert [4]

Es sollte nicht unerwähnt bleiben, dass weltweit keine einheitliche Empfehlung zur Pharmakotherapie existiert. Sowohl die amerikanische (ACOG [10]) als auch britische (NICE [11]) Leitlinie der Hypertensiven Schwangerschaftserkrankung empfehlen Labetalol, welches in Deutschland keine Zulassung hat, als first-line Therapeutikum und Nifedipin sowie Alpha-Methyldopa letztlich nur als second-line Alternative. All diese internationalen Leitlinien, die Deutsche eingeschlossen, haben gemein, dass die verschiedenen Substanzklassen mit ihren sehr differenten Wirkmechanismen austauschbar gehandhabt werden, obwohl der hypertensiven Grunderkrankung unterschiedlich hämodynamische Anomalien (Herzzeitvolumen, Gefäßwiderstand) zu Grunde liegen. Die Autoren Christoph Lees und Enrico Ferrazzi fordern daher eine der Pharmakotherapie vorangestellte, non-invasive Diagnostik, um den zu wählenden Wirkstoff an die individuelle hämodynamische Situation zu adaptieren [12].

12.1.2 Pharmakotherapie im hypertensiven Notfall

Die *European Society of Hypertension (ESC)* definiert den hypertensiven Notfall in der Schwangerschaft als Blutdruckentgleisung ≥ 170/110 mmHg [13]. Gemäß der deutschen Leitlinie *Hypertensiver Schwangerschaftserkrankungen* ist dieser Zustand länger als 15 min anhaltend und mit einer akuten vitalen Gefährdung durch Organschädigungen (z. B. Sehstörungen, Lungenödem, Encephalopathie und Bewusstseinsstörungen) assoziiert. In Deutschland stehen die schnellwirksamen Antihypertensiva Urapidil, Nifedipin und Dihydralazin zur Verfügung, wobei Letzteres aufgrund seines Nebenwirkungsprofils (Reflextachykardie, starke Kopfschmerzen, plötzlich schwerer Blutdruckabfall mit konsekutiver fetaler Minderperfusion) nur empfohlen wird, wenn durch die Alternativen keine adäquate Blutdrucksenkung erzielt werden kann [4,13]. Die Verabreichung von Urapidil erfolgt nach einer initial intravenösen Bolusgabe über einen Perfusor.

12.1.3 Postpartale Antihypertensiva

Auch postpartal sollte die antihypertensive Pharmakotherapie zunächst fortgesetzt werden, wenn sich keine spontane Rekonvaleszenz der Blutdruckwerte in den normotensiven Bereich einstellt. Inwiefern auch unmittelbar postpartal eine Mehrfachkombinationstherapie (schnell- und/oder langsam-wirksame Antihypertensiva) notwendig wird, scheint mit der präpartal gemessenen Konzentration von sFlt-1/PlGF zu korrelieren [14]. Eine Reduktion bzw. ein Ausschleichen der antihypertensiven Therapie wird bei sinkenden Blutdrücken ab dem vierten postpartalen Tag empfohlen [4].

Als Zielwert sollten dauerhaft Blutdrücke < 150/100 mmHg angestrebt werden, um intrazerebralen Blutungen und deren konsekutiver Mortalität vorzubeugen. Bei hypertensiver Entgleisung über den Zieldruckbereich muss die Langzeitmedikation ggf. durch schnell-wirksame Antihypertensiva ergänzt werden. Alpha-Methyldopa gilt als das am häufigsten verwendete Einzeltherapeutikum postpartal [15], obwohl dieses mit einem gehäuften Auftreten postpartaler Depressionen assoziiert ist [13]. Zudem sind auch Labetalol, Metoprolol, Atenolol, Nifedipin sowie die ACE-Hemmer Captopril und Enalpril in der Stillzeit zugelassen [4]. Stillende Mütter sollten jedoch aufgeklärt werden, dass sämtliche Antihypertensiva zu geringen Konzentrationen in die Muttermilch übergehen, mit Ausnahme von Propanolol und Nifedipin, deren Konzentrationen in der Muttermilch in etwa derer im mütterlichen Serum entsprechen [13].

12.2 Antikonvulsive Therapie

Bei Präeklampsie und dem Auftreten schwerer zentralnervöser Symptome (z. B. Augenflimmern, Doppelbilder, schwerste Kopfschmerzen) wird die Verabreichung von Magnesiumsulfat zur Eklampsieprophylaxe empfohlen [4]. Seine Wirkung vermittelt Magnesium durch die Relaxation glatter Muskelzellen. Die Studienergebnisse zeigen, dass sich durch die kontinuierliche Verabreichung (nach initialer Bolusgabe via Perfusor) das Eklampsierisiko um mehr als die Hälfte senken lässt. Zudem werden signifikant weniger vorzeitige Plazentalösungen beobachtet [16,17]. Als häufige Nebenwirkungen gelten Hautrötung (Flushing), Muskelschwäche, Übelkeit und Erbrechen sowie Somnolenz. Schwerwiegende bzw. lebensbedrohliche Nebenwirkungen wie Atemstillstand und Herzstillstand sind selten [18]. Daher ist eine intensivierte Überwachung der Patientinnen mit Kontrolle des Reflexstatus und der Atemfrequenz angezeigt. Zudem sollte die Nierenfunktion beobachtet werden, da die Abnahme der Clearance im Rahmen der Präeklampsie zu einem toxischen Konzentrationsanstieg des über die Niere ausgeschiedenen Magnesiumsulfats im maternalen Kreislauf führen kann. Als Antidot steht 10 %-iges Kalziumglukonat zur Verfügung. Ein Monitoring der Magnesium-Serumspiegel ist kostenintensiv und nicht indiziert [4,16].

Sowohl im konvulsiven Status als auch in der Prävention wiederholter eklamptischer Anfälle gilt Magnesiumsulfat als Mittel der ersten Wahl und ist Diazepam sowie Phenytoin überlegen [19]. Auch postpartal sollte die kontinuierliche Infusion von Magnesiumsulfat für bis zu 48 Stunden fortgesetzt werden, vorausgesetzt die Blutdruckwerte unterschreiten ohne antihypertensive Medikation den Schwellwert von < 140/90 mmHg nicht. Selbiges Management gilt für das Auftreten einer postpartalen Präeklampsie/Eklampsie [4]

12.3 Sonstige Pharmaka und experimentelle Ansätze

12.3.1 Furosemid

In der deutschen Leitlinie zur Behandlung der Präeklampsie spielt das Schleifendiuretikum Furosemid eine marginale Rolle und wird nur in der Akuttherapie sowie der Behebung eines Lungenödems empfohlen [4]. Es gibt jedoch mehrere Studien, die den Anwendungsbereich dieses Medikamentes bei der Präeklampsie zu definieren und erweitern versuchten.

Eine der ersten Studien zu dem therapeutischen Effekt von Furosemid in der Schwangerschaft wurde im Jahre 1969 publiziert. Hier wurde bei Patientinnen mit einer Präeklampsie („toxemia") oder isoliert ausgeprägten Ödemen eine Therapie mit Furosemid (teilweise in Kombination mit anderen Diuretika) initiiert. Es zeigten sich durch Furosemid positive Effekte auf den Blutdruck sowie die Ödeme der Schwangeren, jedoch konnten keine Vorteile für die Mütter oder das Neugeborene bewiesen werden [20].

Es gibt allerdings Hinweise, dass eine postpartale Gabe von Furosemid über einige Tage zu einer Einsparung zusätzlicher Medikation führen kann. Ascarelli et al. konnten in deren randomisierter Studie beobachten, dass die postpartale Gabe von Furosemid über 5 Tage den Bedarf an weiterer antihypertensiver Medikation zum Zeitpunkt der Krankenhausentlassung senken konnte. Dieser Effekt war jedoch nur auf die Patientinnen mit einer schweren Präeklampsie beschränkt [21]. In einer weiteren Studie von Veena et al. bekamen Patentinnen im Behandlungsarm zusätzlich zu Nifedipin auch Furosemid über 3 Tage verschrieben, während jene im Kontrollarm nur den Calciumantagonisten erhielten. Zwar war bei Patientinnen mit dem zusätzlichen Schleifendiuretikum der Bedarf nach weiteren Antihypertensiva signifikant seltener, jedoch nivellierte sich dieser Unterschied zum Zeitpunkt der Krankenhausentlassung auf ein nicht signifikantes Niveau [22]. Diese Einsparung an zusätzlichen Antihypertensiva wird somit durch die Gabe eines weiteren Medikamentes erkauft, wodurch der Nutzen für die Patientinnen begrenzt zu sein scheint.

Dennoch könnte Furosemid zur Behandlung der Präeklampsien in einigen Fällen eine Rolle spielen. In einer Übersichtsarbeit zur Hämodynamik der Präeklampsie fassten Christoph Lees und Enrico Ferrazzi die bisherigen Erkenntnisse zu diesem

Thema zusammen und argumentierten, dass die pharmakologische Therapie anhand des Herzzeitvolumens der Schwangeren ausgewählt werden sollte [12]. Tamás et al. untersuchten deshalb die Wirkung des Furosemids bei Schwangeren mit late-onset Präeklampsie, welche ebenfalls ein hohes Herzzeitvolumen (> 7,48 L/min) und Anzeichen eines gesteigerten Plasmavolumens (Hämatokrit < 37 %, Ödeme) aufwiesen. Sie konnten trotz kleiner Anzahl von Fällen (14 Schwangere) eine signifikante Senkung der Blutdrücke und des Herzzeitvolumens nachweisen, bei insgesamt stabil bleibender Herzfrequenz [23]. Somit könnte es Untergruppen der Präeklampsie geben, welche von einer antihypertensiven Therapie mit Furosemid profitieren. Allerdings fehlt hierzu noch die nötige Evidenz, um konkrete Empfehlungen auszusprechen.

12.3.2 Sildenafil

Stickstoffmonoxid (NO), dessen vasodilatatorische Wirkung Grundlage für mehrere medikamentöse Therapieansätze ist, zeigte in Untersuchungen positive Effekte auf die Perfusionsverhältnisse in den Umbilikalarterien [24,25]. Auf diese Ergebnisse fußend, wurde von Samangaya et al. eine placebokontrollierte Studie initiiert, welche den therapeutischen Effekt von Sildenafil bei Schwangeren mit Präeklampsie untersuchen sollte. Hierbei erhielten die Patientinnen in der Verumgruppe eine steigende Dosierung (beginnend mit 20 mg) dieses Medikamentes. Es zeigte sich jedoch kein Unterschied bezüglich der Schwangerschaftsdauer oder des fetomaternalen Outcomes [26]. Eine weitere randomisierte, placebokontrollierte Studie von Trapani et al. konnte mit einer höheren Fallzahl (100 Patientinnen) eine signifikante Schwangerschaftsverlängerung von 4 Tagen in der Verumgruppe nachweisen. Zudem konnte beobachtet werden, dass sich durch Sildenafil sowohl der maternale Blutdruck als auch die Pulsatilitätsindizes der umbilikalen und uterinen Arterien signifikant besserten. Insgesamt konnte in dieser Studie jedoch keine Verbesserung des maternalen oder fetalen Outcomes beobachtet werden, was den klinischen Nutzen dieser pharmakologischen Intervention in Frage stellt [27].

12.3.3 Kortikosteroide

In einem Übersichtsartikel von Sibai, welcher 2004 im AJOG erschien, wurde der damalige wissenschaftliche Stand zu dem Gebrauch von Kortikosteroiden in der Therapie des HELLP-Syndroms zusammengefasst. Hier werden mehrere randomisierte Studien mit kleiner Fallzahl genannt, welche die Gabe von Dexamethason bei Patientinnen mit HELLP-Syndrom untersuchten. Dabei zeigten sich, im Vergleich zur Kontrollgruppe, eine Besserung der Laborparameter. Jedoch wird von dem Autor hervorgehoben, dass die Diagnose des HELLP-Syndroms in diesen Studien uneinheitlich definiert und maternale Komplikationen nicht erfasst wurden (z. B. Thrombozyten-Transfusion, renale, pulmonale und hepatische Komplikationen) [28]. Aus diesem Grund wurden zwei doppelblinde, placebokontrollierte Studien durchgeführt, um den Wert einer Kortikosteroidtherapie beim HELLP-Syndrom (einheitlich diagnostiziert anhand der Kriterien von Sibai [29]) zu untersuchen.

Die bereits ein Jahr später publizierte Studie randomisierte insgesamt 132 Patientinnen mit HELLP-Syndrom, welche entweder Dexamethason (10 mg intravenös alle 12 Stunden bis zum 2. postpartalen Tag) oder ein Placebo erhielten. Die ermittelten Endpunkte (Besserung der Laborparameter, Hospitalisierungszeit und Vorkommen von Eklampsien, akutes Nierenversagen, Lungenöden oder maternale Todesfälle) unterschieden sich zwischen den beiden Gruppen nicht [30].

Eine 2008 veröffentlichte, placebokontrollierte Studie, welche die postpartale Dexamethason-Gabe (10 mg intravenös alle 12 Stunden für 4 Tage) an 105 Patientinnen mit HELLP-Syndrom untersuchte, konnte ebenfalls keine schnellere Besserung der Laborparameter oder einen Vorteil für die Patientin zeigen [31].

Die PRETTY-Studie, welche jedoch nur Schwangere mit Präeklampsie und einer Thrombozytopenie einschloss, untersuchte den Effekt von Methylprednisolon auf das Risiko der Entwicklung eines HELLP-Syndroms sowie den weiteren Thrombozytenabfall. 70 Patientinnen wurden hierfür randomisiert und jene im Behandlungsarm erhielten insgesamt 180 mg Methylprednisolon über einen Zeitraum von 36 Stunden. Es ließ sich lediglich ein Anstieg der neu diagnostizierten HELLP-Syndrome in der Placebogruppe beobachten, wobei dieses Ergebnis ausschließlich auf den signifikant höheren LDH-Werten in dieser Gruppe beruhte. Für alle anderen Laborparameter (insbesondere der Thrombozytenzahl), welche zur Diagnose des HELLP-Syndroms herangezogen werden, konnte kein signifikanter Unterschied durch die Gabe des Glukokortikoids gefunden werden. Andere maternale oder fetale Komplikationen unterschieden sich ebenfalls nicht, sodass die Autoren keinen klinischen Nutzen in der Anwendung von Methylprednisolon sahen [32].

12.3.4 Rekombiniertes Antithrombin

Aufgrund seiner antiinflammatorischen und antikoagulatorischen Effekte wurde die Hypothese formuliert, dass Antithrombin bei der Therapie der Präeklampsie eine Rolle spielen könnte [33]. Die PRESERVE-1-Studie wurde zu dem Zweck durchgeführt, dieser Frage nachzugehen. In dieser placebokontrollierten Studie wurden 120 Schwangere mit einer early-onset Präeklampsie (24. bis 30. Schwangerschaftswoche) randomisiert. Schwangere im Verumarm erhielten rekombiniertes humanes Antithrombin. Es konnten keine Unterschiede hinsichtlich der Schwangerschaftsdauer oder des neonatalen sowie maternalen Outcomes nachgewiesen werden [34].

12.3.5 Antithromboseprophylaxe

Die deutsche Leitlinie für *Hypertensive Schwangerschaftserkrankungen* empfiehlt die Verabreichung einer Antithromboseprophylaxe nach Präeklampsie unter Beachtung des individuellen Blutungsrisikos [4].

Literatur

[1] Solomon CG, Greene MF. Control of hypertension in pregnancy–if some is good, is more worse? N Engl J Med. 2015;372:475–6. doi:10.1056/NEJMe1414836.

[2] Magee LA, Singer J, Dadelszen P von. Less-tight versus tight control of hypertension in pregnancy. N Engl J Med. 2015;372:2367–8. doi:10.1056/NEJMc1503870.

[3] Abalos E, Duley L, Steyn DW, Gialdini C. Antihypertensive drug therapy for mild to moderate hypertension during pregnancy. Cochrane Database Syst Rev 2018. doi:10.1002/14651858. CD002252.pub4.

[4] Hypertensive Schwangerschaftserkrankungen: Diagnostik und Therapie. 2019. https://www.awmf.org/uploads/tx_szleitlinien/015-018l_S2k_Diagnostik_Therapie_hypertensiver_Schwangerschaftserkrankungen_2019-07.pdf, letzter Zugriff 25.03.2021.

[5] Dadelszen P von, Magee LA. Fall in mean arterial pressure and fetal growth restriction in pregnancy hypertension: an updated metaregression analysis. J Obstet Gynaecol Can. 2002;24:941–5. doi:10.1016/s1701-2163(16)30592-8.

[6] Martin JN, Thigpen BD, Moore RC, Rose CH, Cushman J, May W. Stroke and severe preeclampsia and eclampsia: a paradigm shift focusing on systolic blood pressure. Obstet Gynecol. 2005;105:246–54. doi:10.1097/01.AOG.0000151116.84113.56.

[7] Judy AE, McCain CL, Lawton ES, et al. Systolic Hypertension, Preeclampsia-Related Mortality, and Stroke in California. Obstet Gynecol. 2019;133:1151–9. doi:10.1097/AOG.0000000000003290.

[8] Bellos I, Pergialiotis V, Papapanagiotou A, Loutradis D, Daskalakis G. Comparative efficacy and safety of oral antihypertensive agents in pregnant women with chronic hypertension: a network metaanalysis. Am J Obstet Gynecol. 2020;223:525–37. doi:10.1016/j.ajog.2020.03.016.

[9] Magee LA, Duley L. Oral beta-blockers for mild to moderate hypertension during pregnancy. Cochrane Database Syst Rev. 2003:CD002863. doi:10.1002/14651858.CD002863.

[10] ACOG Practice Bulletin No. 203 Summary: Chronic Hypertension in Pregnancy. Obstet Gynecol. 2019;133:215–9. doi:10.1097/AOG.0000000000003021.

[11] NICE guideline. Hypertension in pregnancy: diagnosis and management (NG133). 2019. https://www.nice.org.uk/guidance/ng133, letzter Zugriff 25.03.2021.

[12] Lees C, Ferrazzi E. Relevance of Haemodynamics in Treating Pre-eclampsia. Curr Hypertens Rep 2017;19(9):76. doi:10.1007/s11906-017-0766-6.

[13] Williams B, Mancia G, Spiering W, et al. 2018 ESC/ESH Guidelines for the management of arterial hypertension: The Task Force for the management of arterial hypertension of the European Society of Cardiology and the European Society of Hypertension. J Hypertens. 2018;36:1953–2041. doi:10.1097/HJH.0000000000001940.

[14] Ngene NC, Moodley J, Naicker T. The performance of pre-delivery serum concentrations of angiogenic factors in predicting postpartum antihypertensive drug therapy following abdominal delivery in severe preeclampsia and normotensive pregnancy. PLoS One. 2019;14:e0215807. doi:10.1371/journal.pone.0215807.

[15] Ngene NC, Moodley J. Pre-eclampsia with severe features: management of antihypertensive therapy in the postpartum period. Pan Afr Med J. 2020;36:216. doi:10.11604/pamj.2020.36.216.19895.

[16] Duley L, Gülmezoglu AM, Henderson-Smart DJ, Chou D. Magnesium sulphate and other anticonvulsants for women with pre-eclampsia. Cochrane Database Syst Rev. 2010:CD000025. doi:10.1002/14651858.CD000025.pub2.

[17] Altman D, Carroli G, Duley L, et al. Do women with pre-eclampsia, and their babies, benefit from magnesium sulphate? The Magpie Trial: a randomised placebo-controlled trial. Lancet. 2002;359:1877–90. doi:10.1016/s0140-6736(02)08778-0.

[18] Smith JM, Lowe RF, Fullerton J, et al. An integrative review of the side effects related to the use of magnesium sulfate for pre-eclampsia and eclampsia management. BMC Pregnancy Childbirth. 2013;13:34. doi:10.1186/1471-2393-13-34.

[19] Duley L, Henderson-Smart DJ, Walker GJ, Chou D. Magnesium sulphate versus diazepam for eclampsia. Cochrane Database Syst Rev. 2010:CD000127. doi:10.1002/14651858.CD000127. pub2.

[20] Finnerty FA. Advantages and disadvantages of furosemide in the edematous states of pregnancy. Am J Obstet Gynecol. 1969;105:1022–7. doi:10.1016/0002-9378(69)90121-5.

[21] Ascarelli MH, Johnson V, McCreary H, et al. Postpartum preeclampsia management with furosemide: a randomized clinical trial. Obstet Gynecol. 2005;105:29–33. doi:10.1097/01. AOG.0000148270.53433.66.

[22] Veena P, Perivela L, Raghavan SS. Furosemide in postpartum management of severe preeclampsia: A randomized controlled trial. Hypertens Pregnancy. 2017;36:84–9. doi:10.1080/ 10641955.2016.1239735.

[23] Tamás P, Hantosi E, Farkas B, et al. Preliminary study of the effects of furosemide on blood pressure during late-onset pre-eclampsia in patients with high cardiac output. Int J Gynaecol Obstet. 2017;136:87–90. doi:10.1002/ijgo.12019.

[24] Makino Y, Izumi H, Makino I, Shirakawa K. The effect of nitric oxide on uterine and umbilical artery flow velocity waveform in pre-eclampsia. Eur J Obstet Gynecol Reprod Biol. 1997;73:139–43. doi:10.1016/s0301-2115(97)02743-7.

[25] Trapani A, Gonçalves LF, Pires MMdS. Transdermal nitroglycerin in patients with severe preeclampsia with placental insufficiency: effect on uterine, umbilical and fetal middle cerebral artery resistance indices. Ultrasound Obstet Gynecol. 2011;38:389–94. doi:10.1002/uog.8983.

[26] Samangaya RA, Mires G, Shennan A, et al. A randomised, double-blinded, placebo-controlled study of the phosphodiesterase type 5 inhibitor sildenafil for the treatment of preeclampsia. Hypertens Pregnancy. 2009;28:369–82. doi:10.3109/10641950802601278.

[27] Trapani A, Gonçalves LF, Trapani TF, et al. Perinatal and Hemodynamic Evaluation of Sildenafil Citrate for Preeclampsia Treatment: A Randomized Controlled Trial. Obstet Gynecol. 2016;128:253–9. doi:10.1097/AOG.0000000000001518.

[28] Sibai BM. Diagnosis, controversies, and management of the syndrome of hemolysis, elevated liver enzymes, and low platelet count. Obstet Gynecol. 2004;103:981–91. doi:10.1097/01. AOG.0000126245.35811.2a.

[29] Sibai BM. The HELLP syndrome (hemolysis, elevated liver enzymes, and low platelets): much ado about nothing? Am J Obstet Gynecol. 1990;162:311–6. doi:10.1016/0002-9378(90)90376-i.

[30] Fonseca JE, Méndez F, Cataño C, Arias F. Dexamethasone treatment does not improve the outcome of women with HELLP syndrome: a double-blind, placebo-controlled, randomized clinical trial. Am J Obstet Gynecol. 2005;193:1591–8. doi:10.1016/j.ajog.2005.07.037.

[31] Katz L, Amorim MMR de, Figueiroa JN, Pinto e Silva JL. Postpartum dexamethasone for women with hemolysis, elevated liver enzymes, and low platelets (HELLP) syndrome: a double-blind, placebo-controlled, randomized clinical trial. Am J Obstet Gynecol. 2008;198:283.e1-8. doi:10.1016/j.ajog.2007.10.797.

[32] Pourrat O, Dorey M, Ragot S, et al. High-Dose Methylprednisolone to Prevent Platelet Decline in Preeclampsia: A Randomized Controlled Trial. Obstet Gynecol. 2016;128:153–8. doi:10.1097/AOG.0000000000001470.

[33] Ornaghi S, Paidas MJ. Upcoming drugs for the treatment of preeclampsia in pregnant women. Expert Rev Clin Pharmacol. 2014;7:599–603. doi:10.1586/17512433.2014.944501.

[34] Paidas MJ, Tita ATN, Macones GA, et al. Prospective, randomized, double-blind, placebo-controlled evaluation of the Pharmacokinetics, Safety and Efficacy of Recombinant Antithrombin Versus Placebo in Preterm Preeclampsia. Am J Obstet Gynecol. 2020;223:739.e1-739.e13. doi:10.1016/j.ajog.2020.08.004.

13 Fetale Überwachung

Dietmar Schlembach

13.1 Einführung

Hypertensive Schwangerschaften sind mit einem erhöhten Risiko für ein ungünstiges perinatales Outcome im Vergleich zu normotensiven Schwangeren assoziiert, dies gilt insbesondere bei early-onset-Erkrankung, schwerer Hypertonie und Pfropf-Präeklampsie und ist hauptsächlich durch die begleitende fetale Wachstumsrestriktion (FGR) bedingt [1,2]. Durch die uteroplazentare Dysfunktion und durch die zunehmende maternale Beeinträchtigung nimmt eine potenzielle fetale Unterversorgung zu, was mit entsprechender perinataler Gefährdung verbunden ist [3].

Hauptaugenmerk bei der fetalen Überwachung stellt die Abwägung des Risikos einer Schwangerschaftsverlängerung für den Fetus gegen das Risiko einer Frühgeburt dar [4]. Ungeachtet der Assoziation zu perinatalen Komplikationen besteht dzt. international kein Konsens über Methodik und den Zeitplan der fetalen Überwachung [5–8], so dass Frequenz, Intensität und Methodik der fetalen Überwachung von den individuell vorliegenden Symptomen und der Klinik und insbesondere dem Ausmaß einer fetalen Wachstumsrestriktion bestimmt werden.

Ziel einer intensiven fetalen Überwachung ist es, eine Schwangerschaftsprolongation zur Minimierung der Frühgeburtsmorbidität zu erreichen, aber rechtzeitig vor einer fetalen Bedrohung oder Schädigung zu intervenieren, d. h. zu entbinden. Dieses Kapitel nutzt daher die aktuellen Empfehlungen der deutschsprachigen AWMF-Leitlinie 015/080 „Intrauterine Wachstumsrestriktion" als Grundlage [9].

Grundsätzlich empfiehlt sich für die betreuende Institution ein eigenes Protokoll zur fetalen Überwachung bei Frauen mit chronischer Hypertonie, erhöhtem Risiko für eine Präeklampsie bzw. manifester hypertensiver Schwangerschaftserkrankung zur Verfügung zu haben, welches die folgenden Aspekte berücksichtigt:
- exakte Bestimmung des Gestationsalters
- die Messung des Symphysen-Fundus-Abstandes ist zum Screening für eine fetale Wachstumsstörung nicht geeignet [10]
- regelmäßige sonographische Kontrollen zur Beurteilung des fetalen Gewichts/ des Wachstumsverlaufes sowie der Fruchtwassermenge (bei schwangerschaftsinduzierter Hypertonie und manifester Präeklampsie alle 14 Tage)
- dopplersonographische Kontrolle der plazentaren Funktion (A. umbilicalis, Aa. uterinae) abh. von der klinischen Situation – insbesondere die Messung des Blutflusses in der A. umbilicalis reduziert die perinatale Mortalität bei Risikoschwangerschaften [11]
- CTG-Kontrollen bei V. a. Plazentainsuffizienz [12] und manifester Präeklampsie nach klinischer Indikation [9]

https://doi.org/10.1515/9783110612127-013

- bei fetaler Wachstumsstörung sollte das Management (insbes. CTG- und doppler-sonographische Kontrollen) nach der AWMF-Leitlinie erfolgen [9]
- ein akutes Ereignis (Abruptio placentae oder Nabelschnurkomplikation) ist mit keiner Überwachungsmethode vorhersehbar

Bei der fetalen Überwachung sind die folgenden klinischen Fragestellungen zu beachten:
- Wächst der Fetus?
- Liegt eine plazentare Versorgungsstörung vor?
- Wie sind die Vitalfunktionen des Fetus einzuschätzen?
- Sind bereits Kompensationsmechanismen bei Versorgungsstörungen aktiviert?
- Kann eine (drohende) Dekompensation des Fetus ausgeschlossen werden?

13.2 Grundlegende Untersuchungen

13.2.1 Überprüfung des Gestationsalters

Die möglichst korrekte Bestimmung des Gestationsalters hat eine wichtige Bedeutung bei der Betreuung von Schwangeren mit hypertensiven Komplikationen. Einerseits kann nur bei exakter Bestimmung des Gestationsalters das fetale Wachstum korrekt eingeordnet werden und andererseits ist das fetale Outcome mit dem Gestationsalter bei der Entbindung assoziiert [9,13,14].

Idealerweise wird zur exakten Bestimmung des Gestationsalters die Scheitel-steißlänge (SSL) im 1. Trimenon herangezogen. Dieses Verfahren liefert die verlässlichsten Angaben [15], bei Diskrepanzen soll bei sonographisch ansonsten unauffälligem Embryo – außer bei sicher feststehendem Konzeptionstermin (z. B. IVF/ICSI) – das (anamnestische) Gestationsalter korrigiert werden, wenn es mindestens 7 Tage vom sonographisch determinierten differiert [9].

Bei nicht vorhandener SSL-Messung (z. B. bei spät diagnostizierter Schwangerschaft) kann evtl. auch der biparietale Durchmesser oder der transzerebelläre Durchmesser zur Abschätzung des Gestationsalters herangezogen werden.

Eine Diskrepanz zwischen dem Gestationsalter – berechnet nach der letzten Periode und nach Ultraschall – kann ein erster Hinweis auf eine frühe Entwicklungsstörung sein. Eine weiterführende Abklärung und intensive Überwachung sind dann indiziert.

13.2.2 Fetometrie

Das antenatale Erkennen einer fetalen Wachstumsstörung ist essenziell, da bei rechtzeitiger und korrekter Detektion neben dem Schwangerschaftsverlauf auch das neonatale Outcome positiv beeinflusst wird [16,17].

Die Durchführung einer Fetometrie ist nach den Mutterschafts-Richtlinien zwischen der 18+0 und 21+6 Schwangerschaftswoche (SSW) und 28+0 und 31+6 SSW vorgesehen. Für darüber hinausgehende Messungen liegen auch für Schwangere mit erhöhtem Präeklampsierisiko keine evidenzbasierten Studien vor, allerdings ist es „good clinical practice", auf Grund des erhöhten Risikos für eine FGR, serielle sonographische Wachstumskontrollen durchzuführen [5,8,9].

Neben dem Schätzgewicht ist der fetale Abdomenumfang der wichtigste Indikator für ein gestörtes fetales Wachstum. Zur Bestimmung des fetalen Schätzgewichts kann die Hadlock-Formel verwendet werden, die bei erhöhtem Risiko für eine fetale Wachstumsrestriktion empfohlen wird [9]. Zu beachten gilt, dass Charakteristika der Eltern bei der Gewichtsschätzung berücksichtigt werden sollten.

Neben der aktuellen Gewichtsschätzung soll auch der Wachstumsverlauf berücksichtigt werden, um eine Wachstumsabflachung erkennen zu können, insbesondere da eine FGR nicht auf ein Gewicht unter der 10. Perzentile beschränkt ist [9]. Bei Auffälligkeiten können dann weitere Untersuchungen, d. h. erneute Biometrie, dopplersonographische Beurteilung und ggf. Bestimmung der angiogenen Marker erfolgen [18]. Dies ist insbesondere von Bedeutung, da bei frühzeitiger/korrekter Erkennung einer fetalen Kompromittierung das perinatale Risiko reduziert werden kann [19]. Die Intervalle zwischen den einzelnen Untersuchungen sollten dabei aufgrund der Limitationen der sonographischen Gewichtsschätzung nicht zu kurz gewählt werden [9]. Das Intervall zwischen sonographischen Gewichtsschätzungen sollte mindestens zwei Wochen, idealerweise drei Wochen betragen.

> **Merke:** Serielle sonographische Kontrollen des fetalen Wachstums sollen bei Vorliegen oder Verdacht auf eine fetale Wachstumsrestriktion durchgeführt werden, die Intervalle zwischen den einzelnen sonographischen Wachstumskontrollen sollten mindestens zwei Wochen betragen [9].

13.2.3 Fruchtwasser

Die Fruchtwassermenge ist im Rahmen einer FGR häufig reduziert, da diese mit einer renalen und postrenalen fetalen Niereninsuffizienz einhergehen kann. Zur Evaluation der Fruchtwassermenge können „single deepest pocket"-Methode (SDP) oder die Messung des Amnion Fluid Index (AFI) angewandt werden [20]. Zur Evaluation der Fruchtwassermenge sollte v. a. die „single deepest pocket"-Methode angewandt werden, sie scheint zur Vorhersage eines adverse outcome besser geeignet [21].

13.3 Methoden der fetalen Überwachung

Zu beachten sind die unterschiedlichen pathophysiologischen Zusammenhänge bei früh bzw. spät auftretender Präeklampsie, die insbes. im Hinblick auf die fetale Überwachung unterschiedlich beurteilt werden müssen (Tab. 13.1).

Tab. 13.1: Frühe/späte Präeklampsie.

frühe/early-onset Präeklampsie (< 34+0 SSW)	späte/late-onset Präeklampsie (≥ 34+0 SSW)
Plazentainsuffizienz: schwer (pathol. fetoplazentare Perfusion, hohe Assoziation mit einer FGR)	Plazentainsuffizienz: mild (oft normale fetoplazentare Perfusion, geringe Assoziation mit einer FGR)
Fetale Unreife → höhere Hypoxietoleranz → längerer Verlauf möglich	Fetale Reife → niedrige Hypoxietoleranz → kein (oder sehr kurzer) Verlauf

Zur Überwachung des Fetus stehen wenige Optionen zur Verfügung, deren Wertigkeit zum Teil durch Subjektivität (CTG) beeinträchtigt wird. Der Einsatz dieser Methoden sollte daher gezielt und nach sogfältiger Indikationsstellung in Abhängigkeit von der maternalen/fetalen Situation erfolgen.

Eine einzelne Überwachungsmethode kann das fetale Outcome, insbesondere bei Vorliegen einer FGR, nicht valide vorhersagen, es wird daher eine Kombination verschiedener Verfahren empfohlen. Insbesondere Sonographie und vor allem Dopplersonographie sind hierbei essenziell, um das perinatale Outcome zu verbessern. So kann z. B. die Kombination Biometrie, uteriner Doppler und CPR im III. Trimester den Großteil der Feten mit hohem Risiko für einen intrauterinen Fruchttod (IUFT) detektieren [22].

Die Betreuung von Schwangeren mit *small for gestational age* (SGA) oder FGR-Feten erfolgt befundadaptiert mit einer Kombination verschiedener Untersuchungsmethoden. Kontrollen des fetalen Wachstums und der Fruchtwassermenge, fetaler arterieller und venöser Gefäße gehören zu obligaten Maßnahmen; CTG-/Computer-CTG-Kontrollen liefern darüber hinaus wichtige Informationen über den fetalen Zustand [9,23].

13.3.1 Kardiotokographie (CTG)

Die kontinuierliche Analyse der fetalen Herzfrequenz spielt eine zentrale Rolle in der Überwachung des Fetus und ist ein wesentlicher Bestandteil im Management einer Präeklampsie, insbesondere bei begleitender fetaler Wachstumsrestriktion. Allerdings hat die Kardiotokographie eine bekanntermaßen hohe falsch-positive Rate für die Prädiktion eines schlechten Outcomes und kann eher akute hypoxische Zustände als chronische Verläufe detektieren. Die Limitationen dieser Untersuchung mit ihrer hohen falsch-positiven Rate für ein schlechtes Outcome, der hohen Inter- und Intraobserver-Variabilität und der fehlenden Evidenz, die perinatale Mortalität zu verbessern, sollten beim Einsatz dieser Methode berücksichtigt werden [9,24–27]. CTG-Kontrollen helfen somit bei der Betreuung von Patientinnen mit hypertensiven Schwangerschaftskomplikationen nur bedingt, sollten aber gemäß den Mutterschafts-Richtlinien im Rahmen der Schwangerenvorsorge bei Verdacht auf eine Plazentainsuffizienz durchgeführt werden [12].

Merke: Bei der Betreuung von Risikoschwangerschaften – insbesondere bei einer fetalen Wachstumsstörung – sollte das CTG nicht als alleinige Überwachungsmetode eingesetzt werden [9].

Merke: CTG- Veränderungen zeigen sich bei fetaler Wachstumsrestriktion erst relativ spät [9,14,28,29].

13.3.2 Computergestützte Auswertung der Kardiotokographie (cCTG „Oxford-CTG")

Um die der konventionellen CTG-Analyse inhärente Subjektivität zu verbessern, wurde zur Verbesserung der Sensitivität und Verringerung der falsch-positiven Befunde die computergestützte Analyse des CTGs eingeführt (Abb. 13.1). Die Vorteile des cCTG liegen in der Objektivität der Beurteilung sowie der Möglichkeit, die Kurzzeitvariabilität (= short term variation, STV) zu analysieren [9,30,31]. Die Kriterien des cCTG („Dawes-Redman-Kriterien") dienen ausschließlich der antepartualen fetalen Zustandsbeschreibung der fetalen Herzfrequenzvariabilität, deren Erreichen in hohem Maße eine Rückversicherung für ein fetales Wohlbefinden darstellt [9]. Durch Messung der STV und die Beobachtung des zeitlichen Verlaufs können ggf. subtile Veränderungen entdeckt werden, welche zum besseren Timing der Entbindung hilfreich sein können [9,29].

Mit zunehmendem Gestationsalter steigt die STV an [32], ein Abfall der STV bei seriellen Messungen kann ein Anzeichen für eine zunehmende Kompromittierung des Feten sein und korreliert mit einer fetalen metabolischen Azidose bzw. einem intrauterinen Fruchttod [9,33–39].

Merke: Wie in der normalen Schwangerschaft steigt auch bei einer fetalen Wachstumsrestriktion die Kurzzeitvariation (STV) mit dem Gestationsalter an, es werden jedoch generell niedrigere STV-Werte aufgezeichnet [9,40].

Team 3   Version 11S
Name:
Id:
Gestationsalter:
39 Woche   6 Tage
Krankenhaus:
Vivantes Klinikum Neukölln
Gedruckt:
10:35   28/07/2021

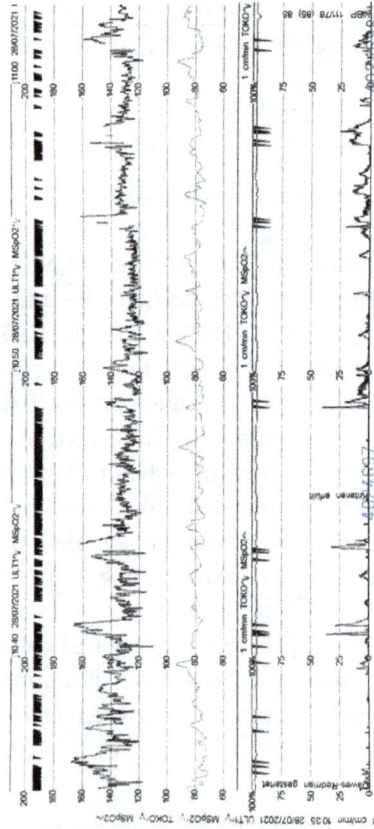

Dawes-Redman	10.0.8
Ergebnis für	FHR1
gestartet um:	10:35
Ergebnisse bei	11:02 (27 Min)
Dawes & Redman Kriterien erfüllt nach 27 Minuten.	
Signalverlust	19 %
fetale Bewegung/Stunde	57,7
Basalfrequenz (bpm)	125
Dezelerationen > 20 verlorene Schläge	0
hohe Episoden (Min)	20
niedrige Episoden (Min)	0
Langzeitvariation (ms)	62,3 (19,2 bpm)
Kurzzeitvariation (ms)	11,1 (3,3 bpm)

Dawes-Redman-Analyse ist während der Geburt
nicht gültig.
Dies ist KEINE DIAGNOSE.

Abb. 13.1: cCTG mit Dawes-Redman-Kriterien.

Abnehmende STV-Werte sind mit schlechterem perinatalem (frühere Entbindung, niedrigeres Geburtsgewicht, niedrigerer pH-Wert, schlechterem Säure-Basen-Status) und neonatalem Outcome assoziiert [9,39]. Bei einer STV ≤ 3,0 msec besteht ein hohes Risiko für eine metabolische Azidämie und einen intrauterinen Fruchttod oder einen frühen neonatalen Todesfall [9,32–34,38–45].

Merke: Eine STV von ≥ 4,5 msec schließt eine fetale Azidämie aus (NPV 100 %) [38] und ist der nützlichste Prädiktor für fetales Wohlbefinden bei SGA-Feten [9,39,46].

Merke: Auch die Kurzzeitvariabilität ist medikamentösen Einflüssen (z. B. bei antenataler Kortikoidsteroidgabe) unterworfen, dies muss daher bei der Interpretation berücksichtigt werden [9,47,48].

Bei hypertensiven Schwangerschaften mit normalem fetalem Wachstum scheint die computergestützte CTG-Analyse allerdings keinen Benefit zu liefern [5].

13.3.3 Biophysikalisches Profil

Beim sogenannten modifizierten Biophysikalischen Profil (BPP) werden vier verschiedene Faktoren (Atem- und Körperbewegungen, Muskeltonus und die Fruchtwassermenge) mittels Sonographie sowie das CTG beurteilt und mit einem Score bewertet. Dieses Testverfahren ist insbesondere im angloamerikanischen Sprachraum verbreitet und niedrige Werte sind mit einer steigenden perinatalen Mortalität assoziiert [49].

Allerdings ist die Durchführung des BPP zeitaufwendig und liefert insbesondere bei schwerer fetaler Wachstumsproblematik in 15–20 % unklare Ergebnisse [50]. Das BPP war zudem in Hochrisiko-Schwangerschaften weder als genauer Prädiktor einer fetalen Azidämie geeignet, noch war es mit einer Reduktion perinataler Todesfälle assoziiert [46,51,52]. Da darüber hinaus sogar eine erhöhte Rate an Kaiserschnitten bei Verwendung des BPP ohne Verbesserung des perinatalen Outcomes festgestellt wurde [52], sollte nach Empfehlung der AWMF-Leitlinie das BPP-Scoring nicht zur fetalen Überwachung verwendet werden [9].

Merke: Das Biophysikalische Profil (Scoring) spielt bei der fetalen Überwachung im deutschsprachigen Raum keine Rolle [9].

13.3.4 Dopplersonographie

Nach Anlage 1 d der Mutterschaftsrichtlinien stellen hypertensive Schwangerschaftserkrankungen (in allen Ausprägungen), der Verdacht auf eine intrauterine Wachstumsverzögerung sowie der Zustand nach einer (Prä-)Eklampsie bzw. nach einer Mangelgeburt oder einem intrauterinen Fruchttod Indikationen zur dopplersonographischen Untersuchung dar [12]. Die dopplersonographische Untersuchung ist somit im Rahmen der Betreuung von hypertensiven Schwangerschaftserkrankungen und zur fetalen Überwachung zwingend erforderlich.

Dopplersonographische Auffälligkeiten (maternal, fetoplazentar oder fetal) sind mit einem ungünstigeren perinatalen Outcome assoziiert [19,22,53]. Erhöhte Indizes in den Aa. uterinae und der A. umbilicalis weisen auf eine plazentare Störung i. S. einer Plazentainsuffizienz hin. Bei Diagnose einer fetalen Wachstumsverzögerung sollen weitere fetale Gefäße (A. cerebri media, Ductus venosus) zur Evaluation des fetalen Zustandes untersucht werden [9].

A. umbilicalis

Die dopplersonographische Untersuchung der A. umbilicalis erlaubt die Detektion hämodynamischer Veränderungen im Verlauf. Normale Widerstandsindizes weisen auch bei fetaler Wachstumsstörung auf ein geringes Risiko für ein ungünstiges perinatales Outcome und eine geringe perinatale Mortalität hin [54]. Die Prognose verschlechtert sich in Abhängigkeit vom Schweregrad der Widerstandserhöhung Abb. 13.2) [55].

Bei einem sogenannten ARED-Fluss (absent/reversed end diastolic flow) sind ca. 70 % der plazentaren Gefäße verschlossen [56], was in einem 5-fach höheren Risiko für perinatale Mortalität bei „reversed end diastolic flow" resultiert. Basierend auf Studien zur Progression der Dopplerverschlechterungen [57] werden die in Abb. 13.6 genannten Untersuchungsintervalle empfohlen. Bei einem unauffälligen Widerstand in der A. umbilicalis scheinen 2-wöchige Intervalle ausreichend zu sein [9,58].

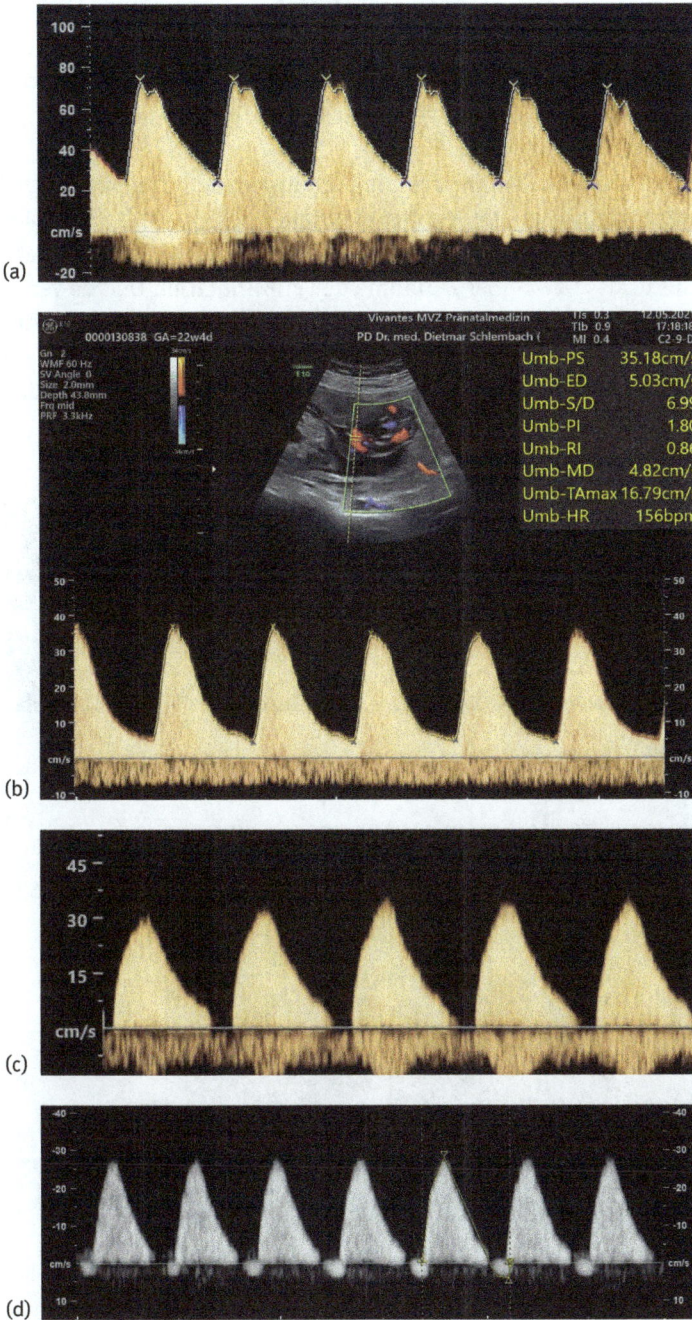

Abb. 13.2: A. umbilicalis: (a) normaler Pulsatilitätsindex, (b) erhöhter Widerstand, (c) absent end diastolic flow (zero-flow, Nullfluss), (d) reversed end diastolic flow (reverse-flow).

Ductus venosus

Bei früher Präeklampsie mit assoziierter FGR ist der Ductus venosus (Abb. 13.3) bei der fetalen Zustandsdiagnostik ein entscheidendes Gefäß [55], im Management der frühen FGR soll die Evaluation des Ductus venosus zur Beurteilung und Entscheidung verwendet werden [9].

Veränderungen der venösen Strombahn bis hin zur Flussumkehr treten gewöhnlich später als Veränderungen im arteriellen Gefäßsystem auf [55]. Pathophysiologisch resultiert eine zunehmende kardiale Funktionseinschränkung in einem abnehmenden diastolischen Blutfluss bzw. einer Zunahme der Pulsatilität im Ductus venosus bis zum Verlust der positiven A-Welle (Abb. 13.4); eine fehlende A-Welle oder ein reverse-flow ist ein Hinweis für eine kardiovaskuläre Instabilität und kann ein Zeichen für eine drohende oder auch bereits bestehende Azidämie sein [59–61], das Risiko für einen intrauterinen Fruchttod verdoppelt sich täglich [57,59].

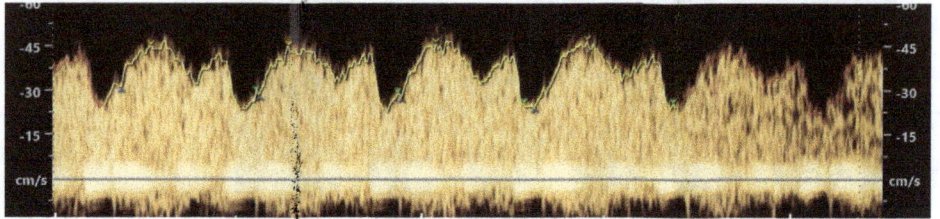

Abb. 13.3: Normales Flussmuster Ductus venosus.

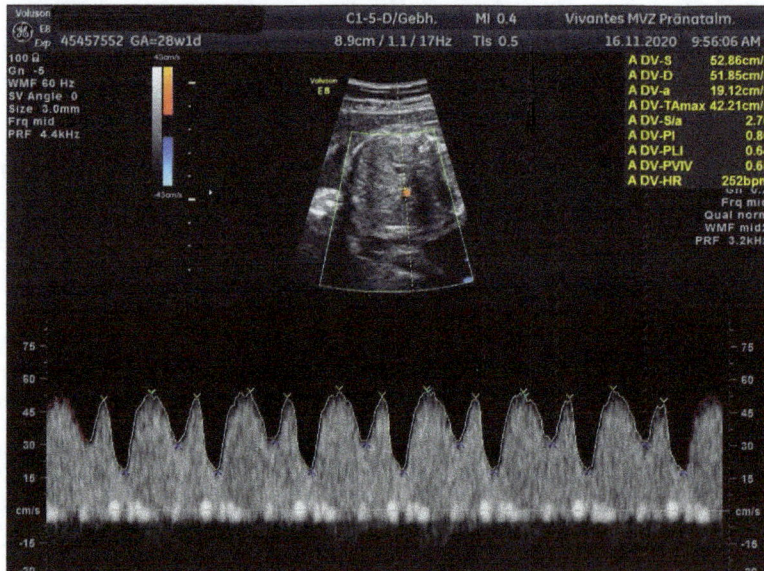

Abb. 13.4: Ductus venosus mit erniedrigter A-Welle.

A. cerebri media

Mit der Untersuchung der A. cerebri media (ACM) kann eine zunehmende Hypoxämie detektiert werden, da es im Rahmen der zunehmenden fetalen Kompromittierung zu einer Umverteilung des Blutes („brain-sparing effect") kommt [55]. Der Widerstand in der ACM nimmt ab und gilt ab einem Pulsatilitätsindex (PI) < 5. Perzentile als pathologisch (Abb. 13.5) [9].

Bei einer frühen FGR ist die prädiktive Aussage der ACM hinsichtlich der Vorhersage eines ungünstigen perinatalen Outcomes limitiert [62–64], Bedeutung gewinnt die Untersuchung der ACM, vorzugsweise in Kombination mit der A. umbilicalis als sogenannte zerebroplazentare ratio (CPR) oder umbilicozerebrale ratio (UCR), bei der Betreuung der späten FGR. Mit der CPR ist einerseits eine exaktere Diagnose der späten FGR möglich [23], andererseits zeigen verschiedene Studien einen Nutzen zur Vorhersage eines ungünstigen perinatalen Outcome bei pathologischer CPR, d. h. Werten der Ratio zwischen A. cerebri media und A. umbilicalis (< 5. Perzentile oder < 1) [65–68]. 15–20 % der späten FGR zeigen – bei unauffälligem Blutfluss in der Nabelschnur – Auffälligkeiten der zerebralen Perfusion; durch die Bestimmung der zerebroplazentaren Ratio (CPR) können Feten (mit und ohne Wachstumsproblematik) mit einem erhöhten Risiko für ein ungünstiges perinatales Outcome besser detektiert werden [69–71].

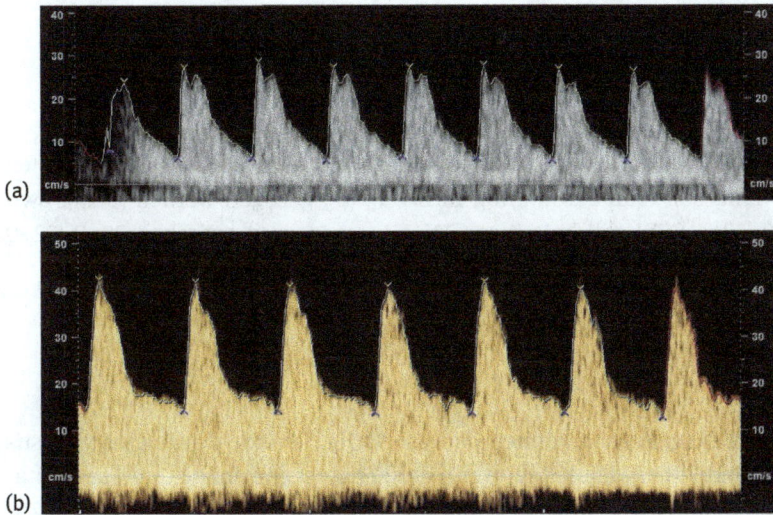

Abb. 13.5: A. cerebri media: (a) normaler Pulsatilitätsindex, (b) erniedrigter Widerstand (Kreislaufzentralisation, „brain sparing").

13.4 Fetale Kriterien zur Entbindung

Aus fetaler Sicht orientiert sich das Timing des Entbindungszeitpunkts neben dem Gestationsalter vor allem am Ausmaß der Wachstumsproblematik und somit den Befunden der Dopplersonographie. Wie bereits erwähnt, zeigt sich bei einer frühen FGR eine gravierende Verschlechterung insbesondere in Pathologien venöser Gefäße (Ductus venosus), bei der späten FGR in Pathologien der zerebralen Gefäße (ACM, CPR/UCR). Dies spiegelt sich in den Empfehlungen (inter-)nationaler Leitlinien und Experten wider [9,23,72,73].

Anmerkung: Die im Folgenden genannten cut-off-Werte (cCTG und Ductus venosus) sind – ebenso wie Dezelerationen – Spätzeichen der fetalen Zustandsverschlechterung. In einigen dieser Fälle ist bereits eine myokardiale Dysfunktion und möglicherweise auch Hypotension eingetreten, die fetalen Anpassungsmechanismen erfüllen ihre Schutzfunktion bereits nicht mehr. Dies bedeutet, dass mit zunehmendem Gestationsalter die Bedeutung dieser Parameter geringer wird.

Die „optimale" Methode zur Überwachung einer frühen FGR stellt nach dzt. Kenntnisstand die Kombination von computerisiertem CTG und Ductus venosus dar [74]. Bei unauffälliger Dopplersonographie des Ductus venosus und fehlenden cCTG-Auffälligkeiten kann es dennoch (insbesondere bei maternaler Indikation) sinnvoll sein, die Schwangerschaft früher zu beenden.

13.4.1 cCTG

Bei auftretenden CTG-Pathologien (rezidivierende, therapieresistente Dezelerationen zu jedem Zeitpunkt) soll eine Entbindung in Erwägung gezogen werden [9,29]. Zwischen der 26+0–28+6 SSW soll bei einer STV < 2,6 msec und zwischen 29+0–32+0 SSW bei < 3,0 msec die Entbindung in Erwägung gezogen werden [9,29].

13.4.2 Ductus venosus

Nach derzeitigem Kenntnisstand können pathologische Befunde des Ductus venosus eine Entbindungsindikation darstellen, wenn der Fetus lebensfähig ist und antenatale Kortikosteroide appliziert wurden [9]. Abhängig vom Gestationsalter und ggf. Zusatzbefunden ist mit der Schwangeren bei erhöhtem Widerstand (> 95. Perzentile – einhergehend mit einer erniedrigten A-Welle) eine Entbindung zu diskutieren; bei fehlender oder reverser A-Welle ist die Entbindung indiziert [9,23,29,55,72].

13.4.3 A. umbilicalis

Bei absent oder reversed end diastolic flow (AREDF) der A. umbilicalis kann die Prognose schlecht sein [9,55,75], allerdings ist auch die frühgeburtsassoziierte Morbidität und Mortalität vor 32+0 SSW relativ hoch [14] und ein intrauteriner Verbleib des Fetus bringt deutliche Verbesserungen mit sich [13]. Dies berücksichtigend, empfiehlt die aktuelle Leitlinie bei ARED-Flow: Bei einem REDF kann ab 30+0 SSW eine Entbindung in Erwägung gezogen werden und sollte mit 32+0 SSW erfolgen. Das Mortalitätsrisiko ist bei einem absent end diastolic flow (AEDF) geringer, eine Entbindung kann ab 32+0 SSW in Erwägung gezogen werden, jedoch sollte ab 34+0 SSW die Schwangerschaft beendet werden [9]. Ein Zuwarten bis zu diesen Schwangerschaftswochen ist – bei ansonsten unkompliziertem Verlauf – möglich und zeigt keinen signifikanten Unterschied hinsichtlich Mortalität und Morbidität nach 2 Jahren [76].

Bei erhöhtem Widerstand in der A. umbilicalis (PI > 95. Perzentile) ist ebenso mit einem erhöhten perinatalen Risiko für Mortalität und Morbidität assoziiert, allerdings mit geringem prädiktivem Wert. Bei erhöhtem PI > 95. Perzentile wird die Entbindung daher ab 37+0 SSW empfohlen [9].

13.4.4 A. cerebri media/zerebroplazentare ratio (CPR)

In der Frühgeburtssituation (< 37+0 SSW) ist der prädiktive Wert der ACM nur von begrenztem Nutzen, eine Azidämie oder ein schlechtes perinatales Outcome vorherzusagen. Sie sollte daher nicht zur Entscheidung bzgl. des Entbindungszeitpunktes in dieser Phase herangezogen werden [9]. Ab 37+0 SSW sollte bei einer erniedrigten Widerstand in der ACM (PI < 5. Perzentile) die Entbindung erwogen werden [9].

Die zerebroplazentare Ratio (CPR) wird dzt. noch kontrovers diskutiert, da vor allem genaue Grenzwerte nicht eindeutig evaluiert sind. Da in einigen Arbeiten eine pathologisch erniedrigte CPR ein Prädiktor für ein schlechtes perinatales Outcome ist, kann ab 37+0 SSW die Entbindung angestrebt werden [9].

13.5 Geburtsmodus

Verschiedene Faktoren wie das Vorliegen pathologischer Befunde (Doppler, cCTG) oder sonstige fetale oder maternale Besonderheiten oder Komplikationen müssen neben Gestationsalter, Parität und Zervixreife für die Wahl des Geburtsmodus berücksichtigt und individuell eine Entscheidung getroffen werden [9]:

Bei einer FGR mit unauffälligen Dopplerbefunden oder erhöhter Pulsatilität in der A. umbilicalis (> 95. Perzentile) – nicht bei ARED-Flow – kann bei stabiler maternale Situation eine Geburtseinleitung durchgeführt und eine Vaginalgeburt ange-

Dopplersonographie/cCTG			
A. umbilicalis unauffällig	**A. umbilicalis** PI > 95. Perzentile	**A. umbilicalis** AEDF	**A. umbilicalis** REDF
Kontrollen alle 2 Wochen	Kontrollen mind. wöchentlich	Kontrollen bis zu tgl.	Kontrollen bis zu tgl.
bis 38–39 SSW	bis 37 + 0 SSW	bis 34 + 0 SSW	bis 32 + 0 SSW

Entbindung in einem Perinatalzentrum mit neonatologischer Intensivstation ggf. antenatale Gabe von Kortikosteroiden ggf. Gabe von Magnesiumsulfat

ACM/CPR PI < 5. Perzentile/erniedrigt/ CPR < 1 ab 37 + 0 SSW	**DV** PI > 95. Perzentile absent/reverse A-Welle (nur bis zur 32. SSW von Bedeutung)	**(c)CTG** pathologisch spontane Dezelerationen STV < 2,6 ms (< 29 + 0 SSW) STV < 3 ms (29 + 0 – 31 + 6 SSW)

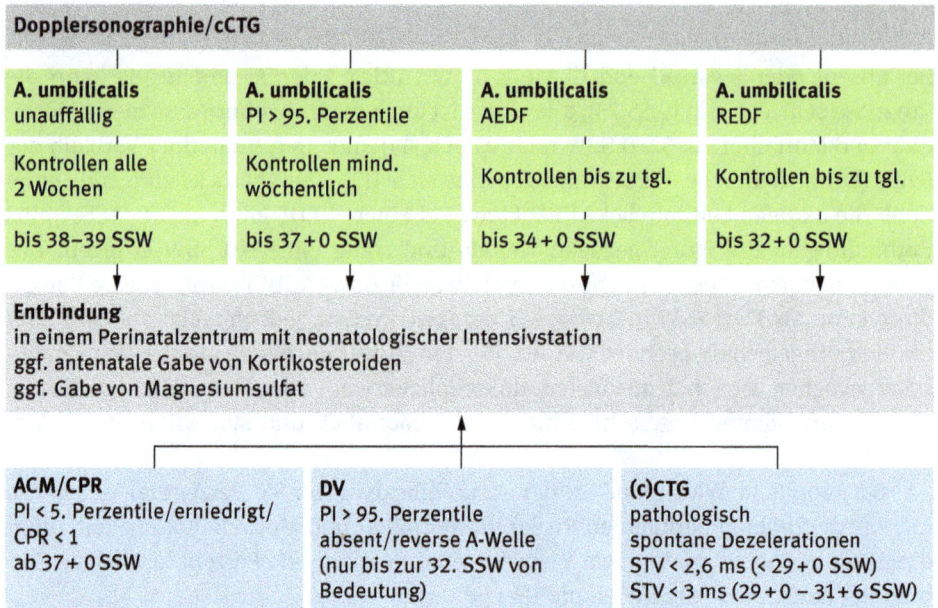

Abb. 13.6: Betreuungsschema bei fetaler Wachstumsrestriktion (modifiziert nach [9]).

strebt werden. Allerdings muss das höhere Komplikationsrisiko beachtet werden und intrapartal eine kontinuierliche Überwachung erfolgen [9].

Bei pathologischem Dopplerbefund im Sinne eines erhöhten Widerstands in der A. umbilicalis (nicht ARED-Flow) oder bei später FGR bei pathologischem Befund der ACM/CPR ist eine Geburtseinleitung und eine Vaginalgeburt möglich, wobei eine kontinuierliche Überwachung sub partu obligat erfolgen muss [9].

Bei früher FGR wird bei pathologischem cCTG, auffälligem Ductus venosus und/ oder insbesondere ARED-Flow, schon alleine wegen der erhöhten kindlichen Kompromittierung, die diese Situationen anzeigen, meist ein Kaiserschnitt durchgeführt und empfohlen. Auch in sehr frühen Schwangerschaftswochen muss bei indizierter Beendigung der Schwangerschaft aufgrund der fehlenden Möglichkeit einer sinnvollen Geburtseinleitung ein Kaiserschnitt durchgeführt werden [9].

Literatur

[1] Bakker R, Steegers EA, Hofman A, Jaddoe VW. Blood pressure in different gestational trimesters, fetal growth, and the risk of adverse birth outcomes: the generation R study. Am J Epidemiol. 2011;174(7):797–806.

[2] Lisonkova S, Joseph KS. Incidence of preeclampsia: risk factors and outcomes associated with early- versus late-onset disease. Am J Obstet Gynecol. 2013;209(6):544.e1-544.e12.

[3] Mayer C, Joseph KS. Fetal growth: a review of terms, concepts and issues relevant to obstetrics. Ultrasound Obstet Gynecol. 2013;41(2):136–45.

[4]   Churchill D, Duley L, Thornton JG, Jones L. Interventionist versus expectant care for severe pre-eclampsia between 24 and 34 weeks' gestation. Cochrane Database Syst Rev. 2013;(7): CD003106.

[5]   Hypertension in pregnancy: diagnosis and management. NICE guideline (NG133). National Institute for Health and Care Excellence. 2019.

[6]   American Colleg of Obstetricians and Gynecologists. Task Force on Hypertension in Pregnancy. Hypertension in Pregnancy. 2013.

[7]   Magee LA, Pels A, Helewa M, et al. Diagnosis, evaluation, and management of the hypertensive disorders of pregnancy. Pregnancy Hypertens. 2014;4(2):105–45.

[8]   Schlembach D, Stepan H, Groten T, et al. Hypertensive Pregnancy Disorders: Diagnosis and Therapy. Guideline of the German Society of Gynecology and Obstetrics (S2k-Level, AWMF-Registry No. 015/018, March 2019).2019. Available from: http://www.awmf.org/leitlinien/detail/ll/015-018.html.

[9]   Kehl S, Dotsch J, Hecher K, et al. Intrauterine Growth Restriction. Guideline of the German Society of Gynecology and Obstetrics (S2k-Level, AWMF Registry No. 015/080, October 2016). Geburtshilfe Frauenheilkd. 2017;77(11):1157–73.

[10]   Hargreaves K, Cameron M, Edwards H, Gray R, Deane K. Is the use of symphysis-fundal height measurement and ultrasound examination effective in detecting small or large fetuses? J Obstet Gynaecol. 2011;31(5):380–3.

[11]   Alfirevic Z, Stampalija T, Dowswell T. Fetal and umbilical Doppler ultrasound in high-risk pregnancies. Cochrane Database Syst Rev. 2017;6(6):CD007529.

[12]   Richtlinien des Gemeinsamen Bundesausschusses über die ärztliche Betreuung während der Schwangerschaft und nach der Entbindung („Mutterschafts-Richtlinien"). 2020.

[13]   Baschat AA, Cosmi E, Bilardo CM, et al. Predictors of neonatal outcome in early-onset placental dysfunction. Obstet Gynecol. 2007;109(2 Pt 1):253–61.

[14]   Lees C, Marlow N, Arabin B, et al. Perinatal morbidity and mortality in early-onset fetal growth restriction: cohort outcomes of the trial of randomized umbilical and fetal flow in Europe (TRUFFLE). Ultrasound Obstet Gynecol. 2013;42(4):400–8.

[15]   Whitworth M, Bricker L, Mullan C. Ultrasound for fetal assessment in early pregnancy. Cochrane Database Syst Rev. 2015;(7):CD007058.

[16]   Lindqvist PG, Molin J. Does antenatal identification of small-for-gestational age fetuses significantly improve their outcome? Ultrasound Obstet Gynecol. 2005;25(3):258–64.

[17]   Ego A, Monier I, Skaare K, Zeitlin J. Antenatal detection of fetal growth restriction and risk of stillbirth: population-based case-control study. Ultrasound Obstet Gynecol. 2020;55(5):613–20.

[18]   Salomon LJ, Alfirevic Z, Da Silva Costa F, et al. ISUOG Practice Guidelines: ultrasound assessment of fetal biometry and growth. Ultrasound Obstet Gynecol. 2019;53(6):715–23.

[19]   Figueras F, Caradeux J, Crispi F, et al. Diagnosis and surveillance of late-onset fetal growth restriction. Am J Obstet Gynecol. 2018;218(2S):S790-S802 e1.

[20]   Magann EF, Sandlin AT, Ounpraseuth ST. Amniotic fluid and the clinical relevance of the sonographically estimated amniotic fluid volume: oligohydramnios. J Ultrasound Med. 2011;30 (11):1573–85.

[21]   Kehl S, Schelkle A, Thomas A, et al. Single deepest vertical pocket or amniotic fluid index as evaluation test for predicting adverse pregnancy outcome (SAFE trial): a multicenter, open-label, randomized controlled trial. Ultrasound Obstet Gynecol. 2016;47(6):674–9.

[22]   Khalil A, Thilaganathan B. Role of uteroplacental and fetal Doppler in identifying fetal growth restriction at term. Best Pract Res Clin Obstet Gynaecol. 2017;38:38–47.

[23]   Figueras F, Gratacos E. Update on the diagnosis and classification of fetal growth restriction and proposal of a stage-based management protocol. Fetal Diagn Ther. 2014;36(2):86–98.

[24] Evertson LR, Gauthier RJ, Schifrin BS, Paul RH. Antepartum fetal heart rate testing. I. Evolution of the nonstress test. Am J Obstet Gynecol. 1979;133(1):29–33.

[25] Almström H, Ekman G, Axelsson O, et al. Comparison of umbilical-artery velocimetry and cardiotocography for surveillance of small-for-gestational-age fetuses. The Lancet. 1992;340 (8825):936–40.

[26] Soothill PW, Ajayi RA, Campbell S, Nicolaides KH. Prediction of morbidity in small and normally grown fetuses by fetal heart rate variability, biophysical profile score and umbilical artery Doppler studies. Br J Obstet Gynaecol. 1993;100(8):742–5.

[27] Grivell RM, Alfirevic Z, Gyte GM, Devane D. Antenatal cardiotocography for fetal assessment. Cochrane Database Syst Rev. 2015;(9):CD007863.

[28] Bilardo CM, Wolf H, Stigter RH, et al. Relationship between monitoring parameters and perinatal outcome in severe, early intrauterine growth restriction. Ultrasound Obstet Gynecol. 2004;23 (2):119–25.

[29] Lees CC, Marlow N, van Wassenaer-Leemhuis A, et al. 2 year neurodevelopmental and intermediate perinatal outcomes in infants with very preterm fetal growth restriction (TRUFFLE): a randomised trial. The Lancet. 2015;385(9983):2162–72.

[30] Dawes GS, Moulden M, Redman CW. Improvements in computerized fetal heart rate analysis antepartum. J Perinat Med. 1996;24(1):25–36.

[31] Dawes GS, Lobb M, Moulden M, Redman CW, Wheeler T. Antenatal cardiotocogram quality and interpretation using computers. BJOG. 2014;121 Suppl 7:2–8.

[32] Serra V, Bellver J, Moulden M, Redman CW. Computerized analysis of normal fetal heart rate pattern throughout gestation. Ultrasound Obstet Gynecol. 2009;34(1):74–9.

[33] Street P, Dawes GS, Moulden M, Redman CW. Short-term variation in abnormal antenatal fetal heart rate records. Am J Obstet Gynecol. 1991;165(3):515–23.

[34] Dawes GS, Moulden M, Redman CW. Short-term fetal heart rate variation, decelerations, and umbilical flow velocity waveforms before labor. Obstet Gynecol. 1992;80(4):673–8.

[35] Dawes G, Meir YJ, Mandruzzato GP. Computerized evaluation of fetal heart-rate patterns. J Perinat Med. 1994;22(6):491–9.

[36] Piazze JJ, Anceschi MM, Ruozzi Berretta A, et al. The combination of computerized cardiotocography and amniotic fluid index for the prediction of neonatal acidemia at birth: a modified biophysical profile. J Matern Fetal Med. 2001;10(5):323–7.

[37] Anceschi MM, Piazze JJ, Ruozi-Berretta A, et al. Validity of short term variation (STV) in detection of fetal acidemia. J Perinat Med. 2003;31(3):231–6.

[38] Anceschi MM, Ruozi-Berretta A, Piazze JJ, et al. Computerized cardiotocography in the management of intrauterine growth restriction associated with Doppler velocimetry alterations. Int J Gynaecol Obstet. 2004;86(3):365–70.

[39] Serra V, Moulden M, Bellver J, Redman CW. The value of the short-term fetal heart rate variation for timing the delivery of growth-retarded fetuses. BJOG. 2008;115(9):1101–7.

[40] Nijhuis IJM, ten Hof J, Mulder EJH, et al. Fetal heart rate in relation to its variation in normal and growth retarded fetuses. Eur J Obstet Gynecol Repod Biol. 2000;89(1):27–33.

[41] Guzman E, Vintzileos A, Martins M, et al. The Efficacy of Individual Computer Heart Rate Indices in Detecting Acidemia at Birth in Growth-Restricted Fetuses. Obstet Gynecol. 1996;87(6):969–74.

[42] Ribbert LS, Snijders RJ, Nicolaides KH, Visser GH. Relation of fetal blood gases and data from computer-assisted analysis of fetal heart rate patterns in small for gestation fetuses. Br J Obstet Gynaecol. 1991;98(8):820–3.

[43] Ribbert LSM, Visser GHA, Mulder EJH, Zonneveld MF, Morssink LP. Changes with time in fetal heart rate variation, movement incidences and haemodynamics in intrauterine growth retarded fetuses: a longitudinal approach to the assessment of fetal well being. Early Hum Dev. 1993;31 (3):195–208.

[44] Visser GHA, Bekedam DJ, Ribbert LSM. Changes in antepartum heart rate patterns with progressive deterioration of the fetal condition. Int J Biomed Comput. 1990;25(4):239–46.

[45] Visser GHA, Sadovsky G, Nicolaides KH. Antepartum heart rate patterns in small-for-gestational-age third-trimester fetuses: Correlations with blood gas values obtained at cordocentesis. Am J Obstet Gynecol. 1990;162(3):698–703.

[46] Turan S, Turan OM, Berg C, et al. Computerized fetal heart rate analysis, Doppler ultrasound and biophysical profile score in the prediction of acid-base status of growth-restricted fetuses. Ultrasound Obstet Gynecol. 2007;30(5):750–6.

[47] Fratelli N, Prefumo F, Wolf H, et al. Effects of Antenatal Betamethasone on Fetal Doppler Indices and Short Term Fetal Heart Rate Variation in Early Growth Restricted Fetuses. Ultraschall Med. 2021;42(1):56–64.

[48] Ghi T, Dall'Asta A, Saccone G, et al. Reduced short-term variation following antenatal administration of betamethasone: Is reduced fetal size a predisposing factor? Eur J Obstet Gynecol Reprod Biol. 2017;216:74–8.

[49] Manning FA. Fetal Biophysical Profile. Obstet Gynecol Clin North Am. 1999;26(4):557–77.

[50] Baschat AA, Galan HL, Bhide A, et al. Doppler and biophysical assessment in growth restricted fetuses: distribution of test results. Ultrasound Obstet Gynecol. 2006;27(1):41–7.

[51] Kaur S, Picconi JL, Chadha R, Kruger M, Mari G. Biophysical profile in the treatment of intrauterine growth-restricted fetuses who weigh < 1000 g. Am J Obstet Gynecol. 2008;199(3):264.e1-4.

[52] Lalor JG, Fawole B, Alfirevic Z, Devane D. Biophysical profile for fetal assessment in high risk pregnancies. Cochrane Database Syst Rev. 2008;(1):CD000038.

[53] Villalain C, Herraiz I, Quezada MS, et al. Fetal Biometry and Doppler Study for the Assessment of Perinatal Outcome in Stage I Late-Onset Fetal Growth Restriction. Fetal Diagn Ther. 2018;44 (4):264–70.

[54] Unterscheider J, Daly S, Geary MP, et al. Optimizing the definition of intrauterine growth restriction: the multicenter prospective PORTO Study. Am J Obstet Gynecol. 2013;208(4):290.e1-6.

[55] Baschat AA. Planning management and delivery of the growth-restricted fetus. Best Pract Res Clin Obstet Gynaecol. 2018;49:53–65.

[56] Kingdom J, Huppertz B, Seaward G, Kaufmann P. Development of the placental villous tree and its consequences for fetal growth. Eur J Obstet Gynecol Reprod Biol. 2000;92(1):35–43.

[57] Turan OM, Turan S, Gungor S, et al. Progression of Doppler abnormalities in intrauterine growth restriction. Ultrasound Obstet Gynecol. 2008;32(2):160–7.

[58] McCowan LM, Harding JE, Roberts AB, et al. A pilot randomized controlled trial of two regimens of fetal surveillance for small-for-gestational-age fetuses with normal results of umbilical artery doppler velocimetry. Am J Obstet Gynecol. 2000;182(1 Pt 1):81–6.

[59] Turan OM, Turan S, Berg C, et al. Duration of persistent abnormal ductus venosus flow and its impact on perinatal outcome in fetal growth restriction. Ultrasound Obstet Gynecol. 2011;38 (3):295–302.

[60] Yagel S, Kivilevitch Z, Cohen SM, et al. The fetal venous system, part I: normal embryology, anatomy, hemodynamics, ultrasound evaluation and Doppler investigation. Ultrasound Obstet Gynecol. 2010;35(6):741–50.

[61] Baschat AA, Guclu S, Kush ML, et al. Venous Doppler in the prediction of acid-base status of growth-restricted fetuses with elevated placental blood flow resistance. Am J Obstet Gynecol. 2004;191(1):277–84.

[62] Hecher K, Spernol R, Stettner H, Szalay S. Potenzial for diagnosing imminent risk to appropriate- and small-for-gestational-age fetuses by Doppler sonographic examination of umbilical and cerebral arterial blood flow. Ultrasound Obstet Gynecol. 1992;2(4):266–71.

[63] Hecher K, Snijders R, Campbell S, Nicolaides K. Fetal venous, intracardiac, and arterial blood flow measurements in intrauterine growth retardation: relationship with fetal blood gases. Am J Obstet Gynecol. 1995;173(1):10–5.

[64] Stampalija T, Arabin B, Wolf H, et al. Is middle cerebral artery Doppler related to neonatal and 2-year infant outcome in early fetal growth restriction? Am J Obstet Gynecol. 2017;216(5):521.e1-e13.

[65] Khalil A, Morales-Rosello J, Townsend R, et al. Value of third-trimester cerebroplacental ratio and uterine artery Doppler indices as predictors of stillbirth and perinatal loss. Ultrasound Obstet Gynecol. 2016;47(1):74–80.

[66] Morales-Rosello J, Khalil A, Morlando M, et al. Poor neonatal acid-base status in term fetuses with low cerebroplacental ratio. Ultrasound Obstet Gynecol. 2015;45(2):156–61.

[67] Monteith C, Flood K, Pinnamaneni R, et al. An abnormal cerebroplacental ratio (CPR) is predictive of early childhood delayed neurodevelopment in the setting of fetal growth restriction. Am J Obstet Gynecol. 2019;221(3):273.e1-273.e9.

[68] Flood K, Unterscheider J, Daly S, et al. The role of brain sparing in the prediction of adverse outcomes in intrauterine growth restriction: results of the multicenter PORTO Study. Am J Obstet Gynecol. 2014;211(3):288.e1-5.

[69] Kalafat E, Khalil A. Clinical significance of cerebroplacental ratio. Curr Opin Obstet Gynecol. 2018;30(6):344–54.

[70] Gruttner B, Ratiu J, Ratiu D, et al. Correlation of Cerebroplacental Ratio (CPR) With Adverse Perinatal Outcome in Singleton Pregnancies. In Vivo. 2019;33(5):1703–6.

[71] Vollgraff Heidweiller-Schreurs CA, De Boer MA, Heymans MW, et al. Prognostic accuracy of cerebroplacental ratio and middle cerebral artery Doppler for adverse perinatal outcome: systematic review and meta-analysis. Ultrasound Obstet Gynecol. 2018;51(3):313–22.

[72] Bilardo CM, Hecher K, Visser GHA, et al. Severe fetal growth restriction at 26–32 weeks: key messages from the TRUFFLE study. Ultrasound Obstet Gynecol. 2017;50(3):285–90.

[73] Resnik R, Mari G. Fetal growth restriction: evaluation and management: Wolters Kluwer; [updated May 04, 2020. Available from: www.uptodate.com.]

[74] Ganzevoort W, Thornton JG, Marlow N, et al. Comparative analysis of 2-year outcomes in GRIT and TRUFFLE trials. Ultrasound Obstet Gynecol. 2020;55(1):68–74.

[75] Vasconcelos RP, Brazil Frota Aragao JR, et al. Differences in neonatal outcome in fetuses with absent versus reverse end-diastolic flow in umbilical artery Doppler. Fetal Diagn Ther. 2010;28(3):160–6.

[76] Thornton JG, Hornbuckle J, Vail A, et al. Infant wellbeing at 2 years of age in the Growth Restriction Intervention Trial (GRIT): multicentred randomised controlled trial. The Lancet. 2004;364(9433):513–20.

14 Mütterliche Überwachung

Olav Lapaire, Thierry Girard

14.1 Allgemeines zur mütterlichen Überwachung

Der mütterlichen Überwachung kommt in der Präeklampsie eine wesentliche Bedeutung zu. Diese Überwachung soll einerseits Warnsymptome frühzeitig erkennen, anderseits ermöglichen, dass bei einer Verschlechterung rechtzeitig entsprechende Maßnahmen ergriffen werden können.

Die mütterliche Überwachung umfasst bei weitem nicht nur die peripartale Phase. Schon während der Schwangerschaft kann eine gezielte Überwachung sowie eine entsprechende situative Aufmerksamkeit ein erhöhtes Risiko einer Präeklampsie erkennen. Sowohl in der unmittelbar postpartalen Phase als auch im späteren Verlauf ist bei (schwer) präeklamptischen Frauen eine adäquate Überwachung von Bedeutung. Nach einer Vorstellung der verschiedenen Überwachungsmöglichkeiten haben wir daher dieses Kapitel in eine präpartale, intrapartale, sowie postpartale Phase unterteilt.

14.2 Ort der Überwachung

Grundsätzlich kann eine Patientin auf der Normalstation, im Gebärsaal oder auf einer Intensivstation überwacht werden. In vielen Regionen hat sich zudem eine „high dependency unit" (HDU) oder „intermediate care unit" (IMC) etabliert [1]. Diese Einheiten sind von der Patientinnenversorgung her zwischen Normalstation und Intensivstation anzusiedeln [1]. Eine Beatmungsmöglichkeit ist ausschließlich auf der Intensivstation gegeben, eine enge klinische Überwachung, Kreislaufunterstützung, sowie neurologische Überwachung sind Kernkompetenzen einer IMC. Im englischsprachigen Raum wird die Intensivstation als „Level 3", die IMC/HDU als „Level 2" und die Normalstation als „Level 0" care bezeichnet. Unter „Level 1" wird die Überwachung auf Normalstation unter Zuzug von intensivmedizinischem Fachwissen definiert. Sowohl personelle als auch räumliche Gegebenheiten können für die präpartale Überwachung einer schwer präeklamptischen Patientin im Gebärsaal oder auf einer IMC ausschlaggebend sein. Je weiter die IMC örtlich vom Gebärsaal entfernt ist, umso mehr wird man sich für die Überwachung im Gebärsaal entscheiden, um bei einer weiteren Verschlechterung die Entbindung anstreben zu können. Mögliche Indikationen für die unterschiedlichen Orte der Überwachung sind in Tab. 14.1. dargestellt.

https://doi.org/10.1515/9783110612127-014

Tab. 14.1: Beispiele für Entscheidungskriterien zum (prä- oder postpartalen) Überwachungsort [2].

Grad der Überwachung	Mögliche Indikation
Level 3	Notwendigkeit einer Beatmung
Level 2	Eklampsie, HELLP, postpartale Hämorrhagie mit Kreislaufinstabilität, schwere Oligurie, Koagulopathie, intravenöse antihypertensive Therapie, Herzinsuffizienz, Bewusstseinsstörung.
Level 1	konservative Behandlung einer schweren pränatalen Hypertension
Level 0	Standardnachbehandlung im Wochenbett

Für die individuelle Patientin ist schlussendlich der klinische Zustand, sowie die örtlichen Gegebenheiten der jeweiligen Klinik für den Überwachungsort ausschlaggebend.

14.3 Parameter der Überwachung

14.3.1 Atmung

Die Überwachung der Atmung findet am einfachsten durch Auszählen der Atemfrequenz statt. So kann eine Tachy- oder Bradypnoe erkannt werden. Eine Bradypnoe ist ein klassisches Symptom einer Opiatüberdosierung, im Rahmen der Präeklampsie ist hier jedoch vor allem die Magnesiumintoxikation zu nennen.

Klinisch häufiger und wichtiger als Störungen der Atemfrequenz ist die Entwicklung eines Lungenödems. Knapp 3 % der Patientinnen mit Präeklampsie entwickeln ein Lungenödem, wobei bis zu 70 % erst postpartal manifest werden [3]. Ein typisch klinisches Symptom eines beginnenden Lungenödems ist ein „Reizhusten" der Patientin. Die Pulsoxymetrie ist universell und einfach anwendbar. Auffällig ist – unter Raumluft – ein Abfall der Sauerstoffsättigung unter 95 %.

14.3.2 Laborwerte

Die meisten Kliniken benutzen ein elektronisches Laborsystem. Diese färben dann Laborergebnisse jenseits der Normgrenze blau respektive rot ein. Die Problematik bei dieser Markierung besteht darin, dass kaum ein Laborsystem die Normwerte für schwangere Frauen anpasst. Somit hat sich der Nutzer an markierte pathologische Resultate gewöhnt. Es besteht vermehrt ein Risiko, dass pathologische Werte, wie zum Beispiel Hämatokrit, Kreatinin oder Fibrinogen übersehen werden. Die wichtigsten Laborparameter sind in Tab. 14.2 dargestellt.

Tab. 14.2: Laborparameter der mütterlichen Überwachung und deren mögliche Bedeutung.

Laborwert	Bedeutung
Hämatokrit	Anstieg über 38 % ist ein Hinweis auf eine intravasale Hypovolämie (Hämokonzentration)
Thrombozyten	Abfall im Rahmen eines HELLP
GPT (AlT) und GOT (AST)	Anstieg im Rahmen eines HELLP
LDH, Bilirubin	Anstieg im Rahmen eines HELLP
Kreatinin	Anstieg (schon auf „obere Normwerte" von nicht-Schwangeren) als Hinweis auf eine schwere Nierenschädigung
Eiweiß im Urin	Nephropathie
Haptoglobin	Abfall als Hinweis für eine intravasale Hämolyse bei HELLP
Fibrinogen	Abfall als Hinweis einer Verbrauchskoagulopathie bei DIC

14.3.3 Bilanz und Diurese

Eine Präeklampsie mit schwerer Symptomatik kann mit einer Oligurie oder Anurie einhergehen. Daher ist eine adäquate Überwachung der Diurese notwendig. Gleichzeitig kommt es im Rahmen der Präeklampsie häufig zu Wassereinlagerungen. Die einfachste Form ist die regelmäßige Kontrolle des Körpergewichts. Bei der Präeklampsie mit schwerer Symptomatik wird eine restriktive Flüssigkeitszufuhr empfohlen [4]. Bei schwerer Präeklampsie wird maximal eine Flüssigkeitszufuhr von 80 ml/h empfohlen [5]. Umso wichtiger ist in diesem Zusammenhang die Bilanzierung. Eine Bilanzierung aufgrund der Trinkmenge sowie des spontan gelösten Urins ist eine einfache, jedoch meist ungenaue Messmethode. Deutlich genauer ist die Messung der Diurese bei liegendem Blasenkatheter. Ein Stundenuringefäß erlaubt eine präzise Bestimmung der Diuresemenge (siehe Abb. 14.1).

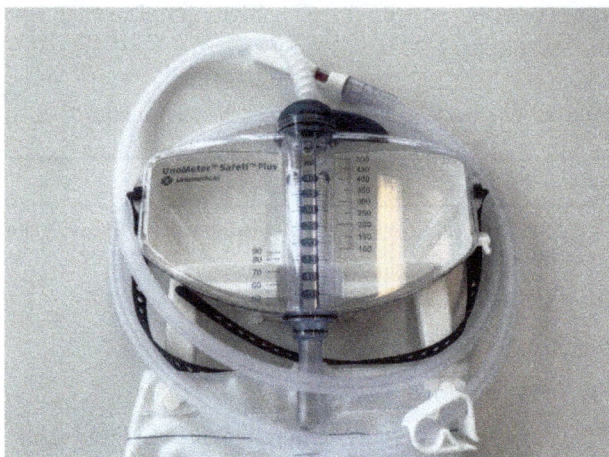

Abb. 14.1: Das Stundenuringefäß ist eine einfache, jedoch
sehr effektive Möglichkeit der
Bilanzierung.

14.3.4 Klinische Zeichen

Die klinische Untersuchung bei Patientinnen mit Präeklampsie umfasst das Erkennen einer schweren Präeklampsie. Hierzu gehören Oberbauchschmerzen, Kopfschmerzen, Sehstörungen, Hyperreflexie, Bewusstseinsstörungen, Dyspnoe, sowie eine Blutungsneigung [3].

14.3.5 Nicht-invasive Blutdruckmessung

Die am häufigsten benutzte nicht-invasive Blutdruckmessung ist die automatisierte, oszillometrische Messung [6]. Systolischer und diastolischer Blutdruck werden nicht direkt gemessen, sondern indirekt über die Form der oszillometrischen Welle errechnet. Die Messung ist nicht frei von Fehlern und Abweichungen von bis zu 10 mmHg kommen in beinahe einem Fünftel der Messungen vor [6].

In einem direkten Vergleich der Messmethoden bei Patientinnen mit schwerer Präeklampsie unterschätzten oszillometrische Messungen den tatsächlichen Blutdruck um bis zu 20 mmHg [7]. Intraarterielle gemessene Blutdruckwerte systolisch über 160 mmHg wurden mit der oszillometrischen Messung nur in knapp 24 % erkannt [7].

Es wird empfohlen, die Blutdruckmessungen primär links und rechts durchzuführen [3].

14.3.6 Invasive Blutdruckmessung

Der Vorteil der invasiven Blutdruckmessung liegt darin, dass eine kontinuierliche Blutdrucküberwachung möglich ist. Zudem sind Blutentnahmen durch die arterielle Kanüle einfach durchzuführen. In der Regel wird die Arteria radialis kanüliert, in Ausnahmesituationen auch eine Femoralarterie. Die Kanülierung ist bei diesen jungen Patientinnen mit hohen Blutdruckwerten technisch wenig anspruchsvoll. Der wesentliche Nachteil einer invasiven Blutdruckmessung im Gebärsaal ist die häufig mangelnde Vertrautheit des Personals mit der Methode. Die invasive Blutdruckmessung birgt wesentliche direkte und indirekte Gefahren, welche hier beschrieben werden. Die Anwender müssen diese Gefahren kennen, um die Technik sicher anwenden zu können.

Die intraarteriell gelegene Kanüle wird über einen starren Verbindungsschlauch mit einem Druckwandler verbunden. Das gesamte System wird mit einer kristalloiden Flüssigkeit gefüllt und steht unter Druck. Dieser Druck muss deutlich über dem systolischen Blutdruck liegen, sodass die Kanüle kontinuierlich gespült wird. Über die Flüssigkeitssäule wird der Druck von der Arterie zum Druckwandler geleitet. Der gemessene Druckwert ist wesentlich von der vertikalen Position des Druckwandlers abhängig. Dieser wird auf Herzhöhe der Patientin fixiert und das System wird gegen Luft kalibriert („Nullabgleich"). Jede relative vertikale Verschiebung des Druckwandlers zur Patientin bewirkt eine Änderung der Wassersäule und damit eine Verfälschung des Messwertes (siehe Abb. 14.2.) Eine Verschiebung des Druckwandlers gegen Boden (wenn er beispielsweise aus der Halterung zu Boden fällt) kann durchaus eine – falsche – Erhöhung der Messwerte um bis zu 80 mmHg bewirken (120 cm Wassersäule entsprechen 88 mmHg). Dasselbe gilt in der umgekehrten Richtung für

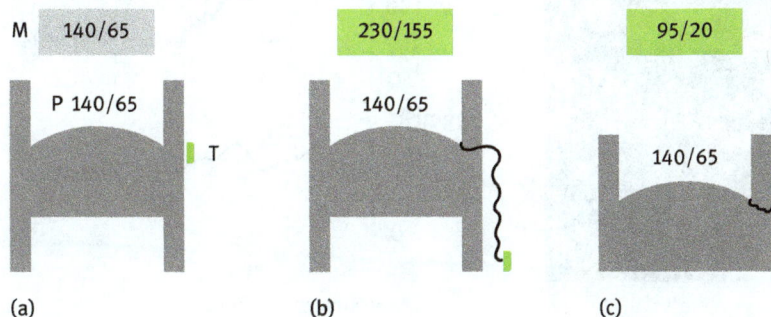

(a) (b) (c)

Abb. 14.2: Die Befestigungshöhe des Transducers (T, Druckumwandler) in Relation zur Herzhöhe der Patientin bestimmt den im Monitor (M) angezeigten Wert. (a): korrekte Platzierung auf Herzhöhe, der tatsächliche Blutdruck (P) der Patientin entspricht demjenigen auf dem Monitor (M). (b): Fällt der Transducer (T) zu Boden, so addiert sich die Wassersäule von Herzhöhe bis zum Transducer zum Messwert. Auf dem Monitor wird ein massiv zu hoher Wert angezeigt. (c): Hängt der Transducer in Relation zur Herzhöhe zu hoch (beispielsweise nach Absenken des Bettes), so reduziert sich der angezeigte Druck um die Differenz der Wassersäule.

Invasive arterielle Blutdruckmessung

Bei der invasiven arteriellen Blutdruckmessung wird der Blutdruck mit jedem Pulsschlag direkt in der Arterie gemessen. Hierzu wird die arterielle Kanüle über einen Druckumwandler mit dem Monitor verbunden. Damit die Kanüle nicht koaguliert, läuft parallel dazu über einen Druckbeutel eine Infusion.

Bei arteriellen Kanülen zu beachten

- Es darf **KEINE** Injektion stattfinden.
- Es müssen alle Dreiwegehähne **geschlossen** sein. Über einen offenen 3-Wege-Hahn kann die Patientin **verbluten.**
- **Blutentnahmen** können problemlos über das System abgenommen werden. Wer mit diesem Handling nicht vertraut ist, bitte immer **86600** dazu anfragen.

Bezüglich Blutdruckmessung zu beachten

- Der Druckumwandler (Transducer) **muss auf Herzhöhe sein**, sonst werden falsche Werte gemessen.
- Bei **hohem** Blutdruck: Zuerst kontrollieren, ob der Transducer nicht auf den Boden gefallen ist oder sonst unterhalb der Herzhöhe hängt.
- Bei **tiefem** Blutdruck: Kontrollieren, ob der Transducer nicht zu hoch hängt. Die Kurve auf dem Monitor betrachten. Wenn sie ganz flach ist, kann die Kurve gedämpft sein. Als erste Massnahme den Blutdruck mit der **Manschette nachmessen**. Gleichzeitig 86600 informieren.

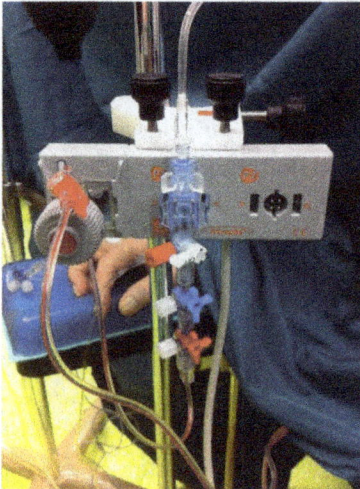

Drucktransducer   Störungen der Kurve

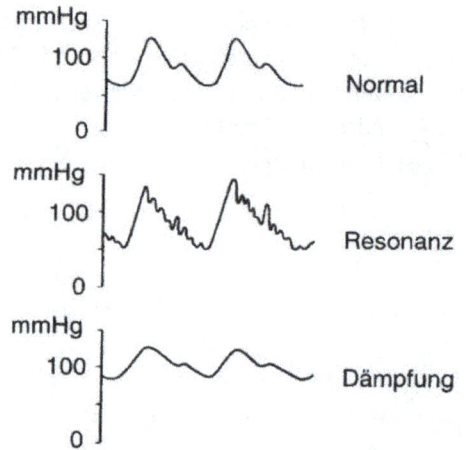

Abb. 14.3: Merkblatt zur invasiven Blutdruckmessung im Gebärsaal.

eine Erhöhung des Druckwandlers, hier nehmen die gemessenen Werte – artifiziell – ab. Vor jeder Intervention aufgrund einer Blutdruckveränderung muss obligat die Position des Druckwandlers überprüft werden. Eine Befestigung an einer Infusionsstange, welche am Bett fixiert ist, kann verhindern, dass eine Höhenänderung des Bettes zu Veränderungen des Messwertes führt.

Über eine arterielle Kanüle dürfen **keinesfalls** Medikamente injiziert werden. Wir haben in unserer Klinik für den Gebärsaal ein Merkblatt zur invasiven Blutdruckmessung erstellt (siehe Abb. 14.3).

14.4 Präpartale Überwachung

Zur präpartalen mütterlichen Überwachung gehört die Blutdruckmessung sowie Urinuntersuchung auf Proteinurie bei jeder Schwangerschaftskontrolle. Zeigt der Urin-Streifentest eine Eiweißausscheidung von 1+ oder höher, so sollte der Protein-Kreatinin-Quotient bestimmt werden [3]. Im folgenden Text werden wir uns auf die Überwachung stationär aufgenommener Patientinnen fokussieren. Wird eine Patientin mit Präeklampsie stationär in die Klinik aufgenommen und eine unmittelbare maternale oder fetale Bedrohung ausgeschlossen, so beinhaltet die weiterführende maternale Überwachung eine regelmäßige Blutdruckmessung, die Verlaufskontrolle der klinischen Symptomatik, insbesondere Oberbauchschmerzen, Kopfschmerzen, Sehstörungen, Reflexstatus, Dyspnoe [3].

Die Urinausscheidung sollte kontrolliert werden, sodass eine Oligurie (< 0,5 ml/kg/h) frühzeitig erkannt wird. Laborkontrollen richten sich nach dem klinischen Bild, ebenso die Notwendigkeit einer Überwachung der Oxygenierung mit der Pulsoxymetrie.

Die Häufigkeit dieser Maßnahmen ist von der Schwere des Krankheitsbildes abhängig. So ist zum Beispiel bei HELLP eine Laborkontrolle notwendig, wenn die Parameter initial nur diskret verändert sind oder im Hinblick auf die klassische Trias nur ein inkomplettes Bild vorliegt. Empfohlen ist eine Kontrolle der Laborparameter bei HELLP initial nach 6–8 Stunden, auch um eine mögliche rapide Veränderung zu erfassen. Bei schweren Verläufen in ist die Erkrankung häufig mit einer Gerinnungsstörung, wie einer disseminierten intravasalen Gerinnung (DIG) assoziiert.

14.4.1 Blutdruckmessung

Der Zielblutdruck sollte bei systolisch 130–150 mmHg, sowie diastolisch 80–100 mmHg liegen [3]. Empfohlene Intervalle der Blutdruckwerte sind in Tab. 14.3 zusammengestellt. Bei einer hypertensiven Krise oder bei erschwert einstellbarem Blutdruck sollte eine invasive Blutdruckmessung dringend erwogen werden.

Tab. 14.3: Überwachungsintervalle bei Präeklampsie.

Überwachung	Intervall
Reflexstatus	täglich, bei Magnesium-Gabe mehrmals täglich
Laborkontrolle	bei HELLP 6–8 stündlich [3]
Blutdruckmessung	alle 15–30 Minuten bis unter 160/110 mmHg [2]. Anschließend mindestens 4 mal täglich [2]
Pulsoxymetrie	mehrmals täglich bei HELLP, schwere Präeklampsie

14.4.2 Überwachung bei Magnesiumgabe

Für die Überwachung einer Magnesiumtherapie ist die Erhebung von klinischen Parametern ausreichend. Neben der regelmäßigen Kontrolle der Patellarsehnenreflexe ist eine sorgfältige Messung der Diurese wesentlich. Magnesium wird hauptsächlich über die Nieren ausgeschieden, bei einer Niereninsuffizienz kann die Plasmakonzentration von Magnesium rasch ansteigen. Warnzeichen einer Überdosierung von Magnesium ist die Abnahme der Atemfrequenz, welche entsprechend ebenfalls überwacht werden muss. Ausser bei schwer eingeschränkter Nierenfunktion, ist eine laborchemische Kontrolle der Magnesiumkonzentration in der Regel nicht notwendig [3].

14.5 Intrapartale Überwachung

Sowohl allgemeiner Stress als auch Schmerzen führen zu einer Katecholaminausschüttung mit entsprechendem Anstieg der Blutdruckwerte. Das Risiko einer intrazerebralen Blutung ist bei systolischen Blutdruckwerten über 160 mmHg signifikant erhöht [8]. Daher kommt der Überwachung des mütterlichen Blutdruckes während der Geburt eine wesentliche Bedeutung zu.

14.5.1 Überwachung bei vaginaler Geburt

Besteht eine Präeklampsie mit schwerer Symptomatik, so kann eine epidurale Analgesie die Katecholaminausschüttung während der Geburt reduzieren und somit einen deutlichen Blutdruckanstieg verhindern. Eine Blutdruckmessung sollte regelmäßig durchgeführt werden und systolische Werte über 160 mmHg sollten vermieden werden. Bei etabliertem oder beginnendem Lungenödem sollte die Sauerstoffsättigung mit der Pulsoxymetrie kontinuierlich überwacht werden. Bei sehr schwierig einstellbaren Blutdruckwerten sollte eine invasive Blutdruckmessung erwogen werden.

14.5.2 Überwachung bei Sectio caesarea

Auch im Rahmen einer Sectio caesarea ist der wesentliche mütterliche Überwachungsparameter der Blutdruck. Hier muss zwischen einer Regional- und Allgemeinanästhesie unterschieden werden. Sowohl eine Epidural-, als auch eine Spinalanästhesie führen zu eine Sympathikolyse mit einer peripheren Vasodilatation. Bei Patientinnen mit Präeklampsie kommt es – im Vergleich zu Schwangeren ohne Präeklampsie – kaum zu einem Blutdruckabfall [9]. Eine leichte – und willkommene – leichte Reduktion des Blutdrucks tritt jedoch regelmäßig auf. Somit ist unter einer gut funktionierenden neuraxialen Anästhesie kein relevanter Blutdruckanstieg zu erwarten.

Laryngoskopie und endotracheale Intubation sowie der Hautschnitt sind die stärksten Schmerzreize bei einer Sectio caesarea in Allgemeinanästhesie. Beide Schmerzreize können zu massiven Blutdruckanstiegen sowie bei Patientinnen mit Präeklampsie zur intrakraniellen Blutung führen. Daher ist es von größter Wichtigkeit den Blutdruck eng zu überwachen. Bei schwerer Präeklampsie und Notwendigkeit einer Allgemeinanästhesie sollte vor Anästhesieeinleitung eine invasive Blutdruckmessung etabliert werden. Der Blutdruck muss vor Einleitung der Anästhesie stabilisiert werden [3]. Um den Blutdruckanstieg zu verhindern, wird bei zur Einleitung der Allgemeinanästhesie ein Opioid injiziert.

14.6 Postpartale Überwachung

Die Betreuung der Wöchnerin in der postpartalen Phase nach Präeklampsie umfasst diverse Aspekte und beinhaltet neben der Förderung und Unterstützung der Mutter-Kind-Beziehung auch die engmaschige Überwachung der kardiovaskulären Veränderungen, um eine Exazerbation der hypertensiven Erkrankung zu verhindern.

Die Betreuung und Überwachung der Wöchnerin nach Präeklampsie kann in eine kurzfristige, mittelfristige und langfristige Phase eingeteilt werden.

14.6.1 Kurzfristig

Patientinnen mit hypertensives Schwangerschaftserkrankungen haben in den ersten sieben postpartalen Tagen ein erhöhtes Risiko einer Exazerbation [3]. Dadurch wird auch die direkt postpartale Notwendigkeit einer Überwachung bestimmt. In bis zu

30 % tritt ein HELLP-Syndrom oder ein eklamptischer Krampfanfall erst postpartal auf [3].

In der kurzfristigen Phase ist die Patientin auf dem Wochenbett hospitalisiert, wo sich der Blutdruck in den meisten Fällen normalisiert (in bis zu 50–85 % in der ersten Woche postpartal). Der Verlauf ist jedoch abhängig vom Schweregrad und von den Grunderkrankungen. Bei schwerer arterieller Hypertonie ist eine intensive interdisziplinäre und interprofessionelle Betreuung notwendig. Neben dem Blutdruck sollen weitere Parameter wie Puls, Temperatur, Bilanzierung, Atmung, Sauerstoffsättigung und Labor je nach klinischem Verlauf durchgeführt werden.

Bei schwer kranken präeklamptischen Patientinnen mit der Notwendigkeit einer intravenösen Blutdrucktherapie oder gar einer mechanischen Beatmung ist eine Überwachung und Behandlung auf die Intensivmedizin notwendig. Nach der peripartalen Blutung gehören Präeklampsie und HELLP zu den häufigsten Indikationen einer im Rahmen der Schwangerschaft notwendigen Intensivtherapie [10]. Von denjenigen Patientinnen, welche aus geburtshilflichen Gründen intensivmedizinisch betreut werden, sind nur knapp 20 % präpartale Behandlungen [10]. Die Indikation zur intensivmedizinischen Behandlung schwangerer Patientinnen wurde in 40 % aufgrund einer Präeklampsie gestellt [10]. Bei einer Überwachung auf der Intensivstation sollten frühzeitig Hebammen resp. Pflegefachfrauen involviert werden, um den Aufbau einer optimalen Mutter-Kind-Bindung zu ermöglichen und um eine Unterstützung beim Stillen oder Abpumpen zu geben.

Ist keine Verlegung auf die Intensivstation notwendig, so sollten Patientinnen mit Präeklampsie postpartal mindestens 4 Stunden bis zur Stabilisierung im Gebärsaal überwacht werden. In dieser Zeit sind Puls, Blutdruck, Temperatur, Atmung, Sauerstoffsättigung und Flüssigkeitsbilanzierung regelmäßig zu überwachen [3]. Laborkontrollen werden entsprechen der klinischen Symptomatik durchgeführt.

Nach Verlegung ins Wochenbett muss der Blutdruck bei Patientinnen mit Präeklampsie bis zur Entlassung **mindestens viermal pro Tag** gemessen werden [2,3], dies neben den üblichen Maßnahmen im Wochenbett (Kontrolle des Uterusstandes, der Lochien resp. Blutung, Brustkontrollen, Mobilisation der Wöchnerin, Urinausscheidung). Dabei sollen Blutdruckwerte von 150/100 mmHg nicht überschritten werden.

14.6.2 Mittelfristig

Eine Blutdruckkontrolle ist bei Patientinnen mit Präeklampsie für mindestens die ersten 12 postpartalen Wochen notwendig, die antihypertensive Therapie sollte fortgesetzt werden [3].

14.6.3 Langfristig

Langfristig ist bei Frauen mit einer Präeklampsie das kardiovaskuläre Risiko erhöht. Daher sollten diese Patientinnen 3–6 Monate postpartal internistisch untersucht werden. Diese Untersuchung sollte sowohl das Herz-/Kreislaufsystem, als auch die Nierenfunktion umfassen (siehe Kap. 17).

Literatur

[1]   Kopp R, Schuerholz T, Asche P, Rossaint R, Marx G. Intensivstation und Intermediate Care unter einem Dach. Anästhesiologie Intensivmedizin. 2012;53:598.

[2]   National Institute for Health and Care Excellence (UK). Hypertension in pregnancy: diagnosis and management. 2019.

[3]   Deutsche Gesellschaft für Gynäkologie und Geburtshilfe (DGGG), Oesterreichische Gesellschaft für Gynäkologie und Geburtshilfe (OEGGG), Schweizerische Gesellschaft für Gynäkologie und Geburtshilfe (SGGG), Hypertensive Schwangerschaftserkrankungen: Diagnostik und Therapie, 2019, besucht 9.8.2020, https://www.awmf.org/leitlinien/detail/ll/015-018.html.

[4]   Pretorius T, van Rensburg G, Dyer RA, Biccard BM. The influence of fluid management on outcomes in preeclampsia: a systematic review and meta-analysis. Int J Obstet Anesth. 2018;34:85–95.

[5]   Russell R. Preeclampsia and the anaesthesiologist: current management. Curr Opin Anaesthesiol. 2020;33:305–10.

[6]   Nitzan M, Slotki I, Shavit L. More accurate systolic blood pressure measurement is required for improved hypertension management: a perspective. Medical Devices: Evidence and Research. 2017;10:157–63.

[7]   Langenegger E, Dalla S, Petro G, Hall D. Invasive versus non-invasive monitoring of acute severe hypertension in women with pre-eclampsia. Pregnancy Hypertens. 2012;2:374–9.

[8]   Martin JN, Thigpen BD, Moore RC, et al. Stroke and severe preeclampsia and eclampsia: a paradigm shift focusing on systolic blood pressure. Obstet Gynecol. 2005;105:246–54.

[9]   Dyer RA, Piercy JL, Reed AR, et al. Hemodynamic changes associated with spinal anesthesia for cesarean delivery in severe preeclampsia. Anesthesiology. 2008;108:802–11.

[10] Intensive Care National Audit and Research Centre, Female admissions (aged 16–50 years) to adult, general critical care units in England Wales and Northern Ireland, reported as "currently pregnant" or "recently pregnant", 2013, besucht 20.8.2020, https://www.icnarc.org/Our-Audit/Audits/Cmp/Our-National-Analyses/Obstetrics.

15 Entbindung bei Präeklampsie

Johannes Stubert

15.1 Prädiktion des klinischen Verlaufs

Unverändert ermöglicht nur die Entbindung eine kausale Therapie der Präeklampsie. Sie stellt immer eine adäquate Behandlung für die Mutter, jedoch nicht immer für den Feten dar [1]. Dieser Interessenkonflikt bzw. die Abwägung der mütterlichen gegen die kindlichen Risiken bestimmen das klinische Vorgehen. Medikamentöse Maßnahmen zur Blutdruckregulation sind ebenso wie die Eklampsieprophylaxe mit Magnesium symptomatisch und erlauben bestenfalls eine Prolongation der Schwangerschaft. Das Ziel der Schwangerschaftsverlängerung ist immer die Verbesserung der fetalen Prognose. Vorrangig bleibt die Vermeidung irreversibler und womöglich lebensbedrohlicher Komplikationen der Mutter wie

- Parenchymblutungen
  - intrahepatisch bei HELLP-Syndrom
  - intrazerebral bei Eklampsie, hypertensiver Entgleisung
- terminales Nierenversagen
- Blutverlust durch
  - vorzeitige Plazentalösung und/oder
  - disseminierte intravasale Gerinnungsstörung
- schwere Ateminsuffizienz mit der Notwendigkeit einer maschinellen Beatmung.

Die Entscheidung für ein abwartendes Vorgehen erfordert vom Geburtshelfer insbesondere bei frühem Gestationsalter die Fähigkeit, Risiken für Mutter und Kind adäquat einschätzen zu können.

Klinische Zeichen wie Kopfschmerzen, Sehstörungen, Übelkeit und Erbrechen, Oberbauchschmerzen, Unruhe, Agitiertheit bzw. Hyperreflexie, Oligo- bis Anurie, schwere Hypertonie und Dyspnoe sind ebenso wie begleitende Laborveränderungen (Anstieg harnpflichtiger Retentionsparameter, leberspezifischer Enzyme und Akute-Phase-Proteine, Thrombozytopenie, Zeichen der Hämolyse, Abnahme der Sauerstoffsättigung) wichtige Hinweiszeichen maternaler Komplikationen. Die klinische Wichtung einzelner Parameter ist allerdings nur schwer möglich. Hierzu vorliegende Studien sind in ihren Ergebnissen aufgrund unterschiedlicher Krankheitsdefinitionen (Präeklampsie, hypertensive Schwangerschaftserkrankungen etc.), differenter Studienpopulationen (high vs. low risk) sowie uneinheitlicher Outcome-Parameter ausgesprochen heterogen und erlauben kaum eine Vergleichbarkeit. Zusammenfassend lässt sich jedoch feststellen, dass die Testgenauigkeit einzelner klinischer Parameter zur Vorhersage spezifischer Komplikationen (z. B. Eklampsie, vorzeitige Plazentalösung) als auch kombinierter Morbiditäten mit positiven Likelihood Ratios von durchschnittlich unter drei als unzureichend einzustufen ist [2].

https://doi.org/10.1515/9783110612127-015

Durch die Kombination verschiedener Parameter mittels multifaktorieller Prognosemodelle wurde versucht, die Prädiktion des klinischen Verlaufs zu verbessern. Mit dem fullPIERS- (**P**reeclampsia **I**ntegrated **E**stimate of **RiS**k) und dem PREP- (**P**rediction of **R**isks in **E**arly onset **P**reeclampsia) Modell liegen zwei extern validierte Algorithmen zur maternalen Risikoabschätzung bei Präeklampsie vor. Beide Modelle stehen online zur individuellen Risikoabschätzung zu Verfügung:

– fullPIERS-Modell: https://pre-empt.obgyn.ubc.ca/evidence/fullpiers
– PREP-Modell: https://www.evidencio.com/models/show/1043

15.1.1 Das fullPIERS Modell

Dieses Modell zur Prädiktion schwerer maternaler Komplikationen infolge einer Präeklampsie wurde in einer multizentrischen Studie in Kanada, Neuseeland, Australien und Großbritannien prospektiv entwickelt und validiert [3]. Der kombinierte primäre Endpunkt umfasste die mütterliche Mortalität ebenso wie schwere neuronale, kardiorespiratorische, hepatische, renale oder hämatologische Morbiditäten (Tab. 15.1).

Tab. 15.1: Definition der Endpunkte im fullPIERS-Modell mit Angabe der Häufigkeit im Schwangerschaftsverlauf in der fullPIERS- und PREP-Studie bei Präeklampsie. In die PREP-Studie wurden nur early onset Präeklampsien < 34+0 Schwangerschaftswochen eingeschlossen. Die Komponenten des kombinierten Endpunktes wurden mittels Delphi-Konsensusverfahren festgelegt. Tabelle modifiziert nach [3,4].

Komplikation	Häufigkeit FullPIERS (n = 2023)	Häufigkeit PREP (n = 946)
Mortalität	0 %	0 %
neuronale Morbidität		
Eklampsie	0,5 %	1,3 %
Glasgow-Koma-Score < 13	0,2 %	0,3 %
Schlaganfall oder reversibles ischämisches neurologisches Defizit	0,05 %	0 %
transitorische ischämische Attacke	0,05 %	n. a.
kortikale Blindheit oder Netzhautablösung	0 %	0 %
posteriore reversible Enzephalopathie	0 %	0,2 %
kardiorespiratorische Morbidität		
Notwendigkeit positiv inotroper Medikamente	0,2 %	0,1 %
Gabe eines dritten antihypertensiven Medikaments (i. v.)	0,2 %	n. a.

Tab. 15.1: (fortgesetzt)

Komplikation	Häufigkeit FullPIERS (n = 2023)	Häufigkeit PREP (n = 946)
Myokardinfarkt oder -ischämie	0,05 %	0 %
Sauerstoffsättigung (SpO$_2$) < 90 %	2,0 %	n. a.
Sauerstoffgabe ≥ 50 % FiO$_2$ für über 1 Stunde	1,6 %	0,7 %
Intubationsnotwendigkeit (Sectioindikation ausgenommen)	0,3 %	1,0 %
Lungenödem	3,1 %	0,6 %
hämatologische Morbidität		
Transfusion eines Blutprodukts	4,2 %	5,4 %
Thrombozytopenie < 50 × 10^9/l ohne Transfusion	2,0 %	
hepatische Morbidität		
Leberversagen	0,6 %	1,3 %
Leberhämatom oder -ruptur	0 %	0 %
renale Morbidität		
akute Niereninsuffizienz (Kreatinin > 150 µmol/l ohne vorbestehende Nierenerkrankung)	0,3 %	0,5 %
akute Niereninsuffizienz (Kreatinin > 200 µmol/l mit vorbestehender Nierenerkrankung)	0,2 %	
Dialyse	0,05 %	0,5 %
vorzeitige Plazentalösung	1,7 %	2,6 %
postpartale Hämorrhagie (nur PREP)	n. a.	7,8 %
andere schwere Morbiditäten		
schwerer Aszites	0,1 %	
Fazialisparese	0,05 %	0 %
Entbindung < 34+0 SSW (nur PREP)	n. a.	61,3 %

Von den 2023 Frauen entwickelten insgesamt 13 % (n = 261) den kombinierten Endpunkt, bei 5 % (n = 106) trat das definierende Ereignis innerhalb der ersten 48 h nach Studieneinschluss auf. Die in das Modell einfließenden prädiktiven Parameter umfassen das Schwangerschaftsalter (niedrig), Thoraxschmerz, Dyspnoe, Kreatininkonzentration im Serum (hoch), Thrombozytopenie, Transaminasenanstieg sowie kapillare Sauerstoffsättigung (niedrig). Rund zwei Drittel der Studienteilnehmerinnen wurden der Niedrigrisikogruppe (Vorhersagewahrscheinlichkeit < 2,5 %) zugeordnet. Bei diesen trat der Endpunkt in weniger als 1 % der Fälle auf. Lediglich 4 % der Studienteilnehmerinnen wiesen ein hohes Risikoprofil entsprechend einer Komplikationswahrscheinlichkeit von ≥ 30 % auf. Von diesen entwickelten 59 % mindestens eine, den Endpunkt definierende Komplikation. Die Detektionsrate für Komplikationen lag bei diesem cut-off bei 45 %. Bei einer Risikowahrscheinlichkeit von 5 % als cut-off erhöhte sich die Detektionsrate auf > 75 % bei einer Falsch-Positiv-Rate von 16 %. Die höchste Vorhersagekraft zeigte das Modell bei der Prädiktion des Endpunktes innerhalb von 48 Stunden (ROC AUC 0,88 [95 % CI 0,84–0,92]). Für den Zeitraum zwischen 2 bis 7 Tagen lagen die AUCs durchgehend bei über 0,7. Das Modell zeigte auch für ein Gestationsalter kleiner 34+0 Schwangerschaftswochen eine gute Testgenauigkeit (AUC 0,85 [95 % CI 0,79–0,92]).

Die externe Validierung des fullPIERS-Modells an 2429 Frauen zeigte eine geringfügig schlechtere Testcharakteristik mit AUC-Werten zwischen 0,82 und 0,75 für die Prädiktion des kombinierten Endpunktes innerhalb der folgenden 48 Stunden. Die Kalibrierungsanalyse ergab bei einem Schätzrisiko von ≥ 30 % eine systematische Überschätzung der tatsächlichen Ereignishäufigkeiten und damit eine höhere Falsch-Positiv-Rate [5,7]. Für die Kohorte früher Präeklampsien < 34 Schwangerschaftswochen (n = 1388) lag die AUC bei 0,80 (95 % CI 0,75–0,86) [6]. Bei einem geschätzten Komplikationsrisiko von ≥ 30 % betrug der positive Vorhersagewert 65 % bei einer Detektionsrate von 44 %.

Zusammenfassend lässt sich feststellen, dass die Stärke des Modells im hohen negativen Vorhersagewert eines niedrigen Risikos (< 5 %), zu sehen ist. In diesen Fällen ist ein exspektatives Vorgehen bei niedrigem Gestationsalter zu befürworten. Bemerkenswert ist die hohe prognostische Bedeutung der Sauerstoffsättigung, welche leicht mittels Pulsoxymetrie erhoben werden kann. Eine Bestimmung dieses Parameters im Rahmen der klinischen Überwachung ist daher bei schwerwiegendem Verlauf zu empfehlen.

15.1.2 Das PREP-Modell

In der „Prediction of Risks in Early onset Preeclampsia" (PREP) Studie wurde an 945 Schwangeren mit early onset Präeklampsie ein weiterer prognostischer Algorithmus entwickelt, mit welchem die Risiken einer maternalen Morbidität bei Präeklampsie unter 34+0 Schwangerschaftswochen insbesondere für den Zeitraum von 48 Stunden abgeschätzt werden können [4,7]. Die kombinierte schwere fetale Morbidität und Mortalität wurde als sekundärer Endpunkt erfasst [8]. Im Gegensatz zum fullPIERS-Modell schließt PREP deutlich mehr prädiktive Faktoren ein. Bei 18 % (n = 169) der Frauen kam es innerhalb von 48 Stunden, bei 67 % (n = 633) innerhalb des gesamten Schwangerschaftsverlaufs zum Auftreten des kombinierten maternalen Endpunkts. Allerdings wurde mit 61,3 % der Endpunkt am häufigsten aufgrund der Entbindung unter 34+0 Schwangerschaftswochen erfüllt (Tab. 15.1). Zweithäufigstes

Ereignis war die postpartale Hämorrhagie mit 7,8 %. Kritisch zu hinterfragen ist, ob die frühe Entbindung tatsächlich ein geeigneter maternaler Endpunkt ist, da es sich eigentlich um einen neonatalen Risikofaktor handelt und lediglich indirekt den Schweregrad der maternalen Morbidität reflektiert. Die Autoren betonen aber genau diesen Zusammenhang und wiesen darauf hin, dass, wie auch in den Leitlinien empfohlen, bei schwerem Verlauf die Entbindung ab 34 Schwangerschaftswochen zur Vermeidung maternaler Komplikationen indiziert ist. Eine Nichtberücksichtigung würde demzufolge zu einer Unterschätzung des maternalen Morbiditätsrisikos führen. Leider ist aus den Daten nicht ersichtlich, ob die Indikationsstellung zur Entbindung primär maternal oder fetal begründet war. Von den Neonaten erfüllten 74 % (n = 702/945) den kombinierten Endpunkt, bei 72 % (n = 681/945) infolge einer Verlegung auf die neonatologische Intensivstation. Die Autoren entwickelten ein zeitbasierten PREP-S Modell (das S steht für survival und basiert auf einer Kaplan-Meyer-Analyse) sowie ein logistisches Regressionsmodell PREP-L. PREP-S erlaubt die Risikoprädiktion für die nachfolgenden 48 Stunden, PREP-L zielt auf die Risikovorhersage für den gesamten Schwangerschaftsverlauf. Auch PREP wurde mittels externer Daten validiert (n = 648) und zeigte gute Ergebnisse in den Kalibrierungs- und Diskriminationsanalysen (Kalibrierung: Abweichung der Vorhersage vom Ist-Zustand, Diskrimination: Testeigenschaften mittels ROC-Analyse).

Zusammenfassend können sowohl das PREP und fullPIERS Modell für die Risikoabschätzung maternaler Komplikationen im Schwangerschaftsverlauf hinzugezogen werden. Besonders effektiv sind das fullPIERS und das PREP-S Modell in der Risikoabschätzung für die folgenden 48 Stunden, was für Planung der antenatalen Steroidprophylaxe nützlich sein kann. Aufgrund des hohen negativen Vorhersagewertes rechtfertigt ein niedriges Risiko ein exspektatives Vorgehen. Bei hohem Risiko sollte eine Überwachung in einem geeigneten Perinatalzentrum erfolgen, um eine engmaschige klinische Beurteilung zu ermöglichen. Die Anwendung beider Modelle wird in der britischen NICE-Leitlinie empfohlen [9]. Eine Indikation zur Entbindung allein auf der Basis des Risikos sollte jedoch nicht erfolgen.

15.1.3 Angiogenesefaktoren in der Prädiktion des Entbindungsintervalls

Hilfreich für die prognostische Abschätzung des maternalen Risikos dürfte auch die Hinzunahme der angiogenen Biomarker (sFlt-1, PlGF und die sFlt-1/PlGF-Ratio) zu den klinischen (Gestationsalter, Parität, Proteinurie und Blutdruck) und klassischen paraklinischen (Transaminasen, Thrombozyten, Kreatinin, Harnsäure, Lactatdehydrogenase) Faktoren sein [10]. In einem multivariablen Modell konnte durch die Einbeziehung der sFLt-1/PlGF-Ratio der C-Index von 0,73 (klinische Prädiktoren ohne Angiogenesefaktoren) auf 0,82 erhöht werden. Die Autoren weisen darauf hin, dass die Diskrimination besser gelingt, wenn statt fester cut-off-Werte die Ratio als kontinuierlicher (und vom Gestationsalter abhängiger) Parameter in die Berechnung eingeht. Im Rahmen der brasilianischen PREPARE (**P**rematurity **RE**duction by **P**re-eclampsia c**ARE**) Studie soll untersucht werden, inwieweit durch die Integration eines Prädiktionsmodells das Schwangerschafts-Outcome beeinflusst werden kann [11]. Die Studie ist im Stepped-Wedge-Design angelegt, das heißt ausgehend von einem Standardmanagement wird bei den teilnehmenden Zentren zeitversetzt das experimentelle Vorgehen umgesetzt. Dieses sieht ein exspektatives Vorgehen vor, solange das kalkulierte Morbiditätsrisiko im fullPIERS-Model unter 10 % und zusätzlich die sFlt-1/PlGF-Ratio ≤ 38 liegt. Weitere Studien unter Einbeziehung angiogener Biomarker sind in Planung.

15.2 Indikationen zur Entbindung in Abhängigkeit des Gestationsalters

15.2.1 Schwangerschaftsalter kleiner 34+0 Schwangerschaftswochen

Aufgrund des neonatalen Morbiditäts- und Mortalitätsrisikos infolge der iatrogenen Frühgeburtlichkeit ist die Entbindung unter 34 Schwangerschaftswochen problematisch. Eine Prolongation über 48 Stunden mit Applikation der antenatalen Steroidprophylaxe ist anzustreben. Bei einer darüber hinaus reichenden Schwangerschaftsverlängerung wäre insbesondere bei sehr frühem Gestationsalter eine weitere Verbesserung der kindlichen Prognose zu erwarten. Allerdings müssen neben den mütterlichen auch die fetalen Risiken infolge einer chronischen oder akuten Plazentainsuffizienz berücksichtigt werden. Somit stellt sich die Frage, inwieweit das Kind im individuellen Fall von einem exspektativen Vorgehen profitiert. Insbesondere bei schwerer fetaler Wachstumsrestriktion wird die niedrigere postnatale Morbidität durch Prolongation der Schwangerschaft mit einer erhöhten intrauterinen und perinatalen Mortalität erkauft [12]. Die Anwendung des computerisierten CTGs mit Analyse der fetalen Kurzzeitvariationen in Verbindung mit der dopplersonographischen Beurteilung des Ductus venosus sind am besten geeignet, den Feten präpartal zu überwachen und gegebenenfalls die Entbindungsindikation bei früher fetaler Wachstumsrestriktion zu stellen [13].

Leider gibt es zum optimalen geburtshilflichen Management bei früher Präeklampsie nur wenige Daten aus randomisierten Studien. Zwei von drei Studien wurden darüber hinaus vor mehr als 15 Jahren durchgeführt. In diesen beiden ließ sich durch ein exspektatives Vorgehen bei klinisch stabiler Situation das neonatale Morbiditätsrisiko reduzieren. Odendaal et al. schlossen in ihre unizentrische Studie aus Südafrika 58 Frauen mit schwerer Präeklampsie zwischen 28 und 34 Schwangerschaftswochen ein [14]. Allein bei 34 % (n = 20) dieser Patientinnen wurde aufgrund einer rapiden klinischen Verschlechterung die Entbindung noch vor Abschluss der antenatalen Steroidprophylaxe und somit vor Randomisierung notwendig. Ursächlich waren ein unkontrollierbarer Blutdruck (75 %), fetaler Distress (40 %), drohende

Niereninsuffizienz (25 %), vorzeitige Plazentalösung (15 %) und ein HELLP-Syndrom (5 %). Diese Zahlen verdeutlichen, wie schwer diese Patientinnen erkrankt sind und wie unkalkulierbar der klinische Verlauf im individuellen Fall ist. Von den verbleibenden Fällen erhielten 18 ein exspektatives und 20 ein aktives Management. Durch das abwartende Vorgehen konnte die Schwangerschaftsdauer signifikant um durchschnittlich 7,1 vs. 1,3 Tage prolongiert werden. In der Gruppe der unmittelbar entbundenen Frauen war die perinatale Mortalität (3 vs. 5 Fälle) ebenso wie die Rate der beatmungspflichtigen Kinder nicht signifikant erhöht. Allerdings war die kombinierte neonatale Morbidität und Mortalität bei unmittelbarer Entbindung mit 15 vs. 6 Fällen mehr als doppelt so hoch. Kritisch anzumerken ist, dass das mittlere Schwangerschaftsalter bei Entbindung in der Gruppe mit exspektativem Vorgehen höher war (30+1 vs. 31+6 SSW). Die Differenz von 12 Tagen war nicht allein Folge der Prolongation, sondern weist auf eine Ungleichheit des Gestationsalters zum Zeitpunkt der Randomisierung hin. Trotzdem bleibt festzustellen, dass unter intensiver klinischer Überwachung auch in schweren Fällen eine Prolongation der Schwangerschaft möglich war, ohne die Häufigkeit schwerer maternaler Komplikationen zu erhöhen.

In der zweiten US-amerikanischen unizentrischen Studie von Sibai et al. wurden nach Applikation der zweiten Glukokortikoidgabe 95 Frauen mit schwerer Präeklampsie zwischen 28 und 32 Schwangerschaftswochen randomisiert [15]. Durch abwartendes Vorgehen war ebenfalls eine signifikante Prolongation der Schwangerschaft möglich (15,4 vs. 2,6 Tage). Das Gestationsalter bei Studieneinschluss unterschied sich zwischen den Gruppen mit durchschnittlich 30,7 und 30,4 Wochen nicht signifikant. Häufigste Indikationen zur Entbindung bei exspektativem Vorgehen war eine Verschlechterung der mütterlichen Situation (33 %). In 27 % der Fälle erforderte die Verschlechterung der fetalen Situation eine Schwangerschaftsbeendigung. In immerhin 20 % wurde ein Schwangerschaftsalter von 34 Schwangerschaftswochen erreicht. In den restlichen Fällen waren spontane Frühgeburtsbestrebungen beziehungsweise vaginale Blutungen ursächlich für die Entbindung. Auch in dieser Studie traten keine Fälle von Eklampsie, Lungenödem, Nierenversagen oder disseminierter intravasaler Gerinnung auf. Das neonatale Outcome konnte durch die Prolongation eindrucksvoll verbessert werden. Atemnotsyndrom und nekrotisierende Enterokolitis waren signifikant seltener zu verzeichnen. Die Dauer der intensivmedizinischen Überwachung war entsprechend kürzer, auch wenn die Rate an hypotrophen Neugeborenen mit 30 % deutlich höher lag als in der Gruppe der unmittelbar entbundenen Frauen (11 %).

Diese positiven Ergebnisse wurden durch die jüngste und größte multizentrische MEXPRE-Studie in Frage gestellt [16]. In die lateinamerikanische Studie wurden 267 Patientinnen mit hypertensiver Schwangerschaftserkrankung (über 90 % mit Präeklampsie) an acht Zentren eingeschlossen. Das mittlere Gestationsalter bei Studieneinschluss lag bei 30,8 bzw. 30,7 Schwangerschaftswochen, die Entbindung erfolgte nach durchschnittlich 10 Tagen bei exspektativem Vorgehen und nach 2 Tagen bei aktivem Management. Die Entbindungsindikation bei exspektativem Vorgehen wurde in dieser Studie großzügiger als in den beiden anderen Studien gestellt. Beispielsweise war eine sonographische fetale Gewichtsschätzung < 10. Perzentile als Entbindungsgrund definiert und 10 % der Entbindungen waren hierauf zurückzuführen. Insgesamt war in knapp einem Drittel (29 %) die Schwangerschaftsbeendigung auf kindliche Ursachen zurückzuführen. Eine weitere Besonderheit der Studie war, dass eine initial intravenös begonnene antihypertensive Therapie nur in 46,5 % der Fälle oral fortgeführt wurde. Entsprechend hoch war die Rate unkontrollierbarer Hypertonien, die in 40,4 % der Fälle Auslöser der Entbindung war (zum Vergleich 19 % bei Sibai et al. [15]). Trotzdem konnte bei jeder vierten Patientin (26 %) die Schwangerschaft bis 34 Schwangerschaftswochen prolongiert werden. Hinsichtlich des maternalen Outcomes fanden sich keine signifikanten Morbiditätsunterschiede (exspektativ 25,3 % vs. aktiv 20,3 %). Eklampsie, HELLP-Syndrom, Lungenödem, Oligurie und Gerinnungsstörungen unterschieden sich in ihrer Häufigkeit nicht. Allerdings kam es bei Prolongation häufiger zu einer vorzeitigen Plazentalösung (7,6 vs. 1,5 %). Überraschend waren aber vor allem die Ergebnisse des neonatalen Outcomes, denn hier fanden sich trotz durchschnittlich höheren Geburtsgewichts bei exspektativem Vorgehen keine Unterschiede in Bezug auf Morbidität und Mortalität. So entwickelten 52,4 % der Neonaten bei unmittelbarer Entbindung ein Atemnotsyndrom, in der Gruppe der exspektativ behandelten Kinder war die Rate mit 46,0 % nur unwesentlich niedriger. Auch im Hinblick auf die Mortalität zeigten sich keine Unterschiede (9,4 vs. 8,7 %). Erwartungsgemäß war die Rate hypotropher Neugeborener bei Prolongation erhöht (21,7 vs. 9,4 %). In der daraufhin durchgeführten Subgruppenanalyse fanden sich auch in Abhängigkeit des Gestationsalters bei Studieneinschluss zwischen den Therapiearmen keine Unterschiede. Trotz zahlreicher Diskussionen über die Ursachen dieser von den älteren Studien abweichenden Ergebnisse, steht eine befriedigende Erklärung aus und die Entscheidung zugunsten eines exspektativen Vorgehens wird unter Einbeziehung dieser Studie unsicherer. Trotz dieser Studienergebnisse fasst das systematische Cochrane Review mit Metaanalyse aller verfügbaren Daten die Ergebnisse so zusammen, dass durch ein exspektatives Vorgehen eine Reduktion der kurzfristigen neonatalen Morbidität möglich erscheint [17]. Valide Aussagen hinsichtlich der maternalen Morbidität, aber auch der perinatalen Sterblichkeit sind auf der vorhandenen Datengrundlage allerdings nicht möglich.

Grundsätzlich muss bei exspektativem Vorgehen eine intensive klinische Überwachung von Mutter und Fet sichergestellt sein und falls erforderlich eine aggressive medikamentöse Hypertoniebehandlung durchgeführt werden. Eine initial erfolgte kontinuierliche fetale Überwachung und Eklampsieprophylaxe mit Magnesiumsulfat i. v. kann bei stabiler klinischer Situation im Verlauf reduziert bzw. beendet werden [18]. Um mögliche schwere maternale Morbiditäten abzuwenden, ist auf eine klar definierte Indikationsstellung zur Entbindung zu achten. Dies erfordert die regelmäßige Re-Evaluation der klinischen Situation. In Tab. 15.2 sind die Empfehlung der deutschen, US-amerikanischen und britischen Leitlinien zur Entbindung aus maternaler Indikation bei Präeklampsie < 34 Schwangerschaftswochen zusammengefasst.

Tab. 15.2: Maternale Indikationen zur Schwangerschaftsbeendigung bei schwerer Präeklampsie. Gegenüberstellung der deutschsprachigen (DGGG, SGGG, OEGGG), US-amerikanischen (ACOG) und britischen (NICE) Leitlinienempfehlungen [9,19,20].

DGGG	ACOG	NICE
therapierefraktäre schwere Hypertonie	unkontrollierbare Hypertonie ≥ 160 mmHg systolisch oder ≥ 100 mmHg diastolisch, welche nicht auf eine antihypertensive Therapie anspricht	unkontrollierbare Hypertonie trotz Anwendung von ≥ 3 antihypertensiven Medikamenten in adäquater Dosierung
zunehmende Niereninsuffizienz*	neu auftretende oder verschlechterte Nierenfunktion (Serumkreatinin > 1,1 mg/dl [100 µmol/l] oder Verdopplung des Ausgangswertes*)	zunehmende Verschlechterung der Leber- oder Nierenfunktion*
kardiale Dekompensation	akuter Myokardinfarkt	
akutes Lungenödem	Lungenödem	pulsoximetrische Sauerstoffsättigung < 90 %
disseminierte intravasale Gerinnung	HELLP-Syndrom	
vorzeitige Plazentalösung, IUFT	Verdacht auf akute vorzeitige Plazentalösung oder vaginale Blutung in Abwesenheit einer Plazenta praevia	vorzeitige Plazentalösung, IUFT
persistierende schwere Oberbauchschmerzen	persistierende Oberbauchschmerzen, welche nicht auf eine analgetische Therapie ansprechen	Hämolyse oder Thrombozytopenie
neu aufgetretene schwere zentralnervöse Symptome	Anhaltende, therapieresistente Kopfschmerzen, Sehstörungen, motorische Defizite oder Sensibilitätsstörungen	anhaltende neurologische Symptome wie schwere, beeinträchtigende Kopfschmerzen oder Gesichtsfeldausfälle
Eklampsie	Eklampsie	Eklampsie
	Schlaganfall	Andere nicht aufgelistete Symptome

* hier findet sich auch ein Grenzwert von Serumkreatinin > 1,5 mg/dl [> 130 µmol/l] [18]
FT = Intrauteriner Fruchttod

15.2.2 Schwangerschaftsalter ab 34+0 Schwangerschaftswochen

Empfehlungen der Leitlinien

Die mit Voranschreiten der Schwangerschaft zunehmende fetale Reife begünstigt ebenso wie das Wissen um die progressive Natur der Präeklampsie die Entscheidung zur Entbindung. Bei Vorliegen einer schweren Präeklampsie wird ab 34+0 Schwangerschaftswochen die Beendigung der Schwangerschaft empfohlen [9,19–21]. Das Vorliegen der in Tab. 15.2 genannten mütterlichen Kriterien schließt ein exspektatives Vorgehen aus. Definierende paraklinische Parameter einer schweren Präeklampsie sind außerdem [18]:

– Thrombozytopenie < 100 000 × 10^9/l, Lactatdehydrogenase > 600 U/l [10µkat/l] oder Bilirubin > 1,2 mg/dL [20 µmol/l] im Rahmen eines HELLP-Syndroms
– Transaminasenanstieg über das doppelte der oberen Norm bzw. > 70 IU/l (1,17µkat/l)
– Oligurie < 500 ml/d

Unabhängig hiervon kann die Indikation zur Schwangerschaftsbeendigung auch durch eine begleitende fetale Wachstumsrestriktion gegeben sein. Die Entbindungskriterien richten sich in diesem Fall nach der fetalen Situation [22]. Bei Vorliegen eines enddiastolischen Nullflusses in den Umbilikalarterien sollte die Entbindungsindikation ab 34 vollendeten Schwangerschaftswochen gestellt werden. Ein umbilikaler Reverse-Flow und pathologische Flussmuster im Ductus venosus können ebenso wie CTG-Pathologien einschließlich verkürzter Kurzzeitvariationen im computergestützt analysierten CTG eine frühere Entbindung notwendig werden lassen.

Neonatale Morbidität und Mortalität bei später Frühgeburtlichkeit

Auch die intermediäre beziehungsweise späte Frühgeburtlichkeit ≥ 34+0 Schwangerschaftswochen ist mit einer erhöhten Morbidität und in geringem Umfang auch Mortalität assoziiert ist [23,24]. Anhand der standesamtlichen Erfassung aller Lebendgeburten und perinatalen Todesfälle (bis 28 Tage nach Geburt) des US-Bundesstaates Utah in den Jahren 1999 bis 2004 (N = 283.975 Geburten ≥ 34 und ≤ 42 Schwangerschaftswochen) zeigte sich auch nach Ausschluss aller Kinder mit Fehlbildungen bis zur Geburt mit 38 Schwangerschaftswochen eine signifikant höhere Mortalität im Vergleich zur Gruppe der mit 40 Schwangerschaftswochen entbundenen (siehe Abb. 15.1) [25].

Die Säuglingssterblichkeit bis zum Alter von 12 Monaten beträgt bei moderater Frühgeburtlichkeit (32+0 bis 33+6 SSW) 16,2‰, sinkt zwischen 34+0 bis 36 +6 Schwangerschaftswochen auf 7,1‰ und liegt schließlich bei lediglich 2,1‰ bei einem Schwangerschaftsalter von 39 bis 41 SSW [23].

In einer neueren US-amerikanischen Kohortenstudie mit Einschluss von 115.502 Neugeborenen zwischen 2008 und 2011 traten nach einem Gestationsalter

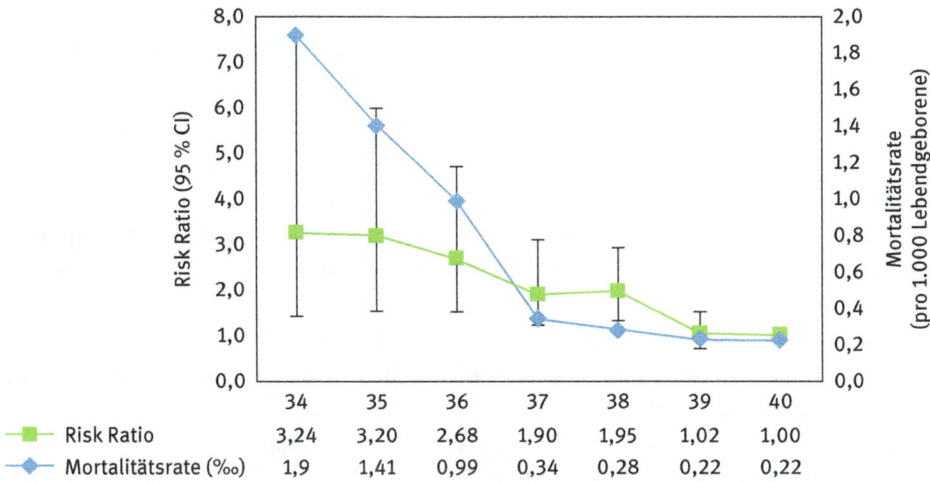

Abb. 15.1: Perinatale Mortalität Lebendgeborener ohne Fehlbildungen (bis 28 Tage post natum) in Abhängigkeit der Schwangerschaftswoche bei Entbindung. Daten des US-Bundesstaates Utah 1999 bis 2004 [25]. Risk Ratio im Verhältnis zur Entbindung mit 40 Schwangerschaftswochen. CI = Konfidenzintervall.

von mindestens 34 Schwangerschaftswochen keine perinatalen Todesfälle mehr auf [26]. Allerdings war mit Zunahme des Gestationsalters auch in der Subgruppe der Frühgeborenen ≥ 34 Schwangerschaftswochen eine signifikante Abnahme sowohl der schweren als auch leichten neonatalen Morbidität zu beobachten. Während bei Kindern, die mit 34 Schwangerschaftswochen geboren wurden, 4,4 % schwere und 51,0 % leichte Morbiditäten auftraten, verringerte sich der Anteil bei 36 Schwangerschaftswochen auf 1,8 % beziehungsweise 15,9 %. Schwere Morbidität umfasste eine persistierende pulmonale Hypertonie, intraventrikuläre Blutungen III. und IV. Grades, Krampfanfälle, eine hypoxisch-ischämische Enzephalopathie, eine nekrotisierende Enterokolitis Stadium II/III sowie die Entwicklung einer bronchopulmonalen Dysplasie. Eine leichte Morbidität wurde definiert als das Vorliegen einer intraventrikulären Blutung I. bis II. Grades, eine nekrotisierende Enterokolitis Grad I, ein Atemnotsyndrom (respiratory distress syndrom), behandlungspflichtige Hyperbilirubinämie und behandlungspflichtige Hypotonie [26].

Respiratorische Probleme und Infektionen stellen die wichtigsten kurzfristigen Ursachen neonataler Morbidität in der späten Frühgeburtlichkeitssituation dar [23]. Kinder mit postnatalen Komplikationen zeigten im Verlauf häufiger kognitive Entwicklungsverzögerungen [23].

Dem postnatalen Risiko steht das erhöhte Risiko eines intrauterinen Fruchttods bei Präeklampsie entgegen [27]. Schätzungen gehen davon aus, dass die Rate bei schwerer Präeklampsie zwischen 12–29/1000 Schwangerschaften erreicht, während sie bei milder Präeklampsie mit ca. 9/1000 deutlich niedriger anzusetzen ist. Das

Vorliegen einer Präeklampsie erhöht damit in Abhängigkeit der Schwere das Risiko eines intrauterinen Fruchttodes gegenüber unauffälligen Schwangerschaften um das Zwei- bis Vierfache.

Geburtshilfliches Vorgehen bei unkomplizierter hypertensiver Schwangerschaftserkrankung ab 34+0 Schwangerschaftswochen

Gleich drei große randomisierte Studien widmeten sich der Frage nach dem optimalen Entbindungszeitpunkt bei hypertensiven Schwangerschaftserkrankungen ab 34 Schwangerschaftswochen ohne komplizierende Faktoren.

Im Rahmen der niederländischen HYPITAT I-Studie wurde das Vorgehen bei Schwangerschaftshypertonie oder milder Präeklampsie zwischen 36+0 und 41 +0 Schwangerschaftswochen untersucht [28]. In die Studie wurden 756 Frauen mit Einlingsschwangerschaft eingeschlossen und nach Randomisierung entweder die Geburt eingeleitet oder ein exspektatives Vorgehen gewählt. Ausgeschlossen waren u. a. Patientinnen mit chronischer, medikamentenpflichtiger Hypertonie, Diabetes mellitus einschließlich insulinpflichtigem Gestationsdiabetes, ein Zustand nach Sectio caesarea sowie das Vorliegen fetaler Anomalien, kardiotokographischer Pathologien oder einer fetalen Wachstumsrestriktion. In zwei Drittel der Fälle lag eine Schwangerschaftshypertonie und in einem Drittel eine Präeklampsie vor. Das mittlere Gestationsalter bei Entbindung war bei exspektativem Vorgehen signifikant höher (39,9 vs. 38,7 Schwangerschaftswochen, p < 0,0001). In 53 % kam es im Verlauf zu einem spontanen Geburtsbeginn – im Gegensatz zu 3 % im Einleitungsarm. Bei 46 % der exspektativ behandelten Frauen wurde im Verlauf eine Geburtseinleitung infolge einer Verschlechterung der hypertensiven Erkrankung notwendig. In knapp der Hälfte der Fälle (45 %) war die Ursache eine Verschlechterung der Hypertonie mit Werten von ≥ 170/110 mmHg. Der Endpunkt einer kombinierten maternalen Morbidität trat in 44 % bei exspektativem und in 31 % bei aktivem Vorgehen ein (RR 0,71 [95 %CI 0,59–0,86; p < 0,0001]). V. a. das Risiko einer Verschlechterung der Hypertonie lag um fast 40 % höher. Ein HELLP-Syndrom trat insgesamt selten auf, war aber in der exspektativen Gruppe etwas häufiger zu beobachten (3 % vs. 1 %, RR 0,37 [95 %CI 0,12–1,14, p = 0,07]). Es traten keine eklamptischen Anfälle und auch keine mütterlichen Todesfälle auf. Keine Unterschiede waren hinsichtlich der Sectiorate und der Rate an postpartalen Blutungen zu beobachten. Die Verringerung der maternalen Morbidität durch Geburtseinleitung war besonders deutlich bei Frauen mit Präeklampsie, zeigte sich aber auch bei isolierter Schwangerschaftshypertonie. Das neonatale Outcome wurde durch die Prolongation nicht verbessert (kombinierte Morbidität 8 % vs. 6 % RR 0,75 [95 % CI 0,45–1,26, p = 0,28]). Schlussfolgernd kann festgehalten werden, dass eine Prolongation der Schwangerschaft über 37 Schwangerschaftswochen hinaus das Risiko maternaler Komplikationen erhöht, ohne das neonatale Outcome zu beeinflussen.

Mit der HYPITAT-II- und der PHOENIX-Studie wurde untersucht, inwieweit sich ein aktives Management im Vergleich zu einem exspektativen Vorgehen bei einem Gestationsalter zwischen 34+0 und 36+6 Schwangerschaftswochen auf das mütterliche und das neonatale Outcome auswirkte [29]. In die HYPITAT-II-Studie (n = 703) konnten neben Präeklampsien (46 %) und schwangerschaftsinduzierten Hypertonien (26 %) auch Fälle mit chronischer Hypertonie eingeschlossen werden, wenn entweder eine Verschlechterung der Hypertonie im Schwangerschaftsverlauf zu beobachten war (14 %) oder eine Pfropfpräeklampsie auftrat (14 %). In 6 % lagen Mehrlingsschwangerschaften vor. Etwas mehr als Dreiviertel aller Patientinnen benötigten bei Studienbeginn keine antihypertensive Medikation. Das durchschnittliche Gestationsalter bei Studieneinschluss lag bei 35+5 bzw. 35+6 Schwangerschaftswochen und unterschied sich damit nicht zwischen den Gruppen. Die Prolongation betrug im Mittel 7 Tage (vs. 2 Tage im aktiven Arm). Auch bei abwartendem Vorgehen wurde bei 93 % der Frauen im Verlauf eine aktive Geburtseinleitung notwendig. Bei immerhin reichlich der Hälfte der Frauen (53 %) wurde die Indikation mit Erreichen von 37+0 Schwangerschaftswochen gestellt, in immerhin 28 % bestand eine Notwendigkeit aufgrund einer Verschlechterung der hypertensiven Erkrankung und in 7 % war eine Beeinträchtigung des fetalen Befindens ausschlaggebend. Der kombinierte Endpunkt einer schweren maternalen Morbidität war nicht-signifikant häufiger bei exspektativem Vorgehen zu beobachten (3 % vs. 1 %, RR 0,36 [95 % CI 0,12–1,11]). Es traten wiederum keine mütterlichen Todesfälle auf. Unter exspektativem Vorgehen kam es zu zwei eklamptischen Anfällen (vs. keinem in der Einleitungskohorte). Im Gegensatz hierzu war das kombinierte neonatale Outcome bei unmittelbarer Geburtseinleitung schlechter (5,7 % vs. 1,7 %, RR 3,3 [95 % CI 1,4–8,2; p = 0,005]).

In die britische PHOENIX-Studie (n = 901) wurden nur Patientinnen mit milder Präeklampsie oder Pfropfpräeklampsie zwischen 34+0 und 36+6 Schwangerschaftswochen eingeschlossen [30]. Anderweitige maternale Ko-Morbiditäten waren ebenso wie ein Zustand nach Sectio kein Ausschlusskriterium. Entsprechend der britischen Leitlinienempfehlungen wurde in 60 % eine antenatale Steroidprophylaxe auch nach 34 Schwangerschaftswochen durchgeführt. Demzufolge sah das Studienprotokoll im aktiven Arm eine Geburtseinleitung innerhalb von 48 h nach Randomisierung vor. Der kombinierte mütterliche Endpunkt umfasste unter anderem auch die Entwicklung einer systolischen Hypertonie von ≥ 160 mmHg. Mit 65 % im Entbindungsarm und 75 % im exspektativen Arm trat dieser Endpunkt entsprechend häufig auf (adj. RR 0,86 [95 % CI 0,79–0,94; p = 0,0005]). Die kombinierte maternale Morbidität war allerdings auch ohne Berücksichtigung der Blutdruckerhöhung bei exspektativem Vorgehen höher (20 % vs. 15 %, adj. RR 0,76 [0,59–0,98]). Infolgedessen wurde bei 54 % der Frauen bereits vor Erreichen der 37. vollendeten Schwangerschaftswoche eine Entbindungsindikation gestellt. Das mittlere Gestationsalter lag in diesem Arm bei 36+5 Schwangerschaftswochen. Im aktiven Studienarm waren wiederum 73 % aller Frauen innerhalb von 48 h entbunden worden, was einem mittleren Gestationsalter bei Entbindung von 36+0 Schwangerschaftswochen entsprach. Ein mütterlicher Todesfall war im exspektativen Arm zu verzeichnen, welcher allerdings in keinem kausalen Zusammenhang zur Studie stand.

Das neonatale Outcome war in Übereinstimmung mit der HYPITAT-II-Studie auch in der PHOENIX-Studie bei unmittelbarer Geburtseinleitung schlechter. Der kombinierte neonatale Endpunkt (neonatale Mortalität oder Aufnahme auf eine neonatologische Intensivstation) wurde in der intention-to-treat-Analyse in 42 % vs. 34 % (adj. RR 1,26 [95 % CI 1,08–1,47, p = 0,003]) erreicht. Es zeigten sich keine Unterschiede hinsichtlich respiratorischer Probleme (Atemnotsyndrom 24 % vs. 26 %, respiratorische Unterstützung 10 % in beiden Gruppen), was womöglich Folge der hohen Rate an antenatalen Kortikosteroidgaben war. Allerdings waren die Raten insgesamt sehr hoch und damit häufiger als in der HYPITAT II-Studie, wo die Rate eines Atemnotsyndroms bei lediglich 8 % lag [29]. Die häufigere Indikation zur Verlegung des Kindes auf eine neonatologische Intensivstation wurde vorrangig durch die kindliche Unreife begründet. Erwartungsgemäß resultierte in der Subgruppenanalyse ab einem Gestationsalter von 36+0 Schwangerschaftswochen kein Vorteil mehr für ein exspektatives Vorgehen. Fetale beziehungsweise neonatale Todesfälle traten in der Studie nicht auf.

Eine Metaanalyse basierend auf 1724 individuellen Patientinnendaten bestätigte diese Ergebnisse [31]. In die Metaanalyse wurden die Daten der beiden HYPITAT-Studien sowie einer kleineren US-amerikanischen Studie als auch ein Teil der Probandinnen aus der DIGITAT- und GRIT-Studie eingeschlossen. Bei Letzteren ging es inhaltlich primär um das Entbindungsmanagement bei fetaler Wachstumsrestriktion, wobei auch Patientinnen mit hypertensiver Schwangerschaftserkrankung eingeschlossen wurden. Im Ergebnis zeigte sich, dass durch ein aktives, geburtseinleitendes Vorgehen ab 34 Schwangerschaftswochen das Risiko einer Eklampsie und eines HELLP-Syndroms reduziert wird: 0,8 % vs. 2,8 %, RR 0,33 (95 % CI 0,15–0,73), NNT = 51. Bei Patientinnen mit Präeklampsie trat der maternale Endpunkt in beiden Gruppen etwas häufiger auf, der Entbindungseffekt blieb aber vergleichbar (1,1 % vs. 3,5 %, RR 0,39 [95 % CI 0,15–0,98], I^2 0 %). Andererseits war das aktive Vorgehen mit einer erhöhten Rate an neonatalem Atemnotsyndrom assoziiert (3,4 % vs. 1,6 %, RR 1,94 [95 % CI 1,05–3,6], I^2 24 %). Dies entspricht einer „number needed to harm" von 58. Es zeigte sich eine deutliche Abnahme mit zunehmendem Gestationsalter. Lag das Risiko eines Atemnotsyndroms bei aktivem Vorgehen in der 35. Schwangerschaftswoche noch bei 5,1 %, fiel es bereits in der 36. Schwangerschaftswoche auf 1,5 % ab und unterschied sich damit nicht mehr signifikant von der Patientinnengruppe mit exspektativem Vorgehen. Wenngleich aufgrund geringer Prävalenz nicht signifikant traten bei aktivem Vorgehen neben respiratorischen Problemen häufiger höhergradige intraventrikuläre Blutungen, nekrotisierende Enterokolitiden, blutkulturpositive neonatale Sepsen sowie neonatale Krampfanfälle auf. Die kombinierte neonatale Morbidität war entsprechend mehr als doppelt so hoch (47 vs. 20 Ereignisse, RR 2,30 [95 % CI 1,38–3,82], I^2 11 %).

Entsprechend der Subgruppenanalysen lassen sich die nachfolgenden Empfehlungen im Sinne einer Zusammenfassung ableiten:

Eine Prolongation bis wenigstens 36 Schwangerschaftswochen mit dem Ziel der Reduktion der neonatalen Morbidität sollte vor allem bei folgender Konstellation erwogen werden: chronischer Hypertonus, Multiparität, Alter > 29 Jahre und Einlingsschwangerschaft. Hier ist das Risiko einer schwerwiegenden mütterlichen Morbidität als gering einzustufen. Hingegen ist aufgrund möglicher mütterlicher Komplikationen bei jungen Erstgebärenden mit Präeklampsie oder schwangerschaftsinduzierter Hypertonie Vorsicht geboten. In Abhängigkeit der klinischen Situation ist ein aktives Vorgehen ab 34 Schwangerschaftswochen vertretbar.

15.3 Peri- und intrapartales Management

15.3.1 Entbindungsmodus

Der Entbindungsmodus bei hypertensiven Schwangerschaftserkrankungen richtet sich prinzipiell nach den allgemeinen geburtshilflichen Kriterien [20]. Solange keine Kontraindikation vorliegt oder die Schwangere keine gegenteiligen Wünsche äußert, ist ein vaginaler Entbindungsversuch zu empfehlen. Das Vorliegen einer schweren Präeklampsie mit drohenden oder manifesten Komplikationen kann ebenso wie ungünstige fetale Voraussetzungen infolge Lageanomalien, extremer fetaler Unreife oder Wachstumsrestriktion eine Schnittentbindung notwendig werden lassen. Randomisierte Studien zur Wahl des Entbindungsmodus bei schwerer Präeklampsie liegen nicht vor [32]. In einer US-amerikanischen Querschnittsstudie zum Geburtsmodus bei schwerer Präeklampsie unter 34 Schwangerschaftswochen (n = 491) erwies sich das neonatale Outcome als unabhängig vom Entbindungsmodus [33]. Allerdings lag die Wahrscheinlichkeit einer vaginalen Entbindung bei einem Gestationsalter zwischen 24 und 28 Schwangerschaftswochen bei lediglich 2 %. Zwischen 28 und 32 Schwangerschaftswochen stieg der Anteil auf 26 % und erreichte zwischen 32 und 34 Schwangerschaftswochen 50 %. Die Geburtseinleitung führte in der Hälfte der Fälle (53,5 %) tatsächlich zur vaginalen Entbindung, wobei die Wahrscheinlichkeit mit zunehmendem Gestationsalter stieg. Der Erfolg einer vaginalen Geburtseinleitung wurde durch Nulliparität, fetalen Stress oder vorausgegangener Sectio signifikant reduziert. Auch das Vorliegen eines HELLP-Syndroms resultierte in einer höheren Sectiorate.

Sowohl in der HYPITAT- als auch der GRIT-Studie wurde die Sectiorate durch eine Geburtseinleitung am Termin auch bei unreifer Zervix gegenüber einem exspektativen Vorgehen nicht beeinflusst [34]. Eine Geburtseinleitung war sogar mit einer signifikant niedrigeren Rate an Azidosen (Nabelschnurarterien-pH < 7,05, NNT = 32) assoziiert. In der allerdings nur explorativen Datenanalyse zeigte sich, dass gerade bei unreifer Zervix das aktive Vorgehen mittels Geburtseinleitung dazu beitrug, maternale Komplikationen und im Zuge dessen auch die Sectiorate zu reduzieren [35].

15.3.2 Anfallsprophylaxe und -therapie

Die Rate an eklamptischen Anfällen bei schwerer Präeklampsie konnte durch die Gabe von Magnesiumsulfat ($MgSO_4$) in der Magpie-Studie mehr als halbiert werden (58 % Risikoreduktion von 1,9 % auf 0,8 % bei n = 10.141) [36]. Darüber hinaus wurde das maternale Mortalitätsrisiko annähernd halbiert, auch wenn das Ergebnis aufgrund kleiner Ereigniszahlen nicht signifikant ausfiel (relatives Risiko 0,55 [95 %CI 0,26–1,14]). Eine Subgruppenanalyse allein an den Studienteilnehmerinnen aus Industrieländern ergab, dass die Eklampsierate unter Placebo in dieser Kohorte (n = 1560) mit 0,8 % deutlich niedriger ausfiel. $MgSO_4$ führte zwar auch hier zu einer nachweisbaren, aber nicht mehr signifikanten Reduktion eklamptischer Anfälle auf 0,5 % (relatives Risiko 0,67 [95 %KI 0,19–2,37], NNT = 334).

Trotzdem ist bei schwerer Präeklampsie, insbesondere bei Vorliegen von Zeichen einer drohenden Eklampsie (Kopfschmerzen, Sehstörungen, Unruhe bzw. Übererregbarkeit mit gesteigerter Reflexaktivität), eine peripartale Magnesiumgabe indiziert. Unabhängig hiervon ist bei zu erwartender Frühgeburtlichkeit unter 32+0 Schwangerschaftswochen Magnesium aus Gründen der neonatalen Neuroprotektion zu verabreichen [37–39].

Nach Gabe einer aufsättigenden Dosis von 4–6 g $MgSO_4$ über 20–30 min i. v. schießt sich eine Erhaltungsdosis von 1–2 g/h an. Die Therapie ist im Regelfall postpartal über mindestens 24 h fortzuführen. Die Magnesiumserumspiegel sollten zwischen 2 und 3,5 mmol/l liegen und damit ungefähr auf das Zweifache des Normwertes angehoben werden [20]. Allerdings werden mit der üblichen Dosierung bei Ausgangswerten von i. d. R. < 1 mmol/l kaum Serumspiegel von über 2 mmol/l erreicht [40]. Da eine Wirksamkeit auch unterhalb der empfohlenen Serumspiegel nachgewiesen wurde, ist wegen möglicher Nebenwirkungen von einem generellen „Auftitrieren" abzuraten [41,42]. Insbesondere bei Adipositas sind jedoch höhere Verteilungsvolumina zu bedenken, so dass in dieser Situation primär eine angepasste Dosierung zu wählen ist oder eine Dosisanpassung in Abhängigkeit der Magnesiumspiegel vier Stunden nach Therapiebeginn zu empfehlen ist [43].

Bei Beeinträchtigung der Nierenfunktion (Oligurie < 30 ml/h, Kreatininanstieg im Serum) ist aufgrund rascher Akkumulation des Magnesiums eine regelmäßige Kontrolle der Serumspiegel zu empfehlen. Eine Überdosierung mit Serumspiegeln > 7 mmol/l ist klinisch als erstes an einer Abnahme des Patellarsehnenreflexes festzustellen. Im Regelfall genügt bei Überdosierung die Pausierung der Magnesiuminfusion. Im Notfall können 10 ml einer 10 %igen Kalziumglukonatlösung über 3 Minuten intravenös verabreicht werden. Eine zusätzliche Steigerung der Diurese mit Furosemid kann die Normalisierung des Magnesiumspiegels beschleunigen. Die

Befürchtungen einer additiven Wirkung von Magnesium in Kombination mit einer Kalziumkanalblockade haben sich klinisch nicht bestätigt [44]. Insofern ist eine Magnesiumgabe auch unter antihypertensiver Therapie mit Nifedipin möglich.

Im Fall eines eklamptischen Anfalls unter der Geburt ist das weitere Vorgehen von der geburtshilflichen Situation abhängig zu machen. Generell gilt, dass das Krampfgeschehen in der Regel selbstlimitierend ist und keine medikamentöse Unterbrechung erfordert [45]. Mittel der Wahl ist die Gabe von Magnesium, mit dem Ziel einen erneuten Krampfanfall zu vermeiden. Das Dosierungsschema entspricht der prophylaktischen Gabe. Im Notfall ist auch eine intramuskuläre Applikation möglich (z. B. je 5 g MgSO$_4$ i. m. in jeden Glutealmuskel). Die hierdurch erzielten Serumspiegel sind bereits eine halbe Stunde nach Applikation denen einer intravenösen Gabe vergleichbar [40]. Antikonvulsiva wie Diazepam oder Phenytoin sind aufgrund geringerer Wirksamkeit in der Prophylaxe weiterer Anfälle nicht mehr Mittel der ersten Wahl [46]. Hier besteht außerdem das Risiko einer Atemdepression sowie erhöhte Aspirationsgefahr. Allerdings kann bei sehr unruhiger Patientin oder anhaltendem Krampfgeschehen die Gabe von Diazepam (10 mg langsam unter Wirkungskontrolle i. v.) hilfreich sein. Im Notfall muss die Beatmungsmöglichkeit gewährleistet sein.

Die typischerweise im Rahmen des Krampfanfalls zu beobachtende Alteration der fetalen Herzfrequenz erfordert therapeutisch eine Stabilisierung der maternalen Situation mit Beseitigung der Hypoxie und Hyperkapnie. Zusätzliche Sauerstoffgabe über Maske oder Nasensonde (8–10 l/min) und die Überwachung der Sauerstoffsättigung mittels Pulsoxymetrie sind zu empfehlen. Nach Stabilisierung der maternalen Situation sollte die Entbindung erfolgen. Ist eine zeitnahe vaginale Entbindung aussichtsreich, so kann diese auch durchgeführt werden. So ist beispielsweise bei eklamptischem Anfall unter der Geburt mit vollständigem Muttermund und unauffälligem Geburtsfortschritt eine vaginale Entbindung ggf. unter Anwendung einer vaginal-operativen Unterstützung zu befürworten.

Eine medikamentöse Blutdruckkontrolle kann das Auftreten eklamptischer Anfälle nicht effektiv verhindern, ermöglicht aber eine Reduktion zerebro- und kardiovaskulärer Komplikationen. Bei Vorliegen einer hypertensiven Schwangerschaftserkrankung sollte sub partu mindestens stündlich eine Blutdruckmessung erfolgen. Invasive Überwachungsmethoden einschließlich arterieller Blutdruckmessungen sind i. d. R. nicht notwendig. Anhaltende Blutdruckwerte ≥ 160/105 mmHg sind medikamentös zu senken. Entsprechend der Leitlinie der DGGG sind Urapidil, Nifedipin und Dihydralazin die Mittel der Wahl zur initialen Behandlung einer schweren Hypertonie [19]. Urapidil in einer Dosis zwischen 2 bis 24 mg/h hat sich in Deutschland aufgrund der guten Effektivität und Verträglichkeit vielerorts fest etabliert [47].

15.3.3 Anästhesie

Eine Vollnarkose bei Präeklampsie ist mit einem erhöhten Risiko hypertensiver Spitzen im Rahmen der Ein- und Ausleitung sowie erschwerten Intubationsverhältnissen infolge eines Larynxödems assoziiert. In der Folge besteht ein erhöhtes Risiko eines hämorrhagischen Insultes, aber auch einer Aspirationspneumonie [48]. Esmolol, Nitroglycerin, Fentanyl, Remifentanil, Propofol und Dexmedetomidin sind geeignete Medikamente, um eine hypertensive Entgleisung im Rahmen einer Vollnarkose zu kupieren [49–51]. Es ist zu berücksichtigen, dass die Wirkdauer nicht-depolarisierender Muskelrelaxantien durch eine Magnesiumgabe verlängert wird. Eine Regionalanästhesie ist auch bei Vorliegen einer Präeklampsie das zu bevorzugende Verfahren einer Analgesie, sowohl bei vaginaler Entbindung als auch bei Sectio [20,51]. Das Risiko schwerer Komplikationen wird auf 1/25.000 bei Peridural- und auf 1/20.000 bis 1/300.000 bei Spinalanästhesie geschätzt. Es gibt keine Hinweise darauf, dass die Komplikationsrate bei Präeklampsie erhöht ist [51]. Das Risiko einer transienten arteriellen Hypotonie ist bei spinaler Anästhesie höher als bei Periduralanästhesie (51 % vs. 23 %), aber generell geringer ausgeprägt als bei gesunden Schwangeren [52,53]. Obwohl unter Spinalanästhesie häufiger eine Ephedringabe zur Therapie hypotensiver Phasen notwendig wurde, waren diese in der Regel von kurzer Dauer (< 1 Minute), gut therapierbar und blieben ohne Einfluss auf das maternale sowie neonatalen Outcome [52]. Phenylephrin erwies sich gegenüber Ephedrin hinsichtlich der neonatalen Azidoserate nicht als überlegen [54,55]. Bezüglich der Blutdruckführung unter der Geburt kann der Blutdruckabfall infolge der Sympathikusblockade auch ein gewünschter Effekt sein. Eine kontinuierliche kardiotokographische Überwachung des Feten ist zu empfehlen.

Eine randomisierte Studie verglich die Spinalanästhesie (n = 35) mit einer Vollnarkose (n = 35) bei präeklamptischen Patientinnen mit Indikation zur Sectioentbindung infolge persistierender CTG-Pathologie [56]. Der mittlere Nabelschnurarterien-pH sowie der Base excess waren nach Spinalanästhesie im Vergleich zur Vollnarkose signifikant niedriger (7,20 vs. 7,23, p = 0,046 und −7,13 vs. −4,68, p = 0,02). Die Rate neonataler Azidosen unterschieden sich ebenfalls (pH < 7,2: 14 vs. 8 und pH < 7,1: 4 vs. 1), dieser Unterschied war aber aufgrund der geringen Fallzahl nicht signifikant. Die Ursache lässt sich aus der Studie nicht ableiten, allerdings waren bei Durchführung der Spinalanästhesie signifikant häufiger Ephedringaben notwendig und das Zeitintervall zwischen Eintreffen im Operationsaal und Hautschnitt war um durchschnittlich drei Minuten länger (17,4 vs. 14,4 min). Schlussfolgernd sollte in der klinischen Praxis die Indikation zur Vollnarkose bei fetaler Gefährdung in Abhängigkeit der Dringlichkeit unabhängig vom Vorliegen einer Präeklampsie getroffen werden.

Vorbehalte bezüglich einer rückenmarksnahen Regionalanästhesie gibt es bei Präeklampsie in erster Linie infolge einer Thrombozytopenie (< 100.000 × 10^9/l). In einer multizentrischen retrospektiven Auswertung einschließlich eines systematischen Reviews unter Einschluss von 1524 Patientinnen mit Thrombopenie, die eine

Regionalanästhesie erhielten, wurde nicht ein Fall eines interventionspflichtigen Spinal-/Epiduralhämatoms beobachtet [57]. Die in Abhängigkeit des Schweregrades der Thrombopenie berechneten Risiken lagen unter Angabe des oberen 95 %-Konfidenzintervalls bei 11 % für < 50.000 × 10^9/L, bei 3 % zwischen 50.000 bis 69.000 und bei 0,2 % bei > 70.000 × 10^9/l. Basierend auf diesen Daten wird die Durchführung einer rückenmarksnahen Regionalanästhesie bei einer stabilen Thrombozytopenie bis 70.000 × 10^9/l mit normaler Thrombozytenfunktion und nach Ausschluss anderweitiger Störungen der Gerinnung (einschließlich antikoagulativer Maßnahmen) für möglich erachtet [20].

Es gibt keine klare Evidenz zur Notwendigkeit einer peripartalen Thrombozytenkorrektur bei HELLP-Syndrom. Bei fehlender Blutungssymptomatik werden für eine Spontangeburt Thrombozytenkonzentrationen von wenigstens 10.000 bis 20.000 × 10^9/l und für eine Sectio von mindestens 50.000 × 10^9/l empfohlen.

15.4 Postpartale Betreuung der Wöchnerin

Eine postpartale Verschlechterung der klinischen Situation bei hypertensiven Schwangerschaftserkrankungen ist nicht ungewöhnlich und kann bis zu 7 Tage nach Entbindung (selten auch später) auftreten. In Abhängigkeit des klinischen Schweregrades ist eine interdisziplinäre Versorgung auf einer Wachstation sinnvoll.

Eine Curettage zur Entfernung plazentarer Gewebsreste verbesserte den postpartalen Verlauf nicht [58]. Das Risiko postpartaler Blutungen wird durch die intravenöse Magnesiumprophylaxe nicht erhöht [59]. Bei schwerer Präeklampsie, insbesondere bei Zustand nach Eklampsie, ist die Prophylaxe über 24 bis 48 Stunden post partum fortzuführen [19]. In einer lateinamerikanischen Studie an 1113 Frauen war bei insgesamt drei Ereignissen kein signifikanter Unterschied bezüglich der postpartalen Eklampsierate bei schwerer Präeklampsie in Abhängigkeit der Fortführung einer präpartal über mindestens 8 Stunden erfolgten Magnesiumgabe zu beobachten (0,18 % mit MgSO$_4$ vs. 0,35 % ohne MgSO$_4$, p = 0,5) [60]. Endpunkt der Studie waren allerdings nur eklamptische Ereignisse innerhalb der ersten 24 h nach Entbindung. Nun manifestieren sich rund 30 % der eklamptischen Anfälle im Wochenbett, davon allerdings 79 % erst nach über 48 Stunden [61]. Aufgrund der sehr niedrigen Prävalenz einer Eklampsie innerhalb der ersten 48 Stunden bleibt der Effekt einer postpartalen Magnesiumprophylaxe umstritten [62].

Die Indikation zu einer antihypertensiven Therapie richtet sich nach den gleichen Grenzwerten wie präpartal. Neben den präpartal anwendbaren Medikamenten ist wegen des geringen Übergangs in die Muttermilch auch eine Gabe von ACE-Hemmern möglich, wobei die meisten Erfahrungen für Enalapril und Captopril vorliegen und diese Substanzen daher zu bevorzugen sind. Eine kurzeitige Therapie mit Furosemid mit dem Ziel der Blutdrucksenkung ist möglich [63]. Allerdings ist dessen Anwendung vornehmlich bei Lungenödem infolge einer Flüssigkeitsrestriktion indiziert. Torasemid ist für eine effektive postpartale Blutdruckkontrolle nicht geeignet [64]. Ein zu schnelles Ausschleichen der antihypertensiven Therapie im Wochenbett ist zu vermeiden, die DGGG empfiehlt eine Dosisreduktion nicht vor dem 4. postpartalen Tag [19].

Bei HELLP-Syndrom ist regulär ein postpartaler Abfall der Thrombozyten zu erwarten. Der Nadir wird durchschnittlich am ersten postpartalen Tag durchschritten, so dass 48 Stunden nach Entbindung zumeist eine Besserung der Laborbefunde auftritt. Vor allem schwere Verläufe zeigen häufiger einen prolongierten Verlauf. Kommt es nach mehr als 3 Tagen zu keiner merklichen Besserung oder sogar zu einer erneuten Verschlechterung der Laborbefunde ist differentialdiagnostisch an ein atypisches hämolytisch-urämisches Syndrom (aHUS) oder eine thrombotisch-thrombozytopenische Purpura (TTP) zu denken. In diesem Zusammenhang können neuronale oder renale Symptome diagnostisch hinweisend sein. Therapeutisch wäre dann eine Plasmapherese indiziert, der aber unbedingt zur differentialdiagnostischen Abklärung eine Serumentnahme vorausgehen sollte, um die ADAMTS-13-Aktivität zu bestimmen. Während eine reduzierte Aktivität < 10 % diagnostisch wegweisend für eine TTP ist, muss bei Normalbefund weiterhin von einem aHUS ausgegangen werden [65]. In diesem Fall sind die Beendigung der Plasmapherese und der Beginn einer Therapie mit Eculizumab indiziert. Eculizumab bindet spezifisch an den Komplementfaktor C5 und inhibiert damit die unkontrollierte Aktivierung des Komplementsystems. Für die Behandlung der TTP stehen die Plasmapherese als Behandlungsoption der Wahl, sowie Immunsuppression und/oder eine Behandlung mit Caplacizumab zur Verfügung.

Aufgrund des erhöhten Blutungsrisikos erfolgt eine Thromboembolieprophylaxe mit niedermolekularem Heparin in einigen Zentren erst ab einer Thrombozytenzahl von $100.000 \times 10^9/l$. Die Gabe von Glukokortikoiden (Methylprednisolon oder Dexamethason) kann die Phase der Thrombopenie verkürzen [66], verbessert aber nicht den klinischen Verlauf und wird daher auch nicht empfohlen [19,67,68].

Literatur

[1] Markham KB, Funai EF. Pregnancy-Related Hypertension. In: Creasy RK, Resnik R, Iams JD, Lockwood CJ, Moore T, Greene MF, editors. Creasy and Resnik's Maternal-Fetal Medicine: Principles and Practice. 7th ed: Elsevier Health Sciences; 2014. p. 758–81.

[2] Ukah UV, De Silva DA, Payne B, et al. Prediction of adverse maternal outcomes from pre-eclampsia and other hypertensive disorders of pregnancy: A systematic review. Pregnancy Hypertens. 2018;11:115–23.

[3] von Dadelszen P, Payne B, Li J, et al. Prediction of adverse maternal outcomes in pre-eclampsia: development and validation of the fullPIERS model. Lancet. 2011;377(9761):219–27.

[4] Thangaratinam S, Allotey J, Marlin N, et al. Prediction of complications in early-onset preeclampsia (PREP): development and external multinational validation of prognostic models. BMC Med. 2017;15(1):68.

[5] Ukah UV, Payne B, Karjalainen H, et al. Temporal and external validation of the fullPIERS model for the prediction of adverse maternal outcomes in women with pre-eclampsia. Pregnancy Hypertens. 2019;15:42–50.

[6] Ukah UV, Payne B, Hutcheon JA, et al. Assessment of the fullPIERS Risk Prediction Model in Women With Early-Onset Preeclampsia. Hypertension. 2018;71(4):659–65.

[7] Thangaratinam S, Allotey J, Marlin N, et al. Development and validation of Prediction models for Risks of complications in Early-onset Pre-eclampsia (PREP): a prospective cohort study. Health Technol Assess. 2017;21(18):1–100.

[8] Allotey J, Marlin N, Mol BW, et al. Development and validation of prediction models for risk of adverse outcomes in women with early-onset pre-eclampsia: protocol of the prospective cohort PREP study. Diagn Progn Res. 2017;1:6.

[9] National Institute for Health and Care Excellence. Hypertension in pregnancy: diagnosis and management (NG 133): National Institute for Health and Care Excellence; 2019 [cited 2019 25 June]. Available from: https://www.nice.org.uk/guidance/ng133.

[10] Saleh L, Vergouwe Y, van den Meiracker AH, et al. Angiogenic Markers Predict Pregnancy Complications and Prolongation in Preeclampsia: Continuous Versus Cutoff Values. Hypertension. 2017;70(5):1025–33.

[11] Dias MAB, De Oliveira L, Jeyabalan A, et al. PREPARE: protocol for a stepped wedge trial to evaluate whether a risk stratification model can reduce preterm deliveries among women with suspected or confirmed preterm pre-eclampsia. BMC Pregnancy Childbirth. 2019;19(1):343.

[12] Lees CC, Marlow N, van Wassenaer-Leemhuis A, et al. 2 year neurodevelopmental and intermediate perinatal outcomes in infants with very preterm fetal growth restriction (TRUFFLE): a randomised trial. Lancet. 2015;385(9983):2162–72.

[13] Ganzevoort W, Thornton JG, Marlow N, et al. Comparative analysis of the 2-year outcomes in the GRIT and TRUFFLE trials. Ultrasound Obstet Gynecol. 2020;55(1):68–74.

[14] Odendaal HJ, Pattinson RC, Bam R, Grove D, Kotze TJ. Aggressive or expectant management for patients with severe preeclampsia between 28–34 weeks' gestation: a randomized controlled trial. Obstet Gynecol. 1990;76(6):1070–5.

[15] Sibai BM, Mercer BM, Schiff E, Friedman SA. Aggressive versus expectant management of severe preeclampsia at 28 to 32 weeks' gestation: a randomized controlled trial. Am J Obstet Gynecol. 1994;171(3):818–22.

[16] Vigil-De Gracia P, Reyes Tejada O, et al. Expectant management of severe preeclampsia remote from term: the MEXPRE Latin Study, a randomized, multicenter clinical trial. Am J Obstet Gynecol. 2013;209(5):425 e1-8.

[17] Churchill D, Duley L, Thornton JG, et al. Interventionist versus expectant care for severe pre-eclampsia between 24 and 34 weeks' gestation. Cochrane Database Syst Rev. 2018;10: CD003106.

[18] Publications Committee, Society for Maternal-Fetal Medicine, Sibai BM. Evaluation and management of severe preeclampsia before 34 weeks' gestation. Am J Obstet Gynecol. 2011;205 (3):191–8.

[19] Hypertensive Pregnancy Disorders. Diagnosis and Therapy. Guideline of the German Society of Gynecology and Obstetrics (S2k-Level, AWMF-Registry No. 015/018, March 2019). https://www.awmf.org/leitlinien/detail/ll/015-018.html, letzter Aufruf 27.10.2021.

[20] ACOG Practice Bulletin No. 202: Gestational Hypertension and Preeclampsia. Obstet Gynecol. 2019;133(1):e1-e25.

[21] Chappell LC, Milne F, Shennan A. Is early induction or expectant management more beneficial in women with late preterm pre-eclampsia? BMJ. 2015;350:h191.

[22] Intrauterine growth restriction. Guideline of the German Society of Gynecology and Obstetrics (S2k, AWMF-Registry-No.: 015/080, October 2016). https://www.awmf.org/leitlinien/detail/ll/015-080.html, letzter Aufruf 27.10.2021.

[23] Natarajan G, Shankaran S. Short- and Long-Term Outcomes of Moderate and Late Preterm Infants. Am J Perinatol. 2016;33(3):305–17.

[24] Backes CH, Markham K, Moorehead P, et al. Maternal preeclampsia and neonatal outcomes. J Pregnancy. 2011;2011:214365.

[25] Young PC, Glasgow TS, Li X, Guest-Warnick G, Stoddard G. Mortality of late-preterm (near-term) newborns in Utah. Pediatrics. 2007;119(3):e659-65.

[26] Manuck TA, Rice MM, Bailit JL, et al. Preterm neonatal morbidity and mortality by gestational age: a contemporary cohort. Am J Obstet Gynecol. 2016;215(1):103 e1- e14.

[27] Coletta J, Simpson LL. Maternal medical disease and stillbirth. Clin Obstet Gynecol. 2010;53 (3):607–16.

[28] Koopmans CM, Bijlenga D, Groen H, et al. Induction of labour versus expectant monitoring for gestational hypertension or mild pre-eclampsia after 36 weeks' gestation (HYPITAT): a multicentre, open-label randomised controlled trial. Lancet. 2009;374(9694):979–88.

[29] Broekhuijsen K, van Baaren GJ, van Pampus MG, et al. Immediate delivery versus expectant monitoring for hypertensive disorders of pregnancy between 34 and 37 weeks of gestation (HYPITAT-II): an open-label, randomised controlled trial. Lancet. 2015;385(9986):2492–501.

[30] Chappell LC, Brocklehurst P, Green ME, et al. Planned early delivery or expectant management for late preterm pre-eclampsia (PHOENIX): a randomised controlled trial. Lancet. 2019;394 (10204):1181–90.

[31] Bernardes TP, Zwertbroek EF, Broekhuijsen K, et al. Delivery or expectant management for prevention of adverse maternal and neonatal outcomes in hypertensive disorders of pregnancy: an individual participant data meta-analysis. Ultrasound Obstet Gynecol. 2019;53(4):443–53.

[32] Amorim MM, Souza ASR, Katz L. Planned caesarean section versus planned vaginal birth for severe pre-eclampsia. Cochrane Database Syst Rev. 2017;10:CD009430.

[33] Alanis MC, Robinson CJ, Hulsey TC, Ebeling M, Johnson DD. Early-onset severe preeclampsia: induction of labor vs elective cesarean delivery and neonatal outcomes. Am J Obstet Gynecol. 2008;199(3):262 e1-6.

[34] Bernardes TP, Broekhuijsen K, Koopmans CM, et al. Caesarean section rates and adverse neonatal outcomes after induction of labour versus expectant management in women with an unripe cervix: a secondary analysis of the HYPITAT and DIGITAT trials. BJOG. 2016;123(9):1501–8.

[35] Tajik P, van der Tuuk K, Koopmans CM, et al. Should cervical favourability play a role in the decision for labour induction in gestational hypertension or mild pre-eclampsia at term? An exploratory analysis of the HYPITAT trial. BJOG. 2012;119(9):1123–30.

[36] Altman D, Carroli G, Duley L, et al. Do women with pre-eclampsia, and their babies, benefit from magnesium sulphate? The Magpie Trial: a randomised placebo-controlled trial. Lancet. 2002;359(9321):1877–90.

[37] Prevention and therapy of preterm labour. Guideline of the DGGG, OEGGG and SGGG (s2k-Level, AWMF Registry No. 015/025, February 2019). https://www.awmf.org/leitlinien/detail/ll/015-025.html, letzter Aufruf 27.10.2021.

[38] Jayaram PM, Mohan MK, Farid I, Lindow S. Antenatal magnesium sulfate for fetal neuroprotection: a critical appraisal and systematic review of clinical practice guidelines. J Perinat Med. 2019;47(3):262–9.

[39] Shepherd E, Salam RA, Middleton P, et al. Antenatal and intrapartum interventions for preventing cerebral palsy: an overview of Cochrane systematic reviews. Cochrane Database Syst Rev. 2017;8:CD012077.

[40] Okusanya BO, Oladapo OT, Long Q, et al. Clinical pharmacokinetic properties of magnesium sulphate in women with pre-eclampsia and eclampsia. BJOG. 2016;123(3):356–66.

[41] Keepanasseril A, Maurya DK, Manikandan K, et al. Prophylactic magnesium sulphate in prevention of eclampsia in women with severe preeclampsia: randomised controlled trial (PIPES trial). J Obstet Gynaecol. 2018;38(3):305–9.

[42] Gordon R, Magee LA, Payne B, et al. Magnesium sulphate for the management of preeclampsia and eclampsia in low and middle income countries: a systematic review of tested dosing regimens. J Obstet Gynaecol Can. 2014;36(2):154–63.

[43] Tudela CM, McIntire DD, Alexander JM. Effect of maternal body mass index on serum magnesium levels given for seizure prophylaxis. Obstet Gynecol. 2013;121(2 Pt 1):314–20.

[44] Magee LA, Miremadi S, Li J, et al. Therapy with both magnesium sulfate and nifedipine does not increase the risk of serious magnesium-related maternal side effects in women with preeclampsia. Am J Obstet Gynecol. 2005;193(1):153–63.

[45] Sibai B. Preeclampsia and Hypertensive Disorders. In: Gabbe SG, editor. Obstetrics : normal and problem pregnancies. 7th ed: Elsevier Inc.; 2017. p. 664–705.

[46] Which anticonvulsant for women with eclampsia? Evidence from the Collaborative Eclampsia Trial. Lancet. 1995;345(8963):1455–63.

[47] Wacker JR, Wagner BK, Briese V, et al. Antihypertensive therapy in patients with pre-eclampsia: A prospective randomised multicentre study comparing dihydralazine with urapidil. Eur J Obstet Gynecol Reprod Biol. 2006;127(2):160–5.

[48] Henke VG, Bateman BT, Leffert LR. Focused review: spinal anesthesia in severe preeclampsia. Anesth Analg. 2013;117(3):686–93.

[49] Aman A, Salim B, Munshi K, Raza SA, Khan FA. Effect on neonatal outcome of pharmacological interventions for attenuation of the maternal haemodynamic response to tracheal intubation: a systematic review. Anaesth Intensive Care. 2018;46(3):258–71.

[50] Eskandr AM, Metwally AA, Ahmed AA, et al. Dexmedetomidine as a part of general anaesthesia for caesarean delivery in patients with pre-eclampsia: A randomised double-blinded trial. Eur J Anaesthesiol. 2018;35(5):372–8.

[51] Dhariwal NK, Lynde GC. Update in the Management of Patients with Preeclampsia. Anesthesiol Clin. 2017;35(1):95–106.

[52] Visalyaputra S, Rodanant O, Somboonviboon W, et al. Spinal versus epidural anesthesia for cesarean delivery in severe preeclampsia: a prospective randomized, multicenter study. Anesth Analg. 2005;101(3):862–8, table of contents.

[53] Aya AG, Mangin R, Vialles N, et al. Patients with severe preeclampsia experience less hypotension during spinal anesthesia for elective cesarean delivery than healthy parturients: a prospective cohort comparison. Anesth Analg. 2003;97(3):867–72.

[54] Mohta M, Duggal S, Chilkoti GT. Randomised double-blind comparison of bolus phenylephrine or ephedrine for treatment of hypotension in women with pre-eclampsia undergoing caesarean section. Anaesthesia. 2018;73(7):839–46.

[55] Higgins N, Fitzgerald PC, van Dyk D, et al. The Effect of Prophylactic Phenylephrine and Ephedrine Infusions on Umbilical Artery Blood pH in Women With Preeclampsia Undergoing Cesarean Delivery With Spinal Anesthesia: A Randomized, Double-Blind Trial. Anesth Analg. 2018;126(6):1999–2006.

[56] Dyer RA, Els I, Farbas J, et al. Prospective, randomized trial comparing general with spinal anesthesia for cesarean delivery in preeclamptic patients with a nonreassuring fetal heart trace. Anesthesiology. 2003;99(3):561–9; discussion 5A-6A.

[57] Lee LO, Bateman BT, Kheterpal S, et al. Risk of Epidural Hematoma after Neuraxial Techniques in Thrombocytopenic Parturients: A Report from the Multicenter Perioperative Outcomes Group. Anesthesiology. 2017;126(6):1053–63.

[58] Mc Lean G, Reyes O, Velarde R. Effects of postpartum uterine curettage in the recovery from Preeclampsia/Eclampsia. A randomized, controlled trial. Pregnancy Hypertens. 2017;10:64–9.

[59] Graham NM, Gimovsky AC, Roman A, Berghella V. Blood loss at cesarean delivery in women on magnesium sulfate for preeclampsia. J Matern Fetal Neonatal Med. 2016;29(11):1817–21.

[60] Vigil-DeGracia P, Ludmir J, Ng J, et al. Is there benefit to continue magnesium sulphate postpartum in women receiving magnesium sulphate before delivery? A randomised controlled study. BJOG. 2018;125(10):1304–11.

[61] Chames MC, Livingston JC, Ivester TS, Barton JR, Sibai BM. Late postpartum eclampsia: a preventable disease? Am J Obstet Gynecol. 2002;186(6):1174–7.

[62] Scott JR. Safety of eliminating postpartum magnesium sulphate: intriguing but not yet proven. BJOG. 2018;125(10):1312.

[63] Veena P, Perivela L, Raghavan SS. Furosemide in postpartum management of severe preeclampsia: A randomized controlled trial. Hypertens Pregnancy. 2017;36(1):84–9.

[64] Viteri OA, Alrais MA, Pedroza C, et al. Torsemide for Prevention of Persistent Postpartum Hypertension in Women With Preeclampsia: A Randomized Controlled Trial. Obstet Gynecol. 2018;132 (5):1185–91.

[65] Bommer M, Wolfle-Guter M, Bohl S, Kuchenbauer F. The Differential Diagnosis and Treatment of Thrombotic Microangiopathies. Dtsch Arztebl Int. 2018;115(19):327–34.

[66] Takahashi A, Kita N, Tanaka Y, et al. Effects of high-dose dexamethasone in postpartum women with class 1 haemolysis, elevated liver enzymes and low platelets (HELLP) syndrome. J Obstet Gynaecol. 2019;39(3):335–9.

[67] Katz L, de Amorim MM, Figueiroa JN, Pinto e Silva JL. Postpartum dexamethasone for women with hemolysis, elevated liver enzymes, and low platelets (HELLP) syndrome: a double-blind, placebo-controlled, randomized clinical trial. Am J Obstet Gynecol. 2008;198(3):283 e1-8.

[68] Mao M, Chen C. Corticosteroid Therapy for Management of Hemolysis, Elevated Liver Enzymes, and Low Platelet Count (HELLP) Syndrome: A Meta-Analysis. Med Sci Monit. 2015;21:3777–83.

16 Psychosoziale Aspekte der Präeklampsie

Christine Klapp

16.1 Einleitung – Schwangerschaft – per se ein komplexes Ereignis

Im Gegensatz zur überwiegenden gesellschaftlichen Wahrnehmung der Schwangerschaft als „Naturereignis" und dem damit verbundenen Statement „Schwangerschaft ist keine Krankheit" werden Schwangerschaft und Geburt von Fachleuten eher als das komplexeste Ereignis im Leben von Mutter und Kind gewürdigt oder auch als kritisches Lebensereignis bezeichnet [1]. So stellt jede Schwangerschaft – auch die ohne Komplikationen – nicht nur eine körperliche Herausforderung für die werdende Mutter dar, sondern erfordert auch eine z. T. beträchtliche psychosoziale Anpassungsleistung an die gravierenden Veränderungen im Leben.

Das gilt umso mehr bei Schwangerschaftskomplikationen. Hier haben hypertensive Erkrankungen einen besonderen Stellenwert: Sie verursachen in Europa 20–25 % der perinatalen Todesfälle und stehen mit etwa 10–15 % an erster Stelle der maternalen Mortalität. Eine frühe und präzise Identifizierung von Patientinnen mit erhöhtem Risiko für Präeklampsie ist von höchster Wichtigkeit, da sich maternale wie fetale Morbidität und Mortalität durch intensiviertes Monitoring, die Induktion der fetalen Lungenreife sowie frühe Verlegung in ein Perinatalzentrum senken lassen. Die derzeit einzige kausale Therapie ist die Entbindung. Indikation und Geburtsmodus werden abhängig vom Schweregrad und dem Gestationsalter gestellt [2,3]. Die Tatsache, dass eine kausale Therapie fehlt und daher bislang das Management auf Früherkennung und Risikostratifizierung sowie die Optimierung der klinischen Betreuung und Entbindung fokussiert, verunsichert die betroffenen Schwangeren. Das Krankheitsbild bleibt für sie meist schwer verstehbar und beunruhigend.

Diesen, die (werdende) Mutter wie auch das familiäre Umfeld psychosozial belastenden Auswirkungen wird in der Betreuung der Betroffenen – sowohl während der Schwangerschaft als besonders auch nach der Geburt und im ersten Jahr nach der Entbindung – noch nicht genug Rechnung getragen.

16.2 Diagnose Präeklampsie: Herausforderung für die Psyche

Der umgangssprachliche Begriff „Schwangerschaftsvergiftung" zeigt ein wenig von dem subjektiv wahrgenommenen Bedrohungspotential einer Erkrankung, die für die betroffene Frau zunächst wenig spürbare Symptomatik zeigt und die dann im Verlauf unberechenbar ist, über die auch Ärzte noch zu wenig wissen um sie kausal behandeln zu können, die letztlich nur durch die Tatsache einer Schwangerschaft ver-

https://doi.org/10.1515/9783110612127-016

ursacht ist und deren schicksalshaften Verlauf bislang nur mit symptomatischer Behandlung und womöglich vorzeitiger Entbindung begegnet werden kann.

Unheimlich bleibt hierbei für die Betroffenen auch, dass selbst bei bestem „Wohlverhalten" und vollständiger Compliance der Schwangeren, ein schwerer Verlauf mit ggf. Langzeitfolgen nicht verhindert werden kann.

Die meisten Schwangeren mit Präeklampsie (PE) waren bisher nie ernsthaft krank, haben bis zur Diagnosestellung eine ganz normale Schwangerschaft erlebt und – wie selbstverständlich – die unkomplizierte Geburt eines gesunden Kindes erwartet [4]. Da bricht die Diagnose Präeklampsie und die damit verbundene, notwendige Information über die Gefährdung von Mutter und Kind über sie herein. In der Folge erfahren Patientinnen mit einer hypertensiven Schwangerschaftserkrankung z. T. massive Einschränkungen in ihrer psychischen und physischen Lebensqualität [1,2]. Im Vergleich zur Normstichprobe zeigte sich hier in Bezug auf die psychische Belastung ein statistisch höchst signifikanter Unterschied. Sowohl die Patientinnen, die von einer Early-Onset bzw. von einer Late-Onset PE betroffen waren, als auch jene mit einem HELLP- Syndrom, zeigten hoch signifikant mehr psychische Belastungen. Auf Frauen mit einem vorbekannten chronischen Bluthochdruck traf dies nicht zu.

Depressive Symptome, Stress und ein Gefühl von Kontrollverlust belasten die Frauen, körperliches und seelisches Wohlbefinden verschlechtern sich, die sinkende Lebensqualität ist messbar [4]. Entsprechende Befunde lassen sich bei schwerer PE auch über 12 Wochen post partum noch nachweisen [5].

Bei Schwangeren, die z. B. schon zu Anfang des 2. Trimenon erfahren, dass sie ein erhöhtes Risiko für die Entwicklung einer Präeklampsie tragen, können allein schon durch den ungewissen, langen noch zu überstehenden Zeitraum bis zur Geburt große und anhaltende Beeinträchtigungen und ein Gefühl des Ausgeliefertseins entstehen. Hilflosigkeit, mit psychosozialen Fragen nicht ernst genommen zu werden, anstehende medizinische Entscheidungen, plötzliche Änderung der Gesamtsituation und der Lebensperspektive überfordern oft die betroffenen Frauen.

Schon die Bezeichnung „Schwangerschaftsvergiftung" lässt entsprechende Fantasien aufkommen, „Wer vergiftet wen?", „Warum macht mein Körper das?", „Warum kann ich mein Kind nicht schützen?" Körperwahrnehmung und Vertrauen in die eigene körperliche Signalfunktion sind erschüttert.

Die unklare Ätiologie lässt viel Spielraum für eigene Schuldzuweisungen. Die Schwangerschaft wird nicht selten aus mütterlicher Indikation früh beendet – das gesunde Überleben der Mutter dadurch mit einer Frühgeburt für das Kind „erkauft". Der mütterliche Körper bietet hier nicht nur keinen Schutz, sondern erhöht sogar noch die Gefahr für das Kind. Gedanken kreisen, wie „Andere bekommen ein gesundes Kind, was habe ich falsch gemacht?" Oder, sinngemäß, welche vielleicht zeitweisen Ambivalenzen oder „falsches Verhalten", könnten diese Entwicklung verursacht haben? Derartige Schuldgefühle können sich bei einer depressiven Entwicklung verstärken.

Insbesondere das Auftreten von Komplikationen wie schwere Präeklampsie/ Eklampsie oder HELLP- Syndrom und deren oft lebensbedrohlichen Begleiterscheinungen, können das erwartete und sehr gewünschte positive Erleben einer Schwangerschaft negativ beeinflussen [1]. Diese Befunde werden durch Ergebnisse verschiedener Untersuchungen gestützt. Nicht selten werden nach einer Präeklampsie weitere Schwangerschaften vermieden oder sie verlaufen extrem angstbesetzt. Das Wissen um die schwere Erkrankung, oft verbunden mit einer vorgezogenen frühen Geburt eines meist unreifen Kindes, ggf. mit einem nicht erwarteten Kaiserschnitt ist eine körperlich und seelisch schwer zu tragende Bürde [6], hier sind gute ärztliche Aufklärung, Support und Transparenz der möglichen Behandlungswege sowie ggf. weitere (psycho-)therapeutische Unterstützung notwendig.

Für einen komplikationsreichen Schwangerschaftsverlauf inkl. Frühgeburtlichkeit, wie oft bei der Präeklampsie, werden häufig (vorbestehende) psychosoziale Belastungen und Stress mit verantwortlich gemacht, wie auch umgekehrt die Komplikationen der PE selbst psychopathologische Reaktionen begünstigen können. Thombre et al. [7] fanden für Frauen mit Präeklampsie einen Zusammenhang zwischen depressiven Symptomen vor der Schwangerschaft und gehäuftem Auftreten postpartal in Kombination mit einer Frühgeburt. Es wird nicht nur hier diskutiert, ob vor der Schwangerschaft bestehende Depression als Teil eines Risikoprofils für die Entwicklung einer Präeklampsie anzusehen ist, und ob es umgekehrt zwischen (chronischer) maternaler Hypertension und der begleitenden/konsekutiven Entwicklung von Depression/Ängsten in der Schwangerschaft Assoziationen gibt.

Eine drohende Frühgeburt in einem Gestationsalter vor der extrauterinen Lebensfähigkeit des Kindes löst bei allen betroffenen Müttern starke Sorgen und Ängste um das Kind aus. Meist ist die Behandlung mit einem stationären Klinikaufenthalt verbunden, auf den sich insbesondere Schwangere mit schon vorhandenen versorgungsbedürftiger Kindern nur schwer einstellen können. Diese Zeit in der Klinik stellt die werdenden Mütter vor emotionale und logistische Herausforderungen. Dies stellt häufig auch die emotionale und praktische Funktionalität der Partnerschaft und des familiären Supports auf die Probe – und bringt diese nicht selten an ihre Grenzen. Ist der Partner in der Lage der (werdenden) Mutter praktisch und emotional beizustehen? Kann er sich um die Familienaufgaben kümmern? Wo holt er sich Unterstützung [8]?

16.3 Mögliche psychische Begleit- oder Folgeerkrankungen bei Präeklampsie

Schon ohne Komplikationen erleben sonst gesunde Frauen in der Schwangerschaft und im ersten postpartalen Jahr mäßige bis schwere Depressionen im niedrigen zweistelligen Prozentbereich. Frauen mit Schwangerschaftskomplikationen haben gegenüber diesen ein noch höheres Risiko für Angst und Depression [9] schon während, aber auch im Gefolge einer Schwangerschaft.

Die Entwicklung einer Präeklampsie mit der möglichen Folge einer Eklampsie oder dem Übergang in ein HELLP-Syndrom bedeutet für die Frauen: Nicht mehr zu den normalen Schwangeren zu gehören, durch Diagnostik, Therapie und Überwachung okkupiert und aus dem vertrauten sozialen Kontext gerissen zu werden. Das verursacht nicht nur Gefühle von Ohnmacht, sondern nicht selten auch von Insuffizienz hinsichtlich der eigenen reproduktiven Fähigkeiten.

Dies kann schon während der Schwangerschaft in der Überwachungssituation eine Rolle spielen, mehr noch postpartal, wenn es gilt, die häufig traumatische Entwicklung mit der Sorge um ein oft frühgeborenes Kind, oft eiligem/Not-Kaiserschnitt und dem möglichen Aufenthalt auf der Intensivstation – für die Frau selbst und auch oft für das Kind – zu verstehen und zu verkraften.

Hieraus kann sich eine peri- oder postpartale Depression (PPD) oder eine posttraumatische Belastungsstörung (PTBS) entwickeln, um nur die häufigsten bzw. folgenreichsten zu nennen. Wenn diese nicht oder relativ spät erkannt und dementsprechend nicht oder verzögert behandelt werden, kann dies schwerwiegende Auswirkungen auf das Familiengefüge und ggf. auch langfristig auf die Mutter-Kind-Beziehung haben [10].

Die Belastungen durch die Präeklampsie sind offensichtlich [11]:
- plötzlich und unerwartetes Auftreten
- rasche Verschlechterung
- lebensbedrohliche Situation für Mutter und Kind
- eingeschränkte Kenntnisse der Ätiologie
- Entbindung als einzige kausale Therapie
- grundlegende Entscheidung gefordert bei wenig Bedenkzeit
- unterschiedliche Lebenssituation beider Partner in der Akutphase
- verlängerte Rekonvaleszenz der Mutter, mögliche Langzeitfolgen für Mutter und Kind

Die Präeklampsie beeinflusst den psycho-emotionalen Zustand und auch das Schlafmuster negativ – mit deutlich mehr gestörtem Traumverhalten. Mit dem Schweregrad der Präeklampsie verschlechtern sich diese Befunde noch [12].

Aus den verschiedenen Belastungen und parallel zum Krankheitsbild der PE kann sich begleitend eine psychische Erkrankung entwickeln. Bei solchen Erkrankungen – allgemein in der Schwangerschaft und auch in der Postpartalzeit – handelt es sich grundsätzlich um die gleichen Störungsbilder, die man auch unabhängig von Schwangerschaft und Wochenbett sieht. Meist sind es Angsterkrankungen, depressive Episoden oder posttraumatische Belastungsstörungen, die im Zusammenhang mit schweren Lebensereignissen, wie sie auch ein traumatischer Schwangerschaftsverlauf und Outcome darstellen, vermehrt vorkommen bzw. wie bei bereits anamnestisch bekannten Depressionen, die dabei oft rezidivieren. Auch wenn man eher nicht direkt von einer Kausalität zwischen Depressionen und PE/HELLP ausgeht, so gibt es doch allgemein positive Assoziationen zwischen Präeklampsie/ HELLP und der Entwicklung einer Depression bzw. schweren depressiven Symptomen oder einer Posttraumatischen Belastungsstörung – hier gibt es in jedem Fall Handlungsbedarf.

16.3.1 Posttraumatische Belastungsstörung (PTBS) und Präeklampsie

Nach einem traumatischen Ereignis hat fast jeder Mensch emotionale Probleme/Belastungen mit Trauer, emotionaler Instabilität, stressauslösenden Erinnerungen, Vulnerabilität und Schlafstörungen. Diese klingen bei der überwiegenden Mehrheit nach wenigen Wochen ab und werden dann als „akute Belastungsreaktion" (ICD-10 F43.0) oder als akute Stressreaktion im künftigen ICD 11 (QF74) bezeichnet. Sie bieten ein gemischtes, wechselndes Bild von depressiven Symptomen, Angst, Verzweiflung, Ärger, Rückzug, Hyperaktivität für eine Dauer von Stunden bis Tagen nach dem Ereignis.

Bei längerer Dauer und Kombination mit depressiven Reaktionen (leicht bis mittelschwer) kann es sich auch um eine Anpassungsstörung (ICD 10 F.43.2) handeln.

Die Diagnose PTBS (ICD 10 F43.1) ist für ein spezielles Muster anhaltender oft protrahiert auftretender Belastungssymptome nach schweren, in der Regel lebensbedrohlichen Ereignissen vorgesehen.

Die englische Bezeichnung für die Posttraumatische Belastungsstörung, Post Traumatic Stress Disorder (PTSD), wurde in den 90er Jahren des vorigen Jahrhunderts erstmalig im Zusammenhang mit einer Geburt beschrieben – später dann auch spezifischer bezogen auf den Geburtsmodus [6]. Die Einschätzung einer Geburt als Trauma hängt dabei allerdings oft auch vom individuellen Erleben ab.

Die Symptome bei PTBS/PTSD sind hier nur sehr verkürzt dargestellt:

- Intrusion/Reexperiencing (Flash Back, Wiedererleben, Nachhallerinnerung, Albträume)
- Avoidance (Vermeidung) von Situationen, die mit dem Trauma in Verbindung stehen (Orte, Personen)
- Increased Arousal (vegetative Übererregbarkeit), Vigilanzsteigerung, Schlafstörungen, Konzentrationsprobleme
- Klinisch bedeutsame Einschränkungen der Alltagsfunktionen (deutliche Verminderung von Interessen und sozialen Aktivitäten)

Für die Diagnosestellung sind z. T. mehrfaches Auftreten der genannten Symptome in einem gewissen Zeitraum erforderlich.

Das DSM 4/5 oder die ICD 10/11 beschreiben PTBS/PTSD als Erleben einer sehr traumatischen Situation, in der sich die betroffene Person Hilflosigkeit und Kontrollverlust ausgesetzt fühlt. Auch ein verzögerter Beginn bis 6 Monate nach dem Ereignis ist möglich [6,13].

Eine schwere Präeklampsie kann ein solches Trauma sein: Körperliche Symptome von extremem Kopfschmerz, exzessiver Gewichtszunahme und Ödemen, starkem Oberbauchschmerz, werden als unerwarteter Angriff auf die körperliche Integrität nicht nur als persönliche Bedrohungserfahrung wahrgenommen, sondern sie sind auch objektiv Zeichen von Lebensbedrohung [14].

Die Ergebnisse einer niederländischen prospektiven Längsschnitt-Studie [15] Hoedjes zeigten für Betroffene im Selbst-Rating-Fragebogen 6 Wochen post partum eine Prävalenz für PTBS von 8,6 % und bei schwerer Präeklampsie von 10,5 % mit einer Zunahme von Vermeidungsverhalten und Intrusionen zum 2. Messzeitpunkt 12 Wochen nach der Geburt. Die höchsten Prävalenzraten von PTBS finden sich dort bei jungen Erstgebärenden mit mehreren weiteren ungünstigen Gesundheitsbefunden im Outcome.

16.3.2 Depression in der Schwangerschaft/Postpartale Depression und Präeklampsie

Etwa 10 bis 15 % aller Mütter entwickeln eine mehr oder weniger behandlungsbedürftige Depression, die man aufgrund ihres zeitlichen Zusammenhanges mit der Geburt als Schwangerschaftsdepression, postpartale Depression (PPD) oder Wochenbettdepression bezeichnet. Besonderes und häufig vorkommendes Kennzeichen ist die fehlende Freude am Kind. Aus Scham, Schuldgefühlen oder Angst verschweigen die betroffenen Mütter ihr psychisches Befinden, mögliche depressive Symptome werden von den behandelnden gynäkologisch/geburtshilflich tätigen Ärzten oft nicht aktiv erfragt und die Depression wird so oft nicht erkannt. Weniger als die Hälfte der depressiven Frauen nehmen daher professionelle Hilfe in Anspruch.

Als postpartale Depression werden alle behandlungsbedürftigen depressiven Erkrankungen zusammengefasst, die während eines Jahres nach der Entbindung auftreten. Die Frage, ob die postpartale Depression ein eigenständiges Krankheitsbild darstellt, wurde immer wieder diskutiert. Heute geht man davon aus, dass die postpartale Depression kein spezifisches Krankheitsbild ist und sich somit nicht von einer depressiven Episode in einem anderen Lebensabschnitt unterscheidet. Für die postpartale Depression gibt es weder im ICD-10 noch im DSM-5 eigenständige diagnostische Kriterien. Kodiert wird sie unter F32.xx beziehungsweise F33.xx; mit O99.3 kann zusätzlich der Zeitpunkt des Auftretens spezifiziert werden. Im DSM-5 existiert eine Zusatzkodierung für depressive Störungsbilder mit postpartalem Beginn, die für depressive Erkrankungen innerhalb der ersten 4 Wochen nach der Geburt eines Kindes vorgesehen sind [16,17].

Auch wenn sich die *Symptome* der PPD nicht von depressiven Störungsbildern unterscheiden, die unabhängig von der Geburt eines Kindes auftreten, zeigen sich hier Zusammenhänge und Inhalte zur Situation rund um die Geburt – und oft noch lange darüber hinaus. Diese sind u. a.

- Problem bis Unfähigkeit, positive Gefühle für das eigene Kind zu entwickeln bis hin zur Gefühllosigkeit
- übermäßige Angst und Sorge um das Wohlergehen des Kindes
- ausgeprägte Gedanken und Zweifel an den eigenen Fähigkeiten als Mutter sowie Versagensängste: „ich bin eine schlechte Mutter", „ich kann mein Kind nicht versorgen"
- Zwangsgedanken (z. B. das Kind zu schädigen, es fallen zu lassen etc.)
- mangelnde soziale und partnerschaftliche Unterstützung als Risikofaktor
- Stillprobleme (resultieren aus der oder verschärfen die Situation)
- Suizidgedanken

Viele betroffene Mütter sind verzweifelt, weil sie keine oder nicht sofort „Mutterliebe" für ihr Kind empfinden, sie sehen sich dann schnell als „schlechte Mütter", die nicht in der Lage sind, die Bedürfnisse ihres Kindes zu erfüllen. Mütterliche Depressionen können in der Folge mit einer Mutter-Kind-Bindungsstörung verbunden sein, da es diesen Müttern infolge der depressiven Symptomatik nicht ausreichend gelingt, die kindlichen Signale differenziert wahrzunehmen und zu beantworten [9,17].

Nicht wenige depressive Mütter werden zusätzlich von Zwangsgedanken gequält, diese sollten gegenüber einer Psychose abgegrenzt werden.

Gibt es bereits anamnestisch Hinweise auf eine Depression, muss mit einer hohen Rezidivrate gerechnet werden. Das sollte auch im Verlauf beachtet werden.

Kennzeichen für die PPD sind neben Müdigkeit und Erschöpfung, Traurigkeit und ein noch belastenderes inneres Leeregefühl, ambivalente Gefühle und Schuldgefühle – insbesondere dem Kind und der Familie gegenüber, allgemeines Desinteresse, Teilnahmslosigkeit, Hoffnungslosigkeit, manchmal sogar Tötungsgedanken und deren Umsetzung als Suizid und Mitnahmesuizid, bei dem die suizidale Mutter mit dem Kind in den Tod geht, um es „nicht allein zu lassen".

Aber auch körperliche Beschwerden (Somatisierung) treten auf: Herzbeschwerden, manchmal extreme Reizbarkeit, Schwindel, Konzentrations- und Schlafstörungen, die in Ängste und Panikattacken münden können.

Insgesamt ist die Prävalenz einer psychischen Erkrankung rund um die Geburt hoch: 20 % erleiden eine moderate Depression bereits während der Schwangerschaft, 13 % erleben eine solche im ersten postpartalen Jahr [9,18]. Frauen mit Schwangerschaftskomplikationen haben hier ein erhöhtes Risiko.

16.4 Allgemeine psychosoziale Auswirkungen von Präeklampsie und Frühgeburt

Präeklampsie und HELLP sind für werdende Mütter und ihre Angehörigen mit einem erheblichen – auch subjektiv empfundenen – Bedrohungspotential belastet. Plötzlich aus der Normalität gerissen, in die intensivmedizinische Situation geraten, unvorbereitet und geschockt sehen sich die Mütter/Eltern plötzlich mit einer lebensbedrohlichen Erkrankung konfrontiert – für Mutter und Kind. Für die Mütter besonders belastend dabei ist, dass insbesondere beim HELLP-Syndrom letztlich die Bewahrung der mütterlichen Gesundheit bzw. Abwendung von Lebensgefahr für sie dann im Ernstfall eine Frühgeburt auslöst.

Bei Late-Onset PE wird die Geburt meist vor der 37. SSW – wenn zeitlich und vom Befund her möglich – eingeleitet. Die Sectiorate ist bei den von Präeklampsie und vor allem HELLP betroffenen Schwangeren deutlich erhöht. In einer Nachuntersuchung [14] lag diese bei notwendiger vorzeitiger Schwangerschaftsbeendigung (Präeklampsie PE + Frühgeburt FG) bei fast 80 %.

Auch wenn alles medizinisch gut ausgegangen ist, vermissen die Frauen noch für lange Zeit nach der Geburt schmerzlich ein gutes Schwangerschafts- und Geburtserlebnis.

Insuffizienzgefühle begleiten sie: Die betreffenden Schwangeren waren nach eigenem Empfinden nicht in der Lage, ihrem Kind einen „optimalen Start ins Leben" zu ermöglichen [11] und haben damit aus ihrer Einschätzung zu womöglich lebenslang reduzierten Entwicklungsmöglichkeiten beigetragen. Das kann ein weiterer Nährboden für die Entwicklung und Erhaltung einer Depression werden.

Die frühe Beendigung der Schwangerschaft aus mütterlicher Indikation hat, je nach erreichtem Gestationsalter, einige Auswirkungen:
– neonatologisch- intensivmedizinische Behandlung des Kindes
– verzögerter Erstkontakt Mutter und Kind
– intensiverer Kontakt Vater Kind
– Soziale Isolierung, insbesondere bei gesundheitlicher Einschränkung des Kindes
– ggf. längerfristige Folgen der Frühgeburtlichkeit
– Umstellung auf Elternschaft ist erschwert, verzögert
– partnerschaftliche Probleme sind nicht selten

Das Ausmaß der begleitenden psychischen Belastung der werdenden oder zu früh gewordenen Mutter können dabei aber nicht unabhängig vom Gestationsalter bei Geburt des Kindes betrachtet werden und sind in ihrem Schweregrad durchaus individuell. Lehrbücher der Psychosomatik in Gynäkologie und Geburtshilfe weisen darauf hin, dass erhebliche seelische Belastungen der Mütter, seltener auch bei Vätern, schon allein mit der Frühgeburt assoziiert sein können und dann noch erheblich zunehmen, wenn gesundheitliche, womöglich lebensbedrohende Komplikationen für die Mutter hinzukommen.

16.4.1 Mögliche psychosoziale Langzeitfolgen von Präeklampsie/HELLP

Präeklampsie ist eine extrem stressbelastete Situation, die bei einer beachtlichen Anzahl von betroffenen Frauen langanhaltende PTBS-Symptome hervorrufen kann. Der Bedarf an psychosozialer Unterstützung – auch über die stationäre Betreuung hinaus – wird oft unterschätzt und die Frauen selbst wollen am liebsten auch so schnell wie möglich zur Normalität übergehen, so dass sie von sich aus selten früh genug nach weitergehender therapeutischer Hilfe fragen und/oder diese nicht von ihren Gynäkologen erwarten. Es ist deshalb sinnvoll, ärztlicherseits psychosomatische Optionen schon frühzeitig in das Behandlungsangebot zu integrieren.

Eine Befragung 10 Jahre nach HELLP [6] ergab eine mit 94 % extrem hohe Responserate, was ein Hinweis auf den noch immer bestehenden Leidensdruck sein könnte. Eine Beeinträchtigung von u. a. Erinnerung und Konzentration, sowie Vergesslichkeit, Ängste und Depressionssymptome im 1. Jahr pp werden oft berichtet. Knapp 1/3 der hier Befragten wurden nicht mehr schwanger und 24 % suchten psychiatrische Hilfe. Die meisten, die nicht mehr schwanger wurden, zeigten – auch bei durchaus vorhandenem Kinderwunsch – hiermit PTBS-typisches Vermeidungsverhalten aus Angst vor einem neuerlichen HELLP- Syndrom.

Mit schwerer PE diagnostizierte Frauen vor der 24. SSW und Geburt vor 34. SSW wurden 7 Jahre nach der Geburt befragt und Matched Controls mit gesunden Frauen und spontaner Frühgeburt gegenübergestellt. Alle wurden stationär behandelt und erhielten i. v. Antihypertensiva. Gaugler-Senden untersuchte mit ihrer Arbeitsgruppe 104 Fälle mit Präeklampsie + Frühgeburt (PE + FG) und 78 Controls nur mit Frühgeburt (FG) [14]:

Die Response rate der Case-Patienten nach 7 Jahren war mit 136 (79 %) auch hier hoch gegenüber 103 (58 %) bei den Controls. Die Nicht-Teilnahme von 22 Case und 10 Controls wurde mit „zu sehr traumatisierender Erinnerung" begründet.

Frauen mit Frühgeburt (FG) mit und ohne Präeklampsie (PE) wurden verglichen. Beide Situationen PE + FG und FG allein beeinträchtigen den psychosozialen mütterlichen Status noch 7 Jahre nach der Entbindung. Hohe PTBS-Stress-Scores wurden bei beiden Gruppen gefunden, davon signifikant mehr bei Präeklampsie + Frühgeburt. Auch gab es bei beiden Gruppen wenig Änderung der hohen Stress-Scores über die Zeit [14].

16.4.2 Weitere (psychosomatische) Begleiterkrankungen

Auch der Geburtsmodus spiegelt die akute Bedrohung wider bzw. trug womöglich auch bei manchen Frauen zur Traumatisierung bei: In der Gruppe Präeklampsie + Frühgeburt gab es eine Sectio-Rate von 79 %, bei einer Frühgeburt ohne Präeklampsie waren es nur 23 %. Beides hat für lange Zeit Einfluss auf den mütterlichen psychischen Status.

Mommersteg et al. [24] fanden nach durchschnittlich 14 Jahren nach PE/Geburt bei betroffenen Frauen immer noch ein – wenn dann auch nur geringgradig – vermehrtes Vorkommen von Depression und Fatigue.

Lackner et al. untersuchten bei Müttern, nach einer Vorgeschichte von PE oder von chronischem Stress, Veränderungen von Herzfrequenz und Blutdruck als Antwort auf Stressoren 15–17 Wo post partum.

Ähnlich abgeschwächte kardiovaskuläre Reaktionen auf standardisierte Provokationstests, wie nach PE, findet man auch bei Menschen nach anderen schwerwiegenden Life Events, wie z. B. bei Opfern von Gewalt oder sexuellen Angriffen und bei Menschen mit PTBS.

Es gab deutliche Hinweise auf eine Verbindung mit anderen ungünstigen Gesundheitsentwicklungen wie Depression, PTBS, Angst und diese sind ihrerseits Prädiktoren für kardiovaskuläre Risiken, wie z. B. BMI Erhöhung und ein ungünstiges Lipidprofil.

Die Studie gibt Hinweise, dass schwangerschaftsspezifische Veränderungen wie PE mindestens peripartal und auch darüber hinaus weiter bestehen/wirken. Hier sind Präventivstrategien gefragt. So können stressreduzierende Interventionen zwar das erhöhte kardiovaskuläre Risiko nicht eliminieren, aber durch die Vermeidung von additiven Effekten die Gesamtprognose verbessern [25].

Allerdings bedeutet Früherkennung zwar Sicherheit durch enge Überwachung, hält aber auch ständig das Risiko vor Augen. Hier ist eine sensible Mitbetreuung neben technischer Überwachung gefordert [26].

In einer finnischen Kohorte mit über 4.700 Frauen zeigten sich Zusammenhänge von sowohl schwerer chronisch vorbestehender Hypertonie wie auch Gestationshypertonus und Präklampsie mit mittel-langfristig entstehenden kardiovaskulären Erkrankungen bei Mutter und Nachwuchs. Jede dieser Diagnosen für sich prognostiziert auch je nach Schweregrad u. a. das vermehrte Auftreten verschiedener psychischer Erkrankungen bei den jeweiligen Kindern aus dieser Schwangerschaft [19].

Eine Vielzahl der psychosozialen Belastungen finden in den bisherigen Betreuungsmodellen offenbar unzureichende Beachtung, denn trotz der regelmäßigen Arztkontakte während der Schwangerschaftsvorsorgeuntersuchungen werden nur knapp 1/5 der psychiatrischen Diagnosen in der Schwangerschaft gestellt.

16.5 Unterstützende Faktoren

Doch es gibt auch Kraftquellen – innere und äußere. Wie auch bei anderen Belastungen im Leben spielen die Persönlichkeit und die individuelle Belastbarkeit eine wichtige Rolle: Resilienz als Schutzquelle, ein dynamischer Prozess, der dem Individuum Hilfe bei Anpassungen an schwerwiegende Belastungen im Lauf des Lebens gibt, wirkt hier enorm unterstützend. Resilienz bedeutet in diesem Zusammenhang auch die Gabe/Fähigkeit, Krisen zu bewältigen ohne psychischen Schaden davonzutragen.

Eine Untersuchung von Mautner et al. ergab, dass Frauen mit hoher Resilienz hochsignifikant weniger Depression und eine bessere mentale Lebensqualität [4] im Sinne einer protektiven Variablen im Vergleich zu Frauen mit niedriger Resilienz zeigen.

Zu den äußeren Kraftquellen zählen die Unterstützung durch den Partner und/ oder Familie und durch medizinisches Personal, die die Notwendigkeit von Hilfe erkennen und die Verbindung zu entsprechender psychosozialer Unterstützung herstellen.

16.5.1 Unterstützung durch Partner/Familie

Väter, die oft eher eine pragmatisch-technische Einstellung und Annäherung zu ihrem frühgeborenen Kind und seiner Entwicklung haben, können hier eine wichtige Ressource sein.

Doch gilt es auch deren Belastungskapazitäten zu beachten, denn Angebote zur Diagnose, Therapie und Unterstützung für Väter fehlen meist ganz. Sie leiden auf ihre Weise ähnlich. Dies umso mehr, je weniger sie in die Entscheidungen und Erklärungen direkt und aktiv einbezogen sind. Auch Männer können eine (peripartale) Depression bekommen. Dies zeigte sich in einer Untersuchung, bei der 10 % der Väter eine Depression aufwiesen – am höchsten in den Monaten 3–6 nach der Geburt. Einer der stärksten Prädiktoren für die Entwicklung einer solchen Depression war die mütterliche Depression. Bei akuten Gefahrensituationen für Mutter und Kind sollte sich jemand aus dem Behandlungsteam explizit und aktiv zu Information und Support an den Vater wenden. Hierdurch werden Beeinträchtigungen und Verunsicherungen kürzer und Väter fühlen sich einbezogen, weniger unsicher und sind eher wieder in der Lage ihre Partnerin zu unterstützen [21,22,23].

Fallvignette HELLP, Beispiel einer erfolgreichen Unterstützung
- Erstpara, unauffällige Schwangerschaft bis zur 35. SSW
- leichte RR-Erhöhung, ab und zu Kopfschmerzen
- fulminante Entwicklung einer Eklampsie im Beisein des Ehemannes
- Notsectio, Gerinnungsprobleme, Transaminasen im 500er Bereich, mehrere Tage ITS
- Partner: geschockt – Gesprächsbedarf, Weiterleitung an unterstützende Institution
- Patientin: körperliche Unruhe, Ängste, Sehstörung noch über mehrere Tage
- ausführliche Besprechung der Entwicklung und Entscheidungswege im Zusammenhang mit der dramatischen Krankheitsentwicklung (Ärztin/Hebamme). Angebot von Übungen zur körperlichen Entspannung, der „sichere Ort", als PTBS-Prophylaxe (Psychologin)

- Unterstützung des Vaters durch Einzelgespräch mit dem behandelnden Arzt, Anerkennung der belasteten Situation und Vermitteln von Anlaufstellen zur Entlastung
- praktische Entlastung der Eltern durch Angebote der Frühen Hilfen
- deutliche Stabilisierung nach 8–10 Wochen

16.5.2 Unterstützung durch medizinisches Personal

Das Ausmaß von mütterlicher Überforderung, Ohnmachtsgefühlen und Ängsten ist auch abhängig von den Chancen des Kindes auf ein gesundes Überleben. Bei Müttern aus psychosozialen Risikopopulationen kann diese Überforderung ein Fernbleiben vom Kind auslösen. Wochenlang ausbleibende Besuche der Mutter beeinträchtigen das Gedeihen des Kindes. Gerade diese Mütter brauchen die Anerkennung ihrer Belastung und volle Unterstützung. Es bedarf der Wertschätzung und viel Zuspruch, um den Mut und die Kraft zu finden, sich adäquat um ihr Kind [8] und noch genug um sich selbst (und ggf. ihre Partnerschaft) kümmern zu können.

Oft ist die psychosoziale Unterstützung während des Klinikaufenthalts gegeben, durch z. B. Einschalten von klinischem Sozialdienst, Lotsendiensten (z. B. Babylotsen). Dies kann bei niedrigem Zeitbudget beiden Seiten – Arzt/Ärztin und Patientin – Entlastung bieten. Sie findet aber meist ein abruptes Ende nach der Entlassung. Ein strukturiertes Follow-up ist dringend empfohlen.

Hier kann die Kontinuität über z. B. ambulante psychosoziale Schwangerschaftsberatungsstellen sowie Kontaktvermittlung zu einer Selbsthilfegruppe oder auch Frühe Hilfen weiter gehalten werden.

16.5.3 Ärztliche Unterstützung

Sehr wichtig, klärend, vertrauensbildend und womöglich entlastend sind Nachbesprechungen mit der betroffenen Frau und optimal auch mit dem Partner über den Verlauf von Schwangerschaft und Geburt bei PE.

Warum sind wann welche Entscheidungen gefallen und wie ist jetzt die Perspektive?

Solche Nachbesprechungen werden in einigen Kliniken routinemäßig nach allen subjektiv und/oder objektiv traumatischen Geburten angeboten. Ein – meist kurzes – Gespräch findet dazu noch während des Klinikaufenthaltes statt, eine längeres ggf. mit Operateur, Hebamme, Neonatologe bei Bedarf und ggf. zu einem späteren Zeitpunkt.

Es ist offensichtlich, dass Frauen mit schwerer PE oder HELLP-Syndrom besonderer Aufmerksamkeit hinsichtlich ihrer emotionalen Situation bedürfen. Die gynäkologisch behandelnden Ärzte, auch ohne psychosomatisch-psychiatrischen Hintergrund, können durch Psychoedukation viel bewirken [6]: Die Frauen fühlen sich ernst genommen, melden sich bei Verschlechterung und nehmen eine notwendige Weiterleitung und psychiatrisch-psychosomatische Behandlung eher an. So kann z. B. eine niedrigschwellige psychologische Betreuung – abhängig von der Prognose – sich zunächst auch auf die Reduzierung der Ängste, Entspannungsübungen und ggf. Kreativtherapien begrenzen; ggf. kann auch eine verhaltenstherapeutische Kurzintervention entlasten. Bei schwereren depressiven Erkrankungen kann eine medikamentöse Einstellung mit Antidepressiva notwendig werden.

16.6 Begleitende Psychosoziale Diagnostik (Screening) und Support

Depressionen in der Schwangerschaft und im Wochenbett sind häufig, werden aber noch zu wenig erkannt. Mithilfe von Selbstbeurteilungsbögen können die depressiven Symptome bereits in der Schwangerschaft von den physiologischen schwangerschaftsbedingten Anpassungen unterschieden und entsprechend behandelt werden. Die möglichen Folgen einer unbehandelten Depression wie Suizidalität und Substanzmissbrauch können somit frühzeitig gemildert werden. Durch die frühzeitige Entdeckung und Behandlung der postpartalen Depression können auch Störungen des Bindungsverhaltens vermieden oder früh behandelt werden [16].

Aufmerksamkeit für und Screening auf diese psychischen Störungen sensibilisieren Kliniker für die Notwendigkeit eines zusätzlichen Follow up und ggf. eine Überweisung dieser Patientinnen [27].

Es gibt zu den beiden psychopathologischen Outcomes PTBS und PPD einfach zu handhabende Fragebögen: Für die PTBS sind dies z. B.:

Die Selbstbeurteilungsverfahren
– IES (Impact of Event-Scale) [27] oder der
– PDS (Posttraumatic Diagnostic Scale) (PDS-5) [28],

bei denen sich die Daten schnell erheben und bequem auswerten lassen. Ein postpartales Screening nach PTSD-Symptomen als Routine wird empfohlen [15]. Denn es gibt Hinweise, dass eine frühzeitige Behandlung bei psychischen Beschwerden nicht nur Coping-Skills verbessert, sondern die Behandlungsdauer verkürzt [29].

Für die Diagnostik bzgl. Postpartaler Depression PPD eignet sich die international validierte Edinburgh Postnatal Depression Scale (EPDS) mit 10 Fragen im Selbstreport [30], die wöchentlich angewandt einen guten Hinweis auf Änderungen im Verlauf von z. B. milder depressiver Verstimmung (z. B. Baby Blues) zur Depression gibt. Dieser validierte Fragebogen ist für niedergelassene Frauenärzte und Klinikärzte im Rahmen der Untersuchungen in der Schwangerschaft sowie der ersten Nachuntersuchung nach der Geburt ebenso wie für Hausärzte und Hebammen ein leicht anzuwendendes Screening-Instrument. Spätestens, wenn sich eine Frau über die Schwangerschaft oder nach der Geburt über ihr Kind nicht freuen kann, sollte das den Behandler hellhörig machen. Mithilfe der EPDS kann eine depressive Symptomatik sowohl während der Schwangerschaft als auch postpartal und in der Nachbetreuungszeit rasch erfasst werden [16]. Eine deutsche und eine englische Version des Fragebogens kann unter www.schatten-und-licht.de [31] heruntergeladen werden, die Weitergabe dieser Adresse der Selbsthilfevereinigung bei Depression rund um die Geburt eines Kindes an betroffene Frauen ist hilfreich. Eine systematische Anwendung bei allen Frauen mit PE ist empfehlenswert.

Als besonders zeitökonomisches Verfahren stellt sich ein 2-Fragen-Test dar, der mit einer Sensitivität von 96 Prozent Hinweise auf eine mögliche (abklärungsbedürftige) depressive Verstimmung gibt. Diese allerdings recht komplexen und direkten Fragen werden dabei ärztlicherseits an die Patientin gestellt:
- „Fühlten Sie sich im letzten Monat häufiger niedergeschlagen, traurig, bedrückt oder hoffnungslos?"
- „Hatten Sie im letzten Monat deutlich weniger Lust und Freude an Dingen, die Sie sonst gerne tun?" [32]

16.7 Psychosoziale Prävention bei Präeklampsie/HELLP – was ist zu tun?

Es muss mehr ins ärztliche Bewusstsein rücken: Frauen mit Präeklampsie haben auch später mehr Gesundheitsprobleme, körperlich und seelisch, als solche nach unkomplizierter Gravidität.

Für die Betreuung von Risikoschwangeren bedeutet dies, dass ein individuelles und interdisziplinäres Management erforderlich ist, um ein solches Risiko rechtzeitig erkennen und eine daraus entstehende psychische Belastung oder Erkrankung rechtzeitig behandeln zu können.

Hier kann die Einbeziehung von Lebensqualitätsindikatoren in die Therapieplanung nützlich sein, um den Schwangerschaftsverlauf und damit das Outcome positiv zu beeinflussen [5]. Auch diese Daten unterstützen das peripartale Depressions-Screening, wobei die Vorgeschichte einer Depression ein anerkannter zusätzlicher Risikofaktor ist.

Deshalb sollten routinemäßig bei jeglicher Nachuntersuchung auch Fragen nach PPD und PTBS gestellt werden.

Eine fachübergreifende, langjährige Nachbetreuung zum Monitoring der allgemeinen Gesundheitsentwicklung nach PE soll in den nächsten Jahren zunehmend an Bedeutung gewinnen. Mehr dazu findet sich auch in den Leitlinien zur Diagnostik und Therapie hypertensiver Schwangerschaftserkrankungen auf der Seite der Deutschen Gesellschaft für Gynäkologie und Geburtshilfe [33].

Gynäkologen sollten bereits früh genug bei der Feststellung einer Schwangerschaft und in deren Verlauf systematisch nach Belastungen fragen (lassen) und ggf. niedrigschwellig zu Frühen Hilfen [34] vermitteln. Im Rahmen der Diagnosestellung einer Präeklampsie werden dann Transparenz von Diagnose und Behandlung, Hilfe bei Therapieentscheidungen und Verstehen von Überwachungsstrategien auch für die Compliance besonders wichtig – denn Angst lässt den Blutdruck steigen, Information und Zuverlässigkeit bedeuten hingegen Sicherheit und Unterstützung. Der Begriff Schwangerschaftsvergiftung sollte relativiert werden: Die Nennung zuverlässiger Webadressen und das Angebot eine Zweitmeinung von bekannt zuverlässiger Adresse einzuholen bewahrt vor Informationschaos. Gut führen, gut erklären – ein kurzes Szenario: was wäre, wenn? – hilft, den möglichen Weg zu einer Zeit kennenlernen, wo sich die Aufregung noch in Grenzen hält. Als unterstützende Anlaufstelle bietet sich auch die Selbsthilfegruppe Gestose-Frauen an, die schon in der Schwangerschaft und besonders danach Information zur Symptomatik und zur Aufarbeitung der Erlebnisse und zu Folgeschwangerschaften anbietet und zu entsprechenden Institutionen vermittelt [35].

Vor einigen Jahren war ein überwiegender Teil der Frauen unzufrieden mit der medizinischen Beratung, 1/3 gab an, kein informatives Gespräch bei Diagnosestellung bekommen zu haben [20,26] – auch bei Fragen zu Medikamenten und möglichen Nebenwirkungen sowie zu Unterstützungsmöglichkeiten bei allgemeiner Belastungssituation durch Präeklampsie und ihre Folgen. Hinzu kommt, dass in einer kritischen Situation oft nur ein Bruchteil des Gesagten verstanden und behalten wird. Die Situation hat sich nach eigenen (nicht publizierten) Umfragen gebessert, ist aber noch deutlich optimierbar.

Doch aus Angst um das Kind verlieren viele Frauen sich selbst, ihre Ängste und Bedürfnisse aus dem Blick bzw. haben das Gefühl, die Fragen dazu hätten keinen Platz und keine Berechtigung, deshalb muss die Nachfrage von ärztlicher Seite ausgehen – dies ist ein expliziter Wunsch der Betroffenen.

Offene Fragen von Seiten der behandelnden Ärzte sind zielführend – folgendermaßen könnten Sie lauten:

In der Schwangerschaft:
- Wie kommen Sie mit dieser Erkrankung in der Schwangerschaft zurecht?
- Was macht Ihnen Sorgen?
- Wie geht es Ihnen aus psychischer Sicht?
- Was könnte Ihnen helfen?

Nach der Geburt:
- Wie geht es Ihnen insgesamt nach der Geburt – körperlich und seelisch?
- Wer unterstützt Sie?
- Auch die Anerkennung „Das war alles nicht einfach für Sie – wie geht es Ihnen jetzt?

bietet den Betroffenen einen Rahmen, Belastungen anzusprechen.

Bei akuter Depressivität oder Hinweisen auf PTBS sollte dem positiven Screening eine psychosomatisch/psychiatrisch/psychotherapeutische Abklärung und ggf. Therapie folgen. Letztere ist meist primär supportiv angelegt und wird oft i. R. angeleiteter Entspannungsverfahren oder ggf. einer kognitiven Verhaltenstherapie angeboten. Bei mittlerer bis schwerer Depressivität ist eine medikamentöse Therapie manchmal unumgänglich. Hier gilt: Fast alle Antidepressiva, insbesondere bei Monotherapie, dürfen während der Schwangerschaft und in der Stillzeit eingenommen werden. Eine Rücksprache mit der Einrichtung Embryotox [36] wird sehr empfohlen.

Auch die Leitlinie zu hypertensiven Schwangerschaftserkrankungen, Diagnostik und Therapie unterstützt dies und gibt – ganz am Ende – einen sehr kurzen Hinweis (AWMF LL 2019 ,13 ME 64 + 65 [33]) auf eine mögliche traumatische Situation und die Gefahr der Entwicklung einer PPD. Es wird empfohlen Anzeichen einer Depression zu beachten und auf den nötigen Austausch Hebamme/Arzt wird hingewiesen.

16.8 Fazit und Ausblick

Patientinnen mit einer hypertensiven Schwangerschaftserkrankung haben massive Einschränkungen in ihrer psychischen und physischen Lebensqualität erfahren, die unerkannt und unbehandelt das weitere Leben der betroffenen Frau, ihres Kindes und der Familie insgesamt schwer beeinträchtigen können. Die Wahrnehmung bzw. Erfragung/das Anerkennen einer (subjektiv) belastenden traumatischen Situation ärztlicherseits ist der erste Schritt zur Abmilderung. Ein individuelles und interdisziplinäres Management ist dabei schon für die Betreuung der Risikoschwangeren erforderlich. Nach erlebten Grenzsituationen sollte immer eine spezifische professionelle psychologische Diagnostik und ggf. Therapie erfolgen.

Lebensqualitätsindikatoren sollten in die Therapieplanung miteinbezogen werden, um den Schwangerschaftsverlauf und damit das Outcome positiv zu beeinflussen. Hierzu gehören auch das peripartale Depressions-Screening oder Screening auf PTBS. Psychologische Behandlung verbessert die Coping-Skills und verkürzt den Krankheitsverlauf [15,37]. Eine besondere weichenstellende Funktion nimmt hier das postpartale Gespräch mit an der Geburt und Betreuung beteiligten Ärzten/Hebammen ein, anlässlich der Visite, i. R. der postpartalen (häuslichen) Hebammenbetreuung und/oder durch das Gespräch bei der Nachuntersuchung 6 Wochen pp in der gynäkologischen Praxis. Eine weitere gute Gelegenheit zur Klärung des aktuellen psychosozialen Status ergibt sich anlässlich der 3–6 Monate pp empfohlenen internistischen Untersuchung zum Ausschluss sekundärer Ursachen für die hypertensive Schwangerschaftserkrankung.

Für eine umfassende Betreuung in solch einem mitunter lebensbedrohlichen Kontext gilt das Motto des Flyers [38] von 2020: Act early! Screen early! – und dabei die psychosozialen Bedürfnisse der betroffenen Familien im Auge behalten.

Literatur

[1] Stern C, Mautner E, Deutsch M, et al. Sind Frauen nach hypertensiven Schwangerschaftserkrankungen in ihrer Lebensqualität beeinträchtigt? Geburtsh Frauenheilk. 2011;71(05). doi: 10.1055/s-0031-1278601.

[2] Dröge LA, Verlohren S. Präeklampsie. Gynäkologe 2017;50(3):213–21. doi: 10.1007/s00129-017-4033-3.

[3] Stepan H, Andraczek T. Hypertensive Schwangerschaftserkrankungen: Neue Leitlinie für Diagnose und Therapie. Diagnostik im Dialog [Internet] June 2019, cited 2020;(60):18–9. Available from: https://docplayer.org/145285221-Diagnostik-im-dialog-aktuelle-herausforderungen-der-transfusionsmedizin-der-roche-diagnostics-deutschland-gmbh-ausgabe-60-06-2019.html.

[4] Mautner E, Stern C, Deutsch M, et al. The impact of resilience on psychological outcomes in women after preeclampsia: an observational cohort study. Health Qual Life Outcomes. 2013;11:194. doi: 10.1186/1477-7525-11-194. PubMed PMID: 24225064; PubMed Central PMCID: PMC3831246.

[5] Hoedjes M, Berks D, Vogel I, et al. Poor health-related quality of life after severe preeclampsia. Birth. 2011;38(3):246–55. doi: 10.1111/j.1523-536X.2011.00477.x. PubMed PMID: 21884233.

[6] van Pampus MG, Wolf H, Weijmar Schultz WCM, Neeleman J, Aarnoudse JG. Posttraumatic stress disorder following preeclampsia and HELLP syndrome. J Psychosom Obstet Gynaecol. 2004;25(3–4):183–7. doi: 10.1080/01674820400017863. PubMed PMID: 15715017.

[7] Thombre MK, Talge NM, Holzman C. Association between pre-pregnancy depression/anxiety symptoms and hypertensive disorders of pregnancy. J Womens Health (Larchmt). 2015;24(3):228–36. doi: 10.1089/jwh.2014.4902. PubMed PMID: 25588112; PubMed Central PMCID: PMC4442555.

[8] Rothaug J. Psychosomatische Aspekte bei Frühgeburtlichkeit – Perspektiven aus der klinischen Praxis. Gyne [Internet] 2018, [cited 2020 Aug 29](07). Available from: https://dgpfg.de/blog/https-dgpfg-de-wp-content-uploads-2019-05-gyne-7-18-pdf/.

[9] Delahaije D, Dirksen C, Peeters L, Smits L. PP105. Mental health problems following preeclampsia or HELLP syndrome: Do we have a case? A systematic review. Pregnancy Hypertens. 2012;2(3):296. doi: 10.1016/j.preghy.2012.04.216. PubMed PMID: 26105427.

[10] Kersting A. Mutter-Kind-Bindungsstörung bei postpartaler Depression. Psychotherapeut. 2008;53 (03/2008):213–5.

[11] Leeners B. Psychosomatische Aspekte hypertensiver Schwangerschaftserkrankungen. In: Weidner K, Rauchfuß M, Neises M, editors. Leitfaden Psychosomatische Frauenheilkunde.: Deutscher Ärzte-Verlag; 2012. 253 ff.

[12] Cetin O, Guzel Ozdemir P, Kurdoglu Z, Sahin HG. Investigation of maternal psychopathological symptoms, dream anxiety and insomnia in preeclampsia. J Matern Fetal Neonatal Med. 2017;30(20):2510–5. doi: 10.1080/14767058.2016.1254185. PubMed PMID: 27806675.

[13] Frommberger U, Angenendt J, Berger M. Post-traumatic stress disorder–a diagnostic and therapeutic challenge. Dtsch Arztebl Int. 2014;111(5):59–65. doi: 10.3238/arztebl.2014.0059. PubMed PMID: 24612528; PubMed Central PMCID: PMC3952004.

[14] Gaugler-Senden IPM, Duivenvoorden HJ, Filius A, et al. Maternal psychosocial outcome after early onset preeclampsia and preterm birth. J Matern Fetal Neonatal Med. 2012;25(3):272–6. doi: 10.3109/14767058.2011.573829. PubMed PMID: 21557690.

[15] Hoedjes M, Berks D, Vogel I, et al. Symptoms of post-traumatic stress after preeclampsia. J Psychosom Obstet Gynaecol. 2011;32(3):126–34. doi: 10.3109/0167482X.2011.599460. PubMed PMID: 21824043.

[16] Ging A . Postpartale Depression. Symptomatik, Prävention, Therapie. Gynäkol. 2016(1):14–18.

[17] Schipper-Kochems S, Fehm T, Bizjak G, et al. Postpartum Depressive Disorder – Psychosomatic Aspects. Geburtsh Frauenheilk. 2019;79(4):375–81. doi: 10.1055/a-0759-1981. PubMed PMID: 31000882; PubMed Central PMCID: PMC6461464.

[18] Hübner-Liebermann B, Hausner H, Wittmann M. Peripartale Depressionen erkennen und behandeln. Dtsch Arztebl Int. 2012;109(24):419–24. doi: 10.3238/arztebl.2012.00419.

[19] Lahti-Pulkkinen M, Girchenko P, Tuovinen S, et al. Maternal Hypertensive Pregnancy Disorders and Mental Disorders in Children. Hypertension. 2020;75(6):1429–38. doi: 10.1161/HYPERTENSIONAHA.119.14140. PubMed PMID: 32306771.

[20] Leeners B, Stiller R, Neumaier-Wagner P, Kuse S, Schmitt A, Rath W. Psychosocial distress associated with treatment of hypertensive diseases in pregnancy. Psychosomatics. 2008;49(5):413–9. doi: 10.1176/appi.psy.49.5.413. PubMed PMID: 18794510.

[21] Paulson JF, Bazemore SD. Prenatal and postpartum depression in fathers and its association with maternal depression: a meta-analysis. JAMA. 2010;303(19):1961–9. doi: 10.1001/jama.2010.605. PubMed PMID: 20483973.

[22] Stramrood CAI, Doornbos B, Wessel I, et al. Fathers with PTSD and depression in pregnancies complicated by preterm preeclampsia or PPROM. Arch Gynecol Obstet. 2013;287(4):653–61. doi: 10.1007/s00404-012-2611-0. PubMed PMID: 23179796.

[23] Goodman JH. Paternal postpartum depression, its relationship to maternal postpartum depression, and implications for family health. J Adv Nurs. 2004;45(1):26–35. doi: 10.1046/j.1365-2648.2003.02857.x. PubMed PMID: 14675298.

[24] Mommersteeg PMC, Drost JT, Ottervanger JP, Maas AHEM. Long-term follow-up of psychosocial distress after early onset preeclampsia: the Preeclampsia Risk EValuation in FEMales cohort study. J Psychosom Obstet Gynaecol. 2016;37(3):101–9. doi: 10.3109/0167482X.2016.1168396. PubMed PMID: 27094451.

[25] Lackner HK, Moertl MG, Schmid-Zalaudek K, et al. History of Preeclampsia Adds to the Deleterious Effect of Chronic Stress on the Cardiac Ability to Flexibly Adapt to Challenge. Front Physiol. 2018;9:1237. doi: 10.3389/fphys.2018.01237. PubMed PMID: 30233410; PubMed Central PMCID: PMC6129979.

[26] Rohde A, Dorn A. Gynäkologische Psychosomatik und Gynäkopsychiatrie: Das Lehrbuch; mit 52 Tabellen. Stuttgart, New York: Schattauer; 2007. 391 p.

[27] Hyer K, Brown LM. The Impact of Event Scale–Revised: a quick measure of a patient's response to trauma. Am J Nurs. 2008; 108(11):60–8. doi: 10.1097/01.NAJ.0000339101.39986.85. PubMed PMID: 18946269,

[28] Blevins CA, Weathers FW , Davis MT, Witte TK, Domino JL. The Posttraumatic Stress Disorder Checklist for DSM-5(PCL-5): Development and Initial Psychometric Evaluation. J Trauma Stress. 2015; 28(6):489–98. doi: 10.1002/jts.22059. PubMed PMID: 26751087

[29] Poel YHM, Swinkels P, Vries JIP de. Psychological treatment of women with psychological complaints after pre-eclampsia. J Psychosom Obstet Gynaecol. 2009;30(1):65–72. doi: 10.1080/01674820802545990. PubMed PMID: 19308785.

[30] Bergant AM, Nguyen T, Heim K, Ulmer H, Dapunt O. Deutschsprachige Fassung und Validierung der "Edinburgh postnatal depression scale". Dtsch Med Wochenschr. 1998;123(3):35–40. doi: 10.1055/s-2007-1023895. PubMed PMID: 9472218.

[31] Schatten & Licht e. V. Fragebogen zur PPD-Selbsteinschätzung Edinburgh-Postnatal-Depression-Scale; o. J. [cited 2020 Aug 30]. Available from: https://www.schatten-und-licht.de/joomla/static_content/Dokumente/fragebogenselbsteinschaetzung.pdf.

[32] Whooley MA, Avins AL, Miranda J, Browner WS. Case-finding instruments for depression. Two questions are as good as many. J Gen Intern Med. 1997;12:439–45.

[33] Leitlinienprogramm Deutsche Gesellschaft für Gynäkologie und Geburtshilfe (DGGG), Österrei-
      chische Gesellschaft für Gynäkologie und Geburtshilfe (OEGGG) Schweizerische Gesellschaft für
      Gynäkologie und Geburtshilfe (SGGG) 2018: Hypertensive Schwangerschaftserkrankungen: Di-
      agnostik und Therapie. 1st ed.; Stand 2019. 015/018 [cited 2020 Aug 29]. Available from:
      https://www.awmf.org/uploads/tx_szleitlinien/015-018l_S2k_Diagnostik_Therapie_hypertensi-
      ver_Schwangerschaftserkrankungen_2019-07.pdf.

[34] www.fruehehilfen.de [cited 2020 Aug 30].

[35] https://www.präeklampsie-hellp.de/start [cited 2020 Aug 30].

[36] https://www.embryotox.de [cited 2021 Jan 25].

[37] Debrunner E. Präeklampsie – eine Krankheit mit psychischen Folgen? [Bachelorarbeit]. Zürich:
      Zürcher Hochschule für Angewandte Wissenschaften; 2017.

[38] European Foundation for the Care of Newborn Infants (EFCNI). Aufklärungskampagne Act Early!
      Screen Early! [Internet] [cited 2020 Aug 29]. Available from: https://www.efcni.org/wp-content/
      uploads/2020/04/Preeclampsia_Kampagne_2020_Flyer_DE.pdf.

17 Langzeitmorbidität und Nachsorge nach Präeklampsie

Julia Binder, Pilar Palmrich

17.1 Langzeitmorbidität

Postpartal kommt es oftmals zu einer raschen Stabilisierung der Präeklampsie und die vorherrschenden Symptome wie Hypertonie und Proteinurie bilden sich zumeist rasch zurück. Auf Grund dieses Umstands herrschte lange Zeit die Annahme, dass mit dem Abklingen der Krankheitssymptome auch die Erkrankung selbst zu Ende und weitere Auswirkungen überstanden seien.

Zahlreiche Langzeitstudien konnten dies widerlegen und beschrieben unterschiedliche mütterliche und kindliche Langzeitmorbiditäten, auf welche nun einzeln in diesem Kapitel näher eingegangen wird.

17.2 Maternale Langzeitmorbidität

17.2.1 Kardiovaskuläre Auswirkungen

In den letzten Jahren rückte das kardiovaskuläre System zunehmend ins Zentrum der Aufmerksamkeit der Präeklampsieforscher und ein ursächlicher Zusammenhang zwischen der Präeklampsieentstehung und einem beeinträchtigten kardiovaskulären System wird vermutet.

Forschungsarbeiten der letzten Jahre stellten einen langanhaltenden negativen Effekt der Präeklampsie auf das kardiovaskuläre System fest. Arbeiten von Melchiorre et al. [1–4] fanden folgende signifikanten strukturellen kardialen Veränderungen, welche auch ein Jahr nach Erkrankung nicht vollständig reversibel waren und als prädiktiv für das Auftreten von zukünftigen kardiovaskulären Ereignissen gelten [5]:
- verminderte myokardiale Kontraktilität und Relaxation
- Beeinträchtigung der biventrikulären systolischen und diastolischen Funktion der Herzkammern
- biventrikuläres Remodelling sowie Hypertrophie
- Beeinträchtigung der Hämodynamik
- indirekte Zeichen einer lokalen myokardialen Ischämie und Fibrose

Diese langanhaltenden Effekte legen nahe, dass das kardiovaskuläre System möglicherweise ursächlich an der Entstehung der Erkrankung beteiligt ist, die genauen zu Grunde liegenden Mechanismen sind jedoch weiterhin unklar und werden intensiv beforscht.

https://doi.org/10.1515/9783110612127-017

Chronische Hypertonie

Die Anamnese einer Präeklampsie ist signifikant mit dem lebenslangen Risiko einer chronischen Hypertonie assoziiert [4]. Die Schwere der Hypertonie in der Schwangerschaft, der Zeitpunkt der Präeklampsieentstehung (frühe Präeklampsie versus späte Präeklampsie), die Notwendigkeit einer vorzeitigen Entbindung (Induktion einer Frühgeburt), die Anzahl an präeklamptischen Schwangerschaften und das Vorliegen einer Wachstumsrestriktion sind zusätzliche einflussnehmende Faktoren auf die Wahrscheinlichkeit des Auftretens einer chronischen Hypertonie im Laufe des Lebens [4]. Das Vorliegen von echokardiographischen Veränderungen im Bereich des linken Ventrikels ein Jahr nach Präeklampsie, ist weiters signifikant mit dem Auftreten einer chronischen Hypertonie 2 Jahre nach Präeklampsieentstehung assoziiert [5].

Herzinsuffizienz

Zahlreiche Studien untersuchten den Zusammenhang zwischen der Anamnese einer Präeklampsie und dem späteren Auftreten einer Herzinsuffizienz [4]. Wie bereits oben beschrieben zeigen sich 1 bis 2 Jahre nach Präeklampsie deutliche kardiale Veränderungen, welche den Kriterien einer asymptomatischen Herzinsuffizienz entsprechen [5]. Diese Veränderungen konnten vor allem bei Frauen mit early onset preeclampsia (Präeklampsie vor der 34. Schwangerschaftswoche) festgestellt werden [2]. Chen et al. [6] beschrieben 2018 eine signifikant höhere Rate an kardialer Dekompensation bei Frauen mit Anamnese einer hypertensiven Schwangerschaftserkrankung verglichen mit Frauen nach komplikationsloser Schwangerschaft. Diese manifestierte sich zumeist innerhalb von 5 Jahren sowie trat häufiger bei Frauen mit schwerer oder wiederkehrender Präeklampsie auf [4,6].

Koronare Herzkrankheit

Nach den bereits zuvor beschriebenen kardiovaskulären Langzeitmorbiditäten ist es wenig verwunderlich, dass die Anamnese einer Präeklampsie mit einem erhöhten Risiko einer ischämischen Herzerkrankung einhergeht. Melchiorre et al. konnten 2011 signifikante postpartale echokardiographische Veränderungen hinweisend für eine myokardiale Ischämie und Fibrose identifizieren [5]. Ähnlich dem Langzeitrisiko einer chronischen Hypertonie, konnten auch hier Schwere der Präeklampsie, Vorliegen einer Wachstumsretardierung, Induktion einer Frühgeburt sowie Präeklampsie in mehreren Schwangerschaften als Risikofaktoren, welche das Auftreten einer koronaren Herzkrankheit positiv beeinflussen, beschrieben werden [4].

17.2.2 Zerebrovaskuläre Auswirkungen

Neben oder auch als Folge von kardiovaskulären Veränderungen bei Frauen nach Präeklampsie, wird in der Literatur ein 2-fach erhöhtes Risiko für zerebrovaskuläre Erkrankungen beschrieben [7]. Die genauen zu Grunde liegenden Mechanismen sind bis jetzt noch unklar, es werden jedoch langfristige funktionelle und strukturelle Veränderungen des Gefäßsystems im Rahmen einer Präeklampsie für das erhöhte zerebrovaskuläre Risiko verantwortlich gemacht [8]. Veränderungen der zerebralen weißen Substanz, welche mittels Magnetresonanztomographie auch bereits in Vorstufen detektiert werden können, sind mit dem Auftreten von Schlaganfällen, Demenz und Tod assoziiert [9,10]. Siepmann et al. [8] konnten 2017 zeigen, dass Frauen nach Präeklampsie signifikant mehr strukturelle Veränderungen der weißen Substanz im Temporallappen und ein vermindertes Volumen der kortikalen grauen Substanz im Vergleich zu normotensiven Frauen zeigen. Die Veränderungen im Temporallappen sind nicht durch ein erhöhtes kardiovaskuläres Risikoprofil allein erklärbar [8]. Weiters konnte in einer Subpopulation des Family Blood Pressure Project Genetic Epidemiology Network of Arteriopathy (GENOA) ein vermindertes totales Gehirnvolumen bei Frauen mit Anamnese einer Präeklampsie fest gestellt werden [11]. Diesen strukturellen Veränderungen schließen sich Beobachtungen zu funktionellen Veränderungen im Sinne einer langfristigen kognitiven Beeinträchtigung von Frauen mit hypertensiven Schwangerschaftserkrankungen an [12]. Adank et al. beschrieben 2021 eine signifikant reduzierte kognitive Funktion bei Frauen 15 Jahre nach einer Schwangerschaft, welche von einer hypertensiven Schwangerschaftserkrankung betroffen war [12].

Epidemiologische Studien beschreiben weiters einen potenziellen Link zwischen der Anamnese einer Präeklampsie und dem späteren Auftreten einer Alzheimer Erkrankung (Überexpression im STOX1 Gen) [13] sowie auch einer vaskulären Demenz [14]. Ein möglicher Zusammenhang ist, durch die vaskuläre endotheliale Dysfunktion und ausgeprägte Inflammation, welche sowohl bei der Pathogenese der Präeklampsie als auch bei der vaskulären Demenz eine Rolle spielt, biologisch erklärbar [14,15]. Vaskuläre Demenz ist gekennzeichnet durch eine Arteriosklerose der großen und kleinen Gefäße sowie einer Angiopathie [16]. Diese führt zu zerebrovaskulären Infarkten, ischämischen Läsionen und als Folge davon zu kognitiven Einschränkungen [15,16].

In einer Kohortenstudie von mehr als 1 Million Frauen konnte gezeigt werden, dass die Anamnese einer Präeklampsie mit einem 53 %igen Anstieg des Risikos, an einer Demenz zu erkranken, vergesellschaftet ist. Dabei konnte nur ein moderat erhöhtes Risiko für eine Alzheimererkrankung, jedoch ein stark erhöhtes Risiko (3-fach erhöhtes Risiko) für eine vaskuläre Demenz, im Besonderen für die spät auftretende vaskuläre Demenz (6-fach erhöhtes Risiko) beschrieben werden [15]. Dieser Effekt war auch nach Berücksichtigung einflussnehmender Risikofaktoren wie Hypertonie, kardiovaskuläre Erkrankungen, Schlaganfall und Diabetes noch erkennbar [15]. Ein gemeinsamer zu Grunde liegender Pathomechanismus abseits der beschriebenen Risikofaktoren sowie eine Prädisposition für beide Erkrankungen wird vermutet [15].

Zusammenfassend sollte bei Frauen mit Anamnese einer Präeklampsie besonderes Augenmerk auf potenzielle Risikofaktoren einer vaskulären Demenz gelegt und Blutdruck sowie Blutcholesterinwerte im Normbereich gehalten werden. Die genauen zu Grunde legenden Mechanismen beider Erkrankungen sind noch unklar und bieten Raum für weitere Forschungsarbeit zur Identifikation potenzieller pathways und Möglichkeiten der Intervention [15].

17.2.3 Nephrologische Auswirkungen

Proteinurie ist die häufigste Organmanifestation im Rahmen einer Präeklampsie, welche zumeist post partal reversibel ist. Letzteres trifft jedoch nicht auf alle Patientinnen zu und ein gehäuftes Auftreten von Nierenerkrankungen nach Präeklampsie wird in der Literatur beschrieben. Eine 2008 im New England Journal of Medicine veröffentlichte Studie untersuchte die Assoziation einer Anamnese einer Präeklampsie mit dem Auftreten einer Nierenerkrankung im Endstadium. Das Risiko nimmt mit jeder weiteren Schwangerschaft, welche durch eine Präeklampsie beeinträchtigt wird, zu [17]. Bei Auftreten einer Präeklampsie in der ersten Schwangerschaft beträgt die Risikoerhöhung das 4,7-fache einer Frau ohne Präeklampsie, während das Risiko bei der zweiten Schwangerschaft sowie wenn beide Schwangerschaften von Präeklampsie betroffen sind um das 6,4 beziehungsweise 6,7-fache ansteigen [17].

Die oben beschriebene signifikante Assoziation einer Präeklampsie mit dem Auftreten einer fortgeschrittenen Nierenerkrankung wir durch folgenden Theorien erklärt:

Nierenerkrankungen und Präeklampsie teilen dieselben krankheitsrelevanten Risikofaktoren wie Adipositas, Insulinresistenz, chronische Hypertonie und endotheliale Dysfunktion [17,18].

Einflussnehmende antiangiogene Faktoren (wie soluble fmf like thyrosine kinase 1) sind sowohl an der Pathogenese einer Präeklampsie als auch an der Entstehung chronischer Nierenerkrankungen beteiligt [17,19,20].

Eine bereits vor der Schwangerschaft subklinisch vorgelegene Nierenerkrankung exazerbiert durch die Entstehung einer Präeklampsie im Rahmen der Schwangerschaft. Diese Theorie wird durch aktuelle Daten unterstützt, welche einen signifikanten Zusammenhang zwischen dem Auftreten einer Präeklampsie und der nachfolgenden Diagnose einer durch eine Biopsie gesicherte Nierenerkrankung beschreibt [17,21].

Die Präeklampsie selbst führt in weiterer Folge zu einer Nierenerkrankung. Die zugrunde liegenden biologischen Mechanismen dazu sind unklar, langfristige endotheliale Dysfunktion, bedingt durch erhöhte sFlt-1-Spiegel oder auch direkte nachhaltige Schädigung der Glomeruli, werden diskutiert [17,22].

Zusammenfassend ist das Risiko einer langfristigen Beeinträchtigung der Nierenfunktion nach Präeklampsie gering, steigt jedoch deutlich, wenn die Schwangerschaft in einer Frühgeburt oder einem wachstumsretardierten Kind endete, beziehungsweise wenn mehr als eine Schwangerschaft von einer Präeklampsie betroffen war [17].

17.2.4 Ophthalmologische Auswirkungen

Netzhauterkrankungen tragen wesentlich zu einer reduzierten Sehleistung sowie, bei Voranschreiten der Erkrankung, zum Auftreten von Visusverlust bei. Risikofaktoren beinhalten neben Diabetes, Alter und Myopie auch die Anamnese einer Präeklampsie [23]. Eine Präeklampsie kann mit einer Reihe an visuellen Symptomen vergesellschaftet sein [24]. Hierzu zählen, visuelle Beeinträchtigungen wie Gesichtsfeldausfälle, verschwommenes Sehen sowie der plötzliche Verlust des Fokussierens [24,25]. Auswirkungen besonders auf die Retina, im Sinne einer zentral serösen Retinopathie, einer serösen Netzhautablösung oder einer Retinopathie in der Schwangerschaft bei Frauen mit Präeklampsie, sind in der Literatur bekannt und beschrieben [26]. Ophthalmologische Auswirkungen, über die Schwangerschaft und die Geburt hinaus gehend sind jedoch nur selten im Fokus einer Nachsorge für diese Patientinnen, obwohl die Anamnese einer Präeklampsie einen wesentlichen Risikofaktor für das Auftreten von Erkrankungen der Retina darstellt [23]. Die meisten visuellen Beeinträchtigungen, welche im Rahmen einer Präeklampsie auftreten verschwinden direkt nach der Geburt oder einige Monate postpartal, ophthalmologische Langzeitauswirkungen sind jedoch nur wenig untersucht und die Datenlage diesbezüglich limitiert [23,24]. Eine große kanadische Kohortenstudie der Jahre 1989–2013 untersuchte 64.350 Frauen nach dem Auftreten einer Präeklampsie, bei 1283 Frauen (0,12 %) kam es im Verlauf zu einer stationären Aufnahme wegen Netzhautablösung und bei 627 Frauen (0,06 %) zum Auftreten einer Retinopathie [23]. Frauen mit Präeklampsie hatten proportional mehr Netzhauterkrankungen und metabolische Erkrankungen als Frauen ohne Präeklampsie. Weiters konnte eine Risikoerhöhung um den Faktor 5,3 für Traktionsablösungen der Netzhaut sowie um 3,7 für Netzhautrisse in der Gruppe der Präeklampsiepatientinnen beschrieben werden [23]. Die Schwere der Präeklampsie war ebenfalls mit einer höheren Inzidenz an Netzhauterkrankungen assoziiert. Es konnte ein 2,5-fach erhöhtes Risiko für jegliche Art der Netzhautablösung für Frauen mit schwerer Präeklampsie im Vergleich zu Frauen ohne Präeklampsie identifiziert werden [23]. Zusammenfassend zeigt sich eine erhöhte Inzidenz an Netzhauterkrankungen, vor allem bei Frauen mit schwerer und early onset Präeklampsie in den Jahrzehnten nach Erkrankung. Metabolische Erkrankungen wie Diabetes oder auch chronische Hypertonie verstärken die Assoziation, erklären sie jedoch nicht zur Gänze, sodass die Anamnese einer Präeklampsie als unabhängiger Risikofaktor für Netzhauterkrankungen angenommen werden kann [23]. Anhand der rezenten Datenlage erscheinen jährliche ophthalmologische Kontrollen vor allem bei Frauen nach schwerer oder early onset Präeklampsie sinnvoll und sollten gegebenenfalls empfohlen werden.

17.2.5 Psychische Auswirkungen

Das Auftreten einer Präeklampsie wird von den betroffenen Frauen oftmals als traumatisches Ereignis erlebt. Psychopathologien wie eine posttraumatische Belastungsreaktion oder eine Depression können als Langzeitfolgen der Erkrankung zurückbleiben [27–29]. Studien zeigen, dass Frauen nach präeklamptischen Schwangerschaften eine signifikant schlechtere Lebensqualität und kognitive Funktion sowie auch signifikant mehr psychiatrische Erkrankungen, welche einer Therapie bedürfen, aufweisen, als Frauen nach unauffälligen Schwangerschaften [29,30]. Es wurden von den Patientinnen signifikant mehr kognitive Einschränkungen im täglichen Leben sowie auch mehr Angst und Depression beschrieben [29]. Diese Assoziationen zeigten sich unabhängig von Ethnizität, Alter, Ausbildungsstand, Gestationsalter des Auftretens der Präeklampsie, Zeitintervall seit der ersten Schwangerschaft, Anzahl an Schwangerschaften, Auftreten eines eklamptischen Anfalls, Migräneanamnese sowie Einnahme einer antihypertensiven Therapie [30]. Weiters konnte bei Frauen nach eklamptischem Anfall eine schlechtere kognitive Funktion nachgewiesen werden [30]. Andersgaard et al. [31] untersuchten ebenfalls die kognitive Funktion von Frauen nach Eklampsie und konnten 6–24 Monate nach dem Ereignis, bei 18 % der Frauen Konzentrationsstörungen und bei 14 % Zeichen einer Depression feststellen. Die oben beschriebenen Assoziationen wie posttraumatische Belastungsreaktion und Depression [27] waren interessanterweise unabhängig vom Auftreten einer Frühgeburt und dem damit verbundenen Stressor ein frühgeborenes Kind zu betreuen [30]. Daten ob ein verstorbenes Kind oder ein beeinträchtigtes Kind einen Einfluss auf das Auftreten psychischer Erkrankungen nach Präeklampsie haben fehlen. Weiters ist auch der Effekt von mehreren betroffenen Schwangerschaften auf die psychische Gesundheit der Betroffenen nicht untersucht. Fest steht jedoch, dass die Anamnese einer Präeklampsie mit dem vermehrten Auftreten von psychischen Erkrankungen vergesellschaftet ist [29,30].

Vermehrte Awareness sowie Nachbetreuungskonzepte, welche eine psychologische Betreuung beinhalten, sind empfehlenswert. Weiterführende Forschungsarbeit bezogen auf den Zusammenhang von kardiovaskulären Erkrankungen, kognitiver Funktion und Veränderungen der weißen Substanz dieser Patientinnen wäre wünschenswert.

17.3 Kindliche Langzeitmorbidität

Das Auftreten einer Präeklampsie ist mit einer erhöhten Rate an neonataler Morbidität und Mortalität vergesellschaftet [32]. Nicht nur die Rate an Frühgeburtlichkeit ist deutlich erhöht, sondern auch das fetale Wachstum ist oftmals im Sinne einer intrauterinen Wachstumsrestriktion beeinträchtigt [33]. Das Vorliegen einer Wachstumsretardierung selbst ist ein unabhängiger Risikofaktor für das Auftreten einer Hypertonie sowie auch für ein erhöhtes kardiovaskuläres Risiko.

Als kindliche Langzeitfolgen einer Präeklampsie wurden ein erhöhtes Risiko für kindliche Hypertonie [34–36] sowie in manchen Studien auch für Diabetes beschrieben [37,38]. Mädchen, die von präeklamptischen Müttern geboren wurden, zeigen ein vermindertes lebenslanges Brustkrebsrisiko, welches auf die verminderten Östrogenspiegel bei Präeklampsie zurückzuführen sind [38]. Weiters wird eine veränderte fetale Programmierung im Rahmen einer präeklamptischen Schwangerschaft, unabhängig von einer zusätzlich auftretenden Frühgeburtlichkeit, beschrieben [38]. Wu et al. [38] untersuchten in einer Kohorte von über 1,5 Millionen Einlingen die Langzeiteffekte einer Präeklampsie auf die kindliche Gesundheit. Im Beobachtungszeitraum von bis zu 27 Jahren zeigten Kinder nach präeklamptischer Schwangerschaft signifikant mehr Krankenhausaufenthalte vergleichbar mit Frühgeborenen ohne Präeklampsie [38].

Eine Beeinträchtigung der kindlichen vaskulären Funktion (Formation von zerebralen Gefäßen) durch eine zusätzliche Wachstumsretardierung oder die Präeklampsie selbst, wurde auch mit einer eingeschränkten kognitiven Funktion in Verbindung gebracht [39,40]. Ob das erhöhte Risiko für kognitive Beeinträchtigungen durch Frühgeburtlichkeit, Wachstumsretardierung, Asphyxie oder durch die Präeklampsie selbst bedingt ist, bleibt unklar [40]. Weitere Forschungsarbeit zu diesem Thema sowie zu den zu Grunde liegenden Mechanismen, ist dringend notwendig.

17.4 Nachsorge

17.4.1 Postpartales Management

Die aktuelle Leitlinie der Arbeitsgemeinschaft der Wissenschaftlichen Medizinischen Fachgesellschaften in Deutschland (AWMF) empfiehlt für alle Frauen mit hypertensiven Schwangerschaftserkrankungen eine intensive Überwachung bis zu 48 Stunden postpartum [41]. Liegt eine schwere Präeklampsie vor, sollte eine intravenöse Magnesiumsulfat-Therapie für 48 Stunden postpartal fortgesetzt werden [41]. Darüber hinaus wird eine Magnesiumsulfat-Therapie als parenterale Infusion für 24 Stunden bei Frauen empfohlen, die sich mit neu auftretendem Bluthochdruck und Kopfschmerzen, visuellen Symptomen oder Präeklampsie mit hypertensiver Entgleisung vorstellen [42]. 48 bis 72 Stunden nach der Entbindung und bei klinischer Indikation sollten Laboruntersuchungen inklusive Thrombozytenzahl, Lebertransaminasen und Serumkreatinin sowie Proteinausscheidung im Urin, idealerweise durch Bestimmung des Protein/Kreatinin-Quotienten oder mittels 24-Stunden-Harnmessung, durchgeführt werden. Diese Untersuchungen sollten nach Normalisierung nicht wiederholt werden. Wenn sich die Blutwerte verbessern, aber bis zur Entlassung aus dem Krankenhaus nicht normalisiert sind, sollten zusätzliche Tests bei der gynäkologischen Routineuntersuchung 6 bis 8 Wochen nach der Geburt durchgeführt werden [43].

17.4.2 Postpartales Blutdruckmonitoring

Die Empfehlungen der einzelnen etablierten Guidelines unterscheiden sich teils in der Dauer und Frequenz der postpartalen Blutdrucküberwachung. Das National Institute for Health and Care Excellence (NICE) empfiehlt nach der Entbindung regelmäßige Blutdruckmessungen für Frauen mit Präeklampsie (täglich für 2 Wochen) oder Schwangerschaftsinduzierter Hypertonie (zumindest einmalig zwischen Tag 3 bis 5) [44]. Das American College of Obstetricians and Gynaecologists (ACOG) empfiehlt, eine Kontrolle des Blutdrucks 72 Stunden nach der Geburt im Krankenhaus, oder mit einem äquivalenten Maß an ambulanter Überwachung, überwacht, und 7– 10 Tage nach der Geburt, beziehungsweise bei Symptomatik früher, erneut kontrolliert werden soll [45]. Die Arbeitsgemeinschaft der Wissenschaftlichen Medizinischen Fachgesellschaften in Deutschland empfiehlt im Gegensatz dazu eine Überwachung des Blutdrucks für mindestens 12 Wochen [41]. Wöchnerinnen sollten vor Entlassung aus dem Krankenhaus entsprechend angeleitet werden, ihren Blutdruck mit zertifizierten Blutdruckmessgeräten selbstständig zu messen.

17.4.3 Antihypertensive Therapie

Es sind keine einheitlichen Empfehlungen der entsprechenden Fachgesellschaften zur Wahl der antihypertensiven Medikation vorhanden. Die Empfehlungen des National Institute for Health and Care Excellence in Bezug auf die Auswahl eines geeigneten Antihypertensivums hängen von der Wirksamkeit, Sicherheit und Verträglichkeit der verschiedenen Medikamente ab. Die Leitlinie legt Schwellenwerte für die Erhöhung beziehungsweise den Beginn ($\geq$ 150/100 mmHg) und die Reduktion beziehungsweise das Absetzen (< 140/90 mmHg und < 130/80 mmHg) der antihypertensiven Medikation nach der Geburt fest [44]. In Übereinstimmung mit dem National Institute for Health and Care Excellence schlägt das American College of Obstetricians and Gynaecologists vor, den Blutdruck zu behandeln, wenn er bei $\geq$ 150/100 mmHg liegt. Bezüglich der Reduktion der antihypertensiven Therapie geben sie keine Empfehlung ab [46]. Die Arbeitsgemeinschaft der Wissenschaftlichen Medizinischen Fachgesellschaften in Deutschland empfiehlt ab dem 4. postpartalen Tag bei sinkenden Blutdruckwerten ab ≤ 140/90 mmHg in Absprache mit dem Gynäkologen eine schrittweise Dosisreduktion der antihypertensiven medikamentösen Behandlung bis 12 Wochen nach der Geburt. Bei postpartal persistierender Hypertonie soll die laufende Therapie fortgeführt werden. Als Zielwert wird auch hier ein Blutdruck unter 150/100 mmHg angegeben [41]. Bei persistierender Hypertonie über 12 Wochen postpartum sollte allenfalls eine essenzielle Hypertonie gemäß den lokalen Empfehlungen durch einen Internisten abgeklärt und therapiert werden [41]. Im Falle erstmals postpartal auftretender Hypertonie empfehlen Experten bei Blutdruckwerten über 150 mmHg Systole und über 100 mmHg Diastole, zumindest zwei Mal in einem Abstand von 4–6 Stunden gemessen, den Beginn einer antihypertensiven Therapie [41,47,48].

Wahl der antihypertensiven Medikation

Die antihypertensive Behandlung, die präpartal etabliert wurde, sollte nach der Geburt fortgesetzt und wie zuvor beschrieben reduziert werden [41]. Generell sollte die Wahl des antihypertensiven Medikaments auf den Erfahrungen des behandelnden Experten basiert werden. Eine Medikation, die während der postnatalen Phase nur einmal täglich eingenommen werden muss, scheint von Vorteil zu sein [44]. Für den Fall, dass die Hypertonie mit einem einzelnen Medikament nicht zufriedenstellend einzustellen ist, sollte eine Kombination aus Nifedipin oder Amlodipin und Enalapril in Betracht gezogen werden. Bei Therapieresistenz wird ein Therapieversuch durch Hinzufügen von Atenolol oder Labetalol zur Kombinationsbehandlung oder den Austausch eines der verwendeten Arzneimittel gegen Atenolol oder Labetalol empfohlen [44]. Bei schwerer Hypertonie oder Blutdruckkrisen mit Werten über 150–160/100–110 mmHg für über 15 Minuten oder bei isoliert erhöhtem diastolischen Blutdruck über 120 mmHg empfehlen Experten eine intravenöse blutdrucksenkende Therapie [49–51]. Zur Behandlung der postpartal auftretenden Hypertonie wird orales kurz wirksames Nifedipin 10–20 mg alle 4–6 Stunden oder lang wirksames Nifedipin 10–30 mg alle 12 Stunden sowie alternativ Labetalol 200–400 mg alle 8–12 Stunden empfohlen [42]. Auch Kalziumkanalblocker und Angiotensin-Converting-Enzyme-Inhibitoren sind geeignete Medikamente für die postpartale Hypertonie [52]. Eine Unterbrechung des Stillens aufgrund einer blutdrucksenkenden medikamentösen Behandlung ist bei der großen Auswahl an Antihypertensiva, die mit dem Stillen vereinbar sind, generell nicht empfohlen. Frauen mit Bluthochdruck, die stillen möchten, sollten darauf hingewiesen werden, dass trotz der Notwendigkeit der Einnahme blutdrucksenkender Medikamente das Stillen möglich ist [43]. Medikamente, die in der Stillperiode angewendet werden können, sind Alpha-Methyldopa, Labetalol, Nifedipin, Enalapril, Captopril, Atenolol und Metoprolol [41,53,54]. Die Verwendung von Diuretika oder Angiotensin-Rezeptorblockern zur Behandlung von Hypertonie bei stillenden Frauen in der postnatalen Phase sollte vermieden werden. Frauen, die unter medikamentöser Therapie den Wunsch haben zu stillen, sollten darüber aufgeklärt werden, dass antihypertensive Medikamente in die Muttermilch übergehen können. Jedoch führen die meisten dieser Medikamente nur zu sehr geringen Konzentrationen in der Muttermilch, so dass die sehr geringen, vom Neugeborenen aufgenommenen Mengen mit hoher Wahrscheinlichkeit keine klinischen Auswirkungen haben würden. Betroffene Frauen sollten außerdem darauf hingewiesen werden, dass die meisten Medikamente nicht an schwangeren oder stillenden Frauen getestet werden und daher die Hinweise in den Herstellerinformationen nicht auf spezifische Sicherheitsbedenken oder Hinweise auf Schäden zurückzuführen sind. Eine postpartale Überwachung des Blutdrucks von Säuglingen, insbesondere von Frühgeborenen, die in den ersten Wochen Symptome eines niedrigen Blutdrucks aufweisen, sollte in Erwägung gezogen werden. Weiters sollten Mütter bei der Entlassung darauf hingewiesen werden, dass auf Symptome wie Schläfrigkeit, Lethargie, Blässe, kalte Peripherie oder mangelnde Nahrungsaufnahme des Neugeborenen geachtet werden sollte. Frauen mit postpartal persistierender Hypertonie, die nicht stillen möchten, sollten gemäß Leitlinien zur Hypertonie bei Erwachsenen behandelt werden [19].

17.4.4 Aufklärung und Beratung

Frauen mit Präeklampsie oder anderen hypertensiven Schwangerschaftserkrankungen sollten laut den aktuellen Guidelines des National Institute for Health and Care Excellence, American College of Obstetrics and Gynaecologists und der Arbeitsgemeinschaft der Wissenschaftlichen Medizinischen Fachgesellschaften in Deutschland ausführlich über ihr Risiko für kardiovaskuläre Langzeitmorbidität, das Wiederholungsrisiko sowie über mögliche Präventionsmaßnahmen aufgeklärt werden. Es ist empfehlenswert einen Nachsorgeplan für Patientinnen zu erstellen, welcher weitere Nachkontrollen und Präventionsmaßnahmen beinhaltet.

Das Beratungsgespräch sollte folgende Inhalte umfassen:
1. Primäre Prävention und Beratung zur Lebensstilmodifikation
2. Risiko für kardiovaskuläre Langzeitfolgen für Mutter und Kind
3. Wiederholungsrisiko nach Präeklampsie
4. Beratungsgespräch vor geplanter Schwangerschaft [41,55]

17.4.5 Nachsorgeuntersuchungen

Frauen mit Präeklampsie oder anderen hypertensiven Schwangerschaftserkrankungen sollten, abgesehen von der postnatalen Routineuntersuchung 6–8 Wochen nach der Geburt, zusätzlichen Nachsorgeuntersuchungen unterzogen werden. Unter anderem wird eine postpartale Kontrolle des Blutdrucks zwei Wochen nach Entlassung aus dem Krankenhaus empfohlen. Bei weiter bestehender Hypertonie sollte dies eine internistische Begutachtung inkludieren [44]. Bei persistierender Hypertonie 6–

8 Wochen nach der Geburt ist eine vollständige Diagnostik in Hinblick auf den Verdacht einer essenziellen arteriellen Hypertonie erforderlich [41]. Die routinemäßige Wochenbettkontrolle sollte eine Untersuchung des Harns auf Proteinurie inkludieren. Einige Experten empfehlen auch eine Untersuchung der Nierenfunktionsparameter zum Ausschluss einer Nierenschädigung 6–8 Wochen postpartum [44]. Bei persistenter Proteinurie sollte in jedem Fall nochmals eine Evaluierung der Nierenfunktionsparameter und bei pathologischen Befunden, insbesondere bei erhöhtem Kreatinin oder weiterhin bestehender Proteinurie, eine Vorstellung beim Facharzt für Nephrologie zur weiteren Begutachtung drei Monate nach der Geburt stattfinden [44]. Patientinnen, die bis zum Zeitpunkt der Kontrolle 6–8 Wochen postpartum keine Hypertonie oder Proteinurie mehr aufweisen, sollten trotz niedrigem absolutem Risiko, über das erhöhte relative Risiko der Entwicklung einer Niereninsuffizienz aufgeklärt werden [44].

Es ist bekannt, dass hypertensive Schwangerschaftserkrankungen, wie Präeklampsie zum Risiko für kardiovaskuläre Erkrankungen wesentlich beitragen [56,57]. Obwohl die klinische Manifestation der Präeklampsie in der Regel innerhalb weniger Tage nach der Entbindung abklingt, zeigen Studien zu mütterlichen hämodynamischen Veränderungen bei Frauen mit hypertensiven Schwangerschaftserkrankungen persistierende kardiale Langzeitveränderungen von bis zu zwei Jahren nach Präeklampsie und ein erhöhtes Lebenszeitrisiko für essenzielle Hypertonie, kardiovaskuläre Erkrankungen und Schlaganfall [58–60]. In den aktuellen Leitlinien des National Institute for Health and Care Excellence (NICE), des American College of Obstetrics and Gynaecologists (ACOG) und der Arbeitsgemeinschaft der Wissenschaftlichen Medizinischen Fachgesellschaften in Deutschland (AWMF) zum Management hypertensiver Schwangerschaftserkrankungen hat eine Nachsorge bezüglich kardiovaskulärer Langzeitmorbidität noch keinen Einzug gefunden. Kürzlich haben jedoch sowohl die American Heart Association (AHA) als auch die American Stroke Association (ASA) die Präeklampsie als frauenspezifischen Risikofaktor für kardiovaskuläre Erkrankungen anerkannt. Beide Organisationen empfehlen in ihren Leitlinien die kardiologische Nachsorge und Behandlung von ehemals präeklamptischen Frauen [61,62]. Die ASA empfiehlt, alle Frauen mit einer Vorgeschichte von Präeklampsie und Eklampsie 6 Monate bis 1 Jahr postpartal zu untersuchen und auffällige kardiovaskuläre Risikofaktoren wie Hypertonie, Adipositas, Rauchen und Dyslipidämie zu behandeln [62]. Die aktuelle AHA-Leitlinie zur Prävention kardiovaskulärer Erkrankungen bei Frauen empfiehlt eine sorgfältige Überwachung der Risikofaktoren nach einer Präeklampsie, ohne eine Empfehlung bezüglich des Zeitraumes der Überwachung und präventiver Maßnahmen abzugeben [61]. Darüber hinaus haben die Niederlande als erstes Land in Europa, eine Leitlinie zum kardiovaskulären Risikomanagement nach schwangerschaftsbedingten Komplikationen eingeführt [63]. Sie empfehlen vor allem eine Reduktion des kardiovaskulären Langzeitrisikos durch Lebensstilmodifikation. Das Ziel ist es Bewusstsein zu schaffen und Frauen zu ermutigen modifizierbare, kardiovaskuläre Risikofaktoren durch Lebensstiländerungen zu optimieren. Lebensstilinterventionen im reproduktiven Alter haben potenziell einen großen Einfluss auf die zukünftige kardiovaskuläre Gesundheit. Darüber hinaus haben Lebensstilinterventionen nach Präeklampsie das Potenzial, das kardiovaskuläre Risiko um 4–13 % zu senken [64]. Des Weiteren empfiehlt diese Leitlinie für Frauen mit der Vorgeschichte einer Präeklampsie ein kardiovaskuläres Risikoprofil im Alter von 50 Jahren durchführen zu lassen [63]. Das ideale Alter für das Screening auf kardiovaskuläre Risikofaktoren bei Frauen mit Präeklampsie sollte bei mangelnder Datenlage jedoch weiter untersucht werden. In der aktuellen Literatur finden sich nur wenige Empfehlungen zu spezifischen Diagnose- und Behandlungsstrategien. Von einigen Experten wird jedoch eine postpartale kardiovaskuläre Abklärung und entsprechendes Monitoring kardiovaskulärer Risikofaktoren mittels Echokardiographie, Echokardiogramm und Bestimmung kardiovaskulärer Laborparameter (NT-proBNP) durch den Allgemeinmediziner oder Facharzt für Innere Medizin empfohlen [61]. Im Studiensetting wurde dies ein und zwei Jahre postpartum durchgeführt. Im Zuge dieser Studie konnte gezeigt werden, dass Frauen nach Präeklampsie vor vollendeter 37. Schwangerschaftswoche und zu einem geringeren Ausmaß auch Frauen mit einer späten Präeklampsie nach der vollendeten 37. Schwangerschaftswoche ein signifikant erhöhtes Risiko der Entwicklung einer asymptomatischen linksventrikulären Dysfunktion oder Hypertrophie sowie essenzieller Hypertonie ein bis zwei Jahre postpartum zeigen [65]. Daher erscheint ein Monitoring kardiovaskulärer Risikofaktoren in einem Abstand von zumindest ein und zwei Jahren, insbesondere bei Frauen nach „early onset" Präeklampsie, sinnvoll. Eine Strategie der echokardiographischen Beurteilung zum Screening und zur Behandlung der Frauen mit dem höchsten Risiko für spätere kardiovaskuläre Morbidität muss in größeren prospektiven Interventionsstudien weiter evaluiert werden, um in die entsprechenden Leitlinien für das Management nach Präeklampsie inkorporiert zu werden.

Zusammenfassend lässt sich sagen, dass eine stattgehabte Präeklampsie als Risikomarker für zukünftige kardiovaskuläre Ereignisse und renale Erkrankungen dient und somit einen potenziellen Indikator für die frühzeitige Identifizierung von Frauen mit erhöhtem Risiko darstellt. Eine Präeklampsie-Anamnese sollte in das Screening auf kardiovaskuläre Risikofaktoren einbezogen werden und es sollten Präventionsstrategien für diese spezielle junge Population entwickelt werden. Bis optimale Screening- und Behandlungsoptionen implementiert und wirksame Therapien für Frauen nach Präeklampsie gefunden werden, sollten diese Frauen gescreent und so gut wie möglich mit allgemeinen kardiovaskulären Präventionsmaßnahmen wie Blutdruckkontrolle und Lebensstilberatung behandelt werden.

17.4.6 Diagnostik zugrundeliegender Erkrankungen

Die Abklärung potenziell zugrundeliegender Erkrankungen nach der Geburt wird vor allem für Frauen mit einer Vorgeschichte früher schwerer Präeklampsie empfohlen.

Es sollte eine internistische Abklärung durchgeführt werden um das Vorliegen einer chronisch arteriellen Hypertonie, Nephropathie, Autoimmunerkrankungen wie systemischem Lupus erythematodes (SLE), sowie einer Thrombophilie auszuschließen [55].

Chronische Hypertonie

Insbesondere chronische Hypertonie stellt einen der signifikantesten Risikofaktoren für Präeklampsie dar und erhöht das Risiko um ein fünf- bis sechs-faches im Vergleich zu Frauen ohne arterielle Hypertonie [66]. In etwa eine von vier Frauen mit chronischer Hypertonie entwickelt im Lauf der Schwangerschaft eine Präeklampsie [67,68]. Diese bleibt häufig bis zur Schwangerschaft beziehungsweise bis zu einer Exazerbation im Sinne einer Pfropf-Präeklampsie unentdeckt. Die Erkennung und Therapie einer chronischen Hypertonie ist ein essenzieller Bestandteil in der Prävention von kardiovaskulärer Langzeitmorbidität in einer jungen Population von Frauen mit hohem Risiko.

Thrombophilie

Es gibt Hinweise, dass Thrombophilien, insbesondere im Rahmen eines Faktor-V-Leiden Syndroms, einer Pro-Thrombin G20210A-Varianten-Heterozygotie, MTHFRC677T-Varianten-Homozygotie, Anticardiolipin-Antikörper-Positivität und Hyperhomocysteinämie mit dem Auftreten einer Präeklampsie assoziiert sind. Allerdings ist die Datenlage nicht eindeutig. Insgesamt scheint die Erhöhung des Risikos für eine Präeklampsie durch das Vorliegen einer Thrombophilie moderat zu sein [69]. Der aktuellen Datenlage zufolge gibt es jedoch eine signifikante Assoziation zwischen maternaler Thrombophilie und dem Schweregrad der Krankheit. Zusätzlich konnte gezeigt werden, dass eine Thrombophilie das Risiko für maternale und perinatale Morbidität bei präeklamptischen Patientinnen erhöht [70]. Daher kann Frauen mit ausgeprägter oder wiederholter Präeklampsie ein Thrombophilie-Screening empfohlen werden. Dies sollte eine Diagnostik von Protein-S-Mangel, aktivierter Protein-C-Resistenz, Hyperhomocysteinämie und Anticardiolipin Antikörper (ACA) sowie Antiphospholipid Antikörper Syndrom (APLAS) umfassen. In mehr als 50 % dieser Patientinnen werden hämostaseologische Auffälligkeiten gefunden [71].

Chronische Nierenerkrankungen

Einzelne Studien konnten eine erhöhte Prävalenz chronischer Niereninsuffizienz bei Frauen mit der Diagnose Präeklampsie nachweisen. Die Prävalenz wird in einer Studie mit 14 %, deutlich höher als die Prävalenz von chronischer Niereninsuffizienz von Frauen im gebärfähigen Alter, die bei in etwa 3 % liegt, geschätzt [72]. Jedoch ist die Datenlage um die Prävalenz zugrundeliegender chronischer Niereninsuffizienz bei Patientinnen mit Präeklampsie ausreichend zu quantifizieren unzureichend. In

Anbetracht dessen ist der Ausschluss einer Nephropathie trotzdem ein ebenso wesentlicher Bestandteil der postpartalen Abklärung zugrundeliegender Erkrankungen. Hierzu sollte, wie im Kap. 17, Nachsorgeuntersuchungen beschrieben, immer bei der Routineuntersuchung 6–8 Wochen postpartum eine Harnanalyse mittels Harnstreifentest durchgeführt werden, da hierdurch sowohl eine Proteinurie als auch eine mikroskopische Hämaturie nachgewiesen werden kann, die in Verbindung mit einer Proteinurie auf eine chronische Glomerulopathie hinweisen kann. Bei persistierender Proteinurie oder pathologischen Nierenfunktionsparametern sollte eine weitere nephrologische Beratung drei Monate post partum zum Ausschluss einer zugrundeliegenden Nephropathie in Betracht gezogen werden [55].

17.4.7 Planung weiterer Schwangerschaften und präkonzeptionelles Management

Ein präkonzeptionelles Management wird empfohlen, um das Risiko eines erneuten Auftretens einer hypertensiven Schwangerschaftserkrankung zu verringern. Das primäre Ziel sollte sein, Risikofaktoren für Präeklampsie bei Frauen mit vorangegangener hypertensiver Schwangerschaftserkrankung zu identifizieren und in weiterer Folge zu reduzieren, indem der generelle maternale Gesundheitszustand vor erneuter Konzeption optimiert wird.

Die präkonzeptionelle Beurteilung sollte in der Regel eine genaue Anamnese der vorbestehenden Risikofaktoren und der mit einer Präeklampsie assoziierten medizinischen Bedingungen umfassen, gefolgt von einer entsprechenden Beratung angepasst an das Ausmaß der Risikofaktoren für eine weitere Schwangerschaft. Dazu gehört die Beurteilung von vorbestehenden Komorbiditäten wie Adipositas, chronische Hypertonie, Nierenerkrankungen, Diabetes mellitus, Hyperlipidämie und Thrombophilie. Insbesondere Schwangerschaftsdiabetes, Übergewicht, Gewichtszunahme zwischen den Schwangerschaften und ein frühes Auftreten von Hypertonie in der vorangegangenen Schwangerschaft sind mit einem erhöhten Wiederholungsrisiko assoziiert [73,74]. Die Beratung sollte insbesondere eine Ernährungsberatung für übergewichtige oder adipöse Patientinnen umfassen, um unter anderem das Risiko für chronische Hypertonie und Diabetes mellitus Typ 2 zu reduzieren. Außerdem sollten Raucherinnen über die negativen Auswirkungen des Nikotinabusus informiert werden [41,49]. Darüber hinaus sollte das mütterliche und fetale Outcome der vorherigen Schwangerschaft genau analysiert werden [41,44,49]. Hierbei ist zu berücksichtigen, dass bei einem Rezidiv in einer nachfolgenden Schwangerschaft die Manifestationen meist ähnlich, aber nicht immer identisch mit denen der vorangegangenen Schwangerschaft sind [55]. Daher sollte die Anamnese der Patientin in Bezug auf das Gestationsalter bei Beginn der Präeklampsie, maternale Komplikationen wie HELLP-Syndrom, Eklampsie, Lungenödem, Nierenversagen und Abruptio placentae sowie perinatale Komplikationen wie fetale Wachstumsrestriktion, Plazentainsuffizienz, perinatale Morbidität und perinataler Tod genau erhoben werden. Experten empfehlen zusätzlich eine präkonzeptionelle Laboruntersuchung inklusive komplettem Blutbild, einem metabolischen Profil und einer Urinanalyse [49]. Bislang wurde kein zuverlässiger einzelner Biomarker für die Vorhersage einer rezidivierenden Präeklampsie gefunden [75]. Jedoch stellt das kombinierte Präeklampsie-Screening im Rahmen des Ersttrimester-Screenings durch Erhebung maternaler Faktoren, des mittleren arteriellen Blutdrucks, des Pulsatilitätsindex der Arteriae uterinae und maternaler Serummarker *pregnancy associated plasma protein A (PAPP-A)* und *placental growth factor (PlGF)* zwischen Schwangerschaftswoche 11–13 eine effektive Methode für die Prädiktion der frühen Präeklampsie dar [76,77]. Die rechtzeitige Vorhersage einer frühzeitigen Präeklampsie ist vorteilhaft, da die Behandlung der Hochrisikogruppe mit Aspirin hochwirksam in der Prävention der Erkrankung ist. Es konnte gezeigt werden, dass das Risiko einer frühzeitigen Präeklampsie vor der Schwangerschaftswoche 34+0 bei Frauen, die durch ein kombiniertes Ersttrimester-Screening als Hochrisikopatientinnen für eine frühzeitige Präeklampsie identifiziert wurden, durch die Gabe von Aspirin in einer Dosis von 150 mg pro Tag von 11–14 Wochen bis zur vollendeten 36. Schwangerschaftswoche um über 60 % reduziert werden kann [76]. Da Frauen mit früherer Präeklampsie ein erhöhtes Risiko für Komplikationen in der Schwangerschaft (Frühgeburt, fetale Wachstumsrestriktion, vorzeitige Plazentalösung und intrauteriner Fruchttod) in nachfolgenden Schwangerschaften haben, wird eine häufigere Überwachung auf Anzeichen und Symptome einer schweren Hypertonie oder Präeklampsie empfohlen. Für Frauen, die in einer früheren Schwangerschaft, eine Präeklampsie mit fetaler Wachstumsrestriktion hatten, werden generell serielle, engmaschige sonographische Kontrollen des fetalen Wachstums und der Fruchtwassermenge sowie der Dopplerströmungswerte empfohlen [75].

Zusammenfassend sollten bei einer präkonzeptionellen Visite die Risikofaktoren identifiziert, das Outcome früherer Schwangerschaften überprüft, laborchemische Analysen durchgeführt und die maternale Gesundheit optimiert werden [49].

Literatur

[1] Melchiorre K, Sutherland GR, Baltabaeva A, Liberati M, Thilaganathan B. Maternal cardiac dysfunction and remodeling in women with preeclampsia at term. Hypertension. 2011;57(1):85–93.

[2] Melchiorre K, Sutherland GR, Watt-Coote I, Liberati M, Thilaganathan B. Severe myocardial impairment and chamber dysfunction in preterm preeclampsia. Hypertens Pregnancy. 2012;31 (4):454–71.

[3] Melchiorre K, Sutherland GR, Liberati M, Thilaganathan B. Maternal cardiovascular impairment in pregnancies complicated by severe fetal growth restriction. Hypertension. 2012;60(2):437–43.

[4] Melchiorre K, Thilaganathan B, Giorgione V, et al. Hypertensive Disorders of Pregnancy and Future Cardiovascular Health. Front Cardiovasc Med. 2020;7:59.

[5] Melchiorre K, Sutherland GR, Liberati M, Thilaganathan B. Preeclampsia is associated with persistent postpartum cardiovascular impairment. Hypertension. 2011;58(4):709–15.

[6] Chen SN, Cheng CC, Tsui KH, et al. Hypertensive disorders of pregnancy and future heart failure risk: A nationwide population-based retrospective cohort study. Pregnancy Hypertens. 2018;13:110–5.

[7]   McDonald SD, Malinowski A, Zhou Q, Yusuf S, Devereaux PJ. Cardiovascular sequelae of pree-clampsia/eclampsia: a systematic review and meta-analyses. Am Heart J. 2008;156(5):918–30.

[8]   Siepmann T, Boardman H, Bilderbeck A, et al. Long-term cerebral white and gray matter changes after preeclampsia. Neurology. 2017;88(13):1256–64.

[9]   Debette S, Markus HS. The clinical importance of white matter hyperintensities on brain mag-netic resonance imaging: systematic review and meta-analysis. BMJ. 2010;341:c3666.

[10] Vuorinen M, Damangir S, Niskanen E, et al. Coronary heart disease and cortical thickness, gray matter and white matter lesion volumes on MRI. PLoS One. 2014;9(10):e109250.

[11] Mielke MM, Milic NM, Weissgerber TL, et al. Impaired Cognition and Brain Atrophy Decades Af-ter Hypertensive Pregnancy Disorders. Circ Cardiovasc Qual Outcomes. 2016;9(2 Suppl 1):S70-6.

[12] Adank MC, Hussainali RF, Oosterveer LC, et al. Hypertensive Disorders of Pregnancy and Cogni-tive Impairment: A Prospective Cohort Study. Neurology. 2021;96(5):e709-e18.

[13] van Dijk M, van Bezu J, Poutsma A, et al. The pre-eclampsia gene STOX1 controls a conserved pathway in placenta and brain upregulated in late-onset Alzheimer's disease. J Alzheimers Dis. 2010;19(2):673–9.

[14] Amaral LM, Cunningham MW Jr., Cornelius DC, LaMarca B. Preeclampsia: long-term consequen-ces for vascular health. Vasc Health Risk Manag. 2015;11:403–15.

[15] Basit S, Wohlfahrt J, Boyd HA. Pre-eclampsia and risk of dementia later in life: nationwide co-hort study. BMJ. 2018;363:k4109.

[16] O'Brien JT, Thomas A. Vascular dementia. Lancet. 2015;386(10004):1698–706.

[17] Vikse BE, Irgens LM, Leivestad T, Skjaerven R, Iversen BM. Preeclampsia and the risk of end-stage renal disease. N Engl J Med. 2008;359(8):800–9.

[18] Sibai BM, Gordon T, Thom E, et al. Risk factors for preeclampsia in healthy nulliparous women: a prospective multicenter study. The National Institute of Child Health and Human Development Network of Maternal-Fetal Medicine Units. Am J Obstet Gynecol. 1995;172(2 Pt 1):642–8.

[19] Levine RJ, Maynard SE, Qian C, et al. Circulating angiogenic factors and the risk of preeclamp-sia. N Engl J Med. 2004;350(7):672–83.

[20] Choi YJ, Chakraborty S, Nguyen V, et al. Peritubular capillary loss is associated with chronic tu-bulointerstitial injury in human kidney: altered expression of vascular endothelial growth factor. Hum Pathol. 2000;31(12):1491–7.

[21] Vikse BE, Irgens LM, Bostad L, Iversen BM. Adverse perinatal outcome and later kidney biopsy in the mother. J Am Soc Nephrol. 2006;17(3):837–45.

[22] Ferreira RC, Fragoso MBT, Dos Santos Tenorio MC, et al. Pre-eclampsia is associated with later kidney chronic disease and end-stage renal disease: Systematic review and meta-analysis of observational studies. Pregnancy Hypertens. 2020;22:71–85.

[23] Auger N, Fraser WD, Paradis G, et al. Preeclampsia and Long-term Risk of Maternal Retinal Dis-orders. Obstet Gynecol. 2017;129(1):42–9.

[24] Roos NM, Wiegman MJ, Jansonius NM, Zeeman GG. Visual disturbances in (pre)eclampsia. Obs-tet Gynecol Surv. 2012;67(4):242–50.

[25] Jaffe G, Schatz H. Ocular manifestations of preeclampsia. Am J Ophthalmol. 1987;103(3 Pt 1):309–15.

[26] Errera MH, Kohly RP, da Cruz L. Pregnancy-associated retinal diseases and their management. Surv Ophthalmol. 2013;58(2):127–42.

[27] Gaugler-Senden IP, Duivenvoorden HJ, Filius A, et al. Maternal psychosocial outcome after early onset preeclampsia and preterm birth. J Matern Fetal Neonatal Med. 2012;25(3):272–6.

[28] Baecke M, Spaanderman ME, van der Werf SP. Cognitive function after pre-eclampsia: an explo-rative study. J Psychosom Obstet Gynaecol. 2009;30(1):58–64.

[29]   Postma IR, Bouma A, Ankersmit IF, Zeeman GG. Neurocognitive functioning following pree-
       clampsia and eclampsia: a long-term follow-up study. Am J Obstet Gynecol. 2014;211(1):37 e1-9.
[30]   Postma IR, Groen H, Easterling TR, et al. The brain study: Cognition, quality of life and social
       functioning following preeclampsia; An observational study. Pregnancy Hypertens. 2013;3
       (4):227–34.
[31]   Andersgaard AB, Herbst A, Johansen M, Borgstrom A, Bille AG, Oian P. Follow-up interviews af-
       ter eclampsia. Gynecol Obstet Invest. 2009;67(1):49–52.
[32]   Basso O, Rasmussen S, Weinberg CR, et al. Trends in fetal and infant survival following pree-
       clampsia. JAMA. 2006;296(11):1357–62.
[33]   Odegard RA, Vatten LJ, Nilsen ST, Salvesen KA, Austgulen R. Preeclampsia and fetal growth.
       Obstet Gynecol. 2000;96(6):950–5.
[34]   Tenhola S, Rahiala E, Halonen P, Vanninen E, Voutilainen R. Maternal preeclampsia predicts
       elevated blood pressure in 12-year-old children: evaluation by ambulatory blood pressure moni-
       toring. Pediatr Res. 2006;59(2):320–4.
[35]   Seidman DS, Laor A, Gale R, et al. Pre-eclampsia and offspring's blood pressure, cognitive abili-
       ty and physical development at 17-years-of-age. Br J Obstet Gynaecol. 1991;98(10):1009–14.
[36]   Davis EF, Lazdam M, Lewandowski AJ, et al. Cardiovascular risk factors in children and young
       adults born to preeclamptic pregnancies: a systematic review. Pediatrics. 2012;129(6):e1552-61.
[37]   Dahlquist GG, Patterson C, Soltesz G. Perinatal risk factors for childhood type 1 diabetes in Eu-
       rope. The EURODIAB Substudy 2 Study Group. Diabetes Care. 1999;22(10):1698–702.
[38]   Wu CS, Nohr EA, Bech BH, et al. Health of children born to mothers who had preeclampsia: a
       population-based cohort study. Am J Obstet Gynecol. 2009;201(3):269 e1- e10.
[39]   Turbeville HR, Sasser JM. Preeclampsia beyond pregnancy: long-term consequences for mother
       and child. Am J Physiol Renal Physiol. 2020;318(6):F1315-F26.
[40]   Lara E, Acurio J, Leon J, et al. Are the Cognitive Alterations Present in Children Born From Pree-
       clamptic Pregnancies the Result of Impaired Angiogenesis? Focus on the Potenzial Role of the
       VEGF Family. Front Physiol. 2018;9:1591.
[41]   Stepan H, Kuse-Föhl S, Klockenbusch W, et al. Diagnosis and Treatment of Hypertensive Preg-
       nancy Disorders. Guideline of DGGG (S1-Level, AWMF Registry No. 015/018, December 2013).
       Geburtshilfe Frauenheilkd. 2015;75(9):900–14.
[42]   Sibai BM. Etiology and management of postpartum hypertension-preeclampsia. American Jour-
       nal of Obstetrics and Gynecology. 2012;206(6):470–5.
[43]   Webster K, Fishburn S, Maresh M, Findlay SC, Chappell LC. Diagnosis and management of hy-
       pertension in pregnancy: summary of updated NICE guidance. Bmj. 2019;366:l5119.
[44]   Redman CWG. Hypertension in pregnancy: the NICE guidelines. 2011.
[45]   ACOG Practice Bulletin No. 211: Critical Care in Pregnancy. Obstetrics & Gynecology. 2019;133
       (5).
[46]   Cairns AE, Pealing L, Duffy JMN, et al. Postpartum management of hypertensive disorders of
       pregnancy: a systematic review. BMJ Open. 2017;7(11):e018696.
[47]   Wacker JR, Wagner BK, Briese V, et al. Antihypertensive therapy in patients with pre-eclampsia:
       A prospective randomised multicentre study comparing dihydralazine with urapidil. Eur J Obstet
       Gynecol Reprod Biol. 2006;127(2):160–5.
[48]   Mancia G, Fagard R, Narkiewicz K, et al. 2013 ESH/ESC Guidelines for the management of arteri-
       al hypertension: the Task Force for the management of arterial hypertension of the European
       Society of Hypertension (ESH) and of the European Society of Cardiology (ESC). J Hypertens.
       2013;31(7):1281–357.
[49]   Hypertension in pregnancy. Report of the American College of Obstetricians and Gynecologists'
       Task Force on Hypertension in Pregnancy. Obstet Gynecol. 2013;122(5):1122–31.

[50] Moroz LA, Simpson LL, Rochelson B. Management of severe hypertension in pregnancy. Semin Perinatol. 2016;40(2):112–8.

[51] Amro FH, Moussa HN, Ashimi OA, Sibai BM. Treatment options for hypertension in pregnancy and puerperium. Expert Opin Drug Saf. 2016;15(12):1635–42.

[52] Tan L-K, De Swiet M. The management of postpartum hypertension. BJOG: An International Journal of Obstetrics & Gynaecology. 2002;109(7):733–6.

[53] Bramham K, Nelson-Piercy C, Brown MJ, Chappell LC. Postpartum management of hypertension. Bmj. 2013;346:f894.

[54] Members ATF, Mancia G, Fagard R, et al. 2013 ESH/ESC Guidelines for the management of arterial hypertension: The Task Force for the management of arterial hypertension of the European Society of Hypertension (ESH) and of the European Society of Cardiology (ESC). European Heart Journal. 2013;34(28):2159–219.

[55] Pourrat O, Pierre F. La consultation médicale après une pré-éclampsie : pourquoi ? Pour qui ? Quand ? Comment ? Pour trouver quoi ? La Revue de Médecine Interne. 2010;31(11):766–71.

[56] van Rijn BB, Nijdam M-E, Bruinse HW, et al. Cardiovascular Disease Risk Factors in Women With a History of Early-Onset Preeclampsia. Obstetrics & Gynecology. 2013;121(5):1040–8.

[57] Spaan J, Peeters L, Spaanderman M, Brown M. Cardiovascular risk management after a hypertensive disorder of pregnancy. Hypertension. 2012;60(6):1368–73.

[58] Bellamy L, Casas JP, Hingorani AD, Williams DJ. Pre-eclampsia and risk of cardiovascular disease and cancer in later life: systematic review and meta-analysis. Bmj. 2007;335(7627):974.

[59] Gagliardi G, Tiralongo GM, LoPresti D, et al. Screening for pre-eclampsia in the first trimester: role of maternal hemodynamics and bioimpedance in non-obese patients. Ultrasound in Obstetrics & Gynecology. 2017;50(5):584–8.

[60] Smith GC, Pell JP, Walsh D. Pregnancy complications and maternal risk of ischaemic heart disease: a retrospective cohort study of 129,290 births. Lancet. 2001;357(9273):2002–6.

[61] Mosca L, Benjamin EJ, Berra K, et al. Effectiveness-based guidelines for the prevention of cardiovascular disease in women–2011 update: a guideline from the american heart association. Circulation. 2011;123(11):1243–62.

[62] Bushnell C, McCullough LD, Awad IA, et al. Guidelines for the Prevention of Stroke in Women. Stroke. 2014;45(5):1545–88.

[63] Heida KY, Bots ML, de Groot CJ, et al. Cardiovascular risk management after reproductive and pregnancy-related disorders: A Dutch multidisciplinary evidence-based guideline. European Journal of Preventive Cardiology. 2016;23(17):1863–79.

[64] Berks D, Hoedjes M, Raat H, et al. Risk of cardiovascular disease after pre-eclampsia and the effect of lifestyle interventions: a literature-based study. Bjog. 2013;120(8):924–31.

[65] Melchiorre K, Sutherland GR, Liberati M, Thilaganathan B. Preeclampsia Is Associated With Persistent Postpartum Cardiovascular Impairment. Hypertension. 2011;58(4):709–15.

[66] Bramham K, Parnell B, Nelson-Piercy C, et al. Chronic hypertension and pregnancy outcomes: systematic review and meta-analysis. BMJ : British Medical Journal. 2014;348:g2301.

[67] Wright D, Syngelaki A, Akolekar R, Poon LC, Nicolaides KH. Competing risks model in screening for preeclampsia by maternal characteristics and medical history. Am J Obstet Gynecol. 2015;213(1):62.e1-.e10.

[68] Nzelu D, Dumitrascu-Biris D, Kay P, Nicolaides KH, Kametas NA. Severe hypertension, preeclampsia and small for gestational age in women with chronic hypertension diagnosed before and during pregnancy. Pregnancy Hypertens. 2018;14:200–4.

[69] Robertson L, Wu O, Langhorne P, et al. Thrombophilia in pregnancy: a systematic review. Br J Haematol. 2006;132(2):171–96.

[70] Mello G, Parretti E, Marozio L, et al. Thrombophilia is significantly associated with severe preeclampsia: results of a large-scale, case-controlled study. Hypertension. 2005;46(6):1270–4.

[71] Dekker GA, de Vries JIP, Doelitzsch PM, et al. Underlying disorders associated with severe early-onset preeclampsia. American Journal of Obstetrics and Gynecology. 1995;173(4):1042–8.

[72] Filali Khattabi Z, Biolcati M, Fois A, et al. Chronic kidney disease in preeclamptic patients: not found unless searched for-Is a nephrology evaluation useful after an episode of preeclampsia? J Nephrol. 2019;32(6):977–87.

[73] Hernández-Díaz S, Toh S, Cnattingius S. Risk of pre-eclampsia in first and subsequent pregnancies: prospective cohort study. Bmj. 2009;338:b2255.

[74] Hjartardottir S, Leifsson BG, Geirsson RT, Steinthorsdottir V. Recurrence of hypertensive disorder in second pregnancy. Am J Obstet Gynecol. 2006;194(4):916–20.

[75] Barton JR, Sibai BM. Prediction and prevention of recurrent preeclampsia. Obstet Gynecol. 2008;112(2 Pt 1):359–72.

[76] Rolnik DL, Wright D, Poon LCY, et al. ASPRE trial: performance of screening for preterm preeclampsia. Ultrasound Obstet Gynecol. 2017;50(4):492–5.

[77] Wright D, Tan MY, O'Gorman N, et al. Predictive performance of the competing risk model in screening for preeclampsia. Am J Obstet Gynecol. 2019;220(2):199.e1-.e13.

Stichwortverzeichnis

A

A. cerebri media (ACM) 195
A. umbilicalis 185
Aa. uterinae 185
Abklärung 169-170
– fetal 170
– maternal 169
abnorme Leberwerterhöhung 157
ACE-Hemmer 233
ACOG 108
Activin-A 103
ACVR2A 66
Adam-12 103
ADAMTS13 77, 151
ADAMTS-13-Aktivität 234
Adipositas 269, 272
aktivierte Protein-C-Resistenz 271
Aktivinrezeptor Typ 2A 66
akute Belastungsreaktion 243
akute Schwangerschaftsfettleber (AFLP) 158
Alpha-Methyldopa 146, 175-177
Alzheimer 261
Anästhesie 232
Anfallsprophylaxe 230
angeleitetes Entspannungsverfahren 254
angiogene Faktoren 38, 46
angiogenen Plazenta-Syndrom 11
Angiogenese 84
Angiogenesefaktoren 219
– Entbindung 219
Angiogenese-Marker 165
Angiopathie 261
Angiotensin-Converting-Enzyme-Inhibitoren
   267
Angiotensin-Rezeptorblocker 267
Angst 247
Anpassungsstörung 243
antiangiogene Faktoren 262
anti-angiogener Status 161
Antidepressiva 254
antikörpervermittelte Immunreaktion 150
Antiphospholipid Antikörper Syndrom 271
Antiphospholipidantikörper als Prognosefaktor
   149
Antithrombin 180
Apherese 92, 171

Aponekrose 52
a-priori-Risiko 136
ARED-Fluss (absent / reversed enddiastolic
   flow) 192
Arteriae uterinae 130
arterial jets 50
Arteriosklerose 261
Aspirin 107, 116-121, 273
Aspirindosis 117-118
ASPRE-Studie 107
Atemfrequenz 210
Atemnotsyndrom 228
Atmung 204
atypisches hämolytisch-urämisches Syndrom
   74-75, 152
Autoimmunerkrankungen 271
Avoidance 243
Azathioprin 153

B

Bayessche Statistik 104
Belastungen 242
Betablocker 176
beta-HCG 103
Betreuung 239
Bettruhe 114
Bevacizumab 86
Bilanzierung 205
Biophysikalisches Profil (BPP) 191
Blasenkatheter 205
Blasenmole 170
Blutdruck 211
– stabilisierung 211
Blutdruckanstieg 211
Blutdruckmessung 166, 206-207, 209, 211
– Druckwandler 207
– Gefahren 207
– Intervall 209
– invasiv 207, 211
– nicht-invasiv 206
– oszillometrisch 206
Blutdruck-Selbstmessung 167
Blutdrucksenkung 165
Blutdrucktherapie 212
– postpartal 212
brain-sparing effect 195

Bright'sche Krankheit   10

C

Calciumkanalblocker   175
Caplacizumab   152
Captopril   233
cardio-vaskuläre Reaktionen   248
cardio-vaskulären Erkrankungen   248
cerebroplazentare ratio (CPR   195
cerebrovaskuläre Erkrankungen   261
chronische Nierenerkrankung   262
Chronische Nierenerkrankung   136
chronische Niereninsuffizienz   271
chronischer Hypertonus   146
COMPARE   134
competing risks model   104
computergestützte Analyse des CTGs   189
Coping-Skills   251
CTG, computerisiert   220
CTG-Kontrolle   185
Curettage   233

D

Dangerous-Father   28
Demenz   261
Depression   241, 246
Depressions-Screening oder Screening auf PTBS   254
Detektionsrate   100
Dexamethason   179-180, 234
Dezidua   40
Diabetes mellitus   272
Differentialdiagnose   127
Differentialdiagnosen der Präeklampsie   145
Dihydralazin   231
Diurese   205
Diuretika   114, 176, 178, 267
Doppler Ultraschall   41, 43, 48
Dopplersonographie   103
dopplersonographische Kontrolle   185
Ductus venosus   194, 220
Dysregulation   51-52, 54-55

E

early onset Präeklampsie   39
ebensstilmodifikation   269
Echokardiographie   270
echokardiographische Veränderungen   260
Eculizumab   153, 234

Edinburgh Postnatal Depression Scale (EPDS)   251
EDTA-Pseudothrombozytopenie   149
Eizellspende   29
Eklampsie   169, 171, 173, 230-231
– drohende   230
– Prophylaxe   169
– Therapie   231
Eklampsie, drohende   230
Eklampsie unter der Geburt   231
Eklampsieprophylaxe   177
Embryotox   254
emotionale Herausforderungen   241
emotionale Instabilität   243
Empfänglichkeit   39
Enalapril   233
endoarterieller Trophoblast   40, 42, 49
Endothel   46, 52
endotheliale Dysfunktion   261
Entbindungskriterien   224
Entbindungsmodus   229
Entbindungszeitpunkt   196, 226
Ephedrin   232
essentielle Hypertonie   267
essentielle versus sekundäre Hypertonie   146
Exosomen   52, 73
exspektatives Management   165
exspektatives Vorgehen   173, 222, 224
– späte Präeklampsie   224
extravillöser Trophoblast   40-41, 43-45, 47, 49-51, 54
extrazelluläre Vesikel   52

F

Faktor-V-Leiden Syndrom   271
Falsch-Positiv-Rate   100
fetal distress   173
fetale Lebensfähigkeit   170
fetale Lungenreifungsinduktion   172
fetale Thrombozytopenie   150
fetale Überwachung   185
fetale Wachstumsrestriktion   37-38, 41-42, 48, 185, 220
fetaler Hydrops   170
fetaler Phänotyp   83
fetales Gewicht   185
fetales Wachstum   186
Fetometrie   187
Fibrin-Typ Fibrinoid   41, 50

Flash Back   243
FLT1   67
Flüssigkeitszufuhr   205
FMS-related Tyrosin Kinase 1   67
Fragmentozyten   151
Fruchtwassermenge   185, 187
frühe Präeklampsien   39-40, 42-43, 47-48
Früherkennung   100, 239
Frühgeburten   39, 47
Frühgeburtlichkeit   113, 117-118, 220
fullPIERS Modell   216
fullPIERS-Modell   216
– Endpunkte maternaler Morbidität   216
Furosemid   230, 233

G

Gebärsaal   203
Geburtseinleitung   173, 226, 229
Geburtserlebnis   246
geburtshilfliches Management   220
– frühe Präeklampsie   220
Geburtsmodus   197
Gefäßsystem   39, 46, 52, 55
Genetische Prädisposition   63
Gerinnungsstörung   173
Gestationsalter   39, 42-43, 51
Gestationsthrombozytopenie   149
gestörte Fettsäure-Oxidationsprozesse   159
gesundheitsökonomischen Vorteile   134
glomerulären Mikroangiopathie   86
Glomerulonephritis   148
Glomerulopathie   272
Grenzsituationen   254

H

Hämodynamik   259
Hämolytische Anämie   74
Hämoxygenase   89
Harnsäure   128
HELLP   210, 212
– Laborkontrolle 210
– postpartal 212
HELLP-Syndrom   38, 169, 173, 234
Heparin   115-116
Heparininduzierten Thrombozytopenie   154
Hepatitis B, Hepatitis C   160
Herzinsuffizienz   260
HIF1 alpha   86
HIF-1α   73

high dependency unit   203
HMG-CoA-Reduktase   89
Hospitalisierungsrate   134
hydatiforme Mole   91
hydropische Plazenta   160
Hydrops fetalis   160
Hydroxychloroquin   153
Hyperlipidämie   272
Hypertension   37, 58
hypertensive Entgleisung   265
hypertensive Kriese   171
hypertensive Krise   169
Hypertensive Schwangerschaftserkrankungen   145
HYPITAT I-Studie   226
HYPITAT-II-Studie   227
Hypoglykämie ohne Ketonurie   159
Hypothesen   37, 44, 52, 57
Hypoxie   86
Hypoxie-Reoxygenierung   46

I

Idiopathische thrombozytopenische Purpura   150
IES (Impact of Event-Scale)   251
IMC   203
Immunglobulintherapie   150
Immunthrombozytopenie   150
Imprinting   65
Increased Arousal   243
Indikationen zur Schwangerschaftsbeendigung   223
Inhibin-A   103
INSPIRE   133
Insuffizienz   242
Intensivstation   203, 212
– postpartal 212
interdisziplinäre Zusammenarbeit   171
interdisziplinäres Management   252
interkurrierenden Lebererkrankungen   157
interstitieller Trophoblast   40
intrahepatische Schwangerschaftscholestase   158
intrauterine Wachstumsretardierung   169
intrauterine Wachstumsretardierung (IUWR)   168
intrauteriner Fruchttod   225
Intrauteriner Fruchttod   173
intravenöse blutdrucksenkende Therapie   267

Intrusion 243
Intubation 211
Invasion 40, 42-46, 50
In-Vitro Fertilisation 120
Ischämie-Reperfusions-Effekte 46
ischämische Herzerkrankung 260

J

John O'Neal Humphris 63

K

Kalziumergänzung 113
Kalziumglukonat 230
Kalziumkanalblocker 267
kardiologische Nachsorge 269
Kardiotokographie 188
kardiovaskuläre Ereignisse 259
kardiovaskuläre Laborparameter 270
kardiovaskuläre Langzeitmorbidität 268
kardiovaskuläre Risikofaktoren 269
kardiovaskuläre System 259
kardiovaskuläres System 57
kindliche vaskulären Funktion 265
klinische Symptome 39
klinische Untersuchung 206
kognitive Funktion 261, 265
kognitive Verhaltenstherapie 254
kombiniertes Ersttrimester-Screening 273
Komplementfaktor H 76
Komplementfaktor I 76
Komplementfaktoren 75
Komplementsystem 74
Komplement-vermittelte Schädigung 152
Komplikationen 129
Kontrollverlust 244
Konzentrationsstörungen 264
körperliche Betätigung 113
körperliche Integrität 244
Körperwahrnehmung 240
Kreislaufunterstützung 203
Kurzzeitprädiktion 127
Kurzzeitvariabilität (= short term variation, STV) 189

L

Laborergebnisse 204
Langzeiteffekte 37
Langzeitfolgen 240
Laryngoskopie 211

late onset Präeklampsie 39
Lebensqualität 240
Lebensqualitätsindikatoren 254
Lebensstilmodifikation 268
Leitlinie zu hypertensiven Schwangerschafts-
    erkrankungen 254
Linkeage-Analysen 64
logistische Herausforderungen 241
long-chain-3-hydroxyacyl-CoA-Dehydrogenase-
    Defizienz 158
Lungenödem 204, 210, 233
Lupus erythematodes 136, 153
Lupus-Antikoagulanz 153
Lupus-Nephritis 148

M

Magnesiumprophylaxe 233
– post partum 233
Magnesiumserumspiegel 230
Magnesiumsulfat 177-178, 230
Magnesiumsulfat-Therapie 265
Magpie-Studie 230
Management-Entscheidungshilfe 165
massive Einschränkungen 254
maternaler Phänotyp 83
maternales Gefäßsystem 46, 52
medikamenteninduzierte Thrombozytopenie
    154
Metformin 115
Methylprednisolon 234
Metoprolol 146
MEXPRE-Studie 221
microRNA 72
mikroangiopathisch-hämolytische Anämie,
    Thrombozytopenie, akute Nierenfunktions-
    einschränkung 152
Mikrovesikel 52
Mini-combined Test 109
miRNA-210 73
Mirror-Syndrom 160
missense-Mutation 63
Mississippi-Klassifikation 15
Mitnahmesuizid 245
Molekulargenetik 62
Molenschwangerschaft 160
Morbidität 37, 215, 225
– Klinische Zeichen 215
– leichte neonatale 225
– Prädiktion 215

– schwere neonatale 225
Mortalität 37
Multimarkeranalyse 128
Muskelrelaxantien 232
Mutter-Kind-Beziehung 242
Mutter-Kind-Bindungsstörung 245
Mutterliebe 245
Muttermilch 268
Mutterpass 101
Mutterschaftsrichtlinien 101
myocardiale Ischämie 260

N

Nabelschnurarterien 41-43
Nachbesprechungen 250
Nachsorge bezüglich kardiovaskulärer Langzeit-
    morbidität 269
Nachsorgeplan 268
Naturereignis 239
Negativer Vorhersagewert 100
Nekrose 52
neonatale Morbidität und Mortalität 265
neonatale Simultanimmunisierung 160
Nephropathie 271
Netzhautablösung 263
Netzhauterkrankung 263
Neuroprotektion 230
Next-generation sequencing (NGS) 62
NICE 108
Nierenerkrankungen nach Präeklampsie 262
Nierenfunktionsparameter 269
Nifedipin 146, 231
– und Magnesium 231
Nikotinabusus 272
nonsene-Mutation 63
Normalstation 203
Normwerte 204
notch 103
Notches 41

O

Ödeme der posterioren Großhirnhemispären
    156
Ohnmacht 242
Oligurie 209
Ort der Überwachung 203

P

Paareffekt 64

PAPP-A 103
Patellarsehnenreflexe 210
Pathophysiologie 83
PDS (Posttraumatic Diagnostic Scale) (PDS-5)
    251
peri- oder postpartale Depression (PPD 242
Periduralanästhesie 232
Perinatalzentrum 168-169
peripartales Depressions-Screening 252
persistierende Hypertonie 267
Pfropfpräeklampsie 146
PHOENIX-Studie 227
PIERS Modell 128
placental debris 90
Plasmapherese 152, 234
Plazenta 38-44, 46-52, 54, 56
Plazentadysfunktion 168
Plazentalösungen 119
plazentare Hypoxie 46, 49-51
PlGF 46, 83, 103, 130, 219
POP-Studie 131
Positiver Vorhersagewert 100
Post Traumatic Stress Disorder (PTSD) 243
Posteriores reversibles Enzephalopathie-Syn-
    drom (PRES) 156
postpartale Blutdrucküberwachung 266
postpartale Depression (PPD) 244
postpartale echokardiographische Veränderun-
    gen 260
postpartales Gespräch 254
posttraumatische Belastungsreaktion 264
posttraumatische Belastungsstörung (PTBS)
    242
PP-13 103
Prädiktion der frühen Präeklampsie 273
Prädiktoren 248
Prädisposition 64
Präeklampsie-Screening 166, 273
Präeklampsieverdacht 127
Präeklampsiezeichen 129
prä-eklamptischen Status 10
präexistente hepatobiliäre Lebererkrankungen
    157
Prävention 166
Präventionsmaßnahmen 268
Präventivstrategien 248
Prednisolontherapie 150
PREPARE-Studie 220
PREP-L 219

PREP-Modell 216, 218
PREP-S 219
Primärprophylaxe 119
Prodromalsymptome 166
Progesteron 114
PROGNOSIS 131
Prophylaxe. 99, 172
– Eklampsie 172
Prostazyklin 90
Protein-S-Mangel 271
Proteinurie 37-38, 40, 43, 166, 262, 269, 272
Pseudopräeklampsie 160
psychiatrische Erkrankungen 264
psychische Belastung 246
psychische Belastungen 240
psychische und physische Lebensqualität 254
psychologische Betreuung 264
psychosoziale Anpassungsleistung 239
psychosoziale Unterstützung 250
PTBS 243
PTBS Symptome 247
Pulsatilitätsindex 41, 48
Pulsoxymetrie 209, 218

R
Rauchen 30
real-world-study 134
Reduktion der antihypertensiven Therapie 266
Regionalanästhesie 232
reno-parenchymatöse Hypertonie 148
Resilienz 248
Retinopathie 263
rheumatoide Erkrankungen 153
Risiko der Entwicklung einer Niereninsuffizienz 269
Risikoabschätzung 216
Risikomarker für zukünftige kardiovaskuläre Ereignisse 270
Risikostratifizierung 133, 239
RUPP-Modell 88

S
Salzrestriktion 113-114
Sanger-Sequenzierung 63
Sauerstoffkonzentration 49-50
Sauerstoffsättigung 204
Schlafstörungen 243
Schlaganfall 261
Schuldgefühle 240

Schuldzuweisungen 240
Schwangerschaftsabbruch 170
schwangerschaftsassoziierte Thrombozytopenie 149
Schwangerschaftsdepression 244
Schwangerschaftshypertonie 119
Schwangerschaftsinduzierte Hypertonie 147
Schwangerschaftskomplikationen 242
Schwangerschaftsniere 25
Schwangerschaftsspezifisch 39
schwangerschaftsspezifische Lebererkrankungen 157
Schwangerschaftsvergiftung 239
schwere Nierenfunktionseinschränkungen (GFR 25ml/min, Serumkreatinin 2,0mg/dl) 148
schwere Präeklampsie 18
Screening 99
Screening auf kardiovaskuläre Risikofaktoren 270
Screeninginstrument 252
Screen-Negative 99
Screen-Positive 99
Sectio caesarea 211
Sectiorate 229, 246
Sekundärprophylaxe 119
Selbstbeurteilungsverfahren 251
Selbsthilfegruppe 253
Selbstmonitorisierung 167
sEng 83
Sensitivität 100
sexueller Partnerschaft 28
sFlt-1 46, 83, 130, 219
sFlt-1/PlGF Quotient 130
sFlt-1/PlGF-Ratio 219
sFlt-1/PLGF-Ratio 168
SGA-Feten 116, 118
Signalfunktion 240
Sildenafil 179
Single nucleotide polymorphim 67
siRNA 93
soluble fms like kinase 1 262
sonographische Gewichtsschätzung 187
sonographische Kontrolle 185
späte Frühgeburtlichkeit 224
– Morbidität 224
– Mortalität 224
späte Präeklampsien 39, 42-43
Spezifität 100
Spinalanästhesie 211, 232

Statine 114
STEPS 137
Stillen 267
Stillprobleme 245
Storkhead box 1 65
STOX1 65
Stressreaktion 243
strukturelle kardiale Veränderungen 259
Subtypen 37, 39, 42-43
Suizidgedanken 245
synzytialen Knoten 90
Synzytialknoten 52, 54
Synzytiotrophoblast 88
systematische Anwendung 252
systemischer Lupus erythematodes 271

T
T2-gewichtete MRT-Sequenz 157
Tennessee-Kriterien 15
terminale Niereninsuffizienz 148
Therapierefraktäre Hypertension 172
thrombembolisches Risiko 167
Thrombophilie 271
Thrombophilie-Screening 271
thrombotische Mikroangiopathie (TMA) 151
thrombotisch-thrombozytopenische Purpura 234
thrombotisch-thrombozytopenischen Purpura (TTP) 151
Thromboxan A_2 90
Thrombozytopenie 128, 232
– Regionalanästhesie 232
Thrombozytopenie, hämolytische Anämie, Organbeteiligung 151
Toxemia 27
Transaminasen 128
Trauma 244
traumatische Situation 254
Trisomie 13 69, 91
Trophoblasten 88
Trophoblastinvasion 47-49
TTP 77

U
Überforderung 250
Überwachung 170
Umweltfaktoren 30
Upshaw-Schulman-Syndrom 77
Urapidil 231

Ursodeoxycholsäure 158
uterine Spiralarterien 40

V
VEGF 83
VEGFR-1 85
VEGFR-2 85
verbleibende Schwangerschaftsdauer 134
Vermeidungsverhalten 247
verzögerter Erstkontakt 246
villöser Synzytiotrophoblast 46
villöser Trophoblast 41, 48, 51-52, 54-55
Virushepatitis 159
Visusstörungen 156
Vitamine 113
Vollnarkose 232
von-Willebrand Multimere 77
vorbestehende Risikofaktoren 272
Vorzeitige Plazentalösung 173

W
Wachstumsverlauf 185, 187
Weißkittelhypertonie 12, 146
Wertschätzung 250
Whole-exome sequencing (WES) 62
Widerstandsindex 41
Wiederholungsrisiko 268
Wochenbett 212, 233
– Blutdruckkontrolle 212
Wochenbettdepression 244
Wochenbettkontrolle 269

Z
zentralnervöse, neurologische Manifestation 156
Zentralnervöse Symptome 172
Zielblutdruck 209
Zwangsgedanken 245
Zwei-Phasen-Theorie 83
Zwillingsschwangerschaften 131